科学出版社"十四五"普通高等教育本科规划教材

普通高等教育基础医学类系列教材

供基础、临床、预防、口腔、护理等医学类专业使用

人体寄生虫学

（第三版）

陈建平　贾雪梅　主编

科学出版社

北京

内 容 简 介

本教材共5篇21章。第一篇总论,共4章,绪论主要阐明人体寄生虫学的定义、内容、地位及其与其他学科的相互关系,简要介绍我国重要寄生虫病的流行现状、对人类的危害、目前存在的问题和寄生虫学的研究与发展方向等。在总论中,还分章介绍寄生虫的生物学及寄生虫与宿主的相互关系、寄生虫感染的特点及免疫和寄生虫病的流行及防治等相关内容。第二篇医学原虫学和第三篇医学蠕虫学,共9章,分别从形态、生活史、致病、免疫、诊断、流行与防治等方面介绍各种重要寄生原虫和蠕虫。第四篇医学节肢动物学,共3章,主要介绍与人体健康相关的媒介节肢动物的主要类群及它们对人体的危害等。新增第五篇寄生虫病实验诊断技术及寄生虫病防治和药物,共5章,供学有余力的医学生进一步学习人体寄生虫学。此外,本教材在附录中增加了寄生虫学学习网站、补充阅读文献和常见人体寄生虫彩图。本教材各章节相对独立,又构成有机的联系。重要寄生虫还附加课件和模拟试题供学生学习。

本教材充分体现了系统性、继承性、科学性、先进性和实用性,可作为普通高等医学院校各专业的人体寄生虫学教材,同时也可作为临床、预防、检验和其他相关专业的参考用书。

图书在版编目(CIP)数据

人体寄生虫学 / 陈建平,贾雪梅主编. —3 版. —
北京:科学出版社,2023.1(2025.1 重印)
科学出版社"十四五"普通高等教育本科规划教材
普通高等教育基础医学类系列教材
ISBN 978 - 7 - 03 - 073663 - 5

Ⅰ. ①人… Ⅱ. ①陈… ②贾… Ⅲ.①医学-寄生虫
学-高等学校-教材 Ⅳ. ①R38

中国版本图书馆 CIP 数据核字(2022)第 203481 号

责任编辑:闵 捷 / 责任校对:谭宏宇
责任印制:黄晓鸣 / 封面设计:殷 靓

科学出版社 出版
北京东黄城根北街 16 号
邮政编码:100717
http://www.sciencep.com
南京展望文化发展有限公司排版
广东虎彩云印刷有限公司印刷
科学出版社发行 各地新华书店经销
*
2013 年 8 月第 一 版 开本:889×1194 1/16
2023 年 1 月第 三 版 印张:21 3/4
2025 年 1 月第十一次印刷 字数:700 000
定价:75.00 元
(如有印装质量问题,我社负责调换)

《人体寄生虫学》
（第三版）
编委会

第三版前言

为进一步贯彻落实 2019 年国家提出的《中国教育现代化 2035》《加快推进教育现代化实施方案（2018—2022 年）》和 2021 年《普通高等学校教材管理办法》，全面实施"5+3"为主体的临床医学综合改革方案，结合我国高等医学教育实际，2022 年集全国 13 所高校教师，在《人体寄生虫学》第一版（2013 年 8 月出版）和第二版（2015 年 6 月出版）的基础上，针对性地进行了修订，但仍然遵循第一版和第二版的编写宗旨，坚持正确的政治思想导向，体现和贯彻国家意志，推行社会主义核心价值观，即以人体寄生虫学的基本理论和基本知识为主线，适当增加一些本学科国内外最新的研究进展，以利于培养高素质、高水平、创新性的优秀医学人才。同时在体现本教材延续性的基础上，主要进行了以下修订。

（1）鉴于教材是一本面向临床医学五年制、预防医学和基础医学等专业的专业基础课教材，遵循五年制临床医学教育的培养目标，体现"三基、五性"的编写原则，强调素质教育和创新能力的培养。本教材以寄生虫生活史和致病为主线编写，强调以学生为主、以临床为主。在内容编排上适当减少寄生虫生物学内容，增加寄生虫病的临床表现、主要症状、诊断标准、鉴别诊断和治疗药物。在重要虫种补充思政内容，增加复习思考题和小结，并附有人体寄生虫学实验诊断技术。通过本教材的学习，有助于培养医学生自学能力、动手能力、思维能力和创新能力。

（2）总论与各论中都增加了一些反映医学寄生虫感染研究的新进展，对一些已消灭或控制的寄生虫病的防治经验和防治措施进行适当总结性介绍。另外，为适应各校教学的学时数和教学计划，对医学节肢动物学的内容也做了相应的修改。

（3）本教材仍沿用传统教材采用的以形态学为主的生物学分类系统，但在总论和各论中都适当增加了一些利用分子生物学方法进行分类的研究内容。为了医学生更好地学习人体寄生虫学，掌握寄生虫病诊断技术、流行趋势和防治措施，本教材增设第五篇寄生虫病实验诊断技术及寄生虫病防治和药物，增设第 17~21 章内容，有助于为医学生开设专题讨论课，培养医学生创新性思维。

（4）为了保证教材连续性，本教材第三版仍然沿用第二版的大量插图。有些寄生虫没有插图，适当采用了编委选用的新图，特此感谢本教材第二版编者提供的优秀插图。

在《人体寄生虫学》（第三版）修订过程中，由于面临新型冠状病毒肺炎疫情，本教材的各位编委付出了辛勤的劳动，但由于水平和时间方面的原因，书中如有不妥和疏漏之处，敬请同行及使用者批评指正，以便及时勘误。

主编

2022 年 7 月

第二版前言

为深入贯彻落实 2011 年全国医学教育改革会议精神，全面实施以"5+3"为主体的临床医学教育综合改革方案，结合我国高等医学教育的实际，2013 年集西南 8 院校组织编写了《人体寄生虫学》（第一版）。第二版在总结第一版编写经验和使用情况的基础上，针对性地进行了修订，但仍循第一版的编写宗旨，即以人体寄生虫学的基本理论和基本知识为重点，适当增加一些最新本学科的研究进展，以利于培养高素质、高水平、富有创新能力的合格医学人才。在体现教材延续的基础上，主要作了如下修订。

（1）参编院校从原来的 8 个增至 21 个。由于参编院校和参编人员的增多，使整个教材的内容更新、更广，更具前沿性和实用性。

（2）鉴于本教材主要面向的是临床专业和预防医学专业学生，因此精简了与传染病关系不密切的纯生物学内容，适当增加了分子致病机制及免疫学、影像学诊断等方面的新进展。

（3）总论与各论中都增加了一些反映医学寄生虫感染研究的新进展，对于一些已消灭或控制的寄生虫病进行了内容精减，并去掉了已淘汰的治疗药物和临床上不常用的诊断方法。另外，为适应各校教学的学时数和教学计划，对医学节肢动物学的内容也作了相应的修改。

（4）关于寄生虫的分类，尽管研究进展很快，但被公认和肯定的并不多，本教材仍沿用传统教材采用的以形态学为主的生物学分类系统，但在总论和各论中都适当增加了一些利用分子生物学方法进行分类的研究内容。

（5）寄生虫病的流行受诸多因素的影响，实时更新流行病学资料，对掌握寄生虫病的流行态势，制定相应的防治措施是必要的。

（6）本版教材仍采用第一版的插图，并以确有必要及绘图质量有保证为前提，适当采用了编委选用的新图。

（7）在术语和专有名词规范方面，本教材主要参照余森海主编的《英汉汉英医学寄生虫学词汇》。

（8）为保证全书的协调性，在最后的书稿整理中，主编对各编委的书稿作了一些处理和调整。

在此次修订过程中，本教材的各位编委付出了辛勤的劳动，但由于水平和时间方面的原因，书中如出现错误，敬请同行及使用者批评指正，以便及时勘误。

主编

2015 年 5 月

第一版前言

为深入贯彻落实 2011 年全国医学教育改革会议精神，全面实施以 "5+3" 为主体的临床医学教育综合改革方案，结合我国西南地区高等医学教育的实际，组织编写《人体寄生虫学》。教材内容的构建是以 "5+3" 为主体的临床医学人才培养体系为目标，充分体现系统性、继承性、科学性、先进性、实用性，突出基础知识与临床实践相结合，强调素质教育、动手能力和创新能力的培养。

目前，各普通高等医学院校使用的本科《人体寄生虫学》历版教材，距今都已超过五年，书中不少内容已经不能完全反映出医学寄生虫学研究的新进展，有些内容如流行病学的内容也已经略显过时，一些使用药物和诊断方法也已淘汰和落后。根据目前我国寄生虫病的特点和国际寄生虫病的流行状况以及本教材面向的对象是医学院校临床医学（五年制）、检验、预防医学等相关专业的本科生，在编写中充分考虑了这些因素。

本教材主要做好以下工作：在各论中增加新出现的一些寄生虫病及其相关内容；对国内已经不流行或不在国内流行、也不太可能传入国内引起流行的寄生虫病，如丝虫病、锥虫病等，进行内容的精减；去掉已经淘汰的治疗药物、落后的检测和诊断方法；适当增加病理、致病、诊断、防治等内容；增加食源性寄生虫病、机会致病性寄生虫病及虫媒病介绍；为了更好地配合教材内容，统一全书的生物绘图风格，增加寄生虫及寄生虫病的彩色图片；为适应各校教学的学时数和教学计划，对医学节肢动物学的内容进行了较大的修改。

本教材许多生活史示意图的绘制及最后审稿工作得到了贵阳医学院包怀恩教授的大力支持，在此表示衷心感谢。

主　编

2013 年 5 月

目　　录

第一篇　总　　论

第二篇　医学原虫学

第五篇　寄生虫病实验诊断技术及寄生虫病防治和药物

第一篇

总 论

第一章

绪　论

掌握　人体寄生虫学基本概念及其与其他学科的相互关系。

熟悉　新现和再现寄生虫病的基本概念、新现寄生虫病的分类和再现寄生虫病发生的原因。

了解　① 世界十大热带病和我国五大寄生虫病流行现状及对人类的危害；② 我国寄生虫病防治所取得的成就；③ 寄生虫病的研究方向。

人体寄生虫学（human parasitology）又称医学寄生虫学（medical parasitology），是预防医学与临床医学的基础课之一，属于病原学范畴。它是研究与人体健康有关的寄生虫的形态、生活史、致病、免疫、诊断、流行与防治，阐明寄生虫与人体和外界环境因素相互关系，认识寄生虫病发生与流行的基本规律和控制消灭的基本原则的一门科学。人体寄生虫学包括医学原虫学、医学蠕虫学和医学节肢动物学三个部分的内容。

一、寄生虫病的流行现状及对人类的危害

寄生虫对人类的危害，主要包括其作为病原体引起的寄生虫病及作为传播媒介引起疾病的传播。寄生虫病遍及全世界，在人类传染病中占有相当大的比例，特别在热带和亚热带地区，人群发病率和病死率均很高。寄生虫病对人类健康的危害极大，造成的经济损失无法估量，严重地影响了全球社会和经济的发展，并且成为各国普遍关注的公共卫生问题。因此，寄生虫病受到世界卫生组织（World Health Organization，WHO）的高度重视。1975 年联合国开发计划署/世界银行/世界卫生组织联合倡议的热带病特别规划（UNDP/World Bank/WHO Special Program for Research and Training in Tropical Diseases，TDR）要求防治的 6 类主要热带病中，除麻风病外，其余 5 类都是寄生虫病，即疟疾（malaria）、血吸虫病（schistosomiasis）、丝虫病（filariasis）、利什曼病（leishmaniasis）和锥虫病（trypanosomiasis）。2000 年列入 TDR 重点防治的疾病又增加了结核病和登革热，并将原来的丝虫病划分为淋巴丝虫病（lymphatic filariasis）和盘尾丝虫病（onchocerciasis）；将锥虫病划分为已被有效控制的美洲锥虫病（Chagas disease）和未被控制的非洲锥虫病（African trypanosomiasis），统称十大热带病。在这 10 类疾病中寄生虫病占有 7 类，而 7 类寄生虫病中有 6 类是由医学节肢动物传播的。

1. **疟疾**　疟疾是热带病中最严重的寄生虫病，根据 2020 年 WHO 报告的相关数据显示，2019 年全球感染疟疾的人数约有 2.29 亿，其中约有 40.9 万人因感染疟疾死亡。恶性疟原虫引起的疟疾死亡病例是最多的，其主要集中在非洲，在世界其他地区出现的恶性疟病例相对较少。相反，间日疟原虫是人类疟疾中分布最广泛的物种，全球有超过 30 亿人面临间日疟原虫感染的风险，其在亚洲和美洲占主导地位，也是除非洲地区外的主要致病虫种。2021 年 6 月 WHO 宣布我国通过 WHO 消除疟疾论证，成为第 10 个被 WHO 认定的无疟国家。

2. **血吸虫病** 血吸虫病是一种世界范围广泛分布的寄生虫病，严重危害全球社会经济发展。据 2018 年《全球疾病负担研究》估计，全球血吸虫负担为 190 万伤残调整生命年（disability-adjusted life year，DALY）。大约 6 亿人生活在血吸虫病流行区，2 亿人可能被感染，1.2 亿人有血吸虫相关症状，2 000 万人有严重的临床表现。2018 年底我国 450 个血吸虫流行县区中，263 个达到消除标准，124 个达到传播阻断标准，63 个达到传播控制标准，但部分地区仍存在血吸虫传播的可能。

3. **丝虫病** 全世界大约有 2.5 亿人感染淋巴丝虫，在东南亚、非洲、美洲和太平洋岛国流行严重。盘尾丝虫引起皮肤丝虫病和河盲症，估计全世界有 1 760 万患者，在非洲和拉丁美洲流行严重，在部分地区失明的患者达到 15%。我国曾是流行严重的国家，中华人民共和国成立初期，丝虫病患者高达 3 000 万人。2007 年在我国内地丝虫病流行县（市）全部达到消除丝虫标准，成为世界上第一个实现消除丝虫病目标的国家。

4. **利什曼病** 目前利什曼病流行于全球 66 个国家，每年新发病例达 50 万例，估计全球至少有 5 万人死于利什曼病。我国内脏利什曼病于 1958 年基本消灭。20 世纪 90 年代，我国西部 6 个省（自治区）（新疆、甘肃、四川、陕西、山西、内蒙古）43 个县有内脏利什曼病流行或暴发。2018 年全国 11 个省的 78 个县共报告内脏利什曼病病例 180 例。我国内脏利什曼病呈低度流行态势，但流行区范围逐渐蔓延。

5. **锥虫病** 非洲锥虫病分布在非洲中部，在撒哈拉以南的 36 个国家大约有 200 个灶性流行区，其中冈比亚锥虫病分布于西亚和中东，罗得西亚锥虫病则分布于东非和南非。据 WHO 估计，共有 6 000 万人受到感染，每年约有 5 万人死亡。我国没有锥虫病流行，但有输入性病例报告。

全世界肠道寄生虫感染十分严重，据估计全球有 13 亿人感染蛔虫，13 亿人感染钩虫，9 亿人感染鞭虫，阿米巴感染者约占全球人口的 1%，蓝氏贾第鞭毛虫的感染人数达 2 亿。发展中国家由于经济和生活条件相对滞后，寄生虫病的流行情况远较发达国家严重。但在经济发达国家，寄生虫病也是一个重要的公共卫生问题，如美国感染阴道毛滴虫的人数为 250 万，英国感染人数为 100 万。蓝氏贾第鞭毛虫的感染在美国也几乎接近流行。而一些机会致病性寄生虫，如弓形虫、肺孢子虫等已成为艾滋病（acquired immunodeficiency syndrome，AIDS）患者死亡的主要原因。器官移植及长期使用免疫抑制剂，可造成医源性免疫受损，也有利于机会性寄生虫病的发生。另有一些被忽视的寄生虫病，如异尖线虫病、隐孢子虫病、肺孢子虫病等在一些经济发达的国家也开始出现流行的迹象。近年来，随着人们生活方式、生活习惯及环境气候等因素的改变，食源性寄生虫病（food-borne parasitosis）与动物源性寄生虫病（zoonotic parasitosis）在人群中的发病日渐增多。此外，寄生虫对人类危害的严重性还表现在寄生虫产生抗药性等方面，如恶性疟原虫抗药株、抗性媒介昆虫的出现，给寄生虫病的防治增加了新的难度。

为了能准确地反映寄生虫病与健康受损的关系，20 世纪末，WHO 在发表的疾病统计报告中通常使用"DALY"来表示疾病负担（disease burden），DALY 是指在伤残状态下生存的时间和因疾病早逝而丧失的时间，DALY 值越大表示该疾病对健康的损害及生存质量的影响越大。

寄生虫病不仅影响患者的健康和生活质量，给家庭带来经济负担，而且会给社会经济发展带来巨大的损失，如劳动力的丧失，工作效率的降低，医疗资源的消耗及预防费用的增加等。据统计，在非洲因疟疾造成的经济损失占国民生产总值（gross national product，GNP）的 5%，非洲锥虫病（睡眠病）在非洲造成的经济损失每年达 45 亿美元，这无疑会加重贫穷国家的负担，阻碍社会和经济的发展进程。

二、我国寄生虫病防治成就与现状

我国幅员辽阔，地跨寒、温、热三带，自然条件复杂多样，人民的生活习惯与生产方式千差万别。动物区系分属于古北及东洋两大动物区系，动物种类极为丰富，寄生虫的数量也非常可观，加之新中国成立前的政治、经济、文化等社会因素的影响，使我国成为寄生虫病严重流行的国家之一，尤其是在广大农村，寄生虫病一直是危害人民健康的主要疾病。据新中国成立初期的调查，我国仅疟疾、血吸虫病和丝虫病患者就达 7 000 多万，曾夺去了成千上万人的生命，严重地阻碍了农业生产和国民经济的发展。新中国成立后，党和政府对寄生虫病的防治工作十分重视，相继建立了各级疾病控制中心和寄生虫病的防治研究机构，并制定了一系列的相关政策和法规。

1956年的《农业发展纲要》：此纲要将我国分布广泛、危害严重、防治困难的疟疾、血吸虫病、黑热病、丝虫病及钩虫病列为"五大寄生虫病"，并提出限期控制和消灭。经过七十多年的努力，我国在五大寄生虫病防治中取得了举世瞩目的成绩。

（1）疟疾：新中国成立前，全国有疟疾流行的县（市）1 829个，发病人数约3 000万。经过大规模的防治，至1999年发病人数减少至29万，全国已有1 321个县、市、区达到了卫生部颁布的基本消灭疟疾标准。2021年经WHO验收，我国成为全球第十个无疟国家。

（2）丝虫病：该病曾在我国14个省（自治区、直辖市）的864个县流行，受威胁人口3.3亿，新中国成立初期患者约3 000万。经过科学防治，1994年实现了全国基本消灭丝虫病，到1999年全国已有6个省（自治区、直辖市）达到消灭丝虫病的标准。围绕这一工作开展的《中国阻断淋巴丝虫病传播的策略和技术措施的研究》，荣获2000年度国家科学技术进步一等奖。2007年经WHO验收，我国率先在全球83个丝虫病流行国家和地区中消灭丝虫病。由我国创立的以消灭传染源为主导的防治丝虫病的策略和大面积应用枸橼酸乙胺嗪的经验，已由WHO推荐给全球流行丝虫病的国家和地区。

（3）血吸虫病：据新中国成立初期的调查，血吸虫病流行于我国长江流域及长江以南地区的13个省（自治区、直辖市）的370个县（区），生活在流行区的人口约占全国总人口的1/5，累计感染者1 160万。经过70余年的防控，至1999年已有5个省（自治区、直辖市），236个县（区）消灭了血吸虫病，52个县（区）达到基本消灭标准，患者总数约81万。至2018年底，我国450个血吸虫病流行县（区）中，263个达到消除标准，124个达到传播阻断标准，63个达到传播控制标准。截至2020年底，全国450个流行区（县、区）中74.89%（337/450）达到血吸虫病消除标准、21.78%（98/450）达到传播阻断标准、3.33%（15/450）仍处于传播控制阶段。

（4）黑热病：该分布在长江以北16个省650个县（市），新中国成立初期约有53万患者。至1958年我国宣布基本消灭黑热病。2018年全国11个省份的78个县共报告内脏利什曼病180例，病例主要分布于甘肃（66例）、山西（38例）、陕西（27例）、四川（17例）和新疆（18例）等5个省（自治区）。其中40个县属于流行区，共报告本地感染病例134例，其余38个县属于非流行区，共报告输入性病例46例。可见我国内脏利什曼病已呈低度流行态势，但流行区范围有所蔓延。

（5）钩虫病：新中国成立初期，我国钩虫患者约2亿。经过不懈防治，到21世纪初，患者已降至3 930万。2015年我国人体重点寄生虫病感染调查显示，钩虫的加权感染率为2.62%，估计全国感染人数约为1 697万，比2005年报告的3 930万显著降低。这次报告显示钩虫已超越蛔虫成为感染率最高的土源性线虫。2017年全国土源性线虫感染监测数据显示钩虫感染率为1.00%，2019年监测数据显示钩虫感染率为0.84%，呈持续下降的趋势。

经过七十多年的防治，我国疟疾和丝虫病已经基本消灭，许多寄生虫病流行区域在不断缩小，感染人数和患病人数总体上呈下降趋势，寄生虫病死亡率也降到了历史最低水平。但是，寄生虫病仍是危害经济欠发达地区与偏远农村地区群众身体健康的重要公共卫生问题。我国西南部分地区寄生虫感染率仍处于较高水平，个别地区甚至超过30%，主要原因是生活环境卫生条件差、食生肉、饮用生水等不良饮食习惯，提示应不断加大寄生虫病综合防治力度，切实提高人民群众健康知识知晓水平，助力健康扶贫。部分地区生食或半生食淡水鱼虾习俗导致华支睾吸虫感染集中分布，尤其在珠江三角洲城镇与城郊地区感染率高达23.36%，提示应加大健康教育力度，改善养鱼环境，改变不良的饮食习惯，加强防治力度。

党的二十大报告对推进健康中国建设作出重要部署，强调要把保障人民健康放在优先发展的战略位置。以人民健康为中心，优先发展健康事业，覆盖全生命周期实现全民健康已成为健康中国的战略目标。坚持绿水青山就是金山银山的理念，坚持山水林田湖草沙一体化保护和系统治理，生态文明制度体系更加健全，生态环境保护发生历史性、转折性、全局性变化，我们的祖国天更蓝、山更绿、水更清。实现全体人民共同富裕，促进人与自然和谐共生，推动构建人类命运共同体。我国寄生虫病防治中体现国家意志和社会主义制度的优越性，采用综合性防治对策，在我国疟疾和丝虫病已经达到消灭的基础上，寄生虫病防治工作一定会取得更优秀的成绩。

三、新现和再现寄生虫病

随着全球化、经济一体化以及科学技术的迅猛发展，人类的生存环境和人类的行为都在发生着深刻的改变，对寄生虫病的发生和流行产生了巨大影响，使新现寄生虫病不断出现，一些早已熟知的，但发病率较低的寄生虫病又死灰复燃，重新对人类构成威胁，而且可能给经济建设和国家安全带来重大影响。

1. 新现寄生虫病　是指新识别的和未确知的寄生虫病。可分为 4 类：第 1 类是疾病或综合征早已被人们认识，近年才发现并确认了病原体；第 2 类是疾病已在人间存在，但病原体被重新鉴定或分类；第 3 类是营自生生活或寄生于动物体内的寄生虫，现发现它们可以偶然在人体寄生；第 4 类是过去可能或根本不存在，而新近才在人间出现的寄生虫病。新现寄生虫病不断出现的原因复杂多样，与人口不断增加、工业化和城市化进程加快、人类活动范围扩大、自然和生态环境改变、生物群落变异、生活方式与宿主机能状态改变及科学技术进步等密切相关。据 WHO 报道，自 1975 年以来已发现数种新的寄生虫（表 1 - 1）。

表 1 - 1　1975 年以来新发现的寄生虫及所致疾病

发现年份（年）	病 原 体	危 害	传 播 方 式
1976	微小隐孢子虫（*Cryptosporidium parvum*）	急、慢性腹泻	经水、食物传播
1985	比氏肠胞微孢子虫（*Enterocytozoon bieneusi*）	慢性腹泻	经食物传播
1986	卡耶塔环孢子虫（*Cyclospora cayetanensis*）	急、慢性腹泻	经水、食物传播
1990	异形吸虫（*Heterophyid trematodes*）	急、慢性腹泻	经鱼、蛙传播
1991	海伦脑炎微孢子虫（*Encephalitozoon hellem*）	角膜结膜炎、弥漫性感染	经食物传播
1991	巴贝虫新种（New species of Babesia）	非典型巴贝虫病表现	蜱媒传播
1992	喉兽比翼线虫（*Mammomonogamus laryngeus*）	呼吸道感染	经龟、螃蟹传播
1993	兔脑炎微孢子虫（*Encephalitozoon cuniculi*）	角膜结膜炎、弥漫性感染	经食物传播
1993	徐氏拟裸茎吸虫（*Gymnophalloides seoi*）	胃肠道症状	经食物传播

2. 再现寄生虫病　是指一些早已熟知，发病率已降于很低，不再被视为公共卫生问题，但现在又重新流行的寄生虫病。目前再现寄生虫病主要有华支睾吸虫病、并殖吸虫病、广州管圆线虫病、黑热病、棘阿米巴病、贾第虫病、阔节裂头绦虫病及弓形虫病等。再现寄生虫病大多发生在原流行区的人群中，但也有发生在原来的"非疫区"。近年来，随着我国经济发展、人口流动增加、城市化和人口老龄化加快以及生活方式的改变等，人群寄生虫感染谱不断发生变化，食源性寄生虫病、机会性寄生虫病、旅游者寄生虫病、人畜共患病不断发生，甚至引起流行或暴发。因此，提高对突发公共卫生事件和原因不明疾病的应急反应和处理能力是十分重要的。

四、寄生虫学的研究与发展方向

随着人类社会对寄生虫病危害认识的改变，寄生虫与宿主互作机制已成为寄生虫病研究的热点。集成生物化学、分子生物学、细胞生物学、分子遗传学、免疫学、生态学、生物信息学和计算机科学相关理论和技术，已产生许多新的研究方向，如分子寄生虫学、寄生虫免疫学、寄生虫基因组学、寄生虫药物学、寄生虫疫苗学和寄生虫与媒介生物控制学等。寄生虫病精准防控和防治策略研究、寄生虫基因组学和生物信息学研究和寄生虫药物和疫苗研发将是今后人体寄生虫学研究的发展方向。

小　结

　　人体寄生虫学包括医学原虫学、医学蠕虫学和医学节肢动物学，它是一门基础课和桥梁课。寄生虫种类繁多，危害严重，仍是各国需面临的公共卫生问题之一。近年来随着经济发展，生活水平的提高，生活方式的改变等因素，我国寄生虫病的流行出现了一些新特征，土源性寄生虫病的感染率下降，而食源性寄生虫病的感染率不断上升，一些少见的或机会性寄生虫病、输入性寄生虫病、新现寄生虫病及再现寄生虫病不断出现，给防治带来困难，同时也给我国寄生虫病的研究与发展带来新的机遇和挑战。

【复习思考题】

（1）学习人体寄生虫学的重要性。

（2）简述我国五大寄生虫病的流行现况。

（3）我国重点防治的"五大寄生虫病"有哪些？

（陈建平）

※　第一章课件

第二章

寄生虫的生物学特性及寄生虫与宿主的相互关系

学习要点

掌握 ① 寄生虫、机会致病性寄生虫、宿主、中间宿主、终宿主、保虫宿主、转续宿主及生活史等基本概念；② 寄生虫与宿主的相互关系。

熟悉 寄生虫类型、生活史类型及世代交替现象、土源性和生物源性蠕虫概念。

了解 ① 寄生关系及其演化；② 寄生虫的营养与代谢和寄生虫的生殖潜能与分类；③ 寄生虫的命名及分类。

人体寄生虫学关注寄生虫造成的人的感染，着重研究寄生虫与人体以及外界环境相互关系；而寄生虫作为一种导致人和动物致病的动物，其相关生物学特性也是研究范畴。

一、寄生虫的生物学特性

1. 寄生关系及其演化

（1）寄生与寄生关系：为了生存的需要，自然界中千差万别的生物之间形成各种错综复杂的关系。其中，凡是两种不同的生物共同生活的现象，称为共生（symbiosis），这是物种自然选择的本能行为。根据共同生活的生物间利害关系的不同，共生关系又可分为 3 种类型：共栖（commensalism）、互利共生（mutualism）和寄生（parasitism）。

1）共栖：亦称片利共生，指两物种生活在一起，一方不受影响，而另一方从这种关系中得到益处的现象。如鮣鱼利用背鳍演化来的吸盘吸附在大型鱼类体表，随大型鱼类的移动而增加觅食机会，这对鮣鱼有利，对大型鱼类而言，无利也无害。

2）互利共生：指两种生物共同生活在一起，相互依赖，一方为另一方提供有利于生存的帮助，同时也获得对方的帮助的现象。例如白蚁与在其消化道中的多鞭毛虫的关系，白蚁以木材为食，但消化道缺乏分解纤维素的酶，生活在白蚁消化道中的多鞭毛虫却能合成和分泌纤维素水解酶，因此能将纤维素分解成糖类等能量物质，同时为白蚁和多鞭毛虫的生命活动提供能量。在这种关系中，白蚁为鞭毛虫提供食物和庇护所，鞭毛虫为白蚁提供了必需的、自身不能合成的酶。两者均得益，互相依赖，倘若彼此分开，则双方或其中一方便无法生存。

3）寄生：两种生物共同生活，其中一方受益，另一方受害，受害者为受益者提供营养物质和居住场所，这种共生关系称寄生。通常受益的一方称寄生物（parasite），受害的一方称宿主（host）。寄生虫、病毒、立克次体、细菌、真菌等都可以暂时或永久地寄生于人或动、植物的体表或体内赖以生存，获取营养，并损害对方，这类过寄生生活的生物统称为寄生物。其中多细胞的无脊椎动物和单细胞的原生动物则称为寄生虫（parasite）。

生物之间的关系是在进化过程中形成的，演化过程的漫长和多样决定了生物关系的复杂多样，因此，以上三种类型的关系有时会重叠，界限有时难以明确划清。就医学而言，主要研究寄生关系。

（2）寄生关系的演化：生物之间的寄生关系的演化起源于营自生生活的两种生物祖先的偶然接触，然后经历漫长的适应环境的过程，两种生物逐渐相互适应，其中一方产生了对另一方在营养和空间依赖，适应的结果是寄生的一方在不同程度上丧失了独立生活的能力，同时为适应寄生环境，寄生生物的基因、形态及某些功能可发生一系列的变化，这些变化概括起来有以下几个方面。

1）形态的变化：生物从自由生活演变为寄生生活发生的形态的变化，可表现为体形的改变、器官的变化及新器官的产生。肠道内寄生的线虫或绦虫，虫体形状演化成了线形或带形，以适应狭长的寄生环境及减少阻力；跳蚤身体左右侧扁平，以便行走于皮毛之间；疟原虫裂殖子的前端突出形成类锥体，利于侵入红细胞。寄生虫为了适应寄生生活，某些器官或细胞器变得更加发达或退化。肠道内的吸虫和绦虫，演化出了吸盘作为固着器官，以免被宿主排出；吸虫的纤毛在寄生生活后消失，感觉器官趋于退化；为了增加在复杂环境中生存的机会，寄生虫多具有发达的生殖系统，甚至发展为雌雄同体，如大多数吸虫和绦虫；一些寄生于组织、细胞内的原虫，因无须自主运动，运动细胞器缺如，如疟原虫。

2）生理功能的变化：为适应寄生生活，最显著的改变是肠道寄生虫失去在自由生活模式中常见的有氧代谢，在肠道低氧环境中以酵解的方式获取能量；另外其体壁和体腔液内存在对胰蛋白酶和糜蛋白酶有抑制作用的物质，这些酶抑制物能保护虫体免受宿主小肠内蛋白酶的作用；除此之外，生殖功能的增强和繁殖方式的多样化也使寄生虫更好地适应复杂环境，如每条雌性蛔虫日产卵约 24 万个，牛带绦虫日产卵约 72 万个；吸虫既有成虫阶段的有性生殖，还有幼虫阶段的无性生殖。

3）寄生虫侵袭力的变化：为增加进入宿主及组织的机会，寄生虫的侵袭力得到专化和加强，例如，溶组织内阿米巴滋养体能分泌阿米巴穿透因子和半胱氨酸蛋白酶，这些酶参与了虫体的侵袭致病作用；弓形虫在侵入细胞时，其棒状体分泌穿透增强因子，从而增强弓形虫侵袭细胞的能力。

4）免疫逃避（immune evasion）功能的形成：寄生虫在宿主体内寄生的同时必定面临宿主的免疫杀伤，在长期相互适应过程中，有些寄生虫产生了逃避宿主免疫攻击的能力。寄生虫能在有免疫力的宿主体内增殖，长期存活，有多种复杂的机制，既可以通过寄生虫表面抗原性的改变如抗原变异、抗原伪装等机制逃脱宿主的免疫杀伤，也可以通过多种破坏机制干扰或抑制宿主对寄生虫的免疫应答。如人体感染疟原虫后能产生免疫应答抑制疟原虫的发育和增殖，但疟原虫也有强大的适应能力来逃避宿主的免疫杀伤，如抗原变异就是疟原虫逃避杀伤的机制之一。

5）基因变异或重组：寄生物由自由生活演化成寄生生活时在环境变化的压力下，当基因突变有助于生物体生存时，它便会固定于基因组中。调控或结构基因序列的一些微小变化，常可产生可见的表型变化。某些基因的变异还可能改变寄生虫的形态、生理功能和致病能力。大量研究表明，各种耐药性虫株的产生与基因变异有关，如出现耐甲硝唑的滴虫虫株、耐青蒿素的疟原虫虫株。

2. 寄生虫生活史、寄生虫与宿主类型

（1）寄生虫生活史：寄生虫完成一代生长、发育和繁殖的全过程称寄生虫生活史（life cycle）。寄生虫与宿主在形成寄生关系的漫长过程中，各寄生虫的演化过程与阶段各不相同。因此，现在我们看到的、可能反映这一历程的寄生虫生活史是各式各样的。寄生虫生活史大致分为以下类型。

1）直接型：完成生活史不需要中间宿主，虫卵或幼虫在外界发育到感染阶段后直接感染人，如蛔虫、蛲虫、鞭虫、钩虫等。

2）间接型：完成生活史需要中间宿主，幼虫在中间宿主体内发育到感染阶段后经中间宿主感染人，如丝虫、血吸虫、华支睾吸虫、猪带绦虫等。

在流行病学上，常将直接型生活史类型的蠕虫称为土源性蠕虫，将间接型生活史类型的蠕虫称为生物源性蠕虫。有些寄生虫生活史中仅有无性生殖，如阴道毛滴虫、阿米巴、蓝氏贾第鞭毛虫、利什曼原虫等。有些寄生虫仅有有性生殖，如蛔虫、蛲虫、丝虫等。有些寄生虫有以上两种生殖方式才完成一代的发育，即无性生殖世代与有性生殖世代交替进行，称为世代交替（generation alternate），如弓形虫、疟原虫以及吸虫类。有的寄生虫生活史整个过程都营寄生生活，如猪带绦虫、疟原虫。有的只有某些发育阶段营寄生生活，如钩虫。有的寄生虫只需一个宿主，如蛔虫，鞭虫。有的需要两个或两个以上宿主，如布氏姜片虫、卫氏并殖吸虫。

（2）寄生虫类型：根据寄生虫与宿主之间的关系，寄生虫可分为以下几种类型。

1）专性寄生虫：专性寄生虫（obligatory parasite）指寄生虫生活史的各个时期或某个阶段必须营寄生生活，否则就不能生存的寄生虫。如丝虫的各个发育阶段都必须在宿主体内进行，否则就不能完成其生活史。又如钩虫，其幼虫虽可在自然界营自由生活，但发育到某一阶段后必须侵入人体内营寄生生活，才能进一步发育为成虫。

2）兼性寄生虫：兼性寄生虫（facultative parasite）指有些寄生虫主要在外界营自由生活，但在某种情况下可侵入宿主过寄生生活，如粪类圆线虫一般在土壤内过自由生活，但也可侵入人体，寄生于肠道营寄生生活。

3）体内寄生虫：体内寄生虫（endoparasite）指寄生于宿主体内器官或组织、细胞内的寄生虫，如寄生于红细胞内的疟原虫和寄生于小肠内的蛔虫等。

4）体外寄生虫：体外寄生虫（ectoparasite）指附着于宿主体表皮肤或毛发的寄生虫。主要指一些昆虫，如蚊、白蛉、蚤、虱、蜱等。它们大多在刺吸血液时与宿主体表接触，吸完血后便离开，这部分体外寄生虫也称暂时性寄生虫（temporary parasite）。

5）机会致病性寄生虫：有些寄生虫在宿主免疫功能正常时处于隐性感染状态，当宿主免疫功能低下时，体内寄生虫大量繁殖，致病力增强，导致宿主出现临床症状，称机会致病性寄生虫（opportunistic parasite），如弓形虫、隐孢子虫、微孢子虫等。

（3）宿主类型：在寄生虫生活史过程中，有的只需一个宿主，有的则需两个或两个以上宿主。根据寄生虫不同发育阶段对宿主的需求，可将其分为以下几种类型。

1）终宿主：终宿主（definitive host）指寄生虫成虫或有性生殖阶段所寄生的宿主，如姜片吸虫的成虫寄生人小肠内，人为姜片吸虫的终宿主。

2）中间宿主：中间宿主（intermediate host）指寄生虫幼虫或无性生殖阶段所寄生的宿主。有两个中间宿主的寄生虫，其中间宿主有第一或第二之分，如华支睾吸虫的第一中间宿主为某些种类的淡水螺，第二中间宿主为某些淡水鱼虾类。

3）保虫宿主：保虫宿主（reservoir host）亦称储存宿主，指某些寄生虫成虫既可寄生于人，也可寄生于某些脊椎动物，后者在一定条件下可将其体内的寄生虫传播给人，寄生虫在脊椎动物体内和人体内的发育过程完全相同。感染的脊椎动物能够作为人体寄生虫病的传染源，在流行病学上将这些脊椎动物称之为保虫宿主。例如，日本血吸虫的成虫既可寄生于人，又可寄生于牛，牛即为该虫的保虫宿主。

4）转续宿主：某些寄生虫幼虫侵入非适宜宿主后虽能存活但不能继续发育，可长期处于幼虫状态，当该幼虫有机会进入其适宜宿主体内时，可进一步发育为成虫，这种非适宜宿主称为转续宿主（paratenic host，transport host），如曼氏迭宫绦虫的适宜宿主是犬和猫，鸟和蛇等是其非适宜宿主，幼虫裂头蚴侵入鸟或蛇体内后不能发育为成虫，维持在幼虫状态，如果犬或猫生食或半生食含有裂头蚴的鸟或蛇后，则裂头蚴即可在犬或猫体内发育为成虫，因此，鸟和蛇为该虫的转续宿主。

一种寄生虫只能与某种或某些宿主建立寄生关系，称宿主特异性（host specificity），这种特异性是在长期演化过程中形成的。

3. 寄生虫的营养与代谢

（1）寄生虫的营养：各种寄生虫所需的营养成分基本相同，如碳水化合物、蛋白质、脂肪、维生素和微量元素等。原虫类寄生虫所必需的营养物质大多与一般动物相同，有以葡萄糖为主的单糖、氨基酸、碱基、核苷（nucleoside）、脂肪酸、维生素和微量元素等。一般而言，原虫从细胞外获得营养的方式包括简单扩散（simple diffusion）、易化扩散（facilitate diffusion）、主动转运（active transport）和内吞作用（endocytosis）等。有胞口的原虫，如结肠小袋纤毛虫（Balantidium coli），从胞口获取营养。有伪足的原虫，如溶组织内阿米巴，吞噬食物后在胞质内形成食物泡再消化吸收。有的蠕虫有消化道，如线虫，主要从消化道摄取和吸收营养物质。有的蠕虫没有消化道，如绦虫，主要借助体壁吸收营养物质。

（2）寄生虫的代谢：包括能量代谢和合成代谢。大多数生物能量代谢的本质是将营养源内的葡萄糖等分子内的化学能量转变为ATP。寄生虫的能量来源主要是通过糖酵解获得的。由于寄生环境及其含氧量的差异，使得寄生虫在能量转化过程中采取的呼吸方式也不同。例如，蛔虫的能量生成系统包括从感染期幼虫的有氧呼吸至成虫的以延胡索酸接受电子的无氧呼吸的动态转换。感染期幼虫生活在氧分压高的外界环境中，行有氧呼吸，即葡萄糖经糖酵解和三羧酸循环（tricarboxylic acid cycle，TCA）分解，生成大量的ATP，而当感染期幼虫进入人体后，在氧分压相对较低的小肠内发育为成虫，则通过延胡索酸呼吸也可获得较高数量的ATP。延胡索酸呼吸系统是一种重要的获得能量的方式，除蛔虫外，其他许多蠕虫和原虫也采取这种方式。寄生于宿主红细胞内的疟原虫、寄生于肠道内的蓝氏贾第鞭毛虫和溶组织内阿米巴等主要通过糖酵解产生ATP。但许多寄生虫在得不到糖类营养物质时，可能从蛋白质代谢获得能量。

合成代谢方面，虽然寄生虫的生长、繁殖需要高速率的合成代谢，但由于其所需要的营养成分主要来自宿主，因此大多数寄生虫的合成代谢种类十分有限。例如，寄生蠕虫大多不能合成胆固醇和不饱和脂肪酸，缺乏从初始阶段合成脂类的能力；多数原虫也不能合成胆固醇；寄生性原虫和蠕虫缺乏嘌呤初始的合成途径，完全依赖补救途径。大多数寄生虫自身不能合成嘌呤，而是依赖宿主体内含量丰富的碱基、核苷来适应嘌呤合成途径。与嘌呤的合成途径不同，嘧啶的合成可通过从头合成途径和补救途径同时发挥作用，如锥虫、疟原虫和弓形虫均是如此。有的原虫，如罗得西亚锥虫，可以从碳水化合物代谢的中间产物之一即磷酸烯醇丙酮酸，合成多种氨基酸（甘氨酸、丝氨酸、天门冬氨酸、谷氨酸）。原虫氨基酸的分解代谢因虫种不同而有所差异，如溶组织内阿米巴先将甘氨酸转变成丙酮酸，再参与能量代谢。有些原虫，如非洲锥虫、利什曼原虫在媒介昆虫体内，利用脯氨酸作为能量来源。蠕虫则以主动吸收的方式从宿主获得氨基酸。关于蠕虫氨基酸的分解代谢尚不清楚。

4. 寄生虫的生殖潜能　为了维持种群的繁衍及持续不断地侵入新的宿主，寄生虫在漫长的进化过程中形成了超强的生殖潜能（reproductive potential）。寄生虫的生殖潜能表现在以下几个方面。

（1）雌雄同体（hemaphroditism）：指在同一虫体内同时具有雌雄两种生殖系统，如绦虫和大多数吸虫即是如此。绦虫随寄生的虫体数量不同，可进行异体受精（cross-fertilization）和自体受精（self-fertilization）。异体受精即发生在宿主体内两条以上的绦虫之间的受精，自体受精即发生在同一条寄生虫上不同节片或同一节片的受精。

（2）节裂或节片生殖（strobilation）：绦虫的生殖系统极为发达，占据了身体的主要部分。大多数绦虫具有生殖器官连续复制的能力，每一个成熟节片内都具有雌、雄性生殖系统一套或多套。例如，寄生于人体内的猪带绦虫和牛带绦虫其每一个成熟节片内都有一套雌、雄性生殖系统；而寄生于大型鲸鱼——抹香鲸体内的六角菌属（Hexagonoporus）的绦虫，是节片数目最多的一种绦虫，其链体由45 000个节片组成，每一节片内含有5~14套雌、雄性生殖系统。虫体总长约30 m，其生殖潜能是可想而知的。

（3）生育能力提高：成虫可产生大量的虫卵或幼虫，如寄生人体的似蚓蛔线虫（Ascaris lumbricoides），每条雌虫可每日产24万个卵；又如一条雌性班氏吴策线虫（Wuchereria bancrofti）一生可产数百万条幼虫。

（4）细胞分裂（cell division）：是活细胞繁殖其种类的过程，通常包括细胞核分裂和细胞质分裂两步。在细胞核分裂过程中母细胞把遗传物质传给子细胞。细胞分裂属无性生殖（asexual reproduction）范畴。包括：① 二分裂，是某些原虫的主要生殖方式，如杜氏利什曼原虫、阿米巴原虫和蓝氏贾第鞭毛虫等，虫体在数日内可迅速分裂并产生无数子代个体。通过二分裂使一个母代原虫分裂成两个基本相同的子代虫体，子代虫体的染色体数目、形状、所含的遗传信息与母代虫体基本相同。② 多分裂或称裂体增殖（schizogony），是指一个母细胞同时分裂成多个子细胞的现象，其典型例子就是原生动物孢子虫纲的裂体生殖。开始仅仅是细胞核反复分裂形成多核体，然后细胞质再一次分裂。③ 出芽生殖，是指母体细胞经过不均等的细胞分裂产生一个或多个"芽体"，分化发育成新个体的生殖方式，如刚地弓形虫（Toxoplasma gondii）滋养体即以内二芽殖（endodygony）方式进行繁殖。④ 多胚生殖（polymbryony）或称蚴体增殖，此种生殖方式是某些寄生虫幼虫的生殖方式，主要见于绦虫和吸虫。绦虫的中绦期幼虫能够在体内或体外发育，产生很多幼虫。例如，细粒棘球绦虫（*Echinococcus granulosus*）的中绦期幼虫棘球蚴，在其自身体内能够发育成无数个原头节，当它们被犬吞食后，每个原头节即可发育成一条成虫。再如，吸虫的幼虫胞蚴和雷蚴也可在中间宿主体内以无性生殖的方式产生许多新的子代。

5. 寄生虫的分类与命名　自卡尔·林奈（Carl Linnaeus，1758）建立分类系统以来，寄生虫的分类随着人们对它们认识的深化也在逐渐并将继续完善。根据动物分类系统，寄生虫属于动物界中原生动物亚界的三个门，即肉足鞭毛门（Phylum Sarcomastigophora）、顶复门（Phylum Apicomplexa）和纤毛门（Phylum Ciliophora），以及无脊椎动物的四个门，即扁形动物门（Phylum Platyhelmonthes）、线形动物门（Phylum Namatoda）、棘头动物门（Phylum Acanthocephala）、节肢动物门（Phylum Arthopooda）。在医学上，一般将原生动物称为原虫，将扁形动物和线形动物合称为蠕虫。与医学有关的节肢动物，习惯上也将之称为医学节肢动物。

随着对生物认识的深入和生物技术的进步，国际上对生物和寄生虫的分类也在不断地修改和完善。迄今我国所用寄生虫的分类体系是 30 多年前确立的，分类依据仍以形态学为主。近年来，对虫种核酸序列的分析已逐步用于寄生虫的分类和鉴定。肺孢子虫（*Pneumocystis*）兼有原虫和真菌二者的生物学特点，所以长期以来其分类地位存在很大争议。福斯特（Faust）曾将其归为原生动物门、孢子虫亚门（Haplosporea）。通过对其 16S rRNA 序列和基因表达产物等的分析，1988 年以后，人们将肺孢子虫归类于真菌。用分子生物学技术对寄生虫进行分类，很好地弥补了形态学分类的不足。

寄生虫分类的目的，是使我们能更好地认识虫种，了解虫种与各类群之间的亲缘关系，寻找演化线索，进一步认识寄生虫与宿主之间的关系，为寄生虫病诊断和防治提供依据。根据国际动物命名法，寄生虫也采用二名制（binominal system）原则，即学名（scientific name）由属名和种名组成，采用拉丁文或拉丁化的文字表示，属名（genus name）在前，种名（species name）在后，如有亚种名（subspecies name），则放在种名之后。种名和亚种名之后是命名者的姓和命名年份。例如，日本血吸虫的学名为 *Schistoaoma japonicum* Katasurada，1904，表明该虫是由 Katasurada 于 1904 年命名的。

二、寄生虫与宿主的相互关系

寄生虫与宿主的相互关系包括寄生虫对宿主的损害和宿主对寄生虫的影响两个方面。

1. 寄生虫对宿主的损害　寄生虫入侵宿主、在人体内移行，以及在宿主的细胞、组织或腔道等寄生部位发育和繁殖的各个阶段均可对宿主造成损害；同时宿主对寄生虫产生的免疫力也是一柄"双刃剑"，可引起免疫病理反应造成宿主自身的损害。寄生虫对宿主的损害作用可归纳如下。

（1）夺取营养：寄生虫在宿主体内生长、发育和繁殖所需的物质主要来源于宿主，寄生的虫数愈多，宿主被夺取的营养也就愈多。如蛔虫和绦虫在肠道内寄生，夺取大量的营养物质，并影响肠道吸收功能，引起宿主营养不良；又如钩虫附于肠壁吸取血液，引起宿主贫血。

（2）机械性损伤：寄生虫入侵、移行、定居时对其所寄生的部位及其附近组织器官可产生损害或压迫作用。寄生虫个体较大或数量较多时，这种危害尤为明显。例如，蛔虫数量多时可扭曲成团引起肠梗阻；肝内寄生的棘球蚴，逐渐长大时压迫肝组织及腹腔内其他器官，可出现明显的压迫症状；钩虫、蛔虫的幼虫在肺内移行时刺破并穿过肺泡壁毛细血管，引起肺部局部出血。

（3）毒性和免疫损伤：寄生虫的分泌物、排泄物和死亡虫卵虫体的崩解物对宿主均有毒性作用。例如，溶组织内阿米巴侵入肠和肝脏时分泌的溶组织酶，能溶解组织、细胞，引起宿主肠壁溃疡和肝脓肿。另外，寄生虫的代谢产物和死亡虫体的分解物又都具有抗原性，可引起宿主局部或全身免疫病理反应。如血吸虫卵内毛蚴分泌的可溶性抗原物质引起的虫卵肉芽肿。疟原虫的抗原与相应抗体形成免疫复合物，沉积于肾小球毛细血管基底膜，在补体参与下，引起肾小球肾炎。棘球蚴囊液泄露进入腹腔，可以引起宿主发生过敏性休克，甚至死亡。

2. 宿主对寄生虫的影响　寄生虫及其产物对宿主均为异物，能引起一系列反应，也就是宿主的防御功能，包括多种对抗措施，如人体的器官和组织对病原体的解剖学屏障。寄生虫的感染同时也激活了宿主的免疫系统，表现为免疫系统识别和清除寄生虫的反应，包括固有免疫（非特异性免疫）和适应性免疫（特异性免疫）。固有免疫是机体本能的防御性反应，例如，宿主的胃酸可杀灭某些进入胃内的寄生虫，炎症反应、由急性期蛋白激活的巨噬细胞效应及补体系统等作用，在一定程度上可以限制病原体的扩散，在这些过程中，肿瘤坏死因子、白细胞介素-1（interleukin-1，IL-1）、IL-6 等起关键作用，以调节淋巴细胞活动，但无明显特异性。而适应性免疫则是机体针对某种寄生虫产生的免疫应答，在宿主对抗寄生虫损害过程中是最重要的机制，大致包括比较少见的消除性免疫（sterilizing immunity）和多见的非消除性免疫（non-sterilizing immunity）。由于寄生虫抗原复杂不仅存在种、期等特异性抗原，还有分泌、代谢性抗原，所以产生的免疫反应较为复杂，如疟疾的带虫免疫（premunition）和血吸虫诱导的伴随免疫（concomitant immunity）均属于非消除性免疫。

三、寄生虫与宿主的相互作用的结果

近年来，随着免疫学、细胞和分子遗传学及相关技术的发展，使我们对宿主和寄生虫的遗传结构及遗传变异对宿主和寄生虫之间相互作用的后果的本质及其多样性有了更深刻的认识，为向着有利于宿主（人）的健康方向转化提供更有效的生物干预措施开辟了广阔前景。寄生虫引起的疾病的结果取决于寄生虫的性质和初始宿主免疫反应，如弓形虫、疟原虫、利什曼原虫和蠕虫可激活 IL-33 途径（称为"警报蛋白"途径），IL-33 轴在宿主对这些寄生虫的免疫反应中起着关键作用，既可以通过启动免疫系统，增强辅助性 T 细胞 2（helper T cell 2，Th2）的反应进而促进病原体清除，同时，IL-33 也可以参与感染恶化。所以，宿主感染寄生虫的临床后果可表现在三个方面。

（1）宿主清除了体内寄生虫，并可防御再感染。在寄生虫感染中，这种情况极为少见。

（2）宿主清除了大部分体内寄生虫，但对再感染具有相对的抵抗力。这样宿主与寄生虫之间维持相当长时间的寄生关系，见于大多数寄生虫感染。

（3）宿主不能控制寄生虫的生长或繁殖，表现出明显的临床症状和病理损害，而引起寄生虫病，如不及时治疗，严重者可以死亡，这种情况较少发生。

寄生虫感染宿主后会出现何种结果，与寄生虫的种类、毒力、寄生部位和宿主的营养、免疫状态以及是否采用适当的治疗等因素有关。总之，寄生虫与宿主的关系是异常复杂，任何一个因素既不能孤立看待，也不宜过分强调，了解寄生关系的实质以及寄生虫与宿主的相互影响是认识寄生虫病发生发展规律的基础，是寄生虫病防治的根据。

─────────── 小　结 ───────────

在自然界中，为了寻求食物或逃避敌害，两种生物之间主要形成了三种关系，即共栖、互利共生和寄生，是可以互相转变的。在寄生关系中能掠夺营养，对宿主带来损害的一方称为寄生虫，为寄生虫提供营养、寄生场所并受到损害的一方称为宿主。寄生虫完成一代生长、发育和繁殖的整个过程称寄生虫的生活史，为了完成生活史，寄生虫不仅要适应宿主，进化形成适合自己的营养、代谢及生殖方式，而且也要面对外界环境对其的不利影响，因此，学习寄生虫的生活史十分重要，它将有助于对寄生虫病的致病、诊断和防治的认识与了解。寄生虫的分类对于认识虫种，了解虫种和各类群之间的亲缘关系，了解与宿主之间的关系等是十分重要的。目前的分类系统仍然沿用的传统的形态学分类，近年来，用分子生物学技术对寄生虫进行分类，很好弥补了形态学分类的不足。

寄生虫与宿主的相互关系中包括寄生虫对宿主的损害和宿主对寄生虫的抵抗两个方面。寄生虫对宿主的作用主要有：夺取营养、机械性损伤及毒性和免疫损伤。宿主对寄生虫的影响主要表现在宿主产生的固有免疫（非特异性）和适应性免疫（特异性免疫）方面。寄生虫感染宿主后出现何种结局，受到双方许多因素的影响。

【复习思考题】

（1）什么叫寄生虫生活史？生活史分哪两种类型？举例说明。

（2）寄生虫的宿主有哪几类？举例说明。

（3）为什么临床上对机会致病性寄生虫感染日趋重视？

（张　静）

※ 第二章课件

第三章

寄生虫感染的特点及免疫

━━━━━━━ **学习要点** ━━━━━━━

掌握 感染阶段、带虫者、幼虫移行症、带虫免疫和伴随免疫等基本概念及特点。

熟悉 ① 寄生虫急性感染、慢性感染、隐性感染、重复感染及多重感染的特点；② 寄生虫感染的免疫类型，消除性和非消除性免疫的特点。

了解 ① 寄生虫的异位寄生与异位损害；② 寄生虫抗原的特性、免疫应答过程、免疫逃避机制及免疫病理。

一、寄生虫感染的特点

在寄生虫生活史中，能感染人体的发育阶段称感染时期或感染阶段（infective stage）；寄生虫侵入人体并能在体内存活或增殖/繁殖的过程称寄生虫感染（parasitic infection）；感染者没有明显临床症状和体征的称带虫者（carrier）；有明显临床症状和体征的称寄生虫病（parasitosis）。寄生虫病是由于寄生虫与宿主相互作用的结果。

1. **急性感染** 寄生虫病的急性感染（acute infection），临床上通常见于一些危害严重的寄生虫病。急性感染因初次感染的寄生虫数量多、毒力强，或者是慢性患者再次大量感染，寄生虫的代谢产物、分泌物以及死亡虫体的分解产物等，常常引起感染者出现严重的急性症状及体征，如从非疫区进入疫区的外来居民或者疫区的儿童易发生急性血吸虫病和重症疟疾，淋巴丝虫病患者出现的急性淋巴管炎和淋巴结炎等。

2. **慢性感染**（chronic infection） 是寄生虫病的一个重要特点。绝大多数寄生虫感染者表现为慢性持续状态，可因人体感染寄生虫比较轻，少量多次感染，或者感染者出现过一些临床症状，但未经治疗或治疗不彻底，而逐渐转入慢性感染状态，在慢性感染的基础上，人体同时伴有组织损伤和修复性病变。如慢性阿米巴痢疾患者出现的阿米巴肉芽肿、血吸虫病肠道病变、慢性疟疾的脾肿大和丝虫病的象皮肿等。

3. **隐性感染**（suppressive infection） 是寄生虫感染的另一重要特征。隐性感染是人体感染寄生虫后，既没有临床表现，又不易用常规方法检获病原体的一种寄生现象。例如，弓形虫、隐孢子虫、微孢子虫等的寄生虫感染，在机体免疫功能正常时处于隐性感染状态，当机体免疫功能下降或免疫功能不全时（如艾滋病患者、长期应用激素或抗肿瘤药物的患者），这些寄生虫的增殖力和致病力大大增强，出现明显的临床症状和体征，严重者可致死。这类寄生虫又可称为机会致病性寄生虫（opportunistic parasite）。

4. **重复感染**（repeated infection） 此现象在寄生虫病中相当普遍，患者治愈后，还可再次感染同一种寄生虫病，体内已有某种寄生虫或者同种的不同发育阶段的寄生虫，还可再次感染相同寄生虫，如猪带绦虫病、蛲虫病、微小膜壳绦虫病等。发生重复感染的原因与患者对大多数寄生虫不能产生完全有效的保护性免疫有关。

5. **多重感染** 人体同时被两种或两种以上的寄生虫感染时，称寄生虫的多重感染（multiple infection）

或多寄生现象（polyparasitism）。据 2001～2004 年我国人体寄生虫分布调查结果，多重感染率为 24.86%，最多的一人同时感染 6 种寄生虫。同时存在的不同种类的寄生虫之间也会出现相互制约或促进，增加或减少它们的致病作用，从而影响临床表现。例如，蛔虫与钩虫同时存在时，对蓝氏贾第鞭毛虫起抑制作用，而短膜壳绦虫寄生时则有利于蓝氏贾第鞭毛虫的生存。

6. 幼虫移行症和异位寄生　幼虫移行症（larva migrans）是指一些寄生蠕虫幼虫侵入非正常宿主（人或动物）后，不能发育为成虫，这些幼虫可在体内长期存活并移行，造成局部或全身性的病变。例如，犬弓首线虫（*Toxocara canis*）是犬肠道内常见的寄生线虫，然而人不是它的适宜宿主，当人误食了犬弓首线虫的感染性虫卵后，幼虫在肠道内孵出，进入血循环，幼虫不能返回小肠发育为成虫，而在体内移行，侵犯相关的组织器官，引起幼虫移行症。

根据幼虫侵犯的部位不同，幼虫移行症可分为两个类型，即皮肤幼虫移行症（cutaneous larva migrans）和内脏幼虫移行症（visceral larva migrans）。皮肤幼虫移行症以皮肤损害为主，如犬钩口线虫（*Ancylostoma caninum*）幼虫引起的皮肤匐行疹；斯氏并殖吸虫（*Pagumogonimus skrjabini*）的童虫引起的游走性皮下结节和包块。内脏幼虫移行症是以内脏器官损害为主，如犬弓首线虫引起的眼、脑等器官的损害和广州管圆线虫（*Angiostrongylus cantonensis*）的幼虫侵犯中枢神经系统引起的嗜酸性粒细胞增多性脑膜炎或脑膜脑炎。

有的寄生虫，如上述的斯氏并殖吸虫，既可引起皮肤幼虫移行症又可引起内脏幼虫移行症，对人体危害极大，应引起足够的重视。

寄生虫在常见的寄生部位以外的组织器官内寄生，这种寄生现象称为异位寄生（ectopic parasitism），几乎所有的寄生虫都可以发生异位寄生现象，由异位寄生引起的损害称为异位损害（ectopic lesion）。了解寄生虫的幼虫移行症和异位寄生现象，对于寄生虫病的诊断和鉴别诊断至关重要。

二、寄生虫感染的免疫

寄生虫感染的免疫是宿主识别寄生虫、产生免疫应答，继而排出或杀伤虫体，以维持自身平衡与稳定的生理功能。寄生虫对人体属异种抗原，感染后可诱导宿主产生不同程度的免疫应答。近年来，随着免疫学基础与应用研究的发展，寄生虫免疫学以其独特的研究内容和研究手段，形成了免疫学的一个重要分支学科，其研究的目的和意义在于探讨寄生关系中双方相互作用的机制。

1. 寄生虫抗原　寄生虫结构和生活史的复杂性决定了寄生虫抗原的复杂性。不同的寄生虫抗原诱导不同的免疫应答类型。寄生虫抗原大致分为三类。

（1）表膜抗原（membrane antigen）：虫体表膜（包括原虫的细胞膜）是虫体与宿主接触的界面，是有些寄生虫物质代谢的通道，也是宿主识别寄生虫抗原并产生免疫应答的主要作用部位。例如，应用单克隆抗体鉴定出的血吸虫尾蚴表面抗原可诱导机体产生保护性抗体，被动转移这种抗体可达到 70% 的保护率。

（2）排泄分泌抗原（secreted and excreted antigen）：此类抗原源于虫体的排泄分泌物、蜕皮液以及溶解或裂解的虫体等，存在于寄生部位的宿主分泌排泄物中，或循环血液中（又称循环抗原，circulating antigen，CAg）。排泄分泌抗原具有很强的免疫原性，可诱导宿主产生保护性免疫。检测循环抗原有助于现症感染的免疫诊断、虫荷的估计及疗效考核。血吸虫卵的排泄分泌抗原参与组织肉芽肿的形成，对宿主造成免疫病理性损伤。

（3）虫体抗原：除上述两种抗原以外的其他寄生虫抗原，成分较复杂。并非所有的虫体蛋白质都是功能性抗原，能够诱导宿主产生抗体和致敏淋巴细胞并发挥效应的抗原只占虫体蛋白质的一部分。

2. 免疫类型　人体对寄生虫感染常出现不同程度的抵抗力，表现为一系列免疫应答（immune response），包括固有免疫和适应性免疫。

（1）固有免疫：这种免疫是人类在长期进化过程中逐步形成的，是机体第一道抵御寄生虫感染的防线，过去被视为是由一组完全非特异性的细胞组成，它们可以随机地吞噬外来异物和某些自身成分。现在，对其较清楚的概念是：这些天然免疫系统的细胞表面携带有被称为 Toll 样受体（toll-like receptor，TLR）的关键蛋白，这类受体具有高度的种系进化的保守特点，使其能够识别病原生物的特性分子，从而能够协调适应性免疫反应，最有效地抵抗入侵的病原体。TLR不像适应性免疫系统中的相关受体，它是一类多型性受体，属于能够识别病原生物表面分子某些保守基序的模式识别受体家族中的一部分，它识别的这些保守基序通常称为病原体相关分子模式（pathogen-associated molecular patterns，PAMP）。这种识别特异性使得天然免疫系统能够将各种病原生物抗原与那些来自宿主细胞或其他外源性物质区别开来。

（2）适应性免疫：适应性免疫是T细胞和B细胞介导的免疫，其特征为特异性和记忆性。寄生虫侵入宿主后，其抗原物质刺激宿主的免疫系统，出现免疫应答，产生适应性免疫，对寄生虫可发挥杀伤作用，对同种寄生虫的再感染也具有一定的抵抗力。由于宿主和寄生虫的种类以及宿主与寄生虫之间的关系不同，寄生虫感染形成的适应性免疫应答大致可分为以下两类。

1）消除性免疫（sterilizing immunity）：这种免疫状态在寄生虫感染中较少见。寄生虫感染后，宿主不但能清除体内寄生虫，而且对再感染产生完全抵抗力。例如，热带利什曼原虫引起的"东方疖"，宿主获得免疫力后，体内原虫完全被清除，临床症状消失，并对再感染具有长久特异的抵抗力。

2）非消除性免疫（non-sterilizing immunity）：这种免疫状态在寄生虫感染中较多见。大多数寄生虫感染都可诱导宿主产生一定程度的抗再感染的免疫力，但这种免疫力不能完全清除宿主体内原有的寄生虫。体内虫荷维持在一个较低水平，临床表现为不完全免疫，一旦用药物清除体内的残余寄生虫后，宿主已获得的免疫力便逐渐消失，宿主可以再次感染寄生虫。如疟原虫的带虫免疫（premunition）和血吸虫诱导的伴随免疫（concomitant immunity）均属于此类。

带虫免疫是指原虫感染宿主，可诱导宿主产生一定程度的抗再感染的免疫力，但这种免疫力不能完全清除宿主体内原有的寄生虫。体内虫荷维持在一个较低水平，一旦用药物清除体内的残余寄生虫后，宿主已获得的免疫力便逐渐消失，宿主可以再次感染寄生虫。

伴随免疫是指蠕虫幼虫感染宿主后，可诱导宿主产生一定程度的抗再感染幼虫的免疫力，甚至杀死幼虫。但这种免疫力不能完全清除宿主体内原有的成虫。体内成虫维持在一个较低水平，一旦用药物清除体内的成虫后，宿主已获得的免疫力便逐渐消失，宿主可以再次感染蠕虫幼虫。

3. 免疫应答　免疫应答是指宿主免疫系统受寄生虫抗原刺激后，免疫细胞识别抗原分子，发生活化、增殖、分化，进而发挥免疫效应的过程。这是一个由多种免疫细胞和免疫分子即免疫球蛋白、细胞因子、补体等参与作用的复杂过程。

（1）抗原的处理与呈递：寄生虫抗原致敏宿主免疫系统，需先经过抗原提呈细胞（antigen presenting cell，APC）的处理。APC分布广泛，包括巨噬细胞、树突状细胞（dendritic cell，DC）、B细胞等。寄生虫蛋白抗原被APC以各自不同的方式摄取、加工处理后与主要组织相容性复合体（major histocompatibility complex，MHC）分子结合成多肽-MHC复合物，供T细胞抗原受体（T cell receptor，TCR）识别。寄生虫非蛋白类抗原如多糖、糖脂、核酸等抗原一般不以抗原肽-MHC复合物形式被提呈，而是通过与B细胞抗原受体（B cell antigen receptor，BCR）发生最大限度地交联，引起无须T细胞辅助的B细胞活化，直接产生体液免疫效应。

（2）免疫细胞活化及免疫分子产生：T细胞和B细胞接受抗原刺激后，开始活化、增殖与分化，产生效应性T细胞、细胞因子（cytokine），如IL、干扰素（interferon，IFN）、肿瘤坏死因子、趋化因子（chemokine）、集落刺激因子和生长因子及抗体。激活的APC和T细胞产生多种细胞因子，促进淋巴细胞和造血细胞的增殖、分化和成熟，同时可诱导B细胞转化为浆细胞，分泌不同类型免疫球蛋白，共同参与免疫应答。

能够表达CD4或CD8分子的T细胞，称为$CD4^+$T细胞和$CD8^+$T细胞。

1）$CD4^+$T细胞：识别抗原受MHC-Ⅱ类分子限制。Th细胞属于$CD4^+$T细胞，按其细胞因子分泌类型的不同又将$CD4^+$T细胞分为Th1、Th2和Th3细胞等亚型。Th1细胞主要分泌IL-2、IFN和肿瘤坏死因子等，介导炎症反应和参与迟发型超敏反应。Th2细胞分泌IL-4、IL-5、IL-6、IL-10等，诱导B细胞活化、增殖、分化、分泌抗体，发挥体液免疫效应。Th3细胞则通过分泌的转化生长因子（transforming growth factor-α，TGF-α）对免疫应答发挥负调节作用。

2）$CD8^+$T细胞：细胞毒性T细胞［cytotoxic T（Tc）cell；cytotoxic T lymphocyte，CTL］属于$CD8^+$T细胞。Tc细胞识别抗原受MHC-Ⅰ类分子限制，是细胞免疫效应细胞，经抗原致敏后，可特异性杀死带致敏抗原的靶细胞。

近来研究表明，无论 CD4$^+$ T 细胞或 CD8$^+$ T 细胞均包括可发挥正、负调节作用的功能亚群，且在不同情况下，同一 T 细胞亚群可显示不同的免疫调节作用或免疫效应。T 细胞亚群和细胞因子在寄生虫感染的免疫中起着重要作用，它们的作用不是孤立的，而是相互联系、相互作用又相互制约的。

（3）免疫效应：根据免疫应答发生机制的不同，可分为体液免疫（humoral immunity）和细胞免疫（cellular immunity）。

1）体液免疫：是抗体介导的免疫效应。抗体属免疫球蛋白，人类的抗体可分为 IgA、IgD、IgE、IgG 和 IgM 五类，IgA 和 IgG 可分别进一步分为亚类，IgA$_1$、IgA$_2$ 和 IgG$_1$、IgG$_2$、IgG$_3$、IgG$_4$。寄生虫感染早期，血中 IgM 水平上升，随着时间的延长，血中 IgG 水平上升。在蠕虫感染阶段，一般 IgE 水平升高；肠道寄生虫感染阶段，分泌型 IgA（secretory IgA，sIgA）水平升高。抗体主要通过以下作用杀伤寄生虫：① 抗体可单独作用于寄生虫，使其丧失侵入细胞的能力，如伯氏疟原虫子孢子单克隆抗体与疟原虫子孢子表面抗原结合，使子孢子失去黏附和侵入肝细胞的能力。② 抗体与寄生虫相应抗原结合，通过经典途径激活补体系统，使寄生虫溶解。如非洲锥虫患者血清中的 IgM、IgG 在补体参与下，可溶解血液中的锥虫。③ 抗体还可结合寄生虫表面抗原，其 Fc 段与巨噬细胞、嗜酸性粒细胞、中性粒细胞表面的 Fc 受体结合，促进巨噬细胞等的吞噬作用，即抗体的调理作用。如血液中疟原虫的裂殖子或感染疟原虫的红细胞与抗体结合以后，可被巨噬细胞或单核细胞吞噬。

2）细胞免疫：是 T 细胞和巨噬细胞或其他炎症细胞介导的免疫效应。抗原特异性 T 细胞可直接发挥效应功能，CTL 能直接、高效、特异地杀伤靶细胞而不损害周围组织。Th1 通过分泌细胞因子进一步激活、诱生、募集其他细胞，放大免疫效应。例如，IFN-γ 活化单核/巨噬细胞、巨噬细胞趋化因子（macrophage chemotactic factor，MCF），可使巨噬细胞移动到局部，聚集于病原体周围；IL-2 活化 NK 细胞、TNF 和白三烯（leukotriene，LT）活化中性粒细胞和血管内皮细胞，IL-5 活化嗜酸性粒细胞，促进其杀伤寄生虫的作用。

3）体液免疫和细胞免疫协同作用：在寄生虫感染中，抗体依赖性细胞介导的细胞毒性作用（antibody dependent cell-mediated cytotoxicity，ADCC）是杀伤虫体的重要效应机制。ADCC 由 IgG、IgE 或 IgM 结合于虫体，巨噬细胞、嗜酸性粒细胞或中性粒细胞通过 Fc 受体附着于抗体，通过协同作用发挥对虫体的杀伤作用。

在许多情况下，宿主有效的抗虫免疫依赖于各种免疫成分的共同参与，不存在单一的免疫机制。已知不同的寄生虫抗原表位（epitope）激活 Th1 和 Th2 亚群，释放各种淋巴因子，调节细胞介导的免疫或体液免疫。寄生虫感染中重要的免疫细胞有巨噬细胞（M1 亚群）、NK 细胞、嗜酸性粒细胞、CD8$^+$ T 细胞、B 细胞、嗜碱性粒细胞和肥大细胞等；重要的细胞因子有 IL-2、IFN-γ、TNF-α、IL-12、IL-4、IL-5、IL-10、IL-13 和 IL-17 等，深入研究不同寄生虫抗原诱导的各种细胞因子在抗虫免疫中的作用具有重要的实际意义。此外，体外研究发现补体在抗虫免疫中也发挥重要作用。

4. 免疫逃避　寄生虫能在免疫正常宿主体内长期存活、增殖，并逃避宿主的免疫攻击，这种现象称免疫逃避（immune evasion），是寄生虫与宿主长期协同进化的结果，其机制十分复杂，主要包括两个方面：一是源于宿主的免疫逃避机制（host-derived mechanisms），即寄生虫充分利用宿主的弱点以逃避宿主免疫攻击；二是源于寄生虫的免疫逃避机制（parasite-derived mechanisms），即寄生虫利用自身的能力来逃避宿主的免疫攻击。

（1）源于宿主的免疫逃避机制：宿主免疫无应答或低应答状态。研究发现，部分人群表现出对某些寄生虫特别易感且感染度较重，其原因：① 某些遗传因素使得免疫应答的强度无法达到具有宿主保护性的程度；② 年老体弱、严重营养不良、哺乳、妊娠、应激反应、合并其他病原体感染等，可使宿主免疫反应性降低；③ 新生儿或儿童免疫系统发育不全，免疫反应性很弱。以上因素使得寄生虫能利用宿主免疫系统暂时的或较长期的功能削弱机会逃避宿主免疫力的攻击。

（2）源于寄生虫的免疫逃避机制

1）抗原变异（antigenic variation）：寄生虫通过改变自身的抗原成分逃避免疫系统的攻击。例如，某些血液内寄生原虫经常改变表膜抗原表型，这导致针对原来表膜蛋白质抗原的血清特异性抗体对新的变异体无效，因而阻断了抗原-抗体的结合和由于补体的激活而导致的虫体溶解。例如，非洲锥虫在宿主血液内能有顺序地更新表面糖蛋白，其抗原性不断变异，宿主产生的抗体对新变异体无作用。抗原变异也见于血吸虫、疟原虫等。

2）分子模拟（molecular mimicry）：有些寄生虫（如血吸虫）在漫长的共进化过程中，其重要的蛋白酶类、激素、受体等与宿主具有高度的同源性。近年对日本血吸虫的基因组学研究揭示，该虫有30%～40%的重要基因与其寄生的宿主相似甚至相同，血吸虫的TGF-β与人类的序列几乎完全相同，从而阻碍了宿主免疫系统对异源性抗原的识别，可能是寄生虫疫苗研发的障碍之一。此外，血吸虫还能破坏结合于体表的抗体，当IgG抗体F（ab′）$_2$段与虫体抗原结合后，虫体很快分泌出一种丝氨酸蛋白水解酶，将IgG水解成多肽片段，这些多肽片段反过来可抑制巨噬细胞释放溶酶体酶和超氧阴离子，抑制了宿主对虫体的杀伤。寄生虫的这种"生物反导弹系统"是维持寄生关系的机制之一。

3）免疫抑制（immune suppression）：有些寄生虫进入宿主体内后，可通过调节性T细胞（regulatory T cell，Treg）来抑制宿主的抗原递呈，抑制Th细胞应答及改变应答类型，或抑制细胞因子和抗体产生，或降低巨噬细胞吞噬功能，抑制细胞介导的免疫应答。其结果使宿主易合并其他感染和影响免疫接种的效果。

4）组织学隔离：长期的进化使寄生虫一般都有较固定的寄生部位，特有的生理屏障可使之与免疫系统隔离，如寄生在眼部或脑部的囊尾蚴、红细胞内的疟原虫。有些寄生虫可在宿主体内形成保护性的囊壁或包囊，如棘球蚴和旋毛虫，利什曼原虫和弓形虫可在细胞内形成纳虫空泡而逃避宿主细胞溶酶体酶的杀伤。腔道内寄生虫难以与其他免疫效应细胞接触，宿主sIgG杀伤能力有限，从而逃避宿主免疫攻击。巨噬细胞内寄生原虫在胞内形成纳虫空泡，既可避免抗体对其产生的中和调理作用，又可避开与巨噬细胞溶酶体的融合而逃避溶酶体的杀伤作用，从而得以在该细胞内增殖。

5. **寄生虫感染的检测指标** 具有实验诊断意义的人体免疫物质检测主要包括以下几个方面。

（1）IgE抗体检测：IgE抗体水平升高是蠕虫感染的一个重要免疫反应特点。一般来说，经皮肤黏膜进入的活虫更能有效地诱导IgE抗体产生。一方面，IgE抗体参与速发型超敏反应，如蛔虫性哮喘、荨麻疹、皮肤速发型超敏试验等都有IgE抗体参与；另一方面，在寄生虫感染的保护性免疫中，IgE抗体也发挥重要作用，如肠道排虫和IgE抗体介导的巨噬细胞和嗜酸性粒细胞的杀虫作用有关。外周血液中IgE抗体的检测可作为寄生虫感染血象变化的指标之一。

（2）嗜酸性粒细胞检测：嗜酸性粒细胞增多为蠕虫感染免疫的另一特征。虫源性嗜酸性粒细胞趋化因子、肥大细胞脱颗粒释放的趋化因子、致敏T细胞释放的激活因子及补体裂解片段等均可引起外周血液中嗜酸性粒细胞增多，可作为蠕虫感染血象变化的重要指标。在抗体的参与下，嗜酸性粒细胞参与杀虫和免疫应答的调节。

（3）速发型皮肤超敏反应检测：阳性为某些蠕虫感染的重要特点，可用于流行病学的筛查，但易出现假阳性，且感染后持续时间较长。

6. **免疫病理** 宿主感染寄生虫以后所产生的免疫应答，一方面可以表现为对宿主具有不同程度的保护性免疫，另一方面可导致宿主组织损伤引起超敏反应（hypersensitivity），又称变态反应（allergy）或过敏反应，是过强的免疫应答，引起超敏反应的抗原称变应原（allergen）。

目前对寄生虫致病的认识已突破虫体对宿主的直接损害（夺取营养、机械性损伤和毒性作用）。临床上常见到宿主的发病程度远超过虫荷，且在远离寄生部位的组织也出现严重的病变。有些寄生虫感染的免疫病理损害已构成危害人体的主要病理过程。免疫病理反应分为以下四种类型。

（1）Ⅰ型超敏反应：寄生虫变应原刺激机体产生特异性IgE抗体，IgE通过Fc段结合于肥大细胞和嗜碱性粒细胞表面，使机体致敏。当相同变应原再次进入机体后，与IgE抗体结合，使肥大细胞、嗜碱性粒细胞脱颗粒，释放多种活性介质，如组胺、肝素、嗜酸性粒细胞趋化因子、白三烯、前列腺素（prostaglandin，PG）、血小板活化因子（platelet activating factor，PAF）等，作用于皮肤、黏膜、呼吸道等靶器官和组织，导致毛细血管扩张、通透性增加、平滑肌收缩、腺体分泌增多等，引起荨麻疹、血管神经性水肿、支气管哮喘等局部症状，严重者可因全身小血管扩张而引起过敏性休克，甚至死亡。血吸虫尾蚴引起的尾蚴性皮炎属于局部超敏反应；包虫囊壁破裂，囊液吸收入血而产生过敏性休克属于全身性超敏反应。

（2）Ⅱ型超敏反应：抗体 IgM、IgG 与靶细胞表面的抗原或吸附的抗原结合，或形成抗原抗体复合物，通过活化补体，溶解细胞；激活巨噬细胞发挥调理吞噬作用；经 ADCC 杀伤靶细胞。在黑热病、疟疾患者，寄生虫抗原吸附于红细胞表面，特异性抗体 IgM 或 IgG 与之结合后激活补体，导致红细胞溶解而出现溶血，这是黑热病和疟疾贫血的原因之一。

（3）Ⅲ型超敏反应：抗原与抗体特异性结合，在特定条件下，形成一定数量、中等大小的免疫复合物（immune complex，IC）沉积在局部或全身毛细血管壁或组织内，激活补体，产生趋化因子，吸引中性粒细胞并使之释放溶酶体酶，同时使嗜碱性粒细胞和肥大细胞脱颗粒，释放炎性介质，损伤血管壁和邻近组织，造成局部缺血、出血。在疟疾和血吸虫病患者中常出现肾小球肾炎，是由于免疫复合物在肾小球内沉积所引起。

（4）Ⅳ型超敏反应：是由 T 细胞介导引起的免疫损伤，也称细胞介导型，反应发生较慢。抗原进入机体经 APC 处理、提呈致敏 T 细胞，当再次接触同样抗原时，致敏 T 细胞释放一系列淋巴因子，使大量淋巴细胞、单核-巨噬细胞及中性粒细胞聚集于炎症区，在局部形成以单个核细胞为主的细胞浸润，导致血管、组织变性坏死的炎症反应。研究证明，血吸虫虫卵肉芽肿是 T 细胞介导的迟发型超敏反应。

在同一种寄生虫感染中，可同时存在多种类型超敏反应，例如，血吸虫病可引起速发型、免疫复合物型及迟发型超敏反应。

小　结

在寄生虫的生活史中，能感染人体的发育阶段称感染时期或感染阶段。对某种寄生虫而言，感染阶段可以是一个，也可以是多个。感染者没有明显临床症状和体征的称带虫者，有明显临床症状和体征的称寄生虫病。急性感染、慢性感染、隐性感染、重复感染和多重感染是寄生虫感染的特点。幼虫移行症是指一些寄生蠕虫幼虫侵入非正常宿主（人或动物）后，不能发育为成虫，这些幼虫可在体内长期存活并移行，造成局部或全身性的病变。几乎所有的寄生虫都可以发生异位寄生现象，由异位寄生引起的损害称为异位损害。

人体对寄生虫感染常出现不同程度的抵抗力，表现为一系列免疫应答，包括固有免疫和适应性免疫。寄生虫感染形成的适应性免疫有两类，即消除性免疫和非消除性免疫。除极少数寄生虫外，大多数形成的是非消除性免疫，因而使宿主容易重复感染寄生虫。

寄生虫感染后宿主产生的免疫应答及寄生虫产生的免疫逃避机制复杂，许多环节尚未完全清楚。寄生虫的致病除了虫体对宿主的直接损害外，寄生虫感染的免疫病理损害已构成危害人体健康的主要病理过程。

【复习思考题】

（1）寄生虫对宿主的作用有哪些方面？各举例说明。

（2）简述寄生虫感染的免疫特点。

（3）何谓不完全免疫、带虫免疫、伴随免疫？

（陈建平）

※ 第三章课件

第四章

寄生虫病的流行及防治

━━━━━━━━ 学习要点 ━━━━━━━━

掌握 ① 寄生虫病流行的三个基本环节；② 传染源、传播途径及易感人群的基本概念。

熟悉 ① 寄生虫感染人体的常见途径；② 寄生虫病流行特点及防治原则。

了解 影响寄生虫病流行的因素。

寄生虫病的流行是指寄生虫病在人群中发生或传播的过程，其涉及的是群体现象。寄生虫病要在一个地区流行，必须具备三个基本环节，即传染源（infective source）、传播途径（transmission path）和易感人群（susceptible population）。当某地区这三个环节同时存在并相互联系时，寄生虫病就能在该地区的人群中流行。然而，该地区寄生虫病流行的严重程度，则受到自然因素（natural factor）、生物因素（biological factor）和社会因素（social factor）的影响，由此决定了寄生虫病的流行具有地方性（endemicity）、季节性（seasonality）和自然疫源性（activity of the natural foci）特征。而有效防治寄生虫病的原则就是针对三个基本环节而制定的综合措施，即控制传染源、切断传播途径、保护易感人群。

一、寄生虫病流行的环节

1. **传染源** 传染源是指体内或体表感染了寄生虫，并能排出寄生虫某一生活史阶段而感染其他易感宿主的人（患者、带虫者）和动物（保虫宿主、转续宿主）。例如，慢性肠阿米巴病患者或带虫者，其粪便中持续排出溶组织内阿米巴包囊，是阿米巴病的传染源；日本血吸虫患者或保虫宿主如牛、鼠等，其粪便中能排出成熟虫卵，是血吸虫病的传染源。

2. **传播途径** 传播途径是指寄生虫的某一生活阶段从传染源排出后，利用某些传播因素，进入另一宿主的全过程。借此，寄生虫实现了宿主的转换，得以延续世代、维系物种。不同的寄生虫，传播途径各异，常见包括以下途径。

（1）经水传播：许多寄生虫可经水进入人体。人可因饮水或接触疫水而致寄生虫感染，称为水源性寄生虫病（water – borne parasitosis），如饮用被溶组织内阿米巴成熟包囊污染的水可感染阿米巴痢疾；接触含血吸虫尾蚴的疫水可感染血吸虫病。人类的饮水水源若被某些寄生虫的感染阶段污染，常可致暴发流行，病例分布与供水范围一致。

（2）经食物传播：某些寄生虫可经食物进入人体。人因误食被感染期虫卵或幼虫污染的蔬菜、瓜果，或者食入本身含有感染期虫体的食物而感染。前者是由于农村用未经无害化处理的新鲜粪便施肥的习惯，使蔬菜、水果污染所致，常成为寄生虫传播的主要途径，如生食蔬菜或未洗净、不削皮的水果常可致蛔虫病、鞭虫病；后者是生食或半生食本身含感染期虫体的食物，如吃生的或未煮熟的猪肉可致旋毛虫病、猪带绦虫病，吃生的或未煮熟的鱼肉可致华支睾吸虫病等。还有些寄生虫是在鱼、虾、蟹、哺乳动物或水生植物上发育成感染阶段，生食或半生食这些食物即可感染这些寄生虫，这些寄生虫病统称为食源性寄生虫病（food-borne parasitosis）。近年来，由于人们生活水平的提高，对饮食多样化需求增加，不少地区食源性寄生虫病的发病率有上升趋势，应引起重视。

（3）经土壤传播：土源性线虫直接在土壤中发育为感染阶段，人可经口食入或经皮肤接触被感染期虫卵或幼虫污染的土壤而感染，如蛔虫、钩虫和鞭虫等。

（4）经空气/飞沫传播：有些寄生虫的感染期虫卵或卵囊利用空气或飞沫进行传播，如蛲虫卵或弓形虫成熟卵囊可在空气中飘浮，并随人的呼吸进入体内引起感染。该传播途径易实现，且常受人群居住条件和人口密度的影响，具有群体聚集现象。

（5）经节肢动物传播：许多节肢动物可以作为人体寄生虫的传播媒介（或称传播因素），如蚊传播疟疾，白蛉传播黑热病，蚤传播膜壳绦虫病等。经节肢动物传播的寄生虫病除具有一定的地区性和季节性外，还具有病例分布与媒介节肢动物分布一致的特点。

（6）直接接触传播：有些寄生虫可通过人与人之间的直接接触或人体接触染病动物而传播，如阴道毛滴虫可通过人的性接触传播，弓形虫可通过人体接触感染了弓形虫的猫而传播。

3. 感染途径　寄生虫进入人体的途径称为感染途径，其包括从外界环境中主动地或被动地侵入人体，或借助传播媒介或中间宿主进入人体的途径，常见有以下几种途径。

（1）经口感染：是最常见的感染途径。寄生虫感染期通过食物、饮水和污染玩具、手指等经口进入人体，如华支睾吸虫、猪囊尾蚴、溶组织内阿米巴、蛔虫、鞭虫、蛲虫等。

（2）经皮肤感染：存在于水或土壤中的某些寄生虫感染期幼虫，可经皮肤钻入而致人体感染，如接触疫水致血吸虫尾蚴经皮肤进入、接触含钩虫丝状蚴的土壤致丝状蚴侵入人体皮肤而使人感染。

（3）吸入感染：有的寄生虫感染阶段随尘土、飞沫在空气中飞扬，人经口或鼻吸入而感染，如蛲虫感染期卵和棘阿米巴包囊等可通过吸入途径感染人体。

（4）经媒介节肢动物感染：某些寄生虫感染阶段通过节肢动物叮刺可进入人体引起感染，如利什曼原虫可经白蛉叮刺而感染人体。

（5）经胎盘感染：有些寄生虫可以随母血通过胎盘感染胎儿，如弓形虫、疟原虫和十二指肠钩虫等。

（6）经乳汁感染：弓形虫、钩虫可以通过母亲乳汁感染新生儿。

（7）自身感染：分自体外重复感染和自体内重复感染。蛲虫病患儿可因搔抓肛门接触感染期虫卵而致自体外重复感染；猪带绦虫成虫寄生人体小肠，因小肠逆蠕动、恶心等原因，使小肠内的孕节进入胃内，引起自体内重复感染致囊虫病。

（8）经输血感染：也称医源性感染。疟原虫、弓形虫和锥虫等可发生此类感染。

（9）经性行为感染：阴道毛滴虫可通过性行为而感染。

4. 易感人群　易感人群是指对寄生虫缺乏免疫力或免疫力低下而处于易感状态的人，又称易感者。通常人体对寄生虫普遍缺乏固有免疫，而人体感染寄生虫后，可产生获得性免疫，但多属于带虫免疫，当寄生虫从人体内被清除后，产生的免疫力也会逐渐消失，重新处于易感状态。通常情况下，易感性与人群的年龄、生活习惯和生产方式有关，如流行区的成年人其免疫力高于儿童，非流行区的人进入流行区也会成为易感者。

二、影响寄生虫病流行的因素

1. 自然因素　自然因素主要指影响寄生虫生活史的自然条件，包括气候因素（温度、湿度、雨量和光照等），地理因素（纬度、经度、海拔等）等。气候因素会影响寄生虫在外界的生长、发育及其中间宿主和媒介昆虫的滋生。如温度低于15℃，疟原虫便不能在蚊体内发育，因此常年气温低于15℃的地方，往往没有疟疾的流行与传播；地理因素会影响中间宿主的滋生与分布，如卫氏并殖吸虫的第二中间宿主是溪蟹和蝲蛄，溪蟹和蝲蛄只适于在山区小溪中生长，因此卫氏并殖吸虫病大多只在丘陵、山区流行。自然因素通过对寄生虫病流行过程中三个环节的影响而发挥作用。

2. 生物因素　　生物因素是指在某些寄生虫的生活史过程中需要存在的中间宿主或节肢动物，这些中间宿主或节肢动物的存在与否，是决定这些寄生虫病能否流行的必要条件，如我国血吸虫的流行在长江以南地区，与钉螺的地理分布一致；疟疾的流行与其蚊媒的地理分布及活动季节相符合。

3. 社会因素　　社会因素是指影响寄生虫病流行的社会制度、经济状况、科学水平、文化教育、医疗卫生、防疫保健以及人们的生产方式和生活习惯等因素，而且社会因素起着主导作用，进而影响寄生虫病的流行。因为在某个流行区的自然因素和生物因素在一定时期内是相对稳定的，而社会因素常常是可变的，并可在一定程度上影响着自然因素和生物因素。经济及文化的落后必然伴有落后的生产方式和生活方式，以及不良的卫生习惯和卫生环境，因而不可避免造成许多寄生虫病的广泛流行，严重危害人体健康。因此，社会的稳定、经济的发展，医疗卫生的进步和防疫保健制度的完善以及人民群众科学、文化水平的提高，对寄生虫病流行的控制至关重要。另外，在全社会广泛开展健康教育，逐步改变不良的饮食和卫生习惯，是控制食源性寄生虫病的有效措施。严格国境检疫也可有效防止输入性寄生虫病的发生。

三、寄生虫病流行的特点

1. 地方性　　某种疾病在无外地输入的情况下而经常在某一地区发生，称为该种疾病的地方性流行。多数寄生虫病流行具有明显的地方性特征，即与当地的气候条件、中间宿主或病媒节肢动物的地理分布、居民的生活习惯和生产方式等自然和社会因素有关。如日本血吸虫病在新中国成立初期流行于我国长江流域及以南的12省（自治区、直辖市），与钉螺的分布区域一致；牛带绦虫病流行于西藏、广西、贵州等少数民族地区，与这些地区的少数民族有生吃牛肉的习惯有关；华支睾吸虫流行区主要集中在广东、广西、黑龙江和吉林等省（自治区），与当地居民生吃或半生吃淡水鱼虾的饮食习惯有关。

2. 季节性　　寄生虫及其中间宿主或媒介节肢动物种群数量的消长受气候因素如温度、湿度、雨量、光照等的影响，故寄生虫病的流行常呈现出明显的季节性，尤其是媒介节肢动物传播的寄生虫病，如疟疾的传播需要按蚊，因此疟疾的流行季节与按蚊活动季节一致，属土源性线虫的蛔虫卵的发育需要潮湿、庇荫、氧气充足、温度适宜（21～30℃）的土壤条件，因此蛔虫感染多见于春季、夏季。此外，社会因素如流行区居民的生产、生活活动也会造成寄生虫感染的季节性，如人们因农业生产或下水活动接触疫水可致血吸虫感染，所以血吸虫病常出现于夏秋季。

3. 自然疫源性　　某些寄生虫病最初在人迹罕至的原始森林或荒漠地区的脊椎动物之间相互传播，但当人类由于生产、生活活动进入此类地区时，在脊椎动物间传播的这些寄生虫病则可经一定途径从脊椎动物传播给人。这些能在人与脊椎动物之间自然传播的寄生虫病称人兽共患寄生虫病（parasitic zoonoses）。这类最初不需要人的参与而存在于自然界的人兽共患寄生虫病具有明显的自然疫源性，该类疾病存在的地区称为自然疫源地。寄生虫病的自然疫源性既反映了寄生虫病在自然界的进化过程，也说明某些寄生虫病在流行病学和防治方面的复杂性。值得关注的是：随着对地球生态环境的保护加强，一些自然保护区的建立，有可能形成新的自然疫源地。

四、寄生虫病的防治

寄生虫病在某个地区的人群中传播和流行，须具备传染源、传播途径和易感人群三个基本环节，理论上讲，只要阻断其中任何一个环节，都可以达到阻断寄生虫病传播、流行的目的。因此，要预防和控制寄生虫感染必须从这三个环节入手。

1. 控制传染源　　传染源是寄生虫病传播过程中的主要环节。在流行区控制和消灭传寄生虫病传染源是防治的首要措施。有的寄生虫病传染源仅包括感染寄生虫的人（患者和带虫者），而有的寄生虫病传染源还涉及动物（保虫宿主、转续宿主）。应根据不同寄生虫病传染源的特点，制定相应的控制措施。在流行区，普查、普治患者、带虫者和保虫宿主是减少和控制传染源的重要措施。在非流行区，监测和控制来自流行区的流动人口是防止传染源输入和扩散的必要方法。

2. 切断传播途径　对于不同种类的寄生虫，其传播途径各不相同，应采取的切断传播途径的措施也不相同。如加强植物和动物食品卫生管理是控制食源性寄生虫病的一项重要措施；建卫生公厕、保护水源、注意环境和个人卫生是预防和控制大多数肠道寄生虫病的重要措施；防制媒介节肢动物是切断虫媒寄生虫病传播途径的重要手段。

3. 保护易感人群　由于人类对各种寄生虫的感染普遍缺乏先天的特异性免疫力，且后天获得性免疫力较为局限，因此，对人群积极采取保护性措施是防止寄生虫病感染的最直接方法。加强健康教育是关键措施，其目的在于改变人群不良的生产方式和生活习惯，提高群众的自我保护意识。必要时可预防服药和在皮肤涂抹驱避剂。另外，积极研发有效疫苗，将对保护易感人群起重要作用。

在针对寄生虫病流行的三个基本环节防治的同时，应考虑到很多人体寄生虫生活史较复杂，且影响因素较多，若采取单一的措施较难达到防治的目的，因此，必须考虑采取综合性防治原则，把控制传染源、切断传播途径、保护易感人群有机结合，同时根据寄生虫病流行的特点，采用针对性的因时因地制宜的措施。我国在防治寄生虫病方面主要采取综合性防治措施，诸多实践证明，这些综合防治措施对控制寄生虫病的流行是行之有效的。

小　结

寄生虫病的流行必须具备三个环节，即传染源、传播途径和易感人群。影响寄生虫病流行的三个因素为自然因素、社会因素和生物因素。正因为有这三个因素的影响，使得寄生虫病的流行出现了地方性、季节性和自然疫源性的特点。防治寄生虫病必须从流行的三个环节入手，控制传染源、切断传播途径和保护易感人群，采取以传染源防控为主的综合措施。

【复习思考题】
（1）寄生虫病流行的基本环节和影响因素有哪些？举例说明。
（2）寄生虫病的流行特点是什么？
（3）如何制定寄生虫病的防治原则？举例说明。
（4）为何对寄生虫病要采取综合性的防治原则？

（贾雪梅）

·····※ 第四章课件 ·····

第二篇

医学原虫学

第五章

医学原虫学概述

学习要点

掌握 ① 原虫、滋养体、包囊或卵囊的基本概念；② 原虫的生活史类型及致病特点。

熟悉 原虫的运动方式及生殖方式。

了解 原虫的形态、生理（营养、代谢）及分类。

原生动物（protozoa）又称原虫，为隶属原生动物界（Kingdom Protozoa）的单细胞真核生物。原虫的种类繁多，目前已发现约 65 000 种，其中一些为寄生性的。原虫虽然仅由单个细胞构成，却能完成整个生命活动，如摄食、代谢、呼吸、排泄、运动及生殖等。大多数原虫营自由生活和腐生生活，仅少数原虫营寄生生活。寄生在人体内（管腔、体液、组织或细胞）的原虫有 40 余种，称医学原虫（medical protozoa）。因其对人类的危害性大，在寄生虫学中占有非常重要的地位。

【形态】

原虫外形因种而异，体积微小，大小为 2～200 μm，多呈圆形、卵圆形或不规则形，由细胞膜、细胞质和细胞核组成。

1. 细胞膜　原虫细胞膜与其他生物膜基本相同，由一层或一层以上的单位膜组成，具备可塑性并嵌有蛋白质的脂质双分子结构，覆盖于虫体表面，也称质膜（plasma membrane）或表膜（pellicle）。表膜外层膜蛋白和脂质常与多糖分子结合形成细胞被（cell coat）或表被（surface coat），又称糖萼（glycocalyx）。表膜具有受体、配体、酶类以及其他多种抗原成分，是与宿主细胞及寄生环境直接接触的部位，可引发宿主产生较强的免疫反应及逃避宿主免疫效应，并参与原虫的营养、排泄、运动、感觉和侵袭等多种生物学功能。

2. 细胞质　细胞质由基质、细胞器和内含物组成。基质的主要成分是蛋白质，由肌动蛋白组成的微丝和微管蛋白组成的微管支持原虫形态，并在原虫的运动中起作用。有些原虫的基质均匀一致，有些原虫的基质有内质、外质之分。内质（endoplasm）呈溶胶状，其内含有细胞器、细胞核和各种内含物，是新陈代谢的重要场所。外质（ectoplasm）呈凝胶状，具有运动、摄食、排泄、呼吸、感觉、保护等作用。

原虫具有与其他真核生物功能相同的以及特有的细胞器。按功能分为以下三种。

（1）膜质细胞器：膜质细胞器由细胞膜分化而成，包括线粒体、内质网、高尔基体、溶酶体、动基体等。膜质细胞器主要参与细胞的能量和合成代谢。

（2）运动细胞器：运动细胞器包括鞭毛（flagellum）、纤毛（cilium）和伪足（pseudopodium）等。伪足是原虫细胞外质突出的部分，性状易变、无定形。鞭毛细长，数目较少，每根含一中心轴丝，外鞘为细胞膜的延伸。纤毛短而密，常均匀地分布于虫体表面，结构与鞭毛基本相同。运动细胞器主要与运动有关，也可作为原虫分类重要的器官之一，具有相应细胞器的原虫分别称为阿米巴（amoeba）、鞭毛虫（flagellate）和纤毛虫（ciliate）。鞭毛虫和纤毛虫大多还具备其他特殊的运动器如波动膜（undulating membrane）、吸盘（sucker）等。

（3）营养细胞器：营养细胞器包括胞口、胞肛（cytopyge）、伸缩泡（contractile vacuole）及分泌泡（excretory vacuole）等，主要参与原虫的摄食和排泄功能以及调节虫体内渗透压的功能。原虫胞质中含多种内含物，有时可见食物泡（food vacuole）、糖原泡（glycogen vacuole）、拟染色体（chromatoid body）等营养小体以及代谢产物，如疟原虫的疟色素（malaria pigment）；某些原虫还具有共生生物（如病毒或细菌）和吞噬的红细胞。特殊的内含物亦可作为虫种的鉴别标志。

3. 细胞核　细胞核是原虫生长繁殖的重要结构，由核膜、核质、核仁及拟染色质组成。核膜为双层单位膜，其膜上的微孔为核内外物质的交换提供了通道。染色质与核仁富含 DNA 和 RNA，核仁主要由 RNA 组成，染色质包含 DNA、部分蛋白质和少量的 RNA，各具特色的原虫细胞核经染色后可在光镜下被辨认，可作为虫种的鉴别标志。

（1）泡状核（vesicular nucleus）：多数原虫为该核型。特点为染色质少，呈颗粒状，分布于核质和核膜的内缘；有 1 个粒状的核仁。具有泡状核，是多数寄生性原虫的特点。

（2）实质核（compact nucleus）：常见于纤毛虫的核型。核大而不规则，染色质丰富，有 1 个以上的核仁，核着色深而不易辨认。

【生活史类型】

医学原虫的生活史中一般含有形态结构和生理功能不同的几个阶段或期，通常把在生活史中能活动、摄食、增殖的阶段称为滋养体（trophozoite），滋养体是原虫主要的致病阶段。当生活史中出现不利条件时，滋养体团缩，水分被吸收，分泌囊壁，成囊。成囊后的原虫形成包囊（cyst）或卵囊（oocyst），两者虽为不活动、不摄食的阶段，却是原虫的感染阶段，通常对外界有较强的抵抗力。根据医学原虫传播的特点可分为 3 个类型。

1. 人际传播型　该型原虫的生活史中只需 1 个宿主，经直接、间接接触或中间媒介的携带而传播。可分为两类：① 生活史只有 1 个发育阶段，即滋养体，以二分裂增殖，在人群中直接或间接接触传播，如阴道毛滴虫；② 生活史有滋养体和包囊 2 个阶段，滋养体能运动和摄食，为原虫生长、发育和繁殖阶段；包囊则处于静止状态，可有核分裂，但不繁殖，不摄食，是原虫的感染阶段，一般通过饮水或食物进行传播，如溶组织内阿米巴和蓝氏贾第鞭毛虫。

2. 循环传播型　该型原虫的生活史需 1 种以上脊椎动物作为终宿主和中间宿主，分别进行有性或无性生殖，并在二者之间进行传播，形成世代交替现象，如刚地弓形虫以猫作为终宿主，人、鼠、猪等动物为中间宿主。

3. 虫媒传播型　该型原虫需在吸血昆虫体内生长发育，并进行有性或无性生殖，发育为感染阶段，再由媒介昆虫叮咬、吸血传播，如疟原虫（有世代交替）和利什曼原虫（无世代交替）属于此类。

【生理】

医学原虫生理包括运动、摄食、代谢和生殖等方面。

1. 运动　原虫的运动主要借助于运动细胞器，运动方式取决于运动细胞器的类型，如溶组织内阿米巴原虫滋养体可借助伪足进行运动，蓝氏贾第鞭毛虫借助鞭毛进行翻滚运动，阴道毛滴虫以其鞭毛和波动膜作螺旋式运动。无运动细胞器的原虫可以行螺旋式、滑行及扭动运动等。疟原虫在蚊体内的动合子虽然无运动器官，但可通过扭动、螺旋等运动方式侵入肠上皮内。

2. 摄食　寄生性原虫可以通过表膜渗透和多种扩散等方式吸收周围环境的养料，也可借助细胞器摄取较大分子的营养物质。摄食的主要方式有渗透、胞饮和吞噬。

（1）渗透（permeation）：当细胞内外浓度差别很大时，有些可溶性营养物质以被动扩散的形式穿透胞膜，进入胞内。但更多的有机分子则是通过胞膜上的渗透酶的作用主动转运至胞内。

（2）胞饮（pinocytosis）：指原虫通过胞膜摄入液体养料，如某些阿米巴在伪足样突起物上形成管状凹陷，然后断裂成许多小泡，将养料带入胞内。

（3）吞噬（phagocytosis）：原虫对固体食物的摄入称吞噬，例如，疟原虫的滋养体经胞口摄食红细胞内的血红蛋白；不具备胞口的原虫，则通过胞膜内陷将食物摄入胞内，如阿米巴吞噬细菌，被摄入的食物先形成食物泡，在胞质中食物泡与溶酶体结合，然后经水解酶的作用将养料消化、分解、吸收。原虫代谢产物的排泄方式多样，如通过分泌泡、体表渗透等方式排出，结肠小袋纤毛虫可利用胞肛排出，疟原虫甚至通过增殖过程中虫体的裂解而释放代谢产物。

3. 代谢　绝大多数原虫属于兼性厌氧生物，如肠腔内寄生原虫在无氧环境下才能生长良好，组织中和血液内寄生原虫（如锥虫和疟原虫等）可以利用氧，行有氧代谢。大多数原虫可利用葡萄糖或其他单糖获取能量，糖的无氧酵解是其主要代谢途径，有些原虫还有三羧酸循环的酶系统。蛋白质和氨基酸对原虫的生长发育非常重要，需求量很大，如疟原虫可利用 75% 以上的血红蛋白，分解为氨基酸后合成自身蛋白质。

4. 生殖　寄生原虫主要以无性生殖（asexual reproduction）和有性生殖（sexual reproduction）来维持种群世代的延续。

（1）无性生殖：① 二分裂（binary fission），细胞核先分裂为二，细胞质再分裂，最后形成两个子体，如阿米巴原虫滋养体、杜氏利什曼原虫的繁殖。二分裂是原虫最常见的增殖方式。② 多分裂（multiple fission），细胞核先经多次分裂，细胞质再分裂并包绕核，最后形成多个子体，如疟原虫的裂体增殖和孢子增殖（sporogony）等。③ 出芽增殖（budding），母体先经不均等分裂，产生 1 个或多个芽体，最后经分化发育形成新个体，如弓形虫滋养体的内二芽殖分裂。

（2）有性生殖：① 配子生殖（gametogony），为雌、雄配子结合形成合子的过程，如疟原虫在蚊体内的发育。② 接合生殖（conjugation），两虫体暂时地接合在一起，交换核质后分离，各自行二分裂增殖，如结肠小袋纤毛虫的生殖过程。

有些原虫的生活史中存在有性生殖和无性生殖两种交替进行的增殖方式，称为世代交替（generation alternate），如疟原虫、弓形虫的生殖过程。

【致病特点】

寄生性原虫的致病特点可概括为以下几个方面。

1. 增殖作用　致病性原虫侵入人体、逃避机体的免疫后，在无重复感染的前提下，进行大量的增殖，当数量达到一定程度时才表现出明显的病理损伤和临床症状。因为数量大而导致破坏性增大，如杜氏利什曼原虫寄生在单核巨噬细胞系统，大量增殖后导致肝、脾大，贫血等症状；当虫体增殖相当数量后，具备了向周围及远方组织、器官的播散能力，故对播散有促进作用。疟原虫在红细胞内进行裂体增殖，当虫体增殖超过一定数量时，造成周期性红细胞破裂而导致临床症状。

2. 播散作用　在建立原发病灶后，多数原虫即向邻近或远方组织与器官播散和侵袭，导致病理组织学改变。如溶组织内阿米巴滋养体拥有多种膜结合蛋白水解酶，可导致接触性溶解宿主组织和细胞，为其侵入肠壁深层组织、实现血液传播提供了基础。再如某些原虫（疟原虫、杜氏利什曼原虫、弓形虫）寄生在宿主细胞内，后者不仅成为其逃避宿主免疫攻击的有效屏障，还为其血源性播散提供了运载工具。

3. 毒性作用　原虫的代谢产物、分泌物和死亡虫体的崩解物对宿主均有毒性作用。例如，寄生于结肠的溶组织内阿米巴滋养体分泌的半乳糖/乙酰氨基半乳糖凝集素有强烈的溶解宿主细胞的作用，半胱氨酸蛋白酶具有溶解宿主组织的作用。弓形虫强毒株（RH 株）产生的毒素有致畸、致病变、致死亡作用。阴道毛滴虫分泌的 4 种表面蛋白参与细胞的黏附过程，虫体鞭毛还分泌细胞分离因子，促进靶细胞离散和脱落。

4. 机会致病性作用　有些原虫感染免疫功能正常的宿主后并不出现明显的致病作用以及临床症状，而呈隐性感染状态。当因各种因素（如极度营养不良、晚期肿瘤、长期使用免疫抑制剂、艾滋病等）造成宿主的免疫功能受损，原虫表现出异常增殖、致病力增强，患者可出现明显的临床症状，甚至危及生命。这类原虫又称机会致病性原虫（opportunistic protozoa），如弓形虫、隐孢子虫和微孢子虫等。微孢子虫机会性感染导致的肠炎、弓形虫所致的脑病都是艾滋病患者死亡的重要原因。

【分类】

一般根据运动细胞器的有无和类型，将医学原虫分为阿米巴、鞭毛虫、孢子虫和纤毛虫四大类。在生物分类学上，医学原虫属于原生生物界（Kindom Protista），原生动物亚界（Subkingdom Protozoa）下属的三个门，即肉足鞭毛门（Phylum Sarcomastigophora）、顶复门（Phylum Apicomplexa）和纤毛门（Phylum Ciliophora）。常见医学原虫及其分类见表5-1。

表5-1　常见医学原虫及其分类

纲	目	科	属	种
动鞭纲 Zoomastigophorea	动基体目 Kinetoplastida	锥虫科 Trypanosomatidae	利什曼属 *Leishmania*	杜氏利什曼原虫 *L. donovani*
				热带利什曼原虫 *L. tropica*
				巴西利什曼原虫 *L. braziliensis*
				墨西哥利什曼原虫 *L. mexicana*
			锥虫属 *Trypanosoma*	布氏冈比亚锥虫 *T. brucei gambiense*
				布氏罗德西亚锥虫 *T. b. rhodesiense*
				克氏锥虫 *T. cruzi*
	双滴虫目 Diplomonadida	六鞭毛科 Hexamitidae	贾第属 *Giardia*	蓝氏贾第鞭毛虫 *G. lamblia*
	毛滴虫目 Trichomonadida	毛滴虫科 Trichomonadidae	毛滴虫属 *Trichomonas*	阴道毛滴虫 *T. vaginalis*
				口腔毛滴虫 *T. tenax*
				人毛滴虫 *T. hominis*
			双核阿米巴属 *Dientamoeba*	脆弱双核阿米巴 *D. fragilis*
叶足纲 Lobosea	阿米巴目 Amoebida	内阿米巴科 Entamoebidae	内阿米巴属 *Entamoeba*	溶组织内阿米巴 *E. histolytica*
				迪斯帕内阿米巴 *E. dispar*
				哈氏内阿米巴 *E. hartmani*
				结肠内阿米巴 *E. coli*
				齿龈内阿米巴 *E. gingivalis*
			内蜒属 *Endolimax*	微小内蜒阿米巴 *E. nana*
			嗜碘阿米巴属 *Iodamoeba*	布氏嗜碘阿米巴 *I. butschlii*
		棘阿米巴科 Acanthamoebidae	棘阿米巴属 *Acanthamoeba*	卡氏棘阿米巴 *A. castellanii*
	裂核目 Schizopyrenida	双鞭阿米巴科 Dimastiamoebidae	耐格里属 *Naegleria*	福氏耐格里阿米巴 *N. fowleri*
孢子纲 Sporozoa	真球虫目 Eucoccidiida	艾美虫科 Eimeriidae	等孢子虫属 *Isospora*	贝氏等孢球虫 *I. belli*
				纳塔尔等孢球虫 *I. natalensis*

续表

纲	目	科	属	种
		肉孢子虫科 Sarcocytidae	肉孢子虫属 *Sarcocystis*	猪人肉孢子虫 *S. suihominis*
				人肉孢子虫 *S. hominis*
		弓形虫科 Toxoplasmatidae	弓形虫属 *Toxoplasma*	刚地弓形虫 *T. gondii*
			肺孢子虫属 *Pneumocystis*	卡氏肺孢子虫[*] *P. carinii*
		隐孢子虫科 Cryptosporidae	隐孢子虫属 *Cryptosporidium*	微小隐孢子虫 *C. parvum*
		疟原虫科 Plasmodidae	疟原虫属 *Plasmodium*	间日疟原虫 *P. vivax*
				三日疟原虫 *P. malariae*
				恶性疟原虫 *P. falciparum*
				卵形疟原虫 *P. ovale*
单倍期纲 Haplophasea	格留目 Glugeida	匹里虫科 Plistophoridae	匹里虫属 *Plistophora*	匹里微孢子虫 *Plistophora* sp
		脑炎微孢子虫科 Encephalitozoonidae	脑炎微孢子虫属 *Encephalitozoon*	兔脑炎微孢子虫 *Enc. cuniculi*
				海伦脑炎微孢子虫 *Enc. hellem*
				肠脑炎微孢子虫 *Enc. intestinalis*
动基裂纲 Kinetofra-gminophorea	毛口目 Trichostomatida	小袋科 Balantidiidae	小袋属 *Balantidium*	结肠小袋纤毛虫 *B. coli*

[*] 根据最新的分类依据将其列为真菌类。

小 结

原生动物，又称原虫，其基本结构包括细胞膜、细胞质和细胞核三个部分。原虫虽由单个细胞构成，却能完成整个生命活动。原虫种类繁多，大多数原虫营自由生活和腐生生活，仅少数原虫营寄生生活，将寄生人体的原虫称为医学原虫，因其对人类的危害性大，在寄生虫学中占有非常重要的地位。医学原虫的生活史中一般含有形态结构和生理功能不同的几个阶段或期，通常把在生活史中能活动、摄食和增殖的阶段称为滋养体，将有囊壁包裹，不活动、不摄食的阶段称为包囊或卵囊。包囊或卵囊常为原虫的感染时期。根据医学原虫传播的特点可将原虫的生活史分为三个类型：人际传播型、循环传播型和虫媒传播型。寄生原虫主要以无性生殖和有性生殖来维持种群世代的延续，有些原虫的生殖方式存在世代交替现象。医学原虫的致病及危害程度与虫种、株系、数量、毒力、寄生部位、宿主的免疫状态以及与其他病原生物的协同作用有关，其致病特点有增殖作用、播散作用、毒性作用和机会性致病作用。

【复习思考题】
(1) 什么叫机会致病性原虫？机会致病性原虫有哪些？
(2) 原虫的致病特点包括哪些方面？请举例说明。

（3）原虫的运动细胞器有哪些？请举例说明

（陈建平）

※ 第五章课件

第六章

叶足虫

━━━━━ 学习要点 ━━━━━

掌握 ① 溶组织内阿米巴的滋养体和包囊的形态特点、生活史、致病及诊断；② 溶组织内阿米巴与结肠内阿米巴包囊碘液染色的鉴别要点。

熟悉 溶组织内阿米巴病的防治原则。

了解 ① 溶组织内阿米巴的免疫、流行情况；② 其他人体非致病性阿米巴；③ 肠道内寄生的各种阿米巴原虫形态的比较；④ 致病性自生生活阿米巴感染人体的方式、致病特点及防治原则等。

叶足虫（Lobosea）属于肉足鞭毛门（Phylum Sarcomastigophora）的叶足纲（Class Lobosea），其形态特征为具有叶状伪足的运动细胞器，多数虫种的生活史有运动活跃的滋养体期和相对静止的包囊期，营无性繁殖。寄生于人体的阿米巴种类主要有 6 种：溶组织内阿米巴（*Entamoeba histolytica*）、迪斯帕内阿米巴（*Entamoeba dispar*）、莫氏内阿米巴（*Entamoeba moshkovskii*）、结肠内阿米巴（*Entamoeb coli*）、波列基内阿米巴（*Entamoeba polecki*）和哈氏内阿米巴（*Entamoeba hartmanni*），目前证实只有溶组织内阿米巴具有致病性。另外，还有些自生生活的阿米巴偶然可以侵入人体，引起严重的原发性阿米巴脑膜脑炎等。

第一节　溶组织内阿米巴

溶组织内阿米巴（*Entamoeba histolylica* Schaudinn，1903）主要寄生于结肠，也可侵犯肝、肺、脑等其他组织器官，引起阿米巴病（amoebiasis）。每年有 4 万~11 万人死于该病，是仅次于疟疾的致死性寄生原虫病。20 世纪 70 年代末，研究者成功地对与溶组织内阿米巴形态上相似的一种肠腔共栖型阿米巴——迪斯帕内阿米巴进行了分离和鉴定，澄清了多年来认为迪斯帕内阿米巴是溶组织内阿米巴非致病型的误解。

【形态】

溶组织内阿米巴有滋养体和包囊两个发育时期。在粪便中常见滋养体和包囊，在组织中仅有滋养体阶段。

1. 滋养体　形状不固定、多变，大小为 12~60 μm，生理盐水中的活滋养体在光镜下，具有折光性，温度适宜时运动活跃，常伸出单一的伪足做定向移动。经固定、铁苏木素染色后，滋养体呈灰蓝色，外质透明、内质呈颗粒状，分界清楚，内质中具有一个球形泡状核，直径为 4~7 μm，核膜清晰、内缘有大小一致、分布均匀、排列规则的核周染色质粒（peripheral chromatin granule），核内有一个核仁，大小为

0.5 μm，位置居中或稍偏位，核仁与核周染色质之间有时可见放射状排列、着色较浅的网状核纤维。从有症状患者的粪便或组织中查见的滋养体内含有被阿米巴吞噬的红细胞，这是与其他肠道内非致病性阿米巴滋养体鉴别的重要依据；而无症状带虫者粪便中查到的阿米巴滋养体，体积较小，直径为 10～30 μm，不含红细胞（图 6-1）。

2. 包囊 圆球形，直径 10～20 μm，碘液染色后，包囊呈淡黄色，囊壁光滑，内有 1 个核、2 个核或 4 个核，分别称单核包囊、双核包囊和四核包囊。单核或双核包囊内有空泡状的糖原泡（glycogen vacuole）和棒状的拟染色体（chromatoid body）。四核包囊又称成熟包囊，糖原泡和拟染色体消失。核为泡状核，与滋养体的相同（图 6-2）。

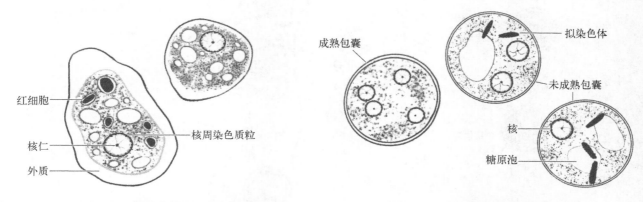

图 6-1 溶组织内阿米巴滋养体模式图（赵娟绘图）　　　　图 6-2 溶组织内阿米巴包囊模式图

碘液染色的包囊，核膜与核仁均为浅棕色，较清晰。拟染色体不着色，呈透明的棒状。糖原泡呈黄棕色，边缘较模糊，在未成熟包囊中多见。经铁苏木素染色后，包囊呈蓝褐色；核膜与核仁清晰，细胞核结构类似于滋养体；胞质中可见棒状的、两端钝圆、蓝褐色的拟染色体，后者于成熟包囊形成中逐渐消失；糖原泡在染色过程中被溶解，故不着色，呈空泡状。

【生活史】

溶组织内阿米巴生活史较简单，包括包囊和滋养体两个发育阶段。包囊是相对静止的生活史时期，四核包囊（成熟包囊）是感染阶段；滋养体是活跃的生活史时期，可侵袭组织，是致病阶段。基本生活史过程是包囊—滋养体—包囊，主要表现为人际传播。人是溶组织内阿米巴的适宜宿主，猫、犬和鼠等动物偶尔可作为其宿主。

当人误食被四核包囊污染的食品时，包囊能抗胃酸而通过胃到达小肠，在回肠末端或结肠的中性或碱性环境中及消化酶的作用下，包囊壁变薄，囊内含 4 个核的虫体活动活跃，脱囊而出。该虫体经过一次核分裂和三次胞质分裂形成 8 个单核滋养体，并逐渐向结肠移行，在结肠的上段以细菌或肠内容物为食，以二分裂增殖，一般 8～9 h 分裂增殖一次。在结肠中随着肠内容物继续下行，由于肠内环境改变，滋养体排出未消化的食物，体形逐渐缩小、变圆，停止活动变成近似球形的包囊前期，随后分泌囊壁形成包囊。早期包囊只有 1 个核，囊内含有拟染色体和糖原泡，经 2 次有丝分裂形成四核包囊，成熟包囊因在分裂时期消耗了营养物质，囊内的拟染色体和糖原泡均消失。未成熟及成熟包囊均可随粪便排出，包囊随粪便排出后，在外界潮湿环境中可存活并保持感染性数日至数月，但在干燥环境中易死亡。有证据表明 1 个带虫者每天最多可排出高达 4 亿个包囊。

滋养体在人体内具有侵袭性。一旦宿主的免疫力下降时，滋养体借助其伪足运动及其分泌的酶和毒素的作用可侵入肠黏膜，吞噬红细胞，虫体增大，并在肠壁组织中迅速二分裂繁殖，破坏肠壁，引起肠壁溃疡。肠壁组织内的滋养体也可进入肠黏膜下的血管随血流进入肝、肺、脑等组织器官，引起肠外阿米巴病。随坏死组织脱落进入肠腔的滋养体，通过肠蠕动随粪便排出体外，滋养体在外界自然环境中只能短时间存活，即使被宿主吞噬也会在通过上消化道时被消化液杀灭，因此不能感染人。在组织中或排出体外的滋养体不能形成包囊（图 6-3）。

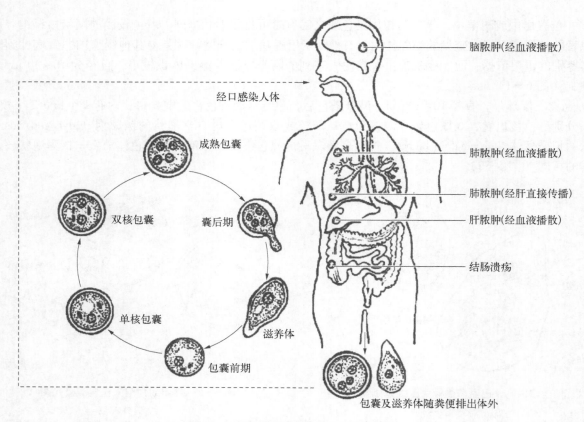

图 6-3　溶组织内阿米巴生活史示意图

图中标注：经口感染人体；成熟包囊；双核包囊；囊后期；单核包囊；包囊前期；滋养体；脑脓肿(经血液播散)；肺脓肿(经血液播散)；肺脓肿(经肝直接传播)；肝脓肿(经血液播散)；结肠溃疡；包囊及滋养体随粪便排出体外

【致病】

1. 致病机制　溶组织内阿米巴致病作用与虫株的毒力，寄生环境中的理化、生物因素，以及宿主的免疫状态有关。

溶组织内阿米巴的毒力因虫株而异。热带地区虫株的毒力强于寒带和温带地区虫株的毒力；患者体内虫株的毒力通常强于带虫者体内虫株的毒力。此外，致病株经连续的离体培养，毒力会减低，将其转种于动物宿主体内，毒力又可恢复。

溶组织内阿米巴滋养体具有侵入宿主组织或器官、适应宿主免疫反应和表达致病因子的能力，在其表达的致病因子中，有 3 种因子至关重要，即：① 半乳糖/乙酰氨基半乳糖凝集素（Gal/GalNAc lectin），介导滋养体黏附于宿主细胞。② 阿米巴穿孔素（amoeba pores），在宿主细胞上形成孔状破坏。③ 半胱氨酸蛋白酶（cysteine proteinase），溶解宿主组织。上述致病因子的转录水平调节其致病潜能，其中半乳糖/乙酰氨基半乳糖凝集素是分子质量为 260 kDa 的表面蛋白，介导滋养体黏附到宿主靶细胞上，通过 Ca^{2+} 结合蛋白和 Ca^{2+} 依赖的蛋白激酶的作用，以及滋养体含有的一种离子载体样蛋白插入靶细胞膜中，以单体低聚方式形成一种离子通道，使靶细胞内游离的钙浓度明显升高而溶解细胞；阿米巴穿孔素存在于滋养体胞质颗粒中，当滋养体接触靶细胞时释放，造成组织细胞的孔状溶解和破坏；半胱氨酸蛋白酶分子质量约 30 kDa，具有降解纤连蛋白、层粘连蛋白和 I 类胶原纤维，参与溶解靶细胞的作用，还具有降解补体 C3 的功能。滋养体首先通过半乳糖/乙酰氨基半乳糖凝集素可抑制性凝集素吸附在肠上皮细胞，接着分泌阿米巴穿孔素和半胱氨酸蛋白酶以破坏肠黏膜上皮屏障和穿破细胞，杀伤宿主肠上皮细胞和免疫细胞，引起溃疡。滋养体还可借助血液循环播散至肝及其他脏器，导致肠外感染。

此外，有研究显示溶组织内阿米巴的致病还受宿主的肠道共生菌群及免疫力等因素的影响。细菌本身不仅可提供阿米巴的营养成分以及为阿米巴提供一些具有协同作用的致病因子，而且细菌代谢所形成的厌氧环境有利于阿米巴的生长，所产生的氧化还原电位可加速阿米巴分裂、繁殖、成囊和脱囊，因此，当宿主的免疫功能低下、肠道黏膜受损或并发某些细菌感染时，则有利于溶组织内阿米巴滋养体的入侵。

2. 病理变化　肠阿米巴病常累及盲肠或阑尾，也可累及乙状结肠和升结肠，偶及回肠。典型的病变为口小底大的"烧瓶"样溃疡，溃疡间的黏膜正常或稍有充血水肿，这与细菌引起的弥漫性炎性病灶不同。除重症外，原发病灶仅局限于黏膜层。镜下可见大量坏死组织伴炎症细胞，以浆细胞和淋巴细胞为主，中性粒细胞极少见。急性重症患者的滋养体可突破黏膜肌层，形成的溃疡可深及肌层，并与邻近坏死组织融合，形成大片黏膜脱落，严重者甚至穿孔。肠壁组织纤维化后，形成肉芽肿，又称阿米巴瘤（ameboma）。阿米巴瘤呈结节状、质硬，以回盲部和乙状结肠多见，应与肿瘤区别。

肠外阿米巴病以阿米巴肝脓肿最常见，早期为多发性坏死小病灶、急性炎症反应、中央液化坏死明显、淋巴细胞浸润。随着病程的发展，多个小病灶可融合成大的肝脓肿，脓液中含有肝细胞、红细胞、脂肪颗粒、坏死组织及阿米巴滋养体等。其他组织亦可出现脓肿，例如，肺、腹腔、心包、脑、生殖器官和皮肤等。

3. 临床表现　感染后，部分无症状或仅出现轻微的胃肠道不适者，是溶组织内阿米巴包囊的携带者。阿米巴病的潜伏期为2~26天，以2周多见。起病突然或隐匿，呈爆发性或迁延性。可分成肠阿米巴病和肠外阿米巴病。

（1）肠阿米巴病：溶组织内阿米巴滋养体侵袭肠壁引起肠阿米巴病，即阿米巴结肠炎，又称阿米巴痢疾（amoebic dysentery），临床过程可分为急性和慢性。

急性肠阿米巴病的临床表现从轻度、间歇性腹泻到爆发性、致死性的痢疾不等。典型的阿米巴痢疾常有腹泻，每日数次或数十次，粪便果酱色、伴奇臭并带血和黏液，80%患者有局限性腹痛、胃肠胀气、厌食、恶心、呕吐等，症状可持续1~3周。急性爆发型痢疾是严重和致命性的肠阿米巴病，常见于儿童。从急性型可突然发展成急性爆发型，患者有大量的黏液血便、发烧、低血压、广泛性腹痛、强烈而持续的里急后重、恶心、呕吐和出现腹水。约60%患者可发展成肠穿孔，亦可发展成肠外阿米巴病。

慢性肠阿米巴病的临床表现为长期间歇性的腹痛、腹泻、胃肠胀气和体重下降，可持续1年以上，甚至更长，大便性状为稀便和正常成形粪便交替出现。有些患者出现肠阿米巴瘤，亦称阿米巴性肉芽肿（amoebic granuloma），病变呈团块状损害而无症状。在肠钡餐时酷似肿瘤，病理活检或血清阿米巴抗体阳性可鉴别。

肠阿米巴病最严重的并发症是肠穿孔和继发性细菌性腹膜炎，呈急性或亚急性过程。少数患者并发中毒性巨结肠（toxic megacolon）。

（2）肠外阿米巴病：由肠黏膜下层或肌层的滋养体进入静脉、经血行播散至其他脏器引起肠外阿米巴病。

1）阿米巴肝脓肿（amoebic liver abscess）：是肠外阿米巴病最常见的类型，约占全部阿米巴病例的10%，以男性、青壮年多见，常累及肝右叶。临床症状有发热、寒战、厌食，右上腹疼痛并向右肩放射，体征有肝大、黄疸、体重下降等。肝脓肿穿刺可见"巧克力酱样"脓液，且可检出滋养体。肝脓肿可破裂入胸腔（10%~20%）和腹腔（2%~7%），少数破裂入心包而致死。

2）阿米巴肺脓肿（amoebic lung abscess）：多由肝脓肿中滋养体直接穿破膈肌入侵肺部或从肠壁病灶经血流播散至肺所致。脓肿常见于肺右下叶，患者主要症状为发热、胸痛、咳嗽和咳"巧克力酱"样痰。病变还可累及支气管，导致支气管瘘形成。脓液可流入气管引起呼吸道阻塞，若脓肿破入胸腔或气管，引流配合药物治疗十分重要，但死亡率仍达15%~30%。

3）其他肠外阿米巴病：阿米巴脑脓肿（amoebic brain abscess）占1.25%~2.5%，常呈现中枢皮质单一性脓肿，临床症状有头痛、呕吐、眩晕和精神异常。皮肤阿米巴病（cutaneous amebiasis）少见，常由直肠病灶播散到会阴部引起；亦可因肝脓肿破溃而发生在胸腹部皮肤瘘管周围；其他的异位损害还有脾、肾、心包和生殖器等部位受到滋养体侵犯所引起的损害。

【免疫】

宿主对阿米巴的免疫表现为细胞免疫和体液免疫，在抗再感染的过程中细胞免疫起主要保护作用，体液免疫辅之。现已证明溶组织内阿米巴抗原可刺激机体淋巴细胞产生IL-2和IFN-γ，后两者可激活巨噬细胞和使中性粒细胞吞噬力增强，直接杀伤虫体；由此而产生的超氧化物，或由 IFN－γ 活化巨噬细胞所诱导产生的一氧化氮，对虫体有直接毒性作用。细胞介导的保护性免疫，一般在感染后期才呈现较为明显的抗虫效应，因为在感染早期，尤其是肝阿米巴病急性期，原虫分泌的抗原可诱发机体产生免疫抑制，逃避宿主的免疫，有利于虫体存活；该现象在疫苗的研制中应引起重视。感染溶组织内阿米巴者血清中均可出现各种类型特异性抗体，以 IgG 为主；在患者粪便、唾液以及孕妇的初乳中还可检出抗体和阿米巴凝集素 IgA。阿米巴肝脓肿患者以 IgG_2 为主，虽然特异性抗体能维持数年至十年，又可以黏附于虫体的表面，凝集虫体，激活巨噬细胞活性等，但保护性免疫效果并不明显。此外，滋养体具有独特的逃避宿主免疫的机制，如阻止补体吸附在虫体表面、降解补体以中止补体的溶解作用；利用膜质运动，尤其是通过伪尾区周期性体表脱落，将结合于体表的抗体清除等。

【诊断】

主要包括病原学诊断（包括核酸诊断）、血清学诊断和影像诊断等。

1. 病原学检查　从患者的脓血便、稀便和病灶组织内检查阿米巴滋养体，以及从慢性患者和带虫者的成形粪便中检查包囊进行诊断，体外培养或核酸诊断常用于鉴别其他非致病性阿米巴。

（1）粪便检查：对肠阿米巴病而言，粪便检查（以下简称粪检）仍为最有效的手段。

1）生理盐水涂片法：适用于诊断急性阿米巴痢疾，可检出活动的滋养体。一般在稀便或脓血便中多见，常伴有黏集成团的红细胞和少量白细胞。镜下可见滋养体运动活跃，内含被吞噬的红细胞，后者是重要的诊断依据。黏液里常含有夏科-莱登结晶（Charcot-Leyden crystal），可作为与细菌性痢疾鉴别诊断的依据。由于滋养体在外界抵抗力很弱，离体后或受尿液、消毒液作用会迅速死亡，故检查活滋养体时应注意：标本必须新鲜，送检快速，容器清洁，注意保温（25~30℃），否则影响检出率。

2）碘液涂片法：用于带虫者或慢性患者成形粪便中包囊检查。用甲醛乙醚法沉淀包囊可提高检出率 40%~50%。因包囊的排出具间歇性，一次粪检阴性时在 1~3 周内多次检查，以免漏诊。

3）铁苏木素染色法：涂片、染色后滋养体和包囊结构清晰，标本可长期保存，用于鉴别诊断。

（2）病灶组织检查

1）肝脓肿穿刺液检查：脓液呈咖啡色，有腥臭味。但滋养体较多出现在脓肿壁层附近的坏死组织中。

2）活体组织检查：主要针对慢性患者，用乙状结肠镜或纤维结肠镜直接观察结肠黏膜溃疡，并作活检或拭物涂片。

（3）体外培养：培养物常用粪便或脓肿抽出物，置于罗宾逊（Robinson）培养基上，对亚急性或慢性病例检出率较高。但花费大，时间长，不宜作为常规检查。

（4）核酸诊断：该方法敏感、特异，可用脓液、穿刺液、粪便培养物、活检的肠组织、皮肤溃疡分泌物、脓血便甚至成形粪便进行诊断。

2. 血清学诊断　对阿米巴病尤其肠外阿米巴病具有辅助诊断意义，因方法简单、方便、快速、经济、敏感性较高，具有很大的实用价值。随着溶组织内阿米巴无菌培养的成功，为血清学诊断提供了优质抗原，从而加速了该项诊断技术的应用和推广。大约有 90% 的患者，可从血清检查到相应的特异性抗体。目前常用的方法有酶联免疫吸附试验（enzyme-linked immunosorbent assay，ELISA）、间接荧光抗体试验（indirect fluorescent antibody test，IFAT）、间接血凝试验（indirect hemagglutination assay，IHA）和对流免疫电泳（counter counter immunoelectrophoresis，CIEP）。ELISA 是最常用的方法之一，特异性抗体的检出可用于皮肤阿米巴病的诊断。肝脓肿患者的特异性抗体的检出率更高，并呈现高滴度，尤其是急性期患者。但上述免疫学方法均存在一个缺陷，即不能区别现症患者和既往感染者，因为患者在治疗后，特异性抗体可维持数年至 10 年之久。

3. 影像诊断　对肠外阿米巴病，如肝脓肿，可应用超声、计算机断层扫描（computed tomography，CT）和磁共振成像（magnetic resonance imaging，MRI）检查，并结合血清学、DNA 扩增分析和临床症状等，即可做出早期、准确的诊断。

4. 鉴别诊断　肠阿米巴病应与细菌性痢疾相鉴别，后者起病急，发热，全身状态不良，粪便中白细胞多见，抗生素治疗有效，阿米巴滋养体阴性。还应注意与贾第虫病、病毒性或细菌性肠胃炎、隐孢子虫病等鉴别；阿米巴肝脓肿则应主要与细菌性肝脓肿相鉴别，后者患者年龄多在 50 岁以上，全身情况较差，伴发热、疼痛，有胃肠道疾病既往史，阿米巴滋养体检测阴性。同时阿米巴肝脓肿亦应与肝癌、肝炎或其他脓肿相鉴别。

【流行】

溶组织内阿米巴呈世界性分布，主要流行于热带、亚热带地区，尤其是经济发展滞后、营养和卫生条件差的地区。据 WHO 统计，1998 年全球约 4.8 亿人感染溶组织内阿米巴，4 500 万～5 000 万人发病，主要是阿米巴痢疾和肝脓肿，高达 10 万人死亡，在原虫感染中死亡率仅次于疟疾。在欧美，高发人群主要为男性同性恋者和旅游者。我国在 1988～1991 年平均感染率为 0.95%，感染人数估计为 1 069 万人，呈全国性不均匀分布。在 2015～2018 年，我国阿米巴病发病率整体呈下降趋势，达到一个较低的水平。全国累计报告阿米巴痢疾病例 4 366 例，无死亡，年均报告发病率为 0.08/10 万，病例主要分布在长江以南的省份、河南省和黑龙江省，其中广西、河南、广东、黑龙江和江西省（自治区）的累计报告发病数居全国前 5 位。此期间，以 6～10 月为发病的高发季节，阿米巴痢疾发病集中在<10 岁儿童中，尤其 0～1 岁的婴幼儿发病率最高。

阿米巴病的传染源主要为粪便中持续带包囊者（cyst carrier, cyst passenger），主要包括慢性病患者和无症状带虫者，慢性病患者可排出滋养体和包囊，无症状带虫者仅排出包囊。而急性阿米巴痢疾患者以排出滋养体为主，在疾病传播上的意义不大。包囊的抵抗力较强，在适当的温度、湿度下可生存数周，并保持感染力，但对干燥、高温的抵抗力不强。通过蝇或蟑螂消化道的包囊仍具感染性。

人体感染溶组织内阿米巴的主要途径为经口感染，以粪口途径传播，如饮用了包囊污染的水源、食入包囊污染的食物；不良的卫生习惯及蝇和蟑螂携带的包囊污染食物等均在该病的流行上起着重要作用。食源性暴发流行则是由于不卫生的用餐习惯、食用由包囊携带者制备的食品或居民点水源被污染而引起。另外，口-肛性行为的人群，粪便中的包囊可直接经口侵入，所以阿米巴病在欧美日等国家被列为性传播疾病（sexually transmitted disease, STD），我国尚未见报道，但应引起重视。

【防治】

1. 预防　保护水源，避免污染，是切断阿米巴病传播的主要环节。

（1）管理粪便，对垃圾和粪便进行无害化处理，杀灭粪便中的包囊，防止粪便污染水源及食物。

（2）加强健康教育，提倡良好的卫生习惯，注意饮食卫生、饮水卫生和个人卫生，防止病从口入。

（3）整治卫生环境，加强饮食服务行业卫生管理。

（4）消灭蝇、蟑螂等传播媒介。

2. 治疗

（1）肠阿米巴病的治疗：目前治疗阿米巴病的首选药是甲硝唑（metronidazole，灭滴灵），该药主要杀灭滋养体，对包囊效果不明显，用于治疗阿米巴痢疾。替硝唑（tinidazole）、奥硝唑（ornidazole）和塞克硝唑（secnidazole）也有一定作用。

（2）肠外阿米巴病的治疗：主要针对组织阿米巴病的治疗，药物有甲硝唑、替硝唑、双碘喹啉、氯喹（chloroquine）等。其中，甲硝唑为治疗肝脓肿的首选药；对于较大的脓肿可采用外科穿刺排脓结合药物化疗，效果较好。

（3）带虫者的治疗：对包囊携带者的治疗应该选择肠壁不易吸收的药物，如巴龙霉素（paromomycin）、喹碘方（iodoquinofonum）、二氯尼特（diloxanide）等；此外，可选用抗包囊的特效药二氯尼特糠酸酯（diloxanide furoate）和双碘喹啉（diodohydroxyquinoline），也有一定的疗效。

（贾雪梅）

第二节　其他人体非致病性阿米巴

已知寄生于人体消化道的阿米巴，除了溶组织内阿米巴外，均为非致病性阿米巴，包括迪斯帕内阿米巴、结肠内阿米巴、哈氏内阿米巴、微小内蜒阿米巴、布氏嗜碘阿米巴、莫氏内阿米巴、波列基内阿米巴、齿龈内阿米巴等。但当大量寄生、宿主防御能力减弱、肠功能紊乱或合并其他细菌感染时，这些共栖型原虫也可能导致临床症状。这些非致病性阿米巴在形态上与溶组织内阿米巴相同或相似，在进行病原学诊断时需注意鉴别。

一、迪斯帕内阿米巴

迪斯帕内阿米巴（*Entamoeba dispar* Brumpt，1925）寄生于人体肠道，与溶组织内阿米巴形态相同，生活史相似。但其滋养体无侵袭性，不吞噬红细胞，所以食物泡内仅见细菌颗粒而无红细胞。迪斯帕内阿米巴与溶组织内阿米巴的形态在光学显微镜下不能区分，但可通过同工酶分析、聚合酶链反应（polymerase chain reaction，PCR）和 ELISA 进行鉴别，其中以检测编码 29/30 kDa 半胱氨酸抗原的基因最为特异和可行。迪斯帕内阿米巴呈世界性分布，比溶组织内阿米巴感染率更高。迪斯帕内阿米巴一般不致病，感染后多无临床症状，偶见导致临床症状，巴龙霉素治疗有效。

二、结肠内阿米巴

结肠内阿米巴（*Entamoeba coli* Grassi，1879）寄生于人体盲肠和结肠，是最常见的肠道非致病性阿米巴，亦见于鼠、猪、犬等动物。形态与溶组织内阿米巴相似。滋养体直径 15~50 μm，内、外质区别不明显，外质仅在伪足形成时可见；伪足短而钝，不透明；内质颗粒状，含空泡、食物泡和细菌，但不含红细胞；核仁较大、不规则，通常偏位；核周染色质粒粗，大小不一，排列不齐。包囊直径 10~35 μm，比溶组织内阿米巴更大。核 1~8 个，结构与滋养体相似，胞质呈颗粒状。成熟包囊细胞核 8 个，偶见 8 个以上者；未成熟包囊胞质内常含有糖原泡和草束状的拟染色体（图 6-4）。该虫呈世界性分布，但以热带和亚热带更为多见。粪便污染是主要传播方式，成熟包囊经口感染宿主。生活史与溶组织内阿米巴相似，但不侵犯宿主组织，常与溶组织内阿米巴共存。感染后多无临床症状，偶致腹泻、胀气等症状，二氯尼特治疗有效。粪检发现包囊或滋养体即可诊断，但因其常与溶组织内阿米巴共同感染，须注意鉴别。

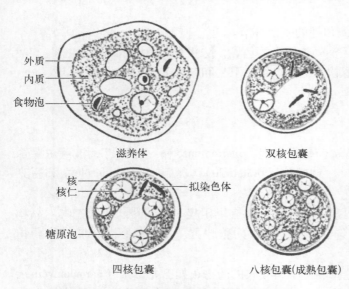

图 6-4　结肠内阿米巴滋养体和包囊模式图

（图中标注：外质、内质、食物泡、滋养体、双核包囊、核、核仁、拟染色体、糖原泡、四核包囊、八核包囊（成熟包囊））

三、哈氏内阿米巴

哈氏内阿米巴（*Entamoeba hartmanni* Von Prowazek，1912）寄生于人体肠道，亦见于猴、猪等动物。形态和生活史与溶组织内阿米巴相似，体积更小，曾被称为"小宗溶组织内阿米巴"。滋养体直径 4~12 μm，不吞噬红细胞，核膜较厚，核周染色质粒少而粗，排列不规则。包囊直径 4~10 μm，核 1~4 个

（图6-5）。该虫呈世界性分布，通过粪便污染水源及食物传播。感染者偶见临床症状，甲硝唑治疗有效。

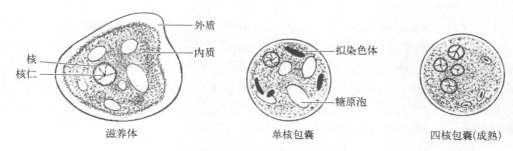

图6-5 哈氏内阿米巴滋养体和包囊模式图

四、微小内蜒阿米巴

微小内蜒阿米巴（*Endolimax nana* Wenyon and O'Connor, 1917）寄生于人体肠道，亦可见于猴、猪等动物。虫体较小，大小类似于哈氏内阿米巴。滋养体直径6~12 μm，但一般小于10 μm，外质薄，伪足透明，短而钝。细胞核结构特殊，核仁粗大而不规则，占核直径的1/3~1/2，常偏位；核膜薄，核膜与核仁之间有清晰的空隙和相连的核丝，常无核周染色质粒。食物泡内可见细菌、真菌和植物细胞等，但无红细胞。包囊卵圆形，大小与滋养体相似，成熟包囊有4个核。生活史类似溶组织内阿米巴，但仅以细菌为食，不吞噬红细胞（图6-6）。该虫呈世界性分布，通过粪便污染水源传播。重度感染或特殊情况下，偶致腹泻、荨麻疹，甲硝唑治疗有效。

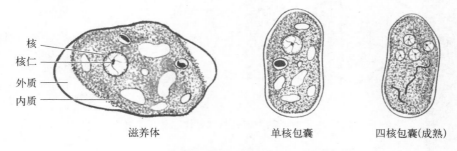

图6-6 微小内蜒阿米巴滋养体和包囊模式图

五、布氏嗜碘阿米巴

布氏嗜碘阿米巴（*Iodamoeba butschlii* Von Prowazek, 1912）寄生于人体结肠，亦可见于猴、猪等动物。因其包囊内有能被碘染色的大糖原泡而得名。滋养体直径8~20 μm，核较大，核仁居中，大而明显，常由一圈淡染的染色质颗粒围绕，但核膜无核周染色质粒。内质中大而圆的糖原泡为重要特征，食物泡常含有细菌和酵母，无红细胞。包囊直径5~20 μm，呈不规则长圆形，仅有1个核，无拟染色体。糖原泡1个，大而圆、边缘清晰，常把核推向包囊的一侧。即使在成熟包囊，糖原泡也不消失。未经染色时，包囊内糖原泡即清晰可见；经碘液染色，糖原泡呈棕色团块；经铁苏木素染色，糖原泡为空泡状（图6-7）。本虫呈世界性分布，通过粪便污染传播。

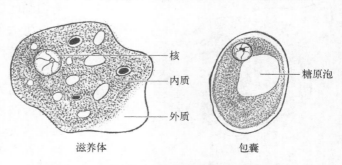

图6-7 布氏嗜碘阿米巴滋养体和包囊模式图

六、莫氏内阿米巴

莫氏内阿米巴（*Entamoeba moshkovskii*，Tshalaia，1941），亦称溶组织内阿米巴样阿米巴（*Entamoeba histolytica-like amoebbas*）。首次发现于莫斯科的废水处理系统，也可从河流、湖泊、咸水、人体样本中分离得到。其形态无法与溶组织内阿米巴相鉴别。生活史包括滋养体和包囊阶段。最初认为它属于自生生活阿米巴，然而此后的研究发现，它也可以寄生于人体。该虫对生存环境表现出较强的抵抗能力，在 4~40℃、低渗培养基、低营养状态下均能存活。该虫与溶组织内阿米巴的 DNA 碱基数不同，同工酶谱也有差异。小亚基单位核糖核蛋白体 RNA 分析也表明，两者之间无亲缘关系。

七、波列基内阿米巴

波列基内阿米巴（*Entamoeba polecki* Von Prowazek，1912）最早发现于猪和猴肠道，有滋养体和包囊阶段。滋养体直径 10~12 μm，形态与结肠内阿米巴相似，胞质呈颗粒状，内有被吞噬的细菌。胞核为泡状核，一个核仁和核周染色质粒明显。滋养体运动缓慢。包囊直径 8~15 μm，成熟包囊核 1 个，胞质丰富，有短棒状拟染色体，包涵块呈较大的圆形或椭圆形，几乎占据包囊的一半（图 6-8）。人群感染率一般较低，但在巴布亚岛和新几内亚是人体最常见的肠道阿米巴。因其不致病，所以一般不建议治疗。

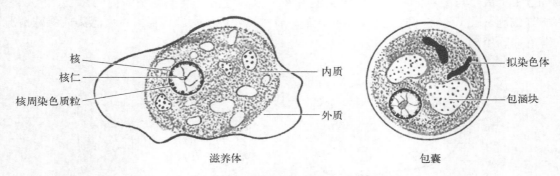

核
核仁
核周染色质粒
内质
外质
滋养体

拟染色体
包涵块
包囊

图 6-8 波列基内阿米巴滋养体和包囊模式图

八、齿龈内阿米巴

齿龈内阿米巴（*Entamoeba gingivalis* Gros，1849）寄生于人体的口腔，亦可见于犬、猫等动物，是第一个被描述的人体阿米巴原虫。仅有滋养体期，无成囊能力。滋养体直径 10~20 μm，形似溶组织内阿米巴。食物泡中含有细菌、白细胞，偶见红细胞。食物泡中含有白细胞是其重要的鉴别特征（图 6-9）。本虫呈世界性分布，生活在齿龈和牙齿之间的界面，偶有子宫、肺等感染的病例。涂片检查可作诊断，亦可染色后检查。正常人口腔检出率 15%，牙周炎患者口腔检出率高达 77%。一直认为齿龈内阿米巴为非致病性虫种，但是最近有研究表明，当牙龈上皮屏障被破坏时，齿龈内阿米巴能侵入牙龈组织，并以宿主细胞为食，显示出强烈的潜在毒力，因此发生口腔疾患时应当引起重视。齿龈内阿米巴通过飞沫或直接接触传播，保持口腔清洁是预防感染的关键。

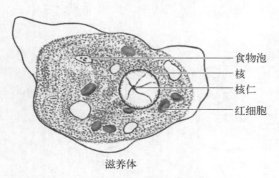

食物泡
核
核仁
红细胞
滋养体

图 6-9 齿龈内阿米巴滋养体模式图

表 6-1 肠道内寄生阿米巴原虫的形态特征比较

区别点	溶组织内阿米巴	结肠内阿米巴	哈氏内阿米巴	微小内蜒阿米巴	布氏嗜碘阿米巴	波列基内阿米巴滋养体
滋养体						
直径（μm）	12~60	15~50	4~12	6~12	8~20	10~12
运动	非常活跃	迟缓	活跃	迟缓	迟缓	迟缓
外质	丰富	少	丰富	少	少	少
伪足	指状，清晰	短而钝，颗粒状	指状，清晰	短而钝，颗粒状	形钝	指状，清晰
食物泡	可见红细胞	细菌等	无红细胞、细菌	有食物颗粒	细菌等	可见细菌
核仁	小，常居中	较大，常偏位	小，居中或偏位	粗大，常偏位	大，居中	明显，居中
核周染色质粒	大小一致、分布均匀	大小不一，排列不齐	少而粗，排列不规则	常无	常无	明显
包囊						
直径（μm）	10~20	10~35	4~10	5~10	5~20	8~15
形状	圆球形	球形或卵圆形	常为球形	卵圆形	不规则	球形
核个数	1~4	1~8	1~4	1~4	1	1
糖原泡和拟染色体	未成熟包囊可见糖原泡、棒状的拟染色体	未成熟包囊常见糖原泡、草束状的拟染色体	未成熟包囊可见糖原泡、两端光滑的拟染色体	未成熟包囊可见糖原泡，少见拟染色体	有大而圆、边缘清晰的糖原泡，无拟染色体	可见圆形或椭圆形的大包涵块，拟染色体短棒状

补充：此外，迪斯帕内阿米巴和莫氏内阿米巴在形态上与溶组织内阿米巴难以区分，但是前两者为非致病阿米巴，滋养体内无红细胞。

（向 征）

第三节　致病性自由生活阿米巴

自然界的淡水、海水、湿润土壤及腐败植物等处存在许多自由生活的阿米巴。它们主要以细菌、真菌及土壤中的有机物为食，可与某些细菌形成内共生（endosymbiosis）关系。有些种属偶可侵入人体，虽然不能很好适应寄生状态，但是能引起严重损害甚至死亡。其中以耐格里属（Naegleria）和棘阿米巴属（Acanthamoeba）的虫种最为多见。

一、福氏耐格里阿米巴

福氏耐格里阿米巴（Naegleria fowleri Carter，1970）是一种自由生活、嗜热的致病性阿米巴。分布于淡水（如湖泊、池塘、灌溉渠、污水、温泉等）和潮湿的土壤，对干燥和酸碱敏感，在海水中不能存活。

【形态与生活史】

福氏耐格里阿米巴生活史有滋养体和包囊期。滋养体有阿米巴型滋养体和鞭毛型滋养体。阿米巴型滋养体形态多变，大小不一，椭圆或细长形，大小为 10~25 μm。伪足位于虫体一端，圆形或钝性，运动活跃。细胞核泡状，直径约 3 μm，核仁大而居中，核膜与核仁间有明显的晕圈，无核周染色质粒。胞质颗粒状，内含多个食物泡、空泡和伸缩泡，食物泡内可见细菌，组织内寄生的滋养体食物泡可见宿主细胞碎片及被吞噬的红细胞。在人体组织中，滋养体呈阿米巴型。阿米巴型滋养体以二分裂增殖，当其转入蒸馏水或剥夺营养时，虫体迅速转变为鞭毛型滋养体，伸出 2 根（最多 9 根）鞭毛。鞭毛型虫体呈梨形，大小为 10~16 μm，不摄食，不分裂，也不直接形成包囊；此形态为暂时性的，常在适宜条件下又变为阿米巴型。在不利条件下，阿米巴型滋养体还可形成包囊。包囊呈球形，直径 8~20 μm，囊壁厚而光滑，核 1 个（图 6-10）。

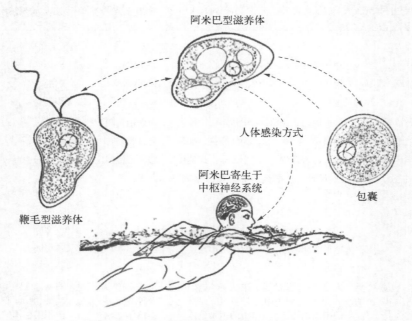

图 6-10 福氏耐格里阿米巴生活史示意图

【致病】

人体感染主要是因为游泳、嬉戏、洗鼻等接触污染水体，滋养体和包囊可到达鼻腔，然后以阿米巴型滋养体的形式在鼻组织和鼻窦增殖，并沿嗅神经通过筛板侵入颅内，引起脑组织损伤，导致原发性阿米巴脑膜脑炎（primary amebic meningo-encephalitis, PAM）。因此被称为"食脑阿米巴"。目前耐格里属阿米巴已经报道 47 个种，福氏耐格里阿米巴是引起人 PAM 的唯一虫种。感染大多在炎热的夏季，以青少年为主。该病发病急，迅速恶化。潜伏期 1~7 天，早期突然高热，持续性单颞或双颞疼痛，伴恶心、呕吐等，经 1~2 天即出现脑水肿征象、谵妄、昏迷，患者多在 1 周内死亡。

【诊断】

询问病史对诊断有重要的提示作用。实验室检查包括：脑脊液检查活动滋养体（35℃时滋养体活动迅速）或离心后涂片，经吉姆萨染色（Giemsa's stain）、瑞氏染色（Wright's stain）检查；组织培养和动物接种（鼠脑接种）发现阿米巴型滋养体也可确诊；还可采用分子生物学方法如特异性分子探针进行检测。但血清学方法对原发性阿米巴脑膜脑炎的诊断无效，因为该病发展迅猛，患者在短时间内不能激发机体出现免疫应答。

【流行与防治】

通常认为福氏耐格里阿米巴引起的 PAM 为一种罕见的疾病，迄今为止文献中报道的病例只有 431 例。该病致病性强，治疗尚无特效药。两性霉素 B 静脉给药可缓解临床症状，但病死率仍超过 95%，且预后不良。因此须加强预防，避免在不流动的河水或温泉中游泳，或避免鼻腔接触水是预防的关键。

二、棘阿米巴

棘阿米巴（Acanthamoeba spp.）是最常见的阿米巴，呈世界性分布，生存环境包括淡水、咸水、海水、沙滩、污水和土壤，范围从热带到北极。棘阿米巴属种类繁多，现已经报道了 30 种。能侵犯人体的有数种，其中卡氏棘阿米巴（Acanthamoeba castellanii）最常见。

【形态与生活史】

卡氏棘阿米巴生活史有滋养体和包囊期。滋养体长椭圆形，直径为 20~40 μm，无鞭毛型。除了有叶状伪足，体表还有不断形成与消失的棘状伪足，做无定向的缓慢运动。核与福氏耐格里阿米巴相似，但直径更大，约 6 μm；核仁大而明显，居中。滋养体以细菌、藻类、酵母等为食，通过二分裂增殖。在体外或体内的不利条件下，滋养体可转化为包囊。包囊呈球形，直径 9~27 μm。不同种类的包囊形态、大小各异。囊壁双层，外壁光滑或有皱褶，内壁呈多形性，如圆球形、星形、六角形、多角形等。胞质内密布细小颗粒，核 1 个，常位于包囊中央。包囊对不良环境的抵抗力强，甚至能在外界存活 20 年以上。在适宜的条件下，包囊又脱囊转变为滋养体（图 6-11）。

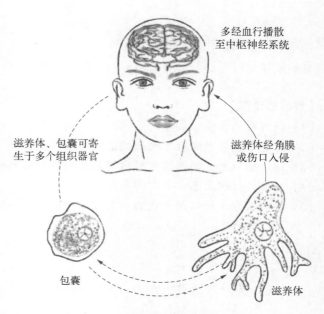

图 6-11 棘阿米巴生活史示意图

【致病】

人体感染可能因为接触被污染的水、土壤、灰尘、空气，滋养体或包囊经损伤的皮肤、眼角膜、呼吸道或生殖道进入体内（图 6-11），引起肉芽肿性阿米巴脑炎（granulomatous amebic encephalitis，GAE）、棘阿米巴性角膜炎（Acanthamoeba keratitis，AK）和阿米巴性皮肤损害。侵入人体的棘阿米巴经血行传播至颅内可引发肉芽肿性阿米巴脑炎。该病潜伏期长，进展缓慢，病程数周至数月。发病相对较少，主要见于虚弱、营养不良、应用免疫抑制或艾滋病患者等抵抗力低下的人群。GAE 常见的临床症状包括行为异常、发热、头痛和偏瘫。患者可能因高热、癫痫、脑功能退化及呼吸衰竭而死亡。AK 是一种角膜微生物感染疾病，主要发生于免疫力正常的人群。与角膜外伤、接触污水或配戴不洁的隐形眼镜有关，患者通常有眼部疼痛、流泪、畏光、异物感，不加控制者可引起角膜溃疡甚至穿孔，导致失明。阿米巴皮肤损害主要是慢性溃疡，75% 的艾滋病患者有此并发症。

【诊断】

询问病史对诊断有重要的提示。实验诊断方法有：从脑脊液和病变组织（角膜或皮肤）的刮取物检查滋养体或包囊；免疫酶技术检查滋养体；ELISA、IFAT 和 IHA 等方法检测患者血清抗体，但无法做出早期诊断；PCR 检查 DNA。

【流行与防治】

截至 2017 年，全世界已报道的由棘阿米巴引起的 GAE 超过 150 例，致 AK 已逾 3 000 例。棘阿米巴脑膜脑炎目前尚缺乏有效药物，建议喷他脒（pentamidine）静脉给药结合口服磺胺药，但死亡率仍高达 97%。阿米巴角膜炎可用磺胺、抗阿米巴眼药以及阳离子抗菌剂治疗，严重者可施行角膜移植或角膜成形术。阿米巴皮肤病患者应保持皮肤清洁，同时用喷他脒治疗。

小 结

叶足纲包括阿米巴目和裂核目，该纲原虫的特点是以伪足作为运动细胞器。叶足虫以无性生殖方式增殖，生活史主要包括滋养体和包囊两个时期。

在营寄生生活的叶足虫中，仅溶组织内阿米巴为致病虫种。溶组织内阿米巴引起的阿米巴病，临床表现不一，起病突然或隐匿，呈爆发性或迁延性，可分为肠阿米巴病和肠外阿米巴病，肠阿米巴病可表现为阿米巴结肠炎和阿米巴瘤，肠外阿米巴病以阿米巴肝脓肿最常见。在形态上溶组织内阿米巴易与迪斯帕内阿米巴相混淆，目前可以采用免疫学和分子生物学等方法进行鉴别。此外，在诊断时，溶组织内阿米巴还需与消化道内寄生的一些非致病性阿米巴，如结肠内阿米巴、哈氏内阿米巴、微小内蜒阿米巴、布氏嗜碘阿米巴等相鉴别。

　　此外，一些营自由生活的虫种，如棘阿米巴、福氏耐格里阿米巴，偶可以侵入人体引起严重的疾病。棘阿米巴侵入人体，引起肉芽肿性阿米巴脑炎、棘阿米巴角膜炎和阿米巴皮肤损害，福氏耐格里阿米巴可引起原发性阿米巴脑膜脑炎。

【复习思考题】

（1）如何用病原学方法诊断急性阿米巴痢疾患者？检查时应注意什么？

（2）简述溶组织内阿米巴的致病过程及造成烧瓶样溃疡的机制。

（3）结合生活史，阐述溶组织内阿米巴的流行环节有哪些？

（4）非致病性阿米巴主要有哪些？

（5）致病性自生生活阿米巴的主要危害是什么？如何预防？

（向　征）

※ 第六章课件

第七章

鞭毛虫

学习要点

掌握 杜氏利什曼原虫无鞭毛体、蓝氏贾第鞭毛虫滋养体和包囊及阴道毛滴虫滋养体的形态，杜氏利什曼原虫、蓝氏贾第鞭毛虫、阴道毛滴虫的生活史、致病及诊断。

熟悉 ① 杜氏利什曼原虫前鞭毛体形态；② 杜氏利什曼原虫、蓝氏贾第鞭毛虫及阴道毛滴虫的流行情况和防治原则。

了解 ① 利什曼原虫入侵巨噬细胞机制，利什曼原虫前鞭毛体与无鞭毛体互相转化的机制；② 杜氏利什曼原虫和蓝氏贾第鞭毛虫的免疫特点及流行情况；③ 锥虫及其他毛滴虫的危害。

鞭毛虫属肉足鞭毛门（Phylum Sarcomastigophora）中的动鞭纲（Class Zoomastigophorea），是以鞭毛作为运动细胞器的原虫。鞭毛虫多具有泡状细胞核 1 个，鞭毛 1 根或多根，用于感觉和运动。少数种类呈阿米巴型，可有或无鞭毛。鞭毛虫种类繁多，分布很广，生活方式多种多样。营寄生生活的鞭毛虫主要寄生于宿主的消化道、泌尿道、血液及组织内。生活过程以纵二分裂法繁殖。多数虫种仅有滋养体阶段，有些虫种还可以形成包囊，如蓝氏贾第鞭毛虫。

常见的能寄生于人体的鞭毛虫有十余种，其中利什曼原虫、锥虫、蓝氏贾第鞭毛虫及阴道毛滴虫对人体危害较大。

第一节　杜氏利什曼原虫

杜氏利什曼原虫［*Leishmania donovani*（Laveran et Mesnil，1903）Ross，1903］属于锥体虫科利什曼虫属，是内脏利什曼病（visceral leishmaniasis，VL）的病原体，早在 1903 年，利什曼（Leishman）从一名印度士兵尸体的脾脏内查见一种"小体"，同年多诺万（Donavan）又从印度一发热者尸体内查见同样"小体"，直到 1930 年罗斯（Ross）才将该病原体定名为杜氏利什曼原虫。由于患者皮肤常有暗的色素沉着，并有发热，故又称黑热病（Kala-azar）。在我国流行的主要是内脏利什曼病，主要致病虫种为杜氏利什曼原虫。

对人和哺乳动物致病的利什曼原虫主要有：杜氏利什曼原（*L. donovani*）、婴儿利什曼原虫（*L. infantum*）、硕大利什曼原虫（*L. major*）、热带利什曼原虫（*L. tropica*）、墨西哥利什曼原虫（*L. mexicana*）和巴西利什曼原虫（*L. braziliensis*）等。根据临床表现可将利什曼病分为以下三种类型：① 内脏利什曼病，主要由杜氏利什曼原虫和婴儿利什曼原虫所致。② 皮肤利什曼病（cutaneous leishmaniasis，CL），主要由硕大利什曼原虫、热带利什曼原虫和墨西哥利什曼原虫所致。③ 黏膜皮肤利什曼病（mucocutaneous leishmaniasis，MCL），主要由巴西利什曼原虫所致。

【形态】

无鞭毛体（amastigote）又称利杜体（Leishman-Donovan body），寄生于人和一些哺乳动物的巨噬细胞内。虫体很小，卵圆形，大小为（2.9~5.7）μm×（1.8~4.0）μm。虫体内有一个大而明显的细胞核，动基体（kinetoplast）位于核旁，呈细小杆状。虫体前端有一颗粒状的基体（basal body），从基体发出一根丝体（rhizoplast），在普通光学显微镜下基体和根丝体难以区分。经瑞氏染色后，无鞭毛体的胞质被染成淡蓝色，胞核和动基体被染成紫红色。

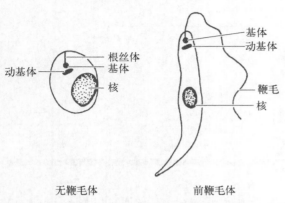

前鞭毛体（promastigote）寄生于白蛉消化道。成熟的虫体呈梭形或长梭形，前端有一根伸出体外的鞭毛，为虫体运动器官。虫体大小为（14.3~20）μm×（1.5~1.8）μm，核位于虫体中部，动基体在前部。基体在动基体之前，鞭毛即由此发出。体外培养时可见活的前鞭毛体运动活泼，鞭毛不停地摆动，常以虫体前端聚集成团，排列成菊花状。体外培养的虫体有时也可见到粗短形前鞭毛体和梭形前鞭毛体，这与虫体的发育程度有关（图7-1）。

图7-1　杜氏利什曼原虫无鞭毛体和前鞭毛体模式图

【生活史】

杜氏利什曼原虫的生活史需要两个宿主，即前鞭毛体寄生在白蛉胃内，是杜氏利什曼原虫的感染阶段。无鞭毛体寄生在人或哺乳动物的巨噬细胞内，是杜氏利什曼原虫的致病阶段。感染方式是白蛉叮刺吸血。

1. 在白蛉体内发育　当雌性白蛉叮刺患者或受感染的动物宿主时，血液或皮肤内含无鞭毛体的巨噬细胞被吸入白蛉胃内，经24h无鞭毛体发育为早期前鞭毛体。此时虫体仍然呈卵圆形，鞭毛开始伸出体外。感染48h后发育为粗短的前鞭毛体或梭形前鞭毛体，体形从卵圆形逐渐变为梭形，此时鞭毛亦由短变长。感染后第3~4天出现大量成熟前鞭毛体，活动力明显增强，并以纵二分裂法繁殖。在数量剧增的同时，虫体逐渐向白蛉前胃、食道和咽部移动。一周后具有感染力的前鞭毛体大量聚集在白蛉口腔及喙，当这种白蛉叮刺健康人或动物时，前鞭毛体即随白蛉唾液进入人或动物体内。

2. 在人体内发育　进入人体或哺乳动物体内的前鞭毛体一部分被中性粒细胞吞噬，另一部分则进入巨噬细胞。前鞭毛体进入巨噬细胞后，逐渐变圆，失去其鞭毛的体外部分，向无鞭毛体期转化。此时巨噬细胞内形成纳虫空泡。无鞭毛体在巨噬细胞内不但可以存活，且能进行分裂繁殖。电镜观察可见无鞭毛体的分裂从新鞭毛轴丝形成和动基体DNA纤丝伸长开始，然后DNA纤丝出现裂隙，细胞核分裂，虫体一侧表膜出现凹陷，新的膜下微管和表膜先后形成，并向细胞内伸入，包绕两个分裂的虫体完成细胞分裂。无鞭毛体在巨噬细胞内的大量繁殖，最终导致巨噬细胞破裂。游离的无鞭毛体又进入其他巨噬细胞，重复上述增殖过程（图7-2）。

体外试验研究证明，前鞭毛体首先黏附于巨噬细胞，再进入该细胞内。黏附的途径可分为两种：一种为配体-受体结合途径，另一种为前鞭毛体吸附的抗体和补体与巨噬细胞表面的Fc或C3b受体结合途径。在调整或封闭这些受体后，可大大减少前鞭毛体与巨噬细胞的结合。黏附后原虫则随巨噬细胞的吞噬活动进入巨噬细胞。前鞭毛体的能动性只增加接触机会，并非它主动入侵巨噬细胞。受感染的巨噬细胞表面，有利什曼原虫抗原存在。前鞭毛体质膜中的分子质量为63kDa的糖蛋白（GP63）系多种利什曼原虫表面抗原的主要成分。GP63具有部分免疫保护作用，用脂化后的GP63免疫动物，可诱导宿主产生抵抗利什曼原虫感染的免疫力。进一步研究发现，GP63是巨噬细胞上C3b受体的配体，利什曼原虫前鞭毛体可通过GP63多肽链上的Arg-Gly-Asp，即所谓的"黏性"序列与巨噬细胞上C3b结合，从而介导前鞭毛体入侵巨噬细胞。前鞭毛体还可从体表脱落一种糖耦合物，称排泄因子（excretory factor，EF）。EF能与巨噬细胞表面结合，从而有助于前鞭毛体侵入巨噬细胞。

目前可以在实验室实现将利什曼原虫的前鞭毛体和无鞭毛体相互转化，但其机制目前尚未完全阐明。

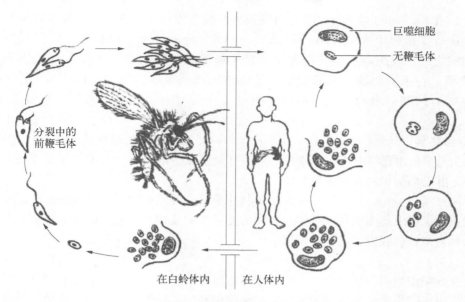

图 7-2 杜氏利什曼原虫生活史示意图

一般认为可能是受微小环境的改变（如 pH、温度等）及原虫所需营养物质和宿主的作用等因素的影响所致。

【致病】

1. **致病机制** 利什曼原虫通过黏附入侵巨噬细胞，在巨噬细胞内阻止吞噬体酸化和吞噬体与溶酶体融合，并形成纳虫空泡。在纳虫空泡中，前鞭毛体发育成无鞭毛体，无鞭毛体大量增殖，最终导致巨噬细胞裂解。利什曼原虫可通过阻断宿主巨噬细胞的信号转导通路以降低细胞免疫功能，还可通过调节细胞因子的产生以逃避机体的免疫杀伤作用。无鞭毛体在巨噬细胞内繁殖，导致巨噬细胞大量破坏和增生。巨噬细胞大量增生主要发生在脾、肝、淋巴结、骨髓等器官，此外，病变区还可出现浆细胞和淋巴细胞大量增生。细胞增生是脾、肝、淋巴结肿大的主要原因，其中脾大最为常见，出现率为 95% 以上，后期则因网状纤维结缔组织增生而变硬。肝脏受损，白蛋白合成减少，再加上由于患者出现肾小球淀粉样变和肾小球内免疫复合物沉积而导致肾功能受损，出现白蛋白排出增加，因此血浆白蛋白减少。由于浆细胞大量增生，导致球蛋白量增加，故可出现白蛋白/球蛋白比例倒置。脾功能亢进，血细胞在脾内大量被破坏，白细胞、红细胞及血小板减少，造成全血细胞性贫血，红细胞计数多在 $2 \times 10^{12}/L$ 以下或更低。此外，免疫性溶血也是产生贫血的重要原因。因全血细胞减少，免疫受损，患者易并发各种感染性疾病，如肺炎等，常可导致患儿死亡。

2. **临床表现** 潜伏期 4~7 个月，最长 11 个月。人体感染后主要引起内脏利什曼病，一些患者出现特殊型临床表现。

（1）内脏利什曼病：典型病例的临床表现是缓慢起病，多为长期不规则发热，病程可达数月，伴脾、肝、淋巴结肿大。脾大（95% 以上）是黑热病的最主要体征。一般在初次发热半月后即可触及，随病程进展而增大。全血细胞减少性贫血也是黑热病的常见症状，在发病初期不明显，但随病程发展而逐渐加重，晚期患者多有严重的贫血，使妇女患者出现闭经表现。患者因全血细胞减少，常发生鼻出血和齿龈出血，并易伴发各种感染性疾病。感染是导致患者死亡的主要原因。近年来合并 HIV 感染的黑热病不断增加，WHO（1996）将该病称为免疫低下的黑热病，全球已有 30 多个国家报道了这种合并感染。患者的临床症状与无合并感染的黑热病相似，但其表现更为严重。患者可产生原虫血症，大大增强了白蛉叮咬后传播利什曼原虫的机会。由于机体免疫系统的全面崩溃和利什曼原虫在体内的广泛寄生，故合并感染 HIV 的黑热病患者预后十分恶劣，病死率高。

（2）特殊类型的黑热病

1）皮肤型黑热病：首先由姚永政等报告在江苏北部地区发现 3 例，20 世纪 50 年代至今已报道 100

余例。根据统计，有 55.0% 的病例为皮肤与内脏损害同时并发，35% 皮肤损害发生在内脏病变消失多年之后，称为黑热病后皮肤利什曼病（post kalaazar dermal leishmaniasis, PKDL），另有 10% 为既无内脏感染，又无黑热病病史的原发患者。皮肤损害主要有 4 种类型：褪色斑、丘疹、斑块/斑样丘疹、结节，多数患者为结节型。在患者面部、四肢或躯干等部位出现许多皮肤结节，结节呈大小不等的肉芽肿，或呈暗色丘疹状。有的酷似瘤型麻风，在结节内可查到无鞭毛体。皮肤型黑热病在我国多出现在平原地区。

2）淋巴结型黑热病（lymph gland visceral leishmaniasis, LGVL）：无黑热病病史，病变局限于淋巴结。临床表现主要是全身多处淋巴结肿大，以腹股沟和股部最多见。淋巴结一般如花生米或蚕豆大小，局部无明显压痛或红肿。淋巴结活检可查见无鞭毛体。

婴儿利什曼原虫（*L. infantum*）过去称为杜氏利什曼原虫婴儿亚种（*L. donovani infantum*），现被证实为独立虫种。该虫种也可引起皮肤利什曼病，表现为皮肤溃疡或结节湿疹样的皮肤损害，并可伴发局部感染。患者以青壮年为主，在我国新疆已有报道。

【免疫】

利什曼原虫在巨噬细胞内寄生和繁殖，其抗原可在巨噬细胞表面表达。宿主对利什曼原虫的免疫应答属细胞免疫，其效应细胞为激活的巨噬细胞，通过细胞内产生的活性氧杀伤无鞭毛体，使含有无鞭毛体的巨噬细胞坏死并清除虫体，这种现象在皮肤利什曼病表现明显。近年研究结果提示，抗体也参与宿主对利什曼原虫的免疫应答。

人体对杜氏利什曼原虫无先天免疫力，但黑热病愈后则可产生稳固的获得性免疫，能够抵抗同种利什曼原虫的再感染。据报道黑热病患者治愈后利什曼素皮内试验（leishmanin intracutaneous test）阳性呈一曲线，20~29 年后达到高峰，以后呈下降趋势，阳性反应可保持 50 余年之久，反应强度并不减弱。可见患者治愈后，可获得终身免疫。

【诊断】

1. 病原学检查　检出病原体即可确诊。应注意与播散型组织胞浆菌病（progressive disseminated histoplasmosis, PDH）鉴别。组织胞浆菌的孢子与利什曼原虫无鞭毛体大小相似，卵圆形，直径 2~4 μm，有较厚荚膜，多累及单核巨噬细胞系统。骨髓涂片所见病原体与利什曼原虫相似，但无动基体类似结构。可用真菌培养法或组织胞浆菌皮内试验来确定诊断。临床诊断还需与儿童白血病、恶性组织细胞病（恶性组织细胞增生症）、恶性淋巴瘤、再生障碍性贫血等进行鉴别。

（1）穿刺检查

1）涂片法：以骨髓穿刺涂片法最为常用。以髂骨穿刺简便安全，原虫检出率为 80%~90%。淋巴结穿刺多选肿大的淋巴结，如腹股沟、肱骨上滑车、颈淋巴结等，检出率约在 46%。也可作淋巴结活检。脾脏穿刺检出率较高，达 90%~99.3%，但不安全，一般少用或不用。

2）培养法：用无菌方法将上述穿刺物接种于 NNN 培养基（Novy-McNeal-Nicolle medium），置 22~25℃温箱内。约 1 周后，若在培养物中查见运动活泼的前鞭毛体，即可判为阳性结果。

3）动物接种法：把穿刺物接种于易感动物（如金地鼠，BALB/c 小鼠等）体内，1~2 个月后，取肝、脾作印片涂片，瑞氏染液染色镜检。

（2）皮肤活组织检查：在皮肤病变处用消毒针头刺破皮肤，取少许组织液，或用手术刀刮取少许组织作涂片，染色镜检。该法适合于皮肤型患者。

2. 免疫学检查

（1）抗体检测：ELISA、IHA、CIEP、IFAT 以及 rk39 免疫层析试纸条法（dipstick）等均可采用。采用免疫层析法将利什曼原虫重组抗原 rk39 制备成 dip-stick 试纸条，用于内脏利什曼病的诊断，阳性率高达 100%。该法简便易行、携带方便，操作易行，2~5 min 内即可得到结果。

（2）循环抗原检测：单克隆抗体-抗原斑点试验（McAb－AST）诊断黑热病的阳性率可达 97.03%，假阳性率仅 0.2%，且敏感性、特异性、重复性均较好，并具有简易可行，仅需微量血清等优点。该法还具有确定现行感染和考核疗效的优点。

3. 分子生物学方法　特别适合于合并 HIV 感染的黑热病的诊断。

（1）PCR：PCR 的方法包括普通 PCR、巢式 PCR 和实时荧光定量 PCR 等，已广泛应用于利什曼原虫 DNA 的检测，具有灵敏度高、特异性好、检测迅速等优点，并且还可进行虫株鉴定。常检测利什曼原虫 *kDNA*、*ITS1*、*SSUrRNA*、*HSP70* 等基因。

（2）环介导等温扩增检测（loop-mediated isothermal amplification，LAMP）和核酸分子杂交等：这些方法简单、快速、灵敏度高，也可用于利什曼原虫的检测。

【流行】

黑热病在世界上分布很广，主要流行于非洲、南美洲、亚洲、地中海和中东等地区，其中巴西、印度、肯尼亚、苏丹和南苏丹等地流行情况较严重。在亚洲主要流行于印度、中国、孟加拉国和尼泊尔等国家。据 WHO 统计，2018 年全世界有 83 个国家或地区有黑热病的流行或报道，估计每年新发病例达到 3 万人。在我国，1949 年以前黑热病流行广泛，疫区范围包括山东、河北、河南、江苏、安徽、陕西、甘肃、新疆、宁夏、青海、四川、山西、湖北、辽宁、内蒙古及北京等省（自治区、直辖市）。据 1951 年调查估计全国共有 53 万黑热病患者，之后开展了大规模防治工作，取得了显著的效果，大部分流行区得到控制。近年来，黑热病主要发生在新疆、内蒙古、甘肃、四川、陕西、山西等 6 个省（自治区）。据 20 世纪 90 年代调查资料，上述 6 个省（自治区）尚有 43 个县为黑热病流行县。新疆和内蒙古都有黑热病自然疫源地存在，甘肃以陇南市的文县、武都和舟曲的患者为多，四川省黑热病散发于川北的汶川、九寨沟、茂县、理县、北川和黑水等 6 县（市）。上述地区犬的感染率都很高，是主要传染源。2004～2016 年全国 24 个省（自治区、直辖市）共报告黑热病病例 4 448 例，平均每年发病人数为 342 例左右，其中以新疆、甘肃和四川的患者最多，约占全国报告病例的 95.6%。

根据传染来源不同，黑热病在流行病学上可大致分为三种不同的类型：人源型、犬源型和自然疫源型。

1. 人源型　又称为平原型，多见于平原地区，分布在黄淮地区的苏北、皖北、鲁南、豫东以及冀南、鄂北、陕西关中和新疆南部的喀什等地。主要在人群中分布，患者以青少年为主，婴儿少，病犬也少。患者为主要传染源，传播媒介为家栖型中华白蛉（*Phlebotomus chinensis*）和新疆长管白蛉（*P. longiductus*）。这些地区黑热病已被控制，近年未再发现新病例。

2. 犬源型　又称为山丘型，多见于山丘地区，分布于甘肃、青海、宁夏、川北、陕北、冀东北、辽宁和北京市郊各县。患者散在分布，绝大多数患者为儿童，婴儿的感染率较高，成人很少患病。犬为主要传染源，感染率较高。传播媒介为近野栖型中华白蛉。这类地区为我国目前黑热病主要流行区。

3. 自然疫源型　又称为荒漠型，多分布于新疆和内蒙古的某些荒漠地区。患者主要是婴幼儿，2 岁以下患者占 90% 以上。进入这类地区的外地成人常患淋巴结型黑热病，病例散发，传染源可能是野生动物。传播媒介为野栖蛉种，主要是吴氏白蛉（*P. wui*），其次为亚历山大白蛉（*P. alexandi*）。动物宿主为野生动物。

【防治】

在黑热病流行区采取查治患者、杀灭病犬和消灭传播媒介白蛉的综合防治措施，效果较好。

1. 预防

（1）杀灭病犬：对病犬应做到定期查犬、早发现、早捕杀，捕杀病犬是犬源型黑热病流行区防治工作中的关键。

（2）传播媒介的防制：消灭传播媒介白蛉，加强个人保护，防止白蛉叮咬。必须根据白蛉的生态习性，因地制宜地采取适当的对策。同时应加强个人防护，正确使用防蛉设施，如纱窗、纱门、蚊帐、灭蛉器、驱避剂等，防止白蛉叮咬。疫区内可用杀虫剂对人口居住集聚地和发病较集中的村落进行溴氰菊酯（12.5～25 mg/m²）滞留喷洒灭蛉，可有效阻断传播途径。

2. 治疗　五价锑剂葡萄糖酸锑钠，国产制剂为葡萄糖酸锑钠（stibiihexonas），疗效较好。对于少数经锑剂反复治疗无效的患者，可用戊脘脒（pentamidine）或二脒替（stilbamidine）等芳香双脒剂治疗，或和五价锑合并使用，效果更佳。

米替福斯（miltefosine）是新开发的口服药。化学名为十六烷基磷酸胆碱，实验证明在体内外对利什曼原虫均有杀灭作用，并能对 T 细胞和巨噬细胞具有免疫调节和使白细胞及血小板上升等作用。临床使用证实本品对黑热病具有良好疗效。

（何金蕾　陈建平）

第二节　锥　虫

锥虫属于锥体虫科锥虫属（*Trypanosoma*）。寄生于人体的锥虫主要有布氏冈比亚锥虫（*Trypanosoma brucei gambiense* Dutton, 1902）、布氏罗得西亚锥虫（*T. b. rhodesiense* Stephens & Fantham, 1910）和枯氏锥虫（*Trypanosoma cruzi* Chagas, 1909）。前两种又称非洲锥虫，可致非洲锥虫病（African trypanosomiasis），也称睡眠病（sleeping sickness）；后者是美洲锥虫，是美洲锥虫病（American trypanosomiasis）或称恰加斯病（Chagas disease）的病原体。

一、布氏冈比亚锥虫与布氏罗得西亚锥虫

布氏冈比亚锥虫与布氏罗得西亚锥虫同属布氏锥虫复合体（*Trypanosoma brucei* complex），是人体涎源性锥虫，其媒介昆虫是舌蝇（又称采采蝇）。冈比亚锥虫分布于西非和中非靠近河边的环境中，而罗得西亚锥虫分布于东非的大草原上。两种锥虫在形态、生活史、致病及临床表现有共同特征。

【形态与生活史】

两种锥虫在人体内寄生的阶段为锥鞭毛体（trypomastigote）。根据其形态可分为细长型、中间型和粗短型三种类型。细长型大小为（20~40）μm×（1.5~3.5）μm，前端较尖细，有一游离鞭毛可长达 6 μm，动基体位于虫体后部近末端。粗短型大小为（15~25）μm×3.5 μm，游离鞭毛短于 1 μm，或鞭毛不游离，动基体位于虫体近后端。锥鞭毛体有 1 个细胞核位于虫体中央，动基体呈腊肠型内含 DNA，一端常生出细而长的线粒体。鞭毛起自基体，伸出虫体后，与虫体表膜相连。当鞭毛运动时，表膜伸展，即成波动膜（图 7-3）。经吉姆萨染色或瑞氏染色后，锥鞭毛体胞质和波动膜呈淡蓝色，胞核呈红色或紫红色，动基体为点状深红色，胞质内有深蓝色的异染质颗粒。

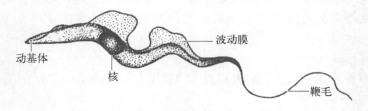

图 7-3　锥鞭毛体细长型模式图

生活史包括在人或哺乳动物体内和在舌蝇体内这两个阶段。在人体内寄生阶段的虫体为锥鞭毛体，病程的早期存在血液、淋巴液内，晚期可侵入脑脊液。在三型锥鞭毛体中，仅粗短型对舌蝇具有感染性。舌蝇吸入含锥鞭毛体的血液，在中肠内粗短型进行繁殖，并转变为细长的锥鞭毛体，以二分裂法增殖。约在感染 10 天后，锥鞭毛体从中肠经前胃到达下咽，然后进入唾液腺，附着于细胞上，并转变为上鞭毛体（epimastigotes）。最后转变为循环后期锥鞭毛体（metacyclic trypomastigotes），对人具感染性。当这种舌蝇刺吸人或哺乳动物血时，循环后期锥鞭毛体随舌蝇涎液进入宿主皮下组织，转变为细长型，繁殖后进入血液（图 7-4）。

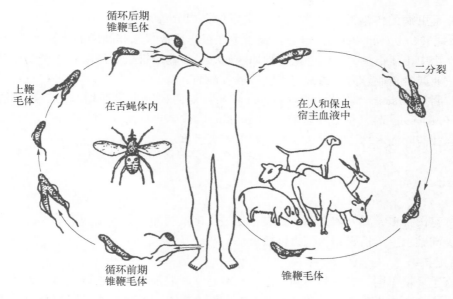

图 7-4 布氏冈比亚锥虫生活史示意图

【致病与诊断】

病程数月至数年。罗得西亚锥虫病呈急性过程，病程为 3~9 个月。有些患者在中枢神经系统未受侵犯以前，即已死亡。锥虫侵入人体后的病理过程和临床表现包括：

1. 初发反应期 患者被舌蝇叮咬后，锥鞭毛体在局部增殖，引起由淋巴细胞、组织细胞、少数嗜酸性粒细胞和巨噬细胞组成的细胞浸润，导致局部红肿，称锥虫下疳（trypanosomal chancre）。锥虫下疳约在感染后第 6 天出现，初为结节，以后肿胀，形成硬结，有痛感，约 3 周后消退。

2. 血淋巴期 感染后 5~12 天，血中出现锥虫，虫血症高峰可持续 2~3 天。患者表现为发热、头痛、关节痛、肢体痛等症状。锥虫进入血液和组织间淋巴液后，出现全身淋巴结肿大，淋巴结中的淋巴细胞、浆细胞和巨噬细胞增生。颈后三角部淋巴结肿大（Winterbottom 征）是冈比亚锥虫病的特征。患者还可出现深部感觉过敏（Kerandel 征）、脾充血肿大、心肌炎、心外膜炎及心包积液等。

3. 脑膜脑炎期 锥虫侵入中枢神经系统可在发病后几个月或数年才出现。锥虫入侵后发生弥漫性软脑膜炎，脑皮质充血和水肿，神经元变性，胶质细胞增生。患者主要表现为个性改变、无欲状态，以后出现异常反射、深部感觉过敏、共济失调、震颤、痉挛、嗜睡，最后昏睡。部分患者伴有精神症状，如易怒、焦虑、狂躁、暴力等。

病原学检查：取患者血液做成厚薄血膜涂片染色镜检是查找病原体较好的方法。当血中虫数多时，锥鞭毛体以细长型为主，血中虫数因宿主免疫反应而下降时，则以粗短型居多。淋巴液、脑脊液、骨髓穿刺液、淋巴结穿刺物也可涂片检查。此外，运用 ELISA 检测血液中抗原或抗体，运用 PCR 对锥虫 DNA 片段进行扩增等也可作为辅助诊断的方式。

【流行与防治】

冈比亚锥虫病主要流行于舌蝇分布的 36 个撒哈拉以南的非洲国家，其中布氏冈比亚锥虫见于非洲西部和中部的 24 个国家，而布氏罗得西亚锥虫可见于非洲东部和南部的 13 个国家，乌干达是唯一一个两种锥虫都有分布的国家。在报道的所有非洲锥虫病病例中，95%~97% 的病例由布氏冈比亚锥虫引起，仅有3%~5% 的病例由布氏罗得西亚锥虫引起。随着防控工作的展开，2009 年报告的病例数 50 年来首次降至 1万以下（9 878 例），2014 年报告的病例数减少到 3 796 例，2016 年进一步减少到 2 184 例，2019 年报告的病例数已不足 1 000 例。因此 WHO 将消除非洲锥虫病的目标定为 2020 年，并计划在 2030 年阻断其传播（零病例）。我国没有锥虫病的流行，但需注意防控输入性病例。

冈比亚锥虫病的主要传染源为患者及带虫者。牛、猪、山羊、绵羊、犬等动物可能是储存宿主。主要传播媒介为须舌蝇（Glossina palpalis、G. tachinoides、G. fuscipes），这类舌蝇在沿河边或森林的稠密植物地带滋生。罗得西亚锥虫病的传染源为动物及人，主要传播媒介为刺舌蝇（*G. morsitans*）、淡足舌蝇（*G. pallidipes*）及丝舌蝇（*G. swynnertoni*）。这类舌蝇滋生在东非热带草原和湖岸的矮林地带及植物丛林地带，嗜吸动物血，在动物中传播锥虫，人因进入这种地区而感染。非洲锥虫病的易感人群为生活在流行区，并依赖于农业、畜牧业或狩猎业等为生的最有可能接触舌蝇的人群。

治疗药物苏拉明（suramin）和喷他脒（pentamidine）对两种锥虫早期均有效。有中枢神经系统症状可使用美拉胂醇（melarsoprol）、依氟鸟氨酸（eflornithine）或硝呋莫司（nifurtimox）治疗。改变媒介昆虫舌蝇的滋生环境，如清除灌木林，喷洒杀虫剂能有效消灭舌蝇。

二、枯氏锥虫

枯氏锥虫又称克氏锥虫，属人体粪源性锥虫，是枯氏锥虫病即美洲锥虫病的病原体，主要分布于南美和中美，故又称美洲锥虫。传播媒介为昆虫锥蝽。

【形态与生活史】

枯氏锥虫因寄生环境不同，有三种不同形态：无鞭毛体、上鞭毛体和锥鞭毛体。无鞭毛体寄生于组织细胞内，圆形或椭圆形，大小为 2.4~6.5 μm，具有核和动基体，无鞭毛或有很短鞭毛。上鞭毛体存在于锥蝽的消化道内，纺锤形，大小为 20~40 μm，动基体在核的前方，游离鞭毛自核的前方发出。锥鞭毛体存在于宿主血液或锥蝽的后肠内（循环后期锥鞭毛体），大小为（11.7~30.4）μm×（0.7~5.9）μm。游离鞭毛自核的后方发出。在血液内，外形弯曲如新月状。

生活史包括在人体或多种哺乳动物如狐、松鼠、犬、猫、家鼠等和昆虫锥蝽体内两个阶段。锥蝽为传播媒介，当锥蝽自人体或哺乳动物吸入含有锥鞭毛体的血液后，锥鞭毛体在锥蝽肠道内发育和增殖，经无鞭毛体、球鞭毛体和上鞭毛体，最后发育为循环后期锥鞭毛体，为枯氏锥虫的感染阶段。当受感染的锥蝽再次吸血时，循环后期锥鞭毛体随锥蝽粪便经皮肤伤口或黏膜进入人体。侵入局部的锥鞭毛体进入末梢血液或附近的网状内皮细胞，转变为无鞭毛体，进行增殖，形成假包囊（即充满无鞭毛体的细胞）。约 5 天后，一部分无鞭毛体转变为锥鞭毛体，锥鞭毛体破假包囊而出，进入血液，再侵入新的组织细胞。此外，宿主还可通过输血、母乳、胎盘或食入被传染性锥蝽粪便污染的食物而感染（图 7-5）。

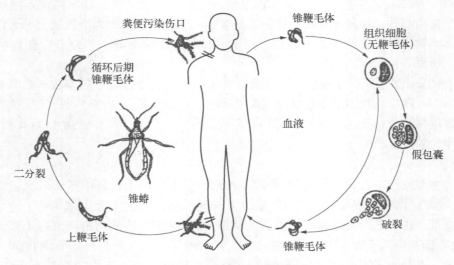

图 7-5　枯氏锥虫生活史示意图

【致病与诊断】

无鞭毛体是枯氏锥虫在人体内的主要致病阶段。经皮肤黏膜感染者，潜伏期 1~2 周，经输血感染者可长达数月。致病过程分急性期和慢性期。

1. 急性期 锥虫侵入部位的皮下结缔组织出现炎症反应，叮咬局部出现结节，称为美洲锥虫肿（chagoma）。如侵入部位在眼结膜，则出现一侧性眼眶周围水肿、结膜炎及耳前淋巴结炎［罗马纳（Romana）征］。这两种体征的病变都是以淋巴细胞浸润和肉芽肿为特点。锥虫侵入组织后的主要临床表现为头痛、倦怠、发热、广泛的淋巴结肿大以及肝脾肿大，还可出现呕吐、腹泻或脑膜炎症状。心脏症状为心动过缓、心肌炎等。此期持续 4~5 周，大多数患者可自急性期恢复，病程进入隐匿期，有些患者则转为慢性期。

2. 慢性期 常出现在感染后 10~20 年，主要病变为心肌炎，食管与结肠出现肥大和扩张，继之形成巨食管和巨结肠。巨食管和巨结肠是本病重要的临床表现。心脏病变是慢性期最常见的后遗症和致死原因。在慢性期，血中及组织内很难找到锥虫。

病原学检测：在急性期，血中锥鞭毛体数量多，可以采用血涂片。在隐匿期或慢性期，血中锥虫少，可用动物接种诊断法，用人工饲养的锥蝽幼虫吸受检者血，10~30 天检查锥蝽幼虫肠道内有无锥虫。此外，可采用免疫学或分子生物学方法进行辅助诊断。

【流行与防治】

枯氏锥虫病主要流行于中美洲和南美洲农村地区。枯氏锥虫可寄生于多种哺乳动物，如狐、松鼠、食蚁兽、犰狳、犬、猫、家鼠等，因此本病属于自然疫源性疾病和人兽共患寄生虫病。据 WHO 估计，目前全世界有 600 万~700 万人感染了枯氏锥虫。在 2005 年 WHO 将枯氏锥虫病认定为被忽视的热带病之一，这有利于各国对该病的认识和制定相应的防控措施。枯氏锥虫病可用硝呋莫司和苯硝唑（benznidazole）进行治疗，感染早期治疗效果好，随着感染时间的增长治疗效果降低。综合防治措施包括改善居住条件和房屋结构，减少锥蝽在室内的滋生，可采用杀虫剂滞留喷洒方法杀灭室内锥蝽。

（何金蕾 陈建平）

第三节 蓝氏贾第鞭毛虫

蓝氏贾第鞭毛虫（*Giardia lamblia* Stile，1915），简称贾第虫，寄生在人体小肠。1681 年荷兰学者列文虎克（Leeuwenhoek）在一次偶发腹泻期间用显微镜检查自己的粪便，发现其滋养体。感染蓝氏贾第鞭毛虫后，患者主要症状为腹泻，因而该虫被认为是腹泻的常见病因。目前，蓝氏贾第鞭毛虫已成为全球第三大腹泻病原体，每年报告的病例超过 3 亿，在 5 岁以下的儿童腹泻中发病率仅次于轮状病毒和隐孢子虫。贾第虫病（giardiasis）已被列为全世界危害人类健康的十种主要寄生虫病之一，其流行与饮水卫生以及宿主免疫状态都相关，因此也是一种机会性寄生虫病。

【形态】

蓝氏贾第鞭毛虫生活史有滋养体和包囊两个阶段。

1. 滋养体 是其营养和繁殖的重要阶段。呈倒置的梨形，前端宽圆，后端尖细，两侧对称。长 10~20 μm，宽 5~15 μm，厚 24 μm。背面呈拱形隆起，腹面凹陷，腹面前半部有吸盘 1 个，分左右两叶，为固定器官，吸盘中线两侧各有 1 个卵圆形细胞核，每个细胞核中有 1 个颗粒样核仁。两核之间的基体（basal body）发出 4 对鞭毛（前侧鞭毛、后侧鞭毛、腹鞭毛和尾鞭毛）。1 对前侧鞭毛分别从对侧吸盘的基体发出，从虫体的前侧面伸出体外，其余 3 对发出后在两核间沿轴柱分别向虫体后两侧、腹侧和尾部伸出体外。

鞭毛摆动使滋养体呈螺旋形运动，并形成黏附肠上皮细胞的吸力。1 对深染钩状中体（median body）位于吸盘之后，为贾第虫属所特有，其形态特征是鉴别蓝氏贾第鞭毛虫的重要结构。观察活滋养体时可见虫体外形和活动状态，8 根鞭毛绕着虫体长轴摆动，运动活跃，典型运动如落叶飘动。

2. 包囊 成熟包囊是其感染阶段。呈卵圆形，大小为（8~12）μm×（7~10）μm，囊壁较厚、光滑、无色、不透明，在囊壁与细胞质之间通常可见空隙，囊内有 2 套细胞器。染色标本中显示 2~4 个核、中体以及鞭毛轴丝，双核包囊为未成熟包囊，四核包囊为成熟包囊。活包囊内可见来回滚动的虫体以及细胞核和中体（图7-6）。

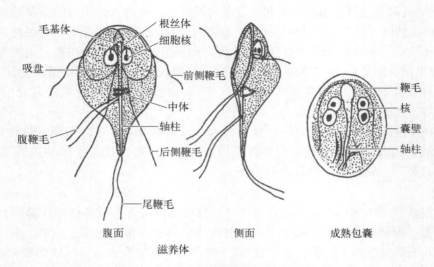

图 7-6　蓝氏贾第鞭毛虫滋养体和包囊模式图

【生活史】

生活史简单，包括滋养体和包囊两个阶段。人或动物摄入被包囊污染的饮水或食物而被感染。包囊进入人体后在十二指肠脱囊形成 2 个滋养体，滋养体主要寄生在十二指肠或小肠上段。滋养体以腹面吸盘吸附在小肠上皮细胞表面，通过表膜吸收宿主半消化物质作为营养来源，以纵二分裂方式进行繁殖。当滋养体落入肠腔，随肠内容物到达结肠，在初级胆盐和 pH 升高的作用下，虫体鞭毛缩短，细胞质浓缩，分泌一层厚的透明囊壁形成包囊，包囊随成形或半成形的粪便排出体外。如患者腹泻时，因肠蠕动加强，滋养体也可随稀便排出体外。1 次腹泻粪便含数十亿个滋养体，排出的滋养体在外环境很快死亡，无感染性。包囊含有坚韧囊壁可使虫体免受化学和物理因素的影响，对外界抵抗力强。在水中和温度较低环境中可存活数天至 1 个月之久。

【致病】

1. **致病机制**　目前认为蓝氏贾第鞭毛虫感染后会导致肠上皮细胞凋亡、肠黏膜受损、肠绒毛萎缩或刷状缘微绒毛缩短、肠屏障功能障碍、双糖酶缺乏，诱导宿主免疫反应导致肠通透性增加和改变肠道菌群等。感染后的临床表现取决于虫体数量、致病力、人体胃肠环境和免疫状态。

（1）虫株的致病力：包囊感染人体后能否发病与虫株的致病力密切相关。不同虫株具有不同的致病力，如 GS 株的致病力较强；而 ISR 株的致病力较弱。此外，用 GS 株的两个表达不同表面抗原的克隆株感染志愿者后，也显示出不同的致病力。

（2）宿主的免疫力：免疫缺陷、丙种球蛋白缺乏、sIgA 抗体缺乏、年老体弱和儿童等免疫力低下的人群不仅对蓝氏贾地鞭毛虫易感，而且感染后临床表现较严重。胃肠道分泌的 IgA 抗体与宿主体内蓝氏贾地鞭毛虫的清除有关，而蓝氏贾地鞭毛虫滋养体分泌的蛋白酶可降解 IgA，有利于虫体在宿主小肠内寄生和繁殖。因此，当局部胃肠道分泌的 IgA 水平低下或缺乏时，易感染蓝氏贾地鞭毛虫。

（3）二糖酶和乳糖酶的降低：动物实验表明当二糖酶降低时，滋养体可直接损伤小鼠的肠黏膜细胞，造成小肠微绒毛变短，甚至扁平，提示二糖酶水平降低是小肠黏膜病变加重的原因之一，是造成腹泻的重要因素。另外，在滋养体数量多时，刷状缘乳糖酶水平降低，这也提示微绒毛损害与虫体数量成正比。

（4）其他：蓝氏贾第鞭毛虫滋养体对小肠黏膜表面的覆盖，吸盘对黏膜的机械性损伤，虫体分泌物和代谢产物对肠黏膜微绒毛的化学性刺激，以及虫体与宿主竞争基础营养等因素均可影响肠黏膜的吸收功能，导致维生素 B_{12}、乳糖、脂肪和蛋白质吸收障碍。营养吸收障碍可导致渗透活性分子在肠腔堆积，使肠腔内渗透压增高，是造成腹泻的原因之一。

2. 病理组织学改变 小肠黏膜呈现典型的卡他性炎症病理组织学改变。固有层可见中性粒细胞和嗜酸性粒细胞浸润，绒毛变粗、变短，上皮细胞坏死等，这些病理改变是可逆的，治疗后即可恢复。

3. 临床表现 蓝氏贾第鞭毛虫感染的临床表现可分为无症状感染（占感染者 50%~75%）、急性贾第虫病和慢性贾第虫病。患者潜伏期 1~2 周，最长可达 45 天。儿童发病率高于成人。

（1）急性贾第虫病：常出现腹痛、腹泻（脂肪泻）、厌食、恶心、胃肠胀气、疲倦或全身不适，粪内偶见黏液，极少带血。急性症状通常在 2~4 周内消退，幼儿病程可持续数周或数月，出现吸收不良、衰弱和体重下降。

（2）慢性贾第虫病：急性贾第虫病患者未得到及时治疗，可转为慢性期。慢性期患者比较多见，周期性排稀便、较臭，病程可达数年而不愈。严重感染病儿，因病程长，导致营养吸收不良，影响生长发育。蓝氏贾地鞭毛虫偶可侵入胆道系统，引起胆囊炎或胆管炎。

【免疫】

非特异性和特异性免疫反应在控制蓝氏贾第鞭毛虫数量上均有重要作用。乳汁内的游离脂肪酸、肠蠕动及肠黏膜本身的特殊结构等非特异性免疫对蓝氏贾地鞭毛虫感染均有一定程度的防御作用。

宿主的体液免疫和细胞免疫效应对蓝氏贾地鞭毛虫均有不同程度的保护作用。体液免疫效应最为明显，感染 14 天大多数感染者可发现抗体，所有感染者血清抗体均阳性。在空肠液中可发现抗蓝氏贾地鞭毛虫 IgA 抗体，治愈后数周血清 IgM 抗体下降，而 IgG 抗体可持续 6 周。血内特异性的 IgG 和 IgM 抗体通过补体（C1 和 C9）依赖的细胞毒作用可杀死滋养体；肠道内特异性 sIgA 对虫体有清除作用；受染母亲乳汁内特异性 IgG 和 IgA 对婴儿有保护作用。宿主体内的细胞免疫反应可能是通过 T 细胞-抗体依赖性免疫反应介导的。

近来蓝氏贾第鞭毛虫表面蛋白变异现象备受关注，平均 6~13 代就可发生一种表面抗原（富半胱氨酸表面蛋白）改变，称变异体特异性表面蛋白（variant specific surface proteins, VSP）。在感染 14 天蓝氏贾地鞭毛虫出现初期表面抗原变异，有助于蓝氏贾地鞭毛虫抵抗肠蛋白酶的活性。宿主 sIgA 不能识别新表达的表面蛋白，致使虫体逃避免疫杀伤作用。抗原变异有利该虫的持续和重复感染。

【诊断】

1. 病原学检查 找到滋养体或包囊都可确诊。粪便检查是一种简单而可靠的方法，因每天排囊量差异很大，仍容易漏诊，应隔日多次收集粪便检查。

（1）滋养体检查：常用生理盐水涂片法，在急性患者的稀便中可以查到滋养体。因滋养体对外界抵抗力低，取样后需立即送检。用十二指肠液检查滋养体，阳性率高，特别是对粪检阴性、疑似贾第虫病者可考虑该法。此外，对十二指肠标本活检，采用吉姆萨染色也可查见滋养体，但临床上较为少用。

（2）包囊检查：用碘液染色，可在带虫者或慢性患者的成形粪便中查到包囊，必要时也可用三色染色或铁苏木素染色查包囊。

2. 免疫学检查

（1）检查抗原：单克隆抗体-ELISA、免疫荧光和 CIEP，敏感性、特异性较高。

（2）检查抗体：主要采用 ELISA，包被滋养体或包囊抗原，查患者血清中抗体，阳性率可达 80%。IgM 或 IgA 提示近期感染，在流行区，患者 IgM 阳性，治愈后迅速下降，具有诊断价值。但对无症状包囊携带者检出率欠佳。IgG 检测常用于流行病学现场调查。

近年来分子生物学的检测方法也得到了发展，为蓝氏贾地鞭毛虫的快速诊断提供了基础，目前使用较多的方法包括：PCR、荧光定量 PCR、多重 PCR 和 LAMP 法等。

【流行】

蓝氏贾第鞭毛虫易于传播，呈世界分布，以热带和亚热带地区多见。据 WHO 估计全世界蓝氏贾地鞭毛虫感染率为 1%~20%，经济不发达和环境卫生差的地区人群感染率高达 10%~20%。儿童、年老体弱者、旅游者、免疫功能低下者及男同性恋者尤为易感，艾滋病合并蓝氏贾地鞭毛虫感染者病情严重，常导致死亡。1988~1991 年我国首次在全国范围内进行了蓝氏贾第鞭毛虫感染的调查，结果显示 30 个省（自治区、直辖市）均有包囊检出，以新疆、西藏、河南最高，平均患病率为 2.52%。2014 年在湖北和广西的抽样调查显示蓝氏贾地鞭毛虫的人群感染为 1.72%，感染率与 20 世纪 90 年代比有所降低。

贾第虫病传染源主要是粪便内含成熟包囊的慢性患者、带虫者和保虫宿主，包囊对人有高度感染性，感染者一次粪便中可排出 4 亿个包囊，一昼夜排包囊数可高达 9 亿。本病主要通过饮用被包囊污染的饮水和人—人传播，通过食物传播比较少见，具散发感染和暴发流行特点。散发感染来自污染的食物，以及接触感染者和宠物；暴发流行主要发生于水源污染和集体生活儿童。污水泄漏或饮水处理不当易造成暴发流行，蓝氏贾地鞭毛虫是水传播疾病中最常见的病原体。

在流行区蓝氏贾第鞭毛虫宿主特异性低，有多种保虫宿主，如海狸、麝香鼠、犬和羊等常被感染，其中海狸似乎是主要传染源，每天可排出数百万包囊并持续数月之久。包囊对外界抵抗力强，在低温下生存时间较长。包囊在 4℃ 可存活 2 个月以上；在 8℃ 和 12℃ 自来水中分别可存活 5 周和 20 天；在 37℃ 水中还能存活 4 天；但 50℃ 可杀死包囊。加氯消毒饮水和游泳池水均不能杀死包囊。2.5%（0.17 mol/L）苯酚可杀死包囊。

【防治】

控制蓝氏贾第鞭毛虫感染和流行，主要从公共卫生和个人防护两个方面进行。

消除传染源以积极治疗患者和带虫者为主，常用的治疗药物为甲硝唑、替硝唑和阿的平等。切断传播途径，应加强人和动物宿主的粪便管理，防止水源污染，搞好环境卫生、饮食卫生和个人卫生；加强水源监测，从 2014 年起我国已将蓝氏贾地鞭毛虫列为居民饮用水的必检指标。保护易感人群，蓝氏贾第鞭毛虫在人群中普遍易感，儿童和免疫功能低下者尤其易感，应防止蓝氏贾地鞭毛虫感染。

（何金蕾　陈建平）

第四节　阴道毛滴虫

1836 年邓恩（Donne）已在女性阴道和男性泌尿生殖道分泌物中发现并描述了阴道毛滴虫，此后很长时间内滴虫被认为是无害共生生物，直到 20 世纪早期其致病性才被确认。阴道毛滴虫（*Trichomonas vaginalis* Donne，1837）寄生在女性阴道，以及男性尿道、附睾和前列腺，引起滴虫病（trichomoniasis），以性传播为主。

【形态】

阴道毛滴虫滋养体的大小因其来源和分裂时间不同而异，一般长 4~32 μm，宽 2~17 μm，平均大小为 10 μm×7 μm，典型虫体呈梨形，其表面常有微丝状伪足，可能与黏附作用有关。虫体前端有一大泡状细胞核，胞核上缘有 5 个毛基体（basal body），由毛基体发出 5 根鞭毛，4 根前鞭毛，长度相等；1 根后鞭毛向后，呈波浪状，嵌入波动膜（undulating membrane）内，位于虫体外缘，与波动膜等长，通过波动膜与虫体相连。波动膜是胞质延展形成的膜状物，由虫体前端向后延伸，约占虫体外缘的 1/2。波动膜基部有一条肋状结构。鞭毛和波动膜是阴道毛滴虫的运动细胞器。轴柱（axostyle）起源于虫体前端，由微管组成，向后延伸贯穿虫体，从虫体后端伸出体外。阴道毛滴虫属厌氧性寄生虫，无线粒体，但有许多氢化酶体（hydrogenosome，内含丙酮酸合成酶和氢化酶），其形态与功能和线粒体相似，沿轴柱和肋分布。肋的存在和轴柱旁氢化酶体的排列是鉴别阴道毛滴虫与其他滴虫的主要特征（图 7-7）。活的滋养体无色透明，运动活泼，借鞭毛和波动膜摆动。

虫体呈现特有的旋转运动。条件不佳或衰老时，虫体变圆，胞质内出现大量折光颗粒，甚至有空泡形成。

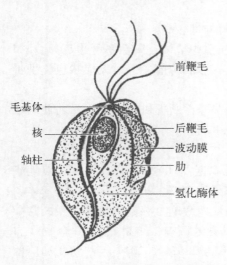

前鞭毛

毛基体

核

轴柱

后鞭毛

波动膜

肋

氢化酶体

图 7-7　阴道毛滴虫滋养体模式图

【生活史】

阴道毛滴虫生活史简单，仅有滋养体阶段，无包囊阶段。滋养体既是致病阶段，又是感染阶段。在女性，滴虫主要寄生在阴道（后穹隆最多见），偶可侵入尿道、膀胱、尿道旁腺及前庭大腺；在男性，寄生在尿道、前列腺，也可侵及睾丸、附睾和包皮下组织。滴虫通过细胞膜吸收可溶性营养物质，具有吞噬作用，以细菌、白细胞、红细胞和黏液为食。阴道毛滴虫滋养体以纵二分裂繁殖，增殖的最适 pH 为 5~6。由于滋养体对外界抵抗力强，所以除直接接触传播外，还可通过间接接触传播。

【致病】

1. 致病机制　阴道毛滴虫的致病力随虫株毒力及宿主生理状态而变化。正常女性阴道中，乳酸杆菌能酵解阴道上皮细胞内糖原，产生大量乳酸，使阴道 pH 维持在 3.8~4.4，从而抑制细菌和阴道毛滴虫的生长繁殖。而阴道毛滴虫寄生在阴道时，破坏乳酸杆菌，并与乳酸杆菌竞争消耗糖原，影响乳酸生成，使阴道内环境趋向中性或偏碱性，有利于细菌的增长，为阴道毛滴虫感染和致病创造条件。细菌（链球菌、类白喉菌）的增殖进一步使阴道 pH 趋于碱性，使症状更加复杂。妊娠、月经后，或卵巢功能减退者，由于阴道 pH 接近中性，也有利于阴道毛滴虫的感染和繁殖。此外，阴道毛滴虫寄生可改变阴道子宫颈微环境，使阴道毛滴虫向上移行，引起上生殖道感染。

研究发现，阴道毛滴虫在接触到阴道上皮细胞后，与上皮细胞的特异性受体结合，平铺于上皮细胞表面，并形成伪足插入细胞间隙，与上皮细胞紧密黏附，在两细胞间形成微环境。阴道毛滴虫分泌酸性水解酶，破坏上皮细胞；释放活性成孔蛋白，使上皮细胞破裂。阴道毛滴虫细胞膜与上皮细胞膜结合后，激活了阴道毛滴虫膜收缩蛋白酶，可降解上皮细胞的膜收缩蛋白，导致上皮细胞的细胞骨架裂解。此外，阴道毛滴虫也可直接蚕食上皮细胞，通过其溶酶体中的酶降解上皮细胞。阴道内镜观察，50%患者阴道黏膜有微量出血。在感染者活检标本中可见阴道毛滴虫黏附部位阴道黏膜微小溃疡，可能与阴道毛滴虫分泌毒素和细胞剥落因子，以及虫体的机械性黏附作用和吞噬活动有关。阴道毛滴虫致病还依赖于虫株毒力，感染毒性弱的虫株大多无临床症状，称带虫者；感染毒性强的虫株可引起明显症状。

2. 临床表现　潜伏期 3~28 天。大多数虫株的致病力较低，许多妇女感染后，无临床症状或症状不明显；一些虫株则可引起明显的阴道炎，表现为阴部瘙痒或烧灼感，50%~75%感染者阴道分泌物增多，其性状多为灰黄色，泡沫状，或有恶臭，若伴有细菌感染，白带呈脓性。妇科检查可见阴道黏膜和子宫颈充血、水肿，散在出血点。当泌尿系统受到侵及时，可出现尿频、尿急、尿痛，甚至血尿等症状。女性阴道毛滴虫感染者还可合并感染其他性传播疾病，如淋病、衣原体、艾滋等，其婴儿也可罹患滴虫病，并出现发热、烦躁等症状。

男性阴道毛滴虫感染者大多为带虫者，少数出现尿痛、夜尿增多、前列腺肿大及触痛和附睾炎等症状。有学者认为，阴道毛滴虫可吞噬精子，分泌影响精子活力的因子，可能是导致男性不育的原因之一。

【诊断】

1. 病原学检查　确诊阴道毛滴虫感染或滴虫病主要依赖发现阴道毛滴虫滋养体，诊断方法有以下几种。

（1）生理盐水涂片（湿片）：取患者阴道分泌物、尿沉淀物或前列腺分泌物直接涂片镜检。样本应立即检查，根据阴道毛滴虫滋养体活动特点进行识别。该方法是诊断阴道毛滴虫病的常用传统方法，但敏感性较低，且只能检测活虫。

（2）染色标本检查：巴氏涂片法（Papanicolaou smear）是妇科检查阴道毛滴虫病的细胞学常用方法，阳性率可达 60%~70%，也可用吖啶橙染色、吉姆萨染色或瑞氏染色。

（3）体外培养：最常用 Diamond 培养基和肝浸汤培养基，37℃培养 48 h 观察结果，阳性检出率高于直接涂片法。

2. 免疫学检查　IFAT、IHA、ELISA 和乳胶凝集试验（latex agglutination test，LAT）敏感性较高，并具有操作相对简单、不受虫体静止或死亡影响等优点。但由于滴虫病治愈后抗体仍存在一定时间，故不能区别现症患者或继往感染，因此仅作为一种辅助检查。

近年来发展起来的分子生物学方法如：DNA 原位杂交、核酸探针检测（DNA probe）技术、PCR、qPCR 等，均有一定的诊断价值。

【流行】

滴虫病呈世界性分布，在我国流行广泛。20 世纪 70 年代中期，WHO 决定将滴虫性阴道炎列为性传播疾病之一，近年来感染率有上升趋势。据 WHO 统计，2016 年全球有 1.56 亿例阴道毛滴虫病例。在低收入和中等收入的国家中阴道毛滴虫的流行率为 3.9%～24.6%。我国阴道毛滴虫的感染率也较高，2014 年浙江台州市报道的 11 268 例患者中，阴道毛滴虫感染率为 7.81%；2017 年在 19 342 例汕头市患者中检出阴道毛滴虫 3 772 例，感染率高达 19.50%。

女性滴虫性阴道炎患者和带虫者是本病的主要传染源，其次为男性感染者，其传播方式有直接接触和间接接触。直接接触主要通过性交传播，是主要的传播方式。间接接触传播也很常见，主要通过公用浴池、浴巾、坐式马桶、游泳池和公用游泳衣裤等传播。婴儿偶然感染，分娩期间可感染婴儿呼吸道和结膜，引起呼吸系统感染和结膜炎。

阴道毛滴虫对外界抵抗力强。在半干燥环境可存活 10 h，在污染的湿毛巾中 24 h 还可查见活滴虫。对市场出售的洗衣粉、肥皂和浴液均有不同程度的抵抗力。阴道毛滴虫对某些化学药品也有一定的抵抗力，在 1：2 000 甲酚皂（来苏尔）、1：100 硼酸和 1：5 000 高锰酸钾中分别可存活 2～10 h、11 h 和 8 h。但对干燥敏感，仅能存活几小时。

阴道毛滴虫的流行特点：① 滴虫感染与卫生水平和性行为有关；② 在感染者性伴侣之间高度流行，感染男性的女性伴侣和感染女性的男性伴侣感染率分别为 66%～100% 和 22%～80%；③ 与其他性传播疾病（淋病、衣原体、艾滋等）混合感染，在滴虫病妇女中，淋病感染率是非滴虫病妇女的 2 倍。值得注意的是阴道毛滴虫感染可增加 HIV 的传播，17%～20% 的 HIV 女性感染者有滴虫病。

【防治】

1. 预防　开展卫生宣传教育工作，提高人们对阴道毛滴虫危害性的认识，在其他性传播疾病中应注意筛查滴虫病。用稀醋酸溶液定期冲洗阴道，使其保持正常 pH，是有效的预防方法。注意个人卫生，特别是经期卫生。改进公共卫生设施，提倡蹲位厕所和淋浴，对坐式马桶应严格消毒处理，避免间接接触感染。

2. 治疗　主要治疗药物为甲硝唑（metronidazole，灭滴灵），甲硝唑局部用药的疗效有限，因此推荐口服用药，性伴侣应同时治疗。目前临床上部分患者对常规剂量的甲硝唑出现不同程度的耐药，可能需要加大用药剂量或替换为替硝唑。妊娠早期服用甲硝唑有引起胎儿畸形的危险，故在妊娠 3 个月内禁用，应以局部治疗为主，以免影响胎儿发育。

（何金蕾　陈建平）

第五节　其他毛滴虫

一、人毛滴虫

人毛滴虫（*Trichomonas hominis* Davaine，1860）又名肠滴虫，寄生在人体结肠和盲肠，多见于回盲部。生活史简单，仅有滋养体，无包囊阶段，但在不适宜环境中可形成假包囊。滋养体呈椭圆形或梨形，虫体大小为（5～14）μm×（7～10）μm，活动力强，具有前胞口和 3～5 根游离鞭毛（通常 4 根）和 1 根后鞭毛，后鞭毛长度超过波动膜，黏附在波动膜外缘，延伸至虫体全长，从虫体后端伸出，呈游离状，鞭毛起源于基体。波动膜较长，肋与波动膜等长，是重要的诊断特征。细胞核 1 个，位于虫体前端，核中心有核仁。虫体中央有 1 根轴柱，由虫体前端向后延伸贯穿虫体，并从虫体后端伸出体外，其末端尖（图 7－8）。

通常认为人毛滴虫是一种非致病原虫，但各地有关人毛滴虫感染致病的病例屡有报道，此虫在肠腔内主要以细菌为食，进行纵二分裂繁殖。研究证明该虫对幼儿和儿童可单独致病，而成人仅在肠道功能紊乱、机体免疫功能降低或与病原菌协同才致病。人毛滴虫病的主要临床症状是腹泻，重者可导致脱水、酸中毒。本虫呈世界分布，感染以热带、亚热带，尤其是卫生条件差的地区较常见。感染阶段滋养体对外界环境抵抗力较强，在粪便或土壤中（室温条件下）可存活 7~8 天，在污染的牛奶中至少存活 24 h。主要通过污染的食物（蔬菜）和饮水经口传播，也可通过蝇作为机械性传播媒介传播。人毛滴虫有多种保虫宿主，如犬、猫、鼠以及其他啮齿类动物。

在新鲜粪便中找到滋养体是确诊感染的依据，若不及时检查，滋养体死亡失去动力形似白细胞，可导致误诊。粪便涂片染色是发现和鉴定此虫最重要的方法之一，可用碘染色、瑞氏-吉姆萨染色、三色染色或铁苏木素染色。腹泻者可试用甲硝唑、卡巴肿（carbarsone）等药物治疗。

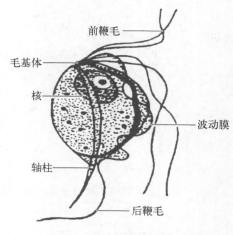

图 7-8　人毛滴虫模式图

二、口腔毛滴虫

口腔毛滴虫（*Trichomonas tenax* Muller，1773）世界分布。常寄生在牙垢、齿龈、牙周溢脓袋、龋齿蛀穴、扁桃体隐窝以及鼻咽部。

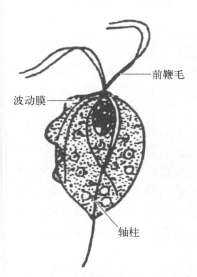

图 7-9　口腔毛滴虫模式图

本虫生活史仅有滋养体阶段。滋养体呈梨形，较小，大小为（6~10）μm×（2~15）μm，具有 4 根游离前鞭毛，第 5 根鞭毛向后呈波浪弯曲，黏附在波动膜外缘，与人毛滴虫不同的是鞭毛后端不游离虫体外。波动膜约为 2/3 体长，肋与波动膜平行。细胞核椭圆形，位于虫体前部中央。轴柱纤细，从虫体后端伸出（图 7-9）。口腔毛滴虫以纵二分裂繁殖，运动活泼，常翻滚或跳跃运动。

过去认为口腔毛滴虫不致病，但目前很多研究间接证明了其致病作用。其寄生部位常伴有口腔致病菌如梭形杆菌、螺旋菌等，致病菌的大量繁殖为口腔毛滴虫提供了适宜的生存条件，而口腔毛滴虫酵解宿主口腔上皮细胞中的糖原，降低口腔酸度，又为致病菌提供适宜的生长环境。口腔毛滴虫与致病菌协同破坏牙周组织而导致口腔疾病，因此有学者认为此虫感染与牙龈炎、牙周炎、龋齿和冠周炎等有关。滋养体对外界环境有一定的抵抗力，但可被胃酸杀死。本虫主要通过直接接触或间接接触传播，如通过接吻或飞沫传播，或经污染的食物和饮水（口腔毛滴虫在饮水中可存活几小时），经口感染。实验诊断主要用齿龈刮拭物生理盐水涂片，或体外培养镜检滋养体。保持口腔卫生，及时治疗口腔疾病，定时清除牙垢、牙结石及食物残渣等可避免感染。

三、脆弱双核阿米巴

脆弱双核阿米巴（*Dientamoeba fragilis* Jepps and Dobell，1918）最初描述为阿米巴原虫，20 年后确认为鞭毛虫，因为它与阿米巴原虫不同，不形成包囊，仅有阿米巴型滋养体，并且其超微结构和免疫学特点与滴虫关系密切。本虫呈世界分布，主要宿主是人和一些灵长目动物，是引起肠炎和腹泻的病原体。本虫无包囊，仅有滋养体阶段。滋养体呈阿米巴样，其大小变化较大，为 3~22 μm，平均 9 μm。内外质分明，

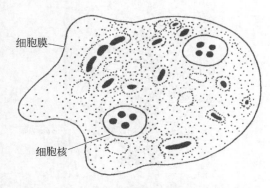

图 7-10　脆弱双核阿米巴滋养体模式图

内质颗粒状，均匀、透明，其内有吞噬的细菌。虫体大多数为双细胞核，少数仅有 1 个细胞核，核间有纤维相连，核膜薄，无核周染色质粒，核仁较大，由 4~8 个染色质颗粒组成（图7-10）。滋养体具有薄叶状伪足，其运动性与温度有关，低温下运动性降低。生活史和传播机制目前尚不清楚，根据流行病学和细胞学证据，发现此虫与蛲虫合并感染者较多，可能经蛲虫卵或幼虫携带传播。宿主上消化道消化液可杀伤虫体，故滋养体一般不能直接经口感染。滋养体对低温敏感，离体后很快失去活力。

脆弱双核阿米巴寄生在人体结肠内，以细菌、酵母和淀粉颗粒为食，二分裂繁殖，一般不侵犯肠黏膜。在某些厌食、腹泻的病例中发现它是唯一病原体，故怀疑本虫具有一定的致病性，但致病机制尚不清楚。本虫虽可致病，但症状较轻，大约 25% 感染者出现症状，以儿童多见，主要是各种胃肠道症状，如腹泻、腹痛、发热、呕吐、胃肠胀气、体重下降以及嗜酸性粒细胞增多等。

实验诊断要点：因滋养体在外界迅速死亡，故应立刻检查新鲜粪便，以发现活滋养体。因易与非致病微小内蜒阿米巴（Endolimax nana）、哈氏内阿米巴（Entamoeba hartmanni）混淆，须作粪便涂片染色（铁苏木素染色、三色染色）。采用改良 Robinson 培养基，对标本进行体外培养可提高检出率。

控制脆弱双核阿米巴感染需治疗感染者（用甲硝唑、双碘喹啉或巴龙霉素治疗），以及注意个人卫生和环境卫生，预防和治疗蛲虫病。

四、蠊缨滴虫

蠊缨滴虫（Lophomonas blattarum）属于动鞭纲中的超鞭毛虫目，缨滴虫科，缨滴虫属。国内最早于 1993 年报道了首例人呼吸道蠊缨滴虫感染病例，近年来国内蠊缨滴虫感染病例有增多的趋势，且容易误诊，应当予以重视。蠊缨滴虫寄生于白蚁和蜚蠊（蟑螂）的消化道，可通过食入或吸入等方式侵入人体的呼吸道和肺组织中，引起呼吸道及肺部感染。

蠊缨滴虫虫体呈梨形、圆形或椭圆形，大小为（10~15）μm×（6~10）μm，虫体前端有几十条鞭毛，鞭毛长度小于虫体直径。虫体借助鞭毛运动，沿虫体的纵轴向前旋转前进，或左右摆动前进。蠊缨滴虫以二分裂的方式进行繁殖，机体环境对其生长不利时，可形成包囊。该虫是一种机会致病性病原体，主要感染艾滋病、接受器官移植等免疫功能低下的患者。但近年来蠊缨滴虫感染在正常人群中也有报道，通常感染无特异性临床表现，部分患者可出现胸闷、气急、咳嗽、咳痰、发烧等症状，胸部影像学表现多样，可表现为磨玻璃样阴影、多发条索状影以及片状实变影，并且缺乏特异性实验室指标，易被误诊为细菌性肺炎、肺结核等。

随着支气管镜肺泡灌洗这一检测手段在临床上的广泛开展，肺部蠊缨滴虫的检出率明显提高。肺泡灌洗液（bronchoalveolar lavage fluid，BALF）直接涂片检查是明确蠊缨滴虫感染的有效方法。目前，临床上治疗肺部蠊缨滴虫感染的常用药物有甲硝唑和替硝唑。

小　结

寄生人体的鞭毛虫有十余种，重要的虫种有利什曼原虫、锥虫、蓝氏贾第鞭毛虫和阴道毛滴虫，分别引起利什曼病、锥虫病、贾第虫病和滴虫病，对人类的危害较大。

利什曼原虫无鞭毛体寄生于人和一些哺乳动物的巨噬细胞内，前鞭毛体寄生于白蛉消化道。利什曼原虫引起的损害与不同虫种和机体免疫反应有关。杜氏利什曼原虫引起内脏利什曼病，热带利什曼原虫、硕大利什曼原虫和墨西哥利什曼原虫引起皮肤利什曼病，而巴西利什曼原虫引起皮肤黏膜利什曼病。我国流行的主要是杜氏利什曼原虫。

布氏冈比亚锥虫和布氏罗得西亚锥虫是非洲锥虫病或称睡眠病的病原体，通过舌蝇吸血传播。枯氏锥虫是枯氏锥虫病即美洲锥虫病的病原体，主要通过锥蝽吸血传播。我国没有锥虫病的流行。

蓝氏贾第鞭毛虫是重要的腹泻病原，生活史包括滋养体和包囊两个阶段，主要通过被包囊污染的饮水或食物传播。人体感染后临床表现不一，多为带虫者，免疫功能正常的人群，腹泻常有自限性，而免疫功能低下或缺陷者，可出现严重腹泻而致患者死亡。

阴道毛滴虫寄生在人体阴道和泌尿道，生活史仅有滋养体阶段，可引起滴虫性阴道炎和泌尿系统炎症，以性传播为主。滴虫性阴道炎在已婚妇女中感染较为多见，近年来男性感染者也不少见，但多为带虫者。

人毛滴虫寄生人体的盲肠和结肠，口腔毛滴虫寄生于人体口腔。通常认为这两种毛滴虫对人体不致病，但目前一些研究间接证明了它们的致病作用，人毛滴虫可导致腹泻，口腔毛滴虫与口腔疾患有关。脆弱双核阿米巴现已确认为鞭毛虫，寄生在人体结肠内，是引起肠炎和腹泻的病原体，但致病机制尚不清楚。蠊缨滴虫寄生于人体呼吸道和肺组织中，引起呼吸道及肺部感染，通过白蚁和蜚蠊传播，近年来感染病例有增多的趋势。

【复习思考题】

（1）杜氏利什曼原虫引起贫血的机制是什么？
（2）蓝氏贾第鞭毛的致病机制和临床表现主要是什么？
（3）阴道的 pH 与阴道毛滴虫的致病有何关系？

（何金蕾　陈建平）

　　※ 第七章课件

第八章

孢子虫

学习要点

掌握 疟原虫红内期、弓形虫滋养体及隐孢子虫卵囊的形态特征，疟原虫、弓形虫、隐孢子虫生活史、致病及诊断。

熟悉 疟原虫、弓形虫及隐孢子虫病的防治原则。

了解 ① 孢子虫纲原虫的特点及种类；② 疟原虫、弓形虫及隐孢子虫其他时期的形态与超微结构、营养代谢、免疫特点及流行情况；③ 其他孢子虫，如肉孢子虫、等孢球虫、微孢子虫及人芽囊原虫的危害。

孢子虫属顶复门（Phylum Apicomplex）、孢子虫纲（Class Sporozoa）。虫体均营寄生生活，生活史较复杂，生殖方式具有世代交替现象。无性生殖有裂体增殖及孢子增殖，而有性生殖是通过雌、雄配子结合进行的配子生殖。以上两种生殖方式可以在一个宿主或分别在两个不同宿主体内完成，但无性发育的类型和数量的差异在各个虫种之间有明显不同。对人体危害较严重的孢子虫主要有疟原虫、弓形虫和隐孢子虫，其他孢子虫，如肉孢子虫、等孢球虫和微孢子虫等也可寄生于人体，引起危害。

第一节 疟 原 虫

疟原虫属于真球虫目（Eucoccidiida）、疟原虫科（Plasmodidae）、疟原虫属（*Plasmodium*）。

疟原虫是疟疾（malaria）的病原体。疟疾俗称"打摆子"，是一组由疟原虫所致的严重危害人类健康的寄生虫病。疟原虫繁多，虫种宿主特异性强，在两栖类、爬行类、鸟类、哺乳动物体内寄生的疟原虫有150余种，其中至少有22种见于灵长类宿主。疟原虫不同种的生物学特性有显著差异。寄生于人类的疟原虫有4种，即间日疟原虫 [*Plasmodium vivax*（Grassi and Felletti, 1890）Labbe, 1899]、恶性疟原虫 [*Plasmodium falciparum*（Welch, 1897）Schaudinn, 1902]、三日疟原虫 [*Plasmodium malariae*（Laveran, 1881）Grassi and Felletti, 1890] 和卵形疟原虫 [*Plasmodium ovale* Stephens, 1922]，分别引起间日疟、恶性疟、三日疟和卵形疟。间日疟原虫、卵形疟原虫和恶性疟原虫均专性寄生于人体，三日疟原虫可感染人及非洲猿类。另外几种猴疟原虫如诺氏疟原虫（*Plasmodium knowlesi*）、吼猴疟原虫（*Pslasmodium imium*）、食蟹猴疟原虫（*Plasmodium cynomolgi*）、许氏疟原虫（*Plasmodium schwetzi*）和猪尾猴疟原虫（*Pilasmodium inur*）等也可偶尔感染人体。其中，感染猕猴的诺氏疟原虫已导致东南亚，特别是马来西亚，多次疟疾暴发流行，因此被列为能感染人的第5种疟原虫。

疟疾是人类的一种古老的疾病，人类对疟疾的记载可追溯到公元前上千年。在我国，远在公元前1401~1122年间，殷墟甲骨文中已出现"疟"字。随后，在《周礼》《黄帝内经》《金匮要略》《诸病源候论》《千金方》《痎疟论疏》《瘴疟指南》和《肘后备急方》等古代医书中，均对疟疾的症状、流行和治疗作过较详尽的描述。在欧洲，最早关于疟疾的详细记录来自公元前 5 世纪的希波克拉底的手稿，随着欧洲帝国不断向外扩张，出现了越来越多关于疟疾的记载。然而，人们一直不知道导致疟疾的成因。由于疟疾多见于沼泽地，因此，那时的人们认为疟疾的发生主要是由于吸入沼泽中的毒气引起的。因此，疟疾在国外古籍中被称为"malaria"，"mala" 是不良，"aria" 是空气之意，与我国古代称疟疾为"瘴气"之意相近。

直到 19 世纪末，疟疾病因才最终被揭示。1880 年，法国军医查尔斯·路易斯·拉维伦（Charles Louis Alphonse Laveran）（1845~1922）在检查一名患重症间歇热士兵的血涂片时，于显微镜下观察到红细胞内有含色素颗粒的月牙形小体（雌配子体），并在血中发现雄配子的出丝现象。上述发现于 1892 年，月牙形小体被马基亚法瓦（Marchiafava）和比尼亚米（Bignami）证实为恶性疟原虫的配子体，证实导致疟疾的病原体是疟原虫（Plasmodium），拉弗朗（Laveran）因此获得 1907 年诺贝尔生理或医学奖。蚊作为疟疾传播媒介的发现要归功于培特瑞克·梅森（Patrick Manson）（1844~1922）敏锐的直觉。曼森（Manson）之前证实了丝虫是通过蚊虫叮咬传播，因此，他推测疟疾可能同样是由蚊虫叮咬传播的。在曼森的说服下，英国军医罗纳德·罗斯（Ronald Ross）（1857~1932）在印度开展了相关蚊传播疟疾的证明工作。1897 年，罗斯证实按蚊是疟疾的传播媒介，因而获 1902 年诺贝尔生理与医学奖。

在随后的近 50 年时间内，人们对疟原虫在人体内的发育过程还不是完全清楚，因为没有人能够解释为什么在感染疟疾后的前十几天内却在外周血一直找不到疟原虫。1948 年，肖特（Shortt）和加纳姆（Garnham）发现疟原虫在侵入红细胞之前要在肝脏内经历一个裂体增殖阶段，也就是红细胞外期。之后，恶性疟原虫、间日疟原虫、卵形疟原虫和三日疟原虫在肝细胞内的发育也相继被证实。

1977 年，里森科（Lysenko）等发现间日疟原虫子孢子进入肝细胞后发育速度不同，并据此提出子孢子休眠学说。Krofoski 等的研究，也证实了在感染猴疟原虫和间日疟原虫的灵长类动物肝细胞内存在休眠子。

【形态】

作为单细胞原生生物，疟原虫的基本结构包括核、胞质和胞膜，但其形态在发育的各个时期均存在明显的差别。

1. 疟原虫在肝细胞内发育时期的形态 疟原虫在肝细胞内发育没有明确的分期，大致包括滋养体（2~3 天）、未成熟裂殖体（4~6 天）和成熟裂殖体（6~10 天）三个时期。感染第 7 天的间日疟原虫的成熟裂殖体，直径可达 42 μm，胞质内含空泡，内含有裂殖子约 12 000 个；感染第 6 天的恶性疟原虫的成熟裂殖体，最大直径可达 60 μm，胞质无空泡，内含裂殖子约 40 000 个。裂殖子呈圆形或椭圆形，由核和少量的细胞质组成。

2. 疟原虫在红细胞内发育各期的形态 红细胞内的疟原虫一般分为 3 个主要发育期，滋养体（trophozoite）、裂殖体（schizont）和配子体（gametocyte）。血涂片经吉姆萨染色或瑞氏染液染色后，核呈紫红色，胞质为天蓝至深蓝色。早期滋养体以后各期虫体内尚有消化分解血红蛋白后的最终产物——疟色素（malarial pigment）的沉积，染色后的疟色素呈棕黄色、棕褐色或黑褐色。4 种人体疟原虫的基本结构相同，但发育各期的形态又各有不同，可资鉴别（表 8-1）。除了疟原虫本身的形态特征不同之外，被寄生的红细胞在形态上也可发生变化。被寄生红细胞的形态有无变化以及变化的特点，对鉴别疟原虫种类很有帮助。

表 8-1　4 种人体疟原虫薄血膜形态鉴别（吉姆萨染色）

	间日疟原虫	恶性疟原虫	三日疟原虫	卵形疟原虫
被寄生红细胞的变化	除早期滋养体外，其余各期均胀大，色淡；大滋养体期开始出现较多鲜红色、细小的薛氏点	正常或略小；可有数颗粗大稍紫红色的茂氏点	正常或略小；偶见少量、淡红色、微细的齐氏点	正常或略胀大、色淡；多数卵圆形，边缘呈伞矢状；常见较多红色粗大的薛氏点，且早期滋养体期已出现

	间日疟原虫	恶性疟原虫	三日疟原虫	卵形疟原虫
早期滋养体（环状体）	胞质薄，淡蓝色；环较大，约占红细胞直径的1/3；核1个，偶有2个；无疟色素	小环状体较小，约为红细胞直径的1/5；大环状体与间日疟原虫的相似；核1~2个；红细胞内可含2个以上原虫，原虫常位于红细胞边缘	胞质深蓝色，环较粗壮，约为红细胞直径的1/3；核一个；红细胞内很少含有2个原虫	似三日疟原虫
晚期滋养体（大滋养体）	核1个；胞质增多，形状不规则，呈阿米巴样，空泡明显；疟色素棕黄色，细小杆状，分散在胞质内	体小，圆形；胞质深蓝色，空泡不明显；疟色素黑褐色，集中	体小，圆形或带状，空泡小或无，亦可呈大环状；核1个；疟色素深褐、色粗大、颗粒状，常分布于虫体边缘	体较三日疟原虫大，圆形，空泡不显著；核1个；疟色素似间日疟原虫，但较少，粗大
未成熟裂殖体	核开始分裂，为两个以上；胞质随着核的分裂渐呈圆形或不规则；空泡消失；疟色素开始集中	较小，圆形，空泡消失或虫体仍似大滋养体，但核开始分裂；疟色素黑褐色，集中	体小，圆形，空泡消失；核开始分裂；疟色素深褐色，分布不匀	体小，圆形或卵圆形，空泡消失；核开始分裂；疟色素棕黄色，分布不匀
成熟裂殖体	虫体充满胀大的红细胞，裂殖子12~24个，常为16~18个，排列不规则；疟色素黄褐色，常聚集一侧	虫体小于红细胞；裂殖子8~26个，常为8~18个；排列不规则；疟色素黑褐色集中成团	裂殖子6~12个，常为8个，排成菊花状；疟色素深褐色常集中在中央	裂殖子6~14个，通常8个，排列不规则；疟色素棕黄色集中在中央或一侧
雌配子体	虫体圆形或卵圆形，占满胀大的红细胞，胞质蓝色；核小致密，深红色，偏向一侧；疟色素分散	新月形，两端较尖，胞质蓝色；核结实，深红色，位于中央；疟色素黑褐色，于核周围	如正常红细胞大，圆形，胞质深蓝色；核较小致密，深红色，偏于一侧；疟色素多而分散	虫体似三日疟原虫，疟色素似间日疟原虫
雄配子体	虫体圆形，胞质蓝而略带红色；核大，疏松，淡红色，位于中央；疟色素分散	腊肠形，两端钝圆，胞质蓝而略带红色；核疏松，淡红色，位于中央；疟色素分布核周	略小于正常红细胞，圆形，胞质浅蓝色；核较大，疏松，淡红色，位于中央；疟色素分散	虫体似三日疟原虫，疟色素似间日疟原虫

（1）滋养体：为疟原虫在红细胞内摄食和生长、发育的阶段。按发育先后，滋养体有早、晚期之分。早期滋养体胞核小，胞质少，中间有空泡，虫体多呈环状，故也称为环状体（ring form）。随后虫体长大，胞核亦增大，胞质增多，有时伸出伪足，胞质中开始出现疟色素，此时的虫体逐渐发育为晚期滋养体，也称大滋养体。间日疟原虫和卵形疟原虫寄生的红细胞可以变大、变形，颜色变浅，常有明显的红色薛氏点（Schuffner's dot）；被恶性疟原虫寄生的红细胞有粗大的紫褐色茂氏点（Maurer's dot）；被三日疟原虫寄生的红细胞可有齐氏点（Ziemann's dot）。

（2）裂殖体：晚期滋养体发育成熟，核开始分裂，但虫体的胞质尚未分裂，此时虫体进入早期裂殖体时期或称为未成熟裂殖体时期；随后核经反复分裂，胞质也随之分裂，每一个核都被部分胞质包裹，形成裂殖子（merozoite），疟色素集中成团，虫体即发育为成熟裂殖体时期。

（3）配子体：疟原虫经过数次裂体增殖后，部分裂殖子侵入红细胞中发育长大，核增大而不再分裂，胞质增多而无伪足，最后发育成为圆形、卵圆形或新月形的个体，称为配子体。配子体有雌、雄（或大、小）之分，雌（大）配子体较大，胞质致密，疟色素多而粗大，核致密而偏于虫体一侧或居中；雄（小）配子体较小，胞质稀薄，疟色素少而细小，核质疏松、较大，位于虫体中央。

3. 疟原虫入侵宿主细胞时期的形态特征

（1）子孢子（sporozoite）：形态细长，呈 C 形或 S 形，长约 11 μm，直径为 1.0 μm。表膜（pellicle）由一层外膜、双层内膜和一层膜下微管组成。整个表膜基本上被环子孢子蛋白（circumsporozoite preotein，CSP）所覆盖，膜下微管自极环向后延伸至核或稍越过核而终止。子孢子的前端顶部有一向内凹入的顶杯（anterior cup），即顶突。在顶突的周围有 3~4 个极环。细胞核一个，长形。有一对电子致密的棒状体，可能开口于顶杯。在核的前方或后方，有数量很多的微线体，呈圆形、卵圆形或长形（图 8-1）。

（2）裂殖子：呈卵圆形，大小随虫种略有不同，平均长 1.5 μm，平均直径 1 μm。表面有复合膜包绕，虫体前端有一顶突（图 8-2）。

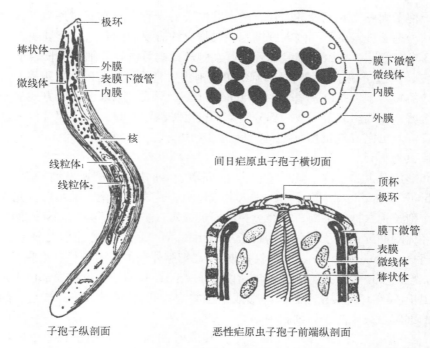

图 8-1　子孢子模式图

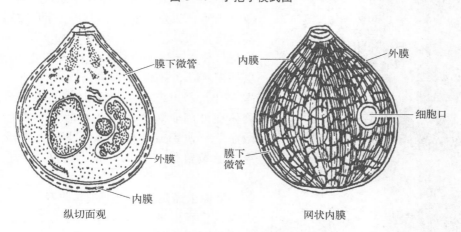

图 8-2　疟原虫裂殖子模式图

表膜由一质膜和两层紧贴的内膜组成。质膜厚约 7.5 nm，内膜厚约 15 nm，有膜孔。紧靠内膜的下面是一排起于顶端极环，并向后部放射的表膜下微管。内膜和表膜下微管可能起细胞骨架作用，使裂殖子有硬度。在裂殖子侧面表膜有一胞口（cytostome），红细胞内期各期原虫通过胞口摄取宿主细胞质。

裂殖子顶端是一截圆锥形的突起称为顶突，有 3 个极环。在此区可见两个电子致密的棒状体和数个微线体。裂殖子后部可见一线粒体，内质网很少，但胞质内有丰富的核糖体。高尔基体不明显。裂殖子的核大而圆，位于虫体后半部，沿核膜可见核孔，未见有核仁。

【生活史】

寄生于人体的 5 种疟原虫生活史基本相同，需要人和按蚊两个宿主。在人体内先后寄生于肝细胞和红细胞内，在肝细胞内，进行裂体增殖，在红细胞内，除进行裂体增殖外，还进行有性配子生殖的开始；在蚊体内，完成配子生殖，继而进行孢子增殖。

1. 在人体内的发育　疟原虫在人体内的发育分肝细胞内的发育和红细胞内的发育两个阶段。

（1）红细胞外期（exo-erythrocytic stage）：当唾腺中带有成熟子孢子的雌性按蚊刺吸人血时，子孢子随唾液进入人体内。进入人体的子孢子可以在皮下滞留若干小时，随后绝大多数的子孢子直接进入毛细血管，而有一部分的子孢子则可侵入毛细淋巴管。进入肝血窦的子孢子主动穿过库普弗细胞（Kupffer cell），最后侵入肝细胞，从子孢子进入皮下到侵入肝细胞的过程大约需要 30 min。研究证实，子孢子在肝细胞内发育前，需要穿越 3 个肝细胞，导致肝细胞坏死。肝细胞坏死则可诱导肝细胞生长因子（hepatocyte growth factor，HGF）的分泌，促进子孢子在目的肝细胞纳虫空泡内发育为红细胞外期裂殖体。成熟的红细胞外期裂殖体内含数以万计的裂殖子，并以裂殖子小体（merosome）形式，采取出芽的方式从肝细胞中逸出。裂殖子小体进入外周血后，释放出裂殖子，一部分裂殖子被巨噬细胞吞噬，其余部分侵入红细胞，开始红细胞内期的发育。间日疟原虫完成红细胞外期的时间为 8~10 天，恶性疟原虫为 6.5~7 天，三日疟原虫为 11~12 天，卵形疟原虫为 9 天。

间日疟原虫和卵形疟原虫的子孢子具有遗传学上不同的两种类型，即速发型子孢子（tachysporozoite）和迟发型子孢子（bradysporozoites）。当子孢子进入肝细胞后，速发型子孢子继续发育完成红细胞外期的裂体增殖，而迟发型子孢子视虫株的不同，需经过一段或长或短（数月至年余）的休眠期后，才完成红细胞外期的裂体增殖。经休眠期的子孢子被称为休眠子（hypnozoite）。恶性疟原虫和三日疟原虫无休眠子。

（2）红细胞内期（erythrocytic stage，简称红内期）：红细胞外期的裂殖子从肝细胞释放出来，进入血流后很快侵入红细胞。裂殖子侵入红细胞的过程包括以下步骤：① 裂殖子通过特异部位识别和附着于红细胞膜表面受体；② 红细胞膜在环绕裂殖子处凹陷形成纳虫空泡；③ 裂殖子入侵完成后，纳虫空泡密封。在入侵过程中裂殖子的细胞表被脱落于红细胞中。

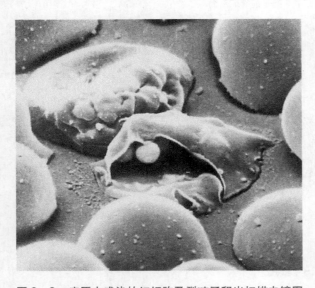

图 8-3　疟原虫感染的红细胞及裂殖子释出扫描电镜图

侵入红细胞后的裂殖子先形成环状体，继而发育为大滋养体、未成熟裂殖体和成熟裂殖体，成熟裂殖体胀破红细胞，裂殖子释出，其中一部分被巨噬细胞吞噬，其余再侵入其他正常红细胞，重复其红内期的裂体增殖过程（图 8-3）。完成一代红内期裂体增殖，间日疟原虫约需 48 h，恶性疟原虫需 36~48 h，三日疟原虫约需 72 h，卵形疟原虫约需 48 h。恶性疟原虫的早期滋养体在外周血液中经十几小时的发育后，逐渐隐匿于微血管、血窦或其他血流缓慢处，继续发育成晚期滋养体及裂殖体，这两个时期在外周血液中一般不易见到。

疟原虫经几代红内期裂体增殖后，部分裂殖子侵入红细胞后不再进行裂体增殖而是发育成雌、雄配子体。恶性疟原虫的配子体主要在肝、脾、骨髓等器官的血窦或微血管里发育，成熟后始出现于外周血液中，在无性体出现后 7~10 天才见于外周血液中。配子体的进一步发育需在蚊胃中进行，否则在人体内经 30~60 天即衰老变性而被清除。

四种疟原虫寄生于红细胞的不同发育期，间日疟原虫和卵形疟原虫主要寄生于网织红细胞，三日疟原虫多寄生于较衰老的红细胞，而恶性疟原虫可寄生于各发育期的红细胞。

2. 疟原虫在按蚊体内的发育　当雌性按蚊刺吸患者或带虫者血液时，在红细胞内发育的各期原虫随血液入蚊胃，仅雌、雄配子体能在蚊胃内继续发育，其余各期原虫均被消化破坏。在蚊胃内，雄配子体（male gametocyte）核分裂成 4~8 块，胞质也向外伸出 4~8 条细丝；不久，每一小块胞核进入一条细丝中，细丝脱离母体，在蚊胃中形成雄配子（male gamete）。雄配子在蚊胃中游动，与雌配子相遇后，并钻进雌配子（female gamete）体内，受精形成合子（zygote）。合子变长，能动，成为动合子（ookinete）。动合子穿过胃壁上皮细胞或其间隙，在蚊胃基底膜下形成圆球形的卵囊（oocyst）。卵囊长大，囊内的核和胞质反复分裂进行孢子增殖，从成孢子细胞（sporoblast）表面芽生子孢子，形成数以万计的子孢子（sporozoite）（图 8-4）。子孢子随卵囊破裂释出或由囊壁钻出，流经血淋巴，侵入按蚊的涎腺，发育为成熟子孢子。当受染蚊再吸血时，子孢子即可随唾液进入人体，又开始在人体内的发育（图 8-5）。在最适条件下，疟原虫在按蚊体内发育成熟所需时间：间日疟原虫为 9~10 天，恶性疟原虫为 10~12 天，三日疟原虫为 25~28 天，卵形疟原虫约为 16 天。

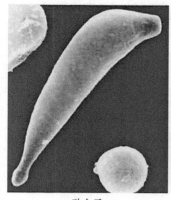

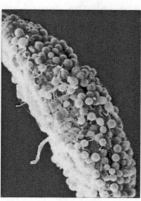
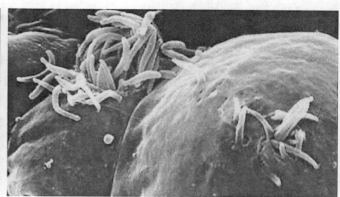

动合子　　　　　　　　蚊胃上的卵囊　　　　　　　成熟卵囊及子孢子逸出

图 8-4　疟原虫动合子与卵囊扫描电镜图

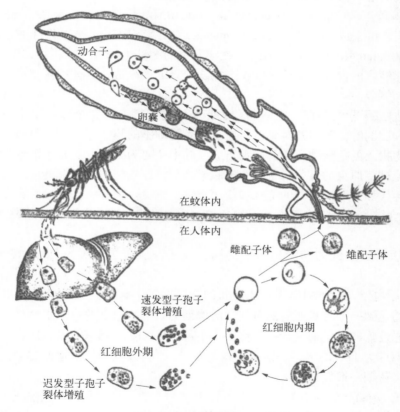

图 8-5　疟原虫生活史示意图

　　疟原虫在蚊体内发育受多种因素影响，诸如配子体的数量、成熟程度、活性、雌雄配子体的比例，蚊体内生化条件、蚊体对入侵疟原虫的免疫反应性，以及外界温度、湿度变化等。

【营养代谢】

　　疟原虫可通过表膜的渗透或经胞口以吞饮方式摄取营养。在肝细胞内寄生的红细胞外期疟原虫，以肝细胞的胞质为营养。在红细胞寄生的疟原虫，其营养主要是摄取红细胞内的血红蛋白和血浆中的营养物质，经代谢后获得。

　　1. 葡萄糖代谢　红内期疟原虫的糖原储存很少，葡萄糖是疟原虫红内期主要的能量来源。疟原虫的寄生使红细胞膜发生变化，增强了葡萄糖通过膜的主动转运，或者除去某些抑制转运的因子，从而使疟原虫可源源不断地从宿主的血浆获得葡萄糖以供代谢之用。虽然，疟原虫编码所有的三羧酸循环所需要的酶，研究发现，疟原虫主要以糖酵解的方式进行葡萄糖代谢而获取能量。最近的研究发现，疟原虫的三羧酸循环与葡萄糖的降解没有关系，三羧酸循环过程中所产生的乙酰辅酶 A 主要参与组蛋白和氨基糖的乙酰化。另外，疟原虫缺乏葡萄糖-6-磷酸脱氢酶（glucose-6-phosphate dehydrogenase，G6PD），不能进行磷酸戊糖途径的代谢。疟原虫所需要的 NADPH 主要来源于受染疟原虫红细胞的磷酸戊糖途径。

2. 蛋白质代谢　疟原虫获得的游离氨基酸主要是来自红细胞内的血红蛋白的水解产物，还来自宿主的血浆和红细胞内的氨基酸及有机物碳。血红蛋白从疟原虫胞口被吞入，由胞口基部长出食物泡，胞口孔被膜封闭。血红蛋白在食物泡内的酸性肽链内切酶和氨基肽酶的协同作用消化分解为珠蛋白和血红素。珠蛋白在酶的作用下再分解为几种氨基酸以供合成虫体本身的蛋白质。血红素有毒，疟原虫可通过聚合酶将血红素聚合形成疟色素。疟色素不被溶解和吸收而留在食物泡的壁上。在红细胞内裂体增殖过程中，疟色素逐渐融合成团，随着裂体增殖完成后被排入血流。肝细胞内寄生的疟原虫，因肝细胞不含血红蛋白，故不产生疟色素。

3. 核酸代谢　疟原虫没有从头合成嘌呤的途径，仅依靠一个补救途径利用现成的嘌呤碱基和核苷。参与嘌呤补救途径的酶有腺苷酸脱氢酶、嘌呤核苷酸磷酸化酶等。

疟原虫利用对氨基苯甲酸（para-aminobenzoic acid，PABA）和鸟苷三磷酸（guanosine triphosphate，GTP）经某些酶的作用，可合成二氢叶酸（dihydrofolate，DHF），DHF 再被二氢叶酸还原酶还原成具有活性的辅酶——四氢叶酸（tetrahydrofolate，THF）。在疟原虫的多种生物合成途径中，PABA、THF 等都是很重要的辅助因子。如果宿主的食物中缺乏 PABA，则影响 THF 的生成，其体内寄生的疟原虫的生长繁殖发生障碍，感染因而被抑制。

4. 脂类代谢　疟原虫无脂类储存，也不能合成脂肪酸与胆固醇，完全依赖于宿主提供，如从宿主血浆中获得游离脂肪酸和胆固醇。胆固醇对维持疟原虫及受染细胞的膜的完整性都具有重要作用。红细胞内疟原虫所需的脂类可由摄入的葡萄糖代谢的产物组成，其中主要为磷脂。被寄生的红细胞，磷脂含量大大增加。晚期疟原虫比早期疟原虫的磷脂含量多，磷脂增多与疟原虫膜的合成有关。

研究疟原虫的营养代谢，对抗疟药的筛选和使用有重要意义。例如，乙胺嘧啶是二氢叶酸还原酶的抑制剂，可抑制 THF 的合成，而影响疟原虫嘧啶的合成，从而影响疟原虫红细胞内的裂体增殖。

【致病】

疟原虫的主要致病阶段是红内期的裂体增殖期。致病力强弱与侵入的虫种、数量和人体免疫状态有关。

1. 潜伏期　指疟原虫侵入人体到出现临床症状的间隔时间，包括红细胞外期原虫发育的时间和红内期原虫经几代裂体增殖达到一定数量所需的时间。潜伏期的长短与感染的疟原虫种株、子孢子数量和机体的免疫状态等相关。恶性疟的潜伏期为 7~27 天；三日疟的潜伏期为 18~35 天；卵形疟的潜伏期为 11~16天；间日疟的短潜伏期株为 11~25 天，长潜伏期株为 6~12 个月或更长。由输血感染诱发的疟疾，因没有红外期的发育，所以潜伏期一般较短。

2. 疟疾发作（paroxysm）　疟疾的一次典型发作表现为寒战、高热和出汗退热三个连续阶段。发作是由红内期的裂体增殖所致，当经过几代红内期裂体增殖后，血中原虫的密度达到发热阈值（threshold），如间日疟原虫为 10~500 个/μL 血，恶性疟原虫为 500~1 300 个/μL 血。红内期成熟裂殖体胀破红细胞后，大量的裂殖子、原虫代谢产物及虫体的功能或结构蛋白质、变性的血红蛋白及红细胞碎片进入血流，其中一部分被巨噬细胞和中性粒细胞吞噬，刺激这些细胞产生内源性热原质，与疟原虫的代谢产物共同作用于宿主下丘脑的体温调节中枢，引起发热。随着血内刺激物被吞噬和降解，机体通过大量出汗，体温逐渐恢复正常，机体进入发作间歇期。由于红内期裂体增殖是发作的基础，因此发作具有周期性，此周期与红内期裂体增殖周期一致。典型的间日疟和卵形疟隔日发作 1 次；三日疟为隔 2 天发作 1 次；恶性疟隔36~48 h 发作 1 次。若感染了不同批次的同种疟原虫，寄生的疟原虫增殖不同步时，发作间隔则无规律，如初发患者。另外，不同种类的疟原虫混合感染时发作也多不典型。疟疾发作次数主要取决于患者治疗适当与否及机体免疫力增强的速度。随着机体对疟原虫产生的免疫力逐渐增强，大量原虫被消灭，发作可自行停止。

3. **疟疾再燃和复发**　疟疾初发停止后，患者若无再感染，仅由于体内残存的少量红内期疟原虫在一定条件下重新大量繁殖又引起的疟疾发作，称为疟疾再燃（recrudescence）。再燃与宿主抵抗力和特异性免疫力的下降及疟原虫的抗原变异有关。疟疾复发（relapse）是指疟疾初发患者红内期疟原虫已被消灭，未经蚊媒传播感染，经过数周至年余，又出现疟疾发作。关于复发机制目前仍未阐明清楚，其中子孢子休眠学说认为由于肝细胞内的休眠子复苏，重新发育释放的裂殖子进入红细胞繁殖引起的疟疾发作。恶性疟原虫和三日疟原虫无迟发型子孢子，因而只有再燃而无复发。间日疟原虫和卵形疟原虫既有再燃，又有复发。

4. **贫血**　疟疾发作数次后，可出现贫血，尤以恶性疟为甚。怀孕妇女和儿童最常见，流行区胎儿的早产或高死亡率与孕妇的严重贫血密切相关。疟疾患者的贫血程度常超过疟原虫直接破坏红细胞的程度，因此，疟疾贫血的原因除了疟原虫直接破坏红细胞外，还与下列因素有关：① 脾功能亢进，吞噬大量正常的红细胞；② 免疫病理的损害。疟原虫寄生于红细胞时，使红细胞隐蔽的抗原暴露，刺激机体产生自身抗体，导致红细胞的破坏。此外宿主产生特异抗体后，容易形成抗原抗体复合物，附着在红细胞上的免疫复合物可与补体结合，使红细胞膜发生显著变化而具有自身免疫原性，并引起红细胞溶解或被巨噬细胞吞噬；③ 骨髓造血功能受到抑制。

5. **脾大**　初发患者多在发作3~4天后，脾开始肿大，长期不愈或反复感染者，脾肿大十分明显，可达脐下。主要原因是脾充血和单核-巨噬细胞增生。早期经积极抗疟治疗，脾可恢复正常大小。慢性患者由于脾包膜增厚，组织高度纤维化，质地变硬，虽经抗疟根治，也不能恢复到正常。

在非洲或亚洲某些热带疟疾流行区，出现"热带巨脾综合征"，可能是由疟疾的免疫反应所引起。患者多伴有肝大、门脉高压、脾功能亢进、巨脾症、贫血等症状；血中IgM水平增高。

6. **凶险型疟疾**　凶险型疟疾绝大多数由恶性疟原虫所致，但间日疟原虫引起的脑型疟国内外均已有报道。

凶险型疟疾多发生于流行区儿童、无免疫力的旅游者和流动人口，主要包括严重贫血、呼吸窘迫综合征和脑型疟疾（cerebral malaria，CM）等。在不同疟疾流行区，凶险型疟疾的高发人群和临床表现不同。在稳定的高度疟疾流行区，出生几个月的婴儿和5岁以下的幼童是凶险型疟疾的高发人群，主要的临床表现是恶性贫血。在中度疟疾流行区，脑型疟疾和呼吸窘迫综合征是儿童常见的凶险型疟疾表现。在低度疟疾流行区，急性肾衰竭、黄疸和肺水肿是成年人常见的凶险型疟疾表现。贫血、低血糖症和惊厥在儿童中比较多见，而脑型疟疾和呼吸窘迫综合征在所有的年龄组都可有。凶险型疟疾来势凶猛，若不能及时治疗，死亡率很高。

脑型疟疾大多数发生于恶性疟疾患者，但国内已报道也可由间日疟引起，是儿童和无免疫力成人患者的主要死亡原因，临床上中枢神经系统症状明显，如剧烈头痛、昏迷、谵妄、抽搐、惊厥、体温高达40~41℃，但个别也有不发热者。常因昏迷并发感染而死亡。早期的研究认为，脑型疟疾的发生是由感染疟原虫红细胞黏附于脑部微血管内皮细胞，导致血管的阻塞和周围脑组织的缺氧和出血引起的。然而，随后的研究发现，大多数的疟疾患者均出现感染疟原虫红细胞阻塞脑部微血管的现象，但仅1%发生脑型疟，而且脑型疟疾患者的脑部微血管并未见感染疟原虫红细胞阻塞血管的现象，而是表现为淋巴细胞的浸润和阻塞，因此，免疫细胞所介导的免疫病理也是脑型疟疾发生的重要机制。现在认为，患者体内产生的疟原虫特异性CD8$^+$ T细胞迁移到脑血管内皮，通过颗粒酶和穿孔素介导脑部微血管内皮的损伤，以及感染疟原虫红细胞在脑血管内皮的黏附共同介导了脑型疟疾的发生，而且这种CD8$^+$ T细胞介导免疫病理和感染疟原虫红细胞的机械堵塞之间存在相互调节。

【免疫】

1. **先天抵抗力**　有些人群表现出先天抵抗疟原虫的感染，这种抵抗力与宿主的疟原虫感染史无关，而是与宿主的种类和遗传背景相关。

（1）达菲（Duffy）抗原阴性：如90%以上的西非黑人为达菲抗原阴性血型，间日疟原虫裂殖子在红细胞膜上的受体恰好是达菲血型抗原，因而间日疟原虫不能入侵达菲血型抗原阴性的西非黑人的红细胞，导致西非黑人对间日疟原虫的感染的先天抵抗。

（2）血红蛋白 HS 型：在非洲，等位基因血红蛋白为 S 型（镰刀状）和 A 型杂合的疟疾患儿的原虫血症和病死率均明显低于 AA 型的疟疾患者。有研究证实，AS 杂合的疟疾患者体内的疟原虫黏附内皮细胞的能力、入侵红细胞及其在红细胞内的发育能力均有不同程度的下降；甚至还能抑制免疫病理性 $CD8^+$ T 细胞的活化，防止其破坏脑血管内皮细胞。

（3）G6PD 缺乏：G6PD 缺乏者具有抵抗重症恶性疟疾，其机制主要与 G6PD 缺乏后，不能提供 NADPH 给疟原虫，抑制了疟原虫核酸合成，或影响了疟原虫的氧化还原状态，导致虫体发育障碍。

上述对疟原虫具有先天抵抗力人群的出现是疟疾对人群自然选择的结果，因此，研究人群对疟原虫先天抵抗力的机制有助于疟疾疫苗和抗疟药物的开发。

2. 抗疟原虫感染免疫　在疟原虫感染的不同时期，宿主的抗疟原虫感染免疫应答机制存在比较大的差别。

（1）抗红外期疟原虫免疫：由于红外期的持续时间较短，因此，在自然感染过程中，宿主主要通过固有免疫攻击红外期疟原虫。随着按蚊叮咬侵入皮下的子孢子能激活宿主固有免疫细胞 γδT、NK 和 NKT，后者分泌的 IFN-γ 能在感染早期抑制肝期疟原虫的发育。

（2）抗红内期疟原虫免疫：在红内期感染早期，宿主首先通过巨噬细胞、DC 等固有免疫细胞表面的 Toll 样受体（toll-like receptor，TLR）2/4、TLR9 分别识别疟原虫的糖基磷脂酰肌醇（glycosylphosphatidyl inositol，GPI）、疟色素或疟色素-疟原虫 DNA 复合物，并释放 IL-12、TNF-α 和 IL-6 等炎症因子，同时可通过调理素非依赖途径吞噬感染疟原虫的红细胞，共同参与感染疟原虫红细胞的清除。适应性免疫建立后，一方面可通过抗体中和裂殖子阻断其侵入红细胞，促进巨噬细胞通过调理素依赖途径吞噬感染疟原虫红细胞；另一方面则可通过活化的疟原虫特异的 $CD4^+$ T 细胞分泌的 IFN-γ，增强巨噬细胞对疟原虫的杀伤作用。早期的观点认为，虽然疟疾感染过程中同样能活化特异性 $CD8^+$ T 细胞，但由于成熟红细胞并不表达 MHC I 类分子，因此不能有效识别靶细胞发挥其细胞毒作用。然而，近年的研究证实，间日疟患者体内存在疟原虫特异性 $CD8^+$ T 细胞，能识别感染网织红细胞（能表达 MHC I 类分子）的疟原虫，但 $CD8^+$ T 细胞在抗间日疟原虫中是否发挥关键作用还不是很清楚。

（3）按蚊抗疟原虫免疫：与脊椎动物和哺乳动物不同的是，按蚊缺乏 T、B 细胞，因此只有固有免疫而没有适应性免疫。在按蚊体内，当疟原虫动合子穿过蚊胃上皮时，能激发按蚊胃局部和系统的免疫应答。一方面，按蚊能通过产生 NO 裂解侵入蚊胃上皮细胞内动合子，另一方面，则能通过抗菌肽和前酚氧化酶级联反应等杀灭和清除蚊体内的疟原虫，从而抑制疟原虫在按蚊体内的发育。

3. 疟原虫的免疫逃避或抑制和带虫免疫　据估计，早在一百万年前就出现了疟原虫，与人类的出现时间相当，因此，疟原虫与宿主是在长期的协同进化中并存。为了抵御宿主的免疫攻击，疟原虫已经在长期的进化过程中演变出多种免疫逃避和免疫抑制策略。

（1）免疫逃避：在经过脾脏过程中，感染疟原虫的红细胞势必会被脾脏的免疫细胞识别和清除，因此，为了躲避脾脏的免疫攻击，某些疟原虫，如恶性疟原虫，在经过几个裂体增殖周期会黏附在内脏微血管内皮不再进入脾脏，以逃避脾脏的清除作用。另外，抗原变异也是疟原虫逃避宿主免疫的重要策略。一方面，在选择压力的作用下，红内期疟原虫入侵红细胞相关成分会发生明显的变异，从而表现为各地理株疟原虫之间的表面蛋白等出现高度的多态性，以逃避宿主免疫攻击；另一方面，疟原虫的 *Var* 基因有 60 多个不同拷贝，而疟原虫在每一个裂体增殖周期只有 1 个 *Var* 基因拷贝得到表达，甚至导致不同疟原虫克隆之间所表达的 *Var* 基因也不尽相同，因此，针对某一种 *Var* 基因所产生的抗体不能识别新的 *Var* 基因，从而使疟原虫逃避宿主的免疫攻击。

（2）免疫抑制：在红内期感染过程中，疟原虫能明显地抑制 DC 的交叉递呈能力，而毒力不同疟原虫株则能不同程度地抑制 DC 活化 $CD4^+$ T 细胞能力。有研究证实，红内期疟原虫还能通过抑制 DC 的成熟，从而抑制红外期疟原虫特异性 $CD8^+$ T 细胞的活化。另外，红内期疟原虫甚至能通过其诱导宿主产生的 IFN-γ 诱导活化了的疟原虫特异 $CD4^+$ T 细胞和浆细胞的凋亡。

人类感染疟原虫后产生的免疫力能抵抗同种疟原虫的再感染，但同时血液中又有低水平的疟原虫血症，这种免疫状态称为带虫免疫（premunition）。疟原虫的这种带虫免疫特点在一定程度上解释了流行区疟疾患者反复感染而不能获得完全免疫的现象，而宿主这种带虫免疫的存在则可能与疟原虫很强的免疫逃避和免疫抑制能力之间密切相关。

【诊断】

1. 病原学检查　厚、薄血膜涂片染色镜检查疟原虫是目前最常用，也是最为可靠的方法。最好在服药以前取血检查，染色方法采用姬氏或瑞氏染色。薄血膜中疟原虫形态完整、典型，容易识别和鉴定，但原虫密度低时，容易漏检。厚血膜由于原虫比较集中，易检获，但染色过程中红细胞溶解，原虫形态有所改变，虫种鉴别较困难。因此，最好一张玻片上同时制作厚、薄两种血膜，如果在厚血膜查到原虫而鉴别有困难时，可再检查薄血膜。恶性疟在发作开始时，间日疟在发作后数小时至 10 余小时采血能提高检出率。镜检法检到疟原虫即可确诊，但其准确性受到原虫密度、制片和染色技术、服药后原虫变形或密度下降、取血涂片的时间，以及检查者的责任心和经验等诸多因素的影响。

2. 免疫学检查

（1）循环抗体检测：常用的方法有 IFAT、IHA 和 ELISA 等。由于抗体在患者治愈后仍能持续一段时间，且广泛存在着个体差异，因此检测抗体主要用于疟疾的流行病学调查、防治效果评估及输血对象的筛选，而在临床上仅作辅助诊断用。

（2）循环抗原检测：利用血清学方法检测疟原虫的循环抗原能更好地说明受检对象是否有活动感染。常用的方法有放射免疫试验、夹心法酶联免疫吸附试验和快速免疫色谱测试卡等。

3. 分子生物学检测技术　PCR 和核酸探针已用于疟疾的诊断，分子生物学检测技术的最突出的优点是敏感性高，对低原虫血症的检出率较高。用核酸探针检测恶性疟原虫，其敏感性可达感染红细胞内 0.000 1% 的原虫密度。国内学者采用套式 PCR 扩增间日疟原虫 SSU rRNA 基因 120 bp 的特定片段，其敏感性达 0.1 原虫/μL 血。但分子生物学检测需要一定的实验条件和技术，推广应用仍受到限制。

临床表现典型的疟疾，诊断并不困难，但有 1/3 以上的患者，其症状常不典型，给诊断带来困难。需与发热和肝脾肿大为特点的其他疾病相鉴别。

【流行】

1. 流行概况　疟疾是严重危害人类健康的疾病之一，也是全球广泛关注的重要公共卫生问题，降低疟疾发病率，减轻疟疾疾病负担已列入联合国千年发展目标（UN Millennium Development Goal）。据 WHO 2013 年统计，目前世界上仍有 90 多个国家为疟疾流行区，约 33 亿人受到威胁，每年约有 2 亿病例，每年死亡人数近 70 万，其中 80% 以上的病例发生在非洲。

疟疾也是严重危害我国人民身体健康和生命安全、影响社会经济发展的重要虫媒传染病。60 多年来，在各级政府的重视和领导下，我国疟疾防治工作取得了显著成效。20 世纪 50 年代初期，全国 75% 县市有疟疾的流行，患病人数在每年 3 000 万以上。经过大规模的防治，至 1999 年发病人数减少至 29 万，全国已有 1 321 个县、市、区达到了原卫生部颁布的基本消灭疟疾标准。2021 年经 WHO 验收，我国成为全球第十个无疟国家。

由于疟疾流行因素复杂，具有传播快、易反复的特点，加上近年来部分地区防治工作力度有所削弱，经费投入不足以及流动人口和周边一些国家疫情对我国边境地区的影响。许多省受到输入性疟疾的威胁，防治工作形势依然十分严峻。

2. 流行环节

（1）传染源：外周血中有配子体的患者和带虫者是疟疾的传染源。间日疟原虫的配子体常在原虫血症后 2~3 天出现，恶性疟原虫配子体在外周血中出现较晚，要在原虫血症后 7~11 天才出现。影响配子体传染性的因素主要有：血液中配子体的数量、配子体的成熟程度、雌、雄配子体的比例及配子体的"体质"。

血中带红内期疟原虫的献血者也可通过供血传播疟疾。

（2）传疟媒介：按蚊是疟疾的传播媒介，我国主要的传疟按蚊是中华按蚊、嗜人按蚊、微小按蚊和大劣按蚊，其次日月潭按蚊、麦赛按蚊和萨卡洛按蚊在我国也能传播疟疾。

（3）易感人群：除了因某些遗传因素对某种疟原虫表现出不易感的人群及高疟区婴儿可从母体获得一

定的抵抗力外，其他人群对人疟原虫普遍易感。反复多次的疟疾感染可使机体产生一定的保护性免疫力，因此疟区成人发病率低于儿童，而外来的无免疫力的人群，常可引起疟疾暴发。

疟疾的流行除需具备上述三个基本环节外，传播强度还受自然因素和社会因素的影响。自然因素中温度和雨量最为重要，适合的温度和雨量影响着按蚊的数量和吸血活动及原虫在按蚊体内的发育。全球气候变暖，延长了虫媒的传播季节是疫情回升的原因之一。社会因素如政治、经济、文化、卫生水平及人类的社会活动等直接或间接地影响疟疾的传播与流行。近年来，我国有些地区疫情上升，其主要原因是经济开发后流动人口增加，输入病例增多，引起传染源扩散。

【防治】

1946 年，滴滴涕（dichloro-diphenyl-trichloroethane，DDT）杀灭成蚊的试验取得成效后，使得消灭疟疾成为可能，1955 年，第 8 届世界卫生大会把以前的控制疟疾策略改为消灭疟疾策略，随着时间的推移，人们发现利用杀虫剂消灭媒介按蚊面临着越来越多的问题，诸如耐药蚊种的出现，杀虫剂造成的环境污染以及生态平衡等问题，终使全球灭疟规划受到严重挫折。1978 年，第 31 届世界卫生大会决定放弃全球限期灭疟的规划，把对疟疾的防治对策改回到控制的策略。20 多年间经历的这两次策略大转变，不仅反映了疟疾问题的复杂性，同时亦体现人们对疟疾作斗争的认识在不断提高。

我国疟疾防治策略是执行"因地制宜、分类指导、突出重点"的方针，采取相对应的综合性防治措施。抗疟药物和疟疾疫苗是目前疟疾防治的主要手段。目前主要的疟疾防治目标是对国外输入性疟疾的监测和防治。

1. 抗疟药物　按抗疟药物对疟原虫不同虫期的作用，可将其分为杀灭红细胞外期裂殖体及休眠子的抗复发药，如伯氨喹；杀灭红细胞内裂体增殖期的抗临床发作药，如氯喹、奎宁（金鸡纳霜）、咯萘啶（pyronaridine）、青蒿素（artmisinin）类和杀灭子孢子抑制蚊体内孢子增殖的药，如乙胺嘧啶。其中，青蒿素是由我国科学家发现，青蒿素及其衍生物是目前治疗疟疾最有效的抗疟药。我国科学家中科院中药研究所的屠呦呦教授采用乙醚提纯方法成功地提取了青蒿素，在疟疾防治工作中做出了重要贡献，并于 2015 年 10 月获得诺贝尔生理学或医学奖。

氯喹、乙胺嘧啶抗性株疟原虫的出现和蔓延，最近已有报道泰国边境出现了青蒿素耐药株疟原虫，这对于疟疾的防治无疑是定时炸弹，迫切需要加强疟疾药物的合理使用、探讨药物的抗性机制，以及研发新的抗疟药物。另外，为了延缓抗疟药物如青蒿素的使用周期，WHO 推荐青蒿素的联合用药策略和原则。

（1）药物预防疟疾：常用的预防性抗疟药有氯喹（chloroquine），对抗氯喹的恶性疟，可用哌喹（piperaquine）或哌喹加乙胺嘧啶（pyrimethamine）或乙胺嘧啶加磷酸伯氨喹（primaquine）。预防性服药不宜超过半年。

（2）药物治疗疟疾：应包括对现症患者的治疗（杀灭红内期疟原虫）和疟疾发作休止期的治疗（杀灭红细胞外期休眠子）。休止期的治疗是指在疟疾传播休止期，对 1~2 年内有疟疾史和带虫者的治疗，以控制间日疟的复发和减少传染源。

对现症患者，可用氯喹加伯氨喹，以治疗疟疾疑似患者或间日疟；抗间日疟复发（休止期治疗）可用伯氨喹加乙胺嘧啶，青蒿琥酯加伯氨喹效果更佳，恶性疟可单服氯喹，抗氯喹的恶性疟则宜联合用药，如哌喹加磺胺多辛（sulfadoxine）、咯萘啶加磺胺多辛及伯氨喹、复方蒿甲醚片等，单用青蒿琥酯、蒿甲醚、双氢青蒿素等也有一定疗效；重症疟疾（如脑型疟疾）首选青蒿素类药物，如蒿甲醚油剂肌注、青蒿琥酯钠静注或静注双氢青蒿素加二盐酸喹啉；此外，青蒿素类药物的栓剂适用于不能口服药物的患者。上述各种抗疟药物必须足量并服完全程才能达根治疟疾的目的。

2. 疟疾疫苗　在过去的 20 年里，每年大约有 10 个候选疟疾疫苗申请进入临床试验。其中，以红外期亚单位和子孢子全虫减毒疟原虫，以及针对蚊期的传播阻断候选疫苗居多，而注册进入临床试验的红内期疟疾候选疫苗在近 20 年来呈明显的下降趋势，可见疟疾疫苗的研制逐渐由治疗为主转向预防和阻断传播为主，以期实现在全球范围内控制和消除疟疾的最终目的。可控性人感染恶性疟原虫试验（controlled human malaria infection，CHMI）结果显示，化学减毒恶性疟原虫子孢子（chemo-attenuated P. f SPZ）疫苗是目前最有效的疟疾疫苗，对同源和异源的子孢子攻击均具有理想的保护效果。然而，受子孢子来源和冷链运输的限制，终究很难大规模地推广应用。亚单位疫苗仍然是疟疾疫苗的首选形式，其中以美国华特立陆军研究所和葛兰素史克公司联合研制的基于恶性疟原虫子孢子表面蛋白 CSP 的 RTS，S/AS01 的效果最好。2019 年，该疫苗在中、重度疟疾流行区（加纳、肯尼亚和马拉维）继续开展大规模的试点接种试验。2021 年 10 月，经过为期两年的现场试验效果评估，数据显示该疫苗具有良好的安全性。于是，WHO 基于上述现场试验评估效果，建议在一些疟疾传播风险较高的地区给儿童接种 RTS，S/AS01 疫苗，其主要目的是降低非洲 5 岁以下儿童因感染疟疾而导致的死亡率。然而，该疫苗并没有达到预期的预防疟疾的作用，而且随着时间的推移，该疫苗对疟疾患者的临床发病率和死亡率的保护效果呈明显的下降趋势。

为了加快疟疾疫苗的研究进程，WHO 和"击退疟疾"（roll back malaria）国际组织制定了疟疾疫苗研究的路标，争取到 2030 年研制出第二代更有效的疟疾疫苗（临床保护效率>75%，持续时间 2 年，且加强免疫不超过 1 次/年）。然而，研制高效、安全、并能推广应用的疟疾预防疫苗的任务依然任重道远。

（徐文岳）

第二节　刚地弓形虫

刚地弓形虫（*Toxoplasma gondii* Nicolle and Manceaux，1908）简称弓形虫，由法国学者尼科耳（Nicolle）和曼索（Manceaux）于 1908 年在北非刚地梳趾鼠的肝、脾单核细胞内发现，因虫体呈弓形，故命名为刚地弓形虫。其广泛存在于自然界，宿主（人类与家养动物）一般在摄食未煮熟的肉或受污染的蔬菜和水时受到感染。人兽共患的弓形虫病（toxoplasmosis）是一种机会性寄生虫病，在免疫系统健全的个体中无明显的症状，因其传播受到了免疫系统有效的控制，而是以隐性和慢性感染的形式在细胞内存活下来。当宿主免疫功能低下时，则可引起严重的后果。另外，弓形虫可以通过胎盘引起先天性弓形虫病（congenital toxoplasmosis）。

【形态】

弓形虫在其生活史中有 5 个发育阶段，即滋养体、包囊、裂殖体、配子体和卵囊。其中对人体致病和传播有重要意义的为滋养体、包囊和卵囊（图 8-6）。

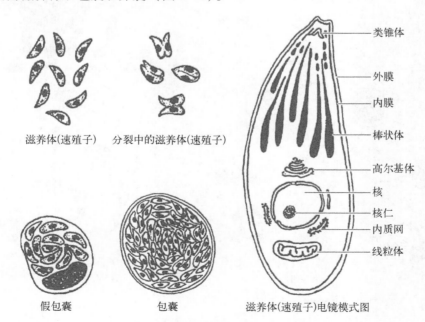

图 8-6　刚地弓形虫形态模式图

1. 滋养体　指在中间宿主细胞内营分裂繁殖的虫体，包括速殖子（tachyzoite）和缓殖子（bradyzoite）。游离的速殖子呈弓形或月牙形，一端较尖，一端钝圆；一边扁平，另一边较膨隆；长 4~7 μm，最宽处 2~4 μm，平均大小为 1.5 μm×5.0 μm。经吉姆萨染色后可见胞质呈蓝色，胞核呈紫红色，位于虫体中央；在核与尖端之间有染成浅红色的颗粒，称副核体。在急性感染期，滋养体常散在于腹腔渗出液或血流中，单个或成对排列。在细胞内寄生的虫体以二分裂、多分裂及内二芽殖等方式不断增殖，一般可增至数个至数十个，这个被宿主细胞膜包绕的虫体集合体称假包囊（pseudocyst），假包囊中的滋养体称作速殖子。此期的虫体与弓形虫病急性发作有关，是致病阶段。

2. 包囊　呈圆形或椭圆形，直径 5~100 μm，具有一层富有弹性的坚韧囊壁，内含数个至数百个虫体，囊内的滋养体又称缓殖子，其形态与速殖子相似，但比速殖子小，核稍偏后。缓殖子分裂缓慢，并分泌蛋白在其周围形成致密基质，修饰纳虫空泡，最终形成包囊壁。包囊可长期在组织内生存，是弓形虫慢性致病阶段，也是中间宿主之间或终宿主之间感染的主要形式。

3. 卵囊　亦称囊合子，刚从猫粪便中排出的卵囊为圆形或椭圆形，大小为 10~12 μm，稍带绿色，具两层光滑透明的囊壁，内充满均匀小颗粒。在体外适宜的温度和湿度下发育迅速，几小时后开始孢子化（sporolate），此时囊内颗粒收缩，与两端囊壁形成半月状空隙，24 h 后发育为 2 个孢子囊，每个孢子囊内含 4 个新月形子孢子。

【生活史】

弓形虫生活史包括有性生殖和无性增殖阶段，全过程需两种宿主，猫和猫科动物是终宿主，虫体在其体内进行有性生殖，同时也进行无性增殖，故猫及猫科动物也是弓形虫的中间宿主。有性生殖只限于在猫科动物小肠上皮细胞内进行，此称肠内期发育；无性增殖在肠外组织细胞内进行，此称肠外期发育；在其他动物或人体内只进行无性增殖，这些动物是中间宿主。弓形虫对中间宿主的选择极不严格，绝大多数哺乳动物、人、家畜及家禽都是易感中间宿主；对寄生组织的选择也无特异亲嗜性，除红细胞外的有核细胞均可寄生（图 8-7）。

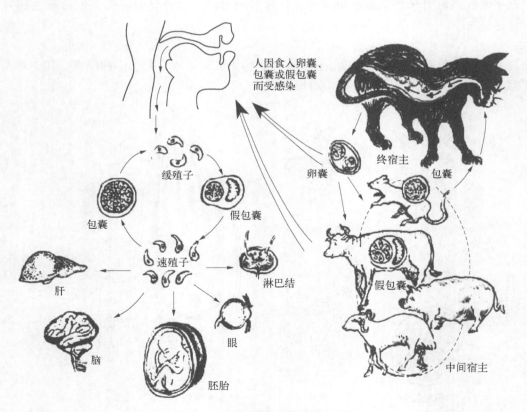

图 8-7　刚地弓形虫生活史示意图

1. **在中间宿主体内的发育**　当猫粪内的卵囊或动物肉类中的包囊或假包囊被中间宿主如人、羊、猪、牛等吞食后，在肠内分别逸出子孢子、缓殖子或速殖子，随即侵入肠壁经血或淋巴进入全身各组织器官，如脑、淋巴结、肝、心、肺、肌肉等的有核细胞和网状内皮系统的细胞。虫体侵入宿主细胞是主动的，侵入所需时间及侵入能力随虫株的毒力不同而有差异。速殖子繁殖迅速，可在 48 h 内破坏宿主细胞，当宿主细胞被胀破后虫体又侵入新的宿主细胞，如此持续不断地循环。在免疫功能正常的机体，部分速殖子侵入细胞后，增殖速度减慢，转化为缓殖子，分泌成囊物质形成包囊。包囊在宿主体内可存活数月、数年，甚至终生。包囊的形成与弓形虫所处的外部环境以及所引起的基因表达密切相关，一般在宿主获得免疫力后，感染的慢性期会出现包囊。当机体免疫功能低下或长期应用免疫抑制剂时，组织内的包囊可破裂，释出缓殖子，进入血流和新的组织细胞继续发育增殖并转变为速殖子。

2. **在终宿主体内的发育**　猫或猫科动物捕食动物内脏或肉类组织时，将弓形虫包囊或假包囊吞入消化道而感染，此外食入或饮入外界被成熟卵囊污染的食物或水也可得到感染。子孢子、缓殖子或速殖子分别在小肠内逸出，主要在回肠部位侵入小肠上皮细胞发育增殖，经 3~7 天，上皮细胞内的虫体形成多个核的裂殖体，随后释出裂殖子，再侵入新的肠上皮细胞形成第二代裂殖体。经数代增殖后，部分裂殖子发育为雌、雄配子体，继续发育为雌、雄配子。雌、雄配子受精成为合子，最后发育成卵囊。卵囊从破裂的肠上皮细胞内逸出进入肠腔，随粪便排出体外，新排出的卵囊不具感染性，在适宜的温度、湿度环境条件下经 2~4 天即发育为具有感染性的卵囊。猫吞食不同发育期虫体后排出卵囊的时间不同，通常吞食包囊后 3~10 天就能排出卵囊，而吞食假包囊或卵囊后约需 20 天以上。受染的猫一般一天可排出 1×10^7 个卵囊，排囊可持续 10~20 天，其间排出卵囊数量的高峰时间为 5~8 天，是传播的重要阶段，卵囊具双层囊壁，对外界抵抗力较大，对酸、碱、消毒剂均有相当强的抵抗力，在室温可生存 3~18 个月，猫粪内可存活 1 年，对干燥和热的抵抗力较差，80℃、1 min 即可杀死，因此加热是防止卵囊传播最有效的方法。

【致病】

1. **致病机制**　弓形虫的致病除与虫体毒力有关外，宿主的免疫状态亦起着重要作用，因此弓形虫病的严重程度取决于寄生虫与宿主相互作用的结果。根据虫株的毒力、繁殖速度、包囊形成与否及对宿主的致死率等，刚地弓形虫可分为强毒株和弱毒株系。RH 株是国际上公认的强毒株代表；Beverley 株为弱毒株代表。大多数虫株即使经多次培养传代，其毒力也不会发生改变。近年研究表明，以下毒力因子与弓形虫侵入宿主细胞和致病有关。

（1）弓形虫的表膜蛋白抗原（surface membrane antigen，SAG）：SAG 为镶嵌于细胞膜的 GPI 锚定蛋白质，由 *SAG* 基因家族编码。研究发现该家族成员与弓形虫侵入、黏附及细胞毒性密切相关。其中 SAG1 在介导弓形虫速殖子入侵宿主细胞以及引发宿主免疫反应的过程中发挥了重要作用。SAG2 和 SAG3 在虫体胞膜上的位置与 SAG1 靠近，协助 SAG1 使虫体迅速入侵。目前 *SAG1* 基因还用来诊断弓形虫病，在疫苗方面，现已证实，SAG1 是一个极有潜力的、对急慢性弓形虫病都有保护性作用的抗原，可作为弓形虫分子疫苗的潜在候选抗原。

（2）棒状体蛋白（rhoptry，ROP）：是一种出现在弓形虫尖端的棒状细胞器，在弓形虫入侵宿主细胞中起重要作用，首先定位在细胞器上，并参与纳虫空泡的形成。ROP 也是一类蛋白质家族，有 11 种，研究较多的是 ROP1 和 ROP2。ROP1 有增强弓形虫入侵宿主细胞的作用，因此也把 ROP1 称为穿透增强因子（penetration enhancing factor，PEF）。ROP2 蛋白定位于纳虫空泡表面，介导纳虫空泡与宿主细胞内线粒体和内质网接触，在弓形虫生活史各个阶段均可表达。

（3）致密颗粒蛋白（dense granules protein，GRP）：又称致密颗粒抗原（dense granules antigen，GRA），致密颗粒中至少有 7 种蛋白（GRA1~GRA7），致密颗粒蛋白在虫体生长发育过程中不断地分泌入纳虫空泡，发挥对纳虫空泡的调理作用，致密颗粒蛋白也是包囊壁的主要成分。GRA1 在修饰调理纳虫空泡的结构中起重要作用，也可能具有钙离子缓冲剂的作用；以 GRA2 缺陷型弓形虫感染小鼠，并不形成急性感染而形成慢性感染，证实了 GRA2 在体内感染及急性期诊断的作用。GRA4 可诱导产生以细胞免疫为主的免疫应答及对弓形虫攻击感染的部分保护作用，也是一种潜在的候选疫苗。

（4）微线体蛋白（microneme protein，MIC）：微线体散布于虫体前端棒状体周围，是弓形虫的另一具分泌功能的细胞器。研究已表明 MIC 与虫体对宿主细胞的识别和结合有关，并且在虫体侵入宿主细胞的早期起作用。当虫体与细胞接触时，虫体内的 Ca^{2+} 水平升高，刺激贮存在顶端的 MIC 释放到虫体外，与宿主细胞受体相互作用、识别、黏附宿主细胞，在入侵细胞的过程中发挥着重要作用。

2. **病理改变**　速殖子是弓形虫急性感染的主要致病阶段，其在细胞内增殖，导致细胞破裂后，逸出的速殖子再侵入新的细胞，如此反复破坏，导致局部组织坏死并伴有以单核细胞浸润为主的急性炎症反应，是弓形虫病的最基本病理改变。坏死病灶可被新的细胞取代，也可被纤维瘢痕取代。

包囊在宿主体内一般反应轻微，不引起炎症反应。包囊因缓殖子增殖而体积增大，挤压器官，可致功能障碍。当宿主免疫系统受损，细胞免疫功能低下时，包囊破裂，释放出缓殖子，一部分缓殖子可侵入新的细胞形成包囊或转变为速殖子，多数缓殖子被宿主免疫系统所破坏。游离的缓殖子可刺激机体产生迟发型变态反应，使其所在器官形成肉芽肿，周围伴有淋巴细胞、浆细胞和中性粒细胞浸润。在肉芽肿病变内通常难以找到弓形虫，但在其边缘及附近组织内却可发现游离的弓形虫。

局灶性损害也可引起继发性病变，如血管的炎症可造成血管栓塞，引起组织梗死，多见于重症患者的脑部。胎儿被感染，脑内常见大片梗死，继之发生钙化。同时也引起发育障碍，如眼发育停滞导致小眼畸形；病变常累及大脑导水管，在其狭窄部形成阻塞，造成脑积水。

弓形虫的病理改变归纳起来可分三种类型：① 急性期，速殖子在宿主细胞内增殖引起的坏死病灶；② 慢性期和隐性感染时，包囊破裂引起宿主的迟发型变态反应，形成细胞浸润的肉芽肿病变；③ 弓形虫引起局部的继发性梗死性病灶。

3. **临床表现**　弓形虫人群感染率高，但临床上弓形虫病患者却相对较少，说明绝大多数感染都是隐性感染。弓形虫病可分先天性弓形虫病和获得性弓形虫病两类。

（1）先天性弓形虫病：多发生于初孕妇女，经胎盘血流传播。受染胎儿或婴儿多数表现为隐性感染，有的出生后数月甚至数年才出现症状；也可造成孕妇流产、早产、畸胎或死产，尤以早孕期感染，畸胎发生率高。据研究表明，婴儿出生时出现症状或发生畸形者病死率为 12%，而存活者中 80% 有精神发育障碍，50% 有视力障碍。以脑积水、大脑钙化灶、视网膜脉络膜炎和精神、运动的障碍为先天性弓形虫病典型症候。此外，可伴有全身性表现，在新生儿期即有发热、皮疹、呕吐、腹泻、黄疸、肝脾肿大、贫血、心肌炎、癫痫等。融合性肺炎是常见的死亡原因。

（2）获得性弓形虫病：可因虫体侵袭部位和机体反应性不同而呈现不同的临床表现。常见类型如下：① 多脏器损害型，如引起肝脏和心脏损害等。② 淋巴结肿大型，是最常见的临床类型之一。颌下和颈后淋巴结肿大多见，可伴有长时间的低热、疲倦、不适等症状。③ 脑型，在免疫功能低下者，常累及脑，表现为脑炎、脑膜脑炎、癫痫和精神异常等。④ 眼型，以视网膜脉络膜炎多见，表现为视力突然下降，或出现斜视、虹膜睫状体炎、葡萄膜炎、视力障碍等。双侧性病变多见。国内报告的 267 例获得性弓形虫病中，多脏器损害 40 例，占 14.981%，脑型 72 例，占 26.966%；淋巴结肿大型 39 例，占 14.607%；眼弓形虫病 22 例，占 8.249%，其中视网膜脉络膜炎 8 例，黄斑部病变 6 例。人体感染弓形虫后多为隐性感染状态，一旦发生恶性肿瘤、实行器官移植、长期接受放射治疗、应用免疫抑制剂或免疫缺陷者，可激活体内弓形虫大量增殖，可使隐性感染转为急性或亚急性，常可引起脑炎、肝炎、肺炎、心肌心包炎、广泛性肌炎、关节炎、肾炎和腹膜炎等严重的全身性弓形虫病甚至致死。艾滋病患者常并发弓形虫病脑炎而死亡。

【免疫】

1. **抗原**　弓形虫的抗原种类主要有：① 速殖子表面抗原有 P30（*SAG1*）、P22（*SAG2*）、P43（*SAG3*）、P35 和 P23。P30 和 P22 是主要特异性抗原，其中 P30 占速殖子全部蛋白的 3%~5%，是弓形虫速殖子期特异性表面抗原，该蛋白参与了弓形虫速殖子对宿主细胞的黏附与侵入，且能被弓形虫感染急性期及恢复期血清抗体识别。P22 也是速殖子期主要表面抗原之一，具有很好的免疫原性和抗原性，能协助 P30 使虫体迅速入侵，起定位宿主细胞的作用。目前 P30 已用于诊断弓形虫病。在疫苗研究方面，P30 是一个极有潜力的对急、慢性弓形虫病都有保护性作用的抗原，可作为弓形虫分子疫苗的潜在候选蛋白。

② 缓殖子的特异性抗原有 P36、P18（*SAG4*）、P21 和 P34。P36 是速殖子向缓殖子转变时最先出现的特异性蛋白，是研究期转变机制时重要的特征性蛋白。③ 子孢子表面抗原，最主要的有两种，其分子质量约为 25 kDa 和 67 kDa。

2. 免疫效应　弓形虫在免疫功能健全的人群体内，多呈隐性感染状态，引起带虫免疫；弓形虫感染常发生于免疫缺损的宿主，而感染本身又可以诱导免疫抑制，进一步降低宿主的免疫状态，形成病情不断发展的恶性循环。

（1）细胞免疫：在宿主抗弓形虫感染免疫中起主导作用，细胞免疫的状态决定宿主感染弓形虫后的发展趋势和转归。宿主抗弓形虫感染的获得性免疫应答，主要是通过诱导 T 细胞分泌的 IFN-γ，与受感染细胞表面的 IFN-γ 受体结合后，通过诱导多种效应分子发挥杀灭弓形虫的效应。

（2）体液免疫：在感染早期，IgM 和 IgA 升高，1 个月后被高滴度 IgG 代替，并维持较长时间，能通过胎盘传至胎儿，IgM 则不能。如果在新生儿体内查出特异性 IgM 抗体则说明有先天性弓形虫感染。特异性抗体的保护作用不明显，尤其在急性期，弓形虫抗体不起决定作用。

【诊断】

1. 病原学检查

（1）涂片染色法：取急性期患者的腹水、胸腔积液、羊水、脑脊液或血液等离心后，沉淀物作涂片，或采用活组织穿刺物涂片，经吉姆萨染色后，镜检弓形虫滋养体。此法简便，但阳性率不高，阴性者不能排除，须进一步检查。此外也可用 HE 染色的组织切片检查，此时用免疫酶或荧光染色法加以鉴定，可提高虫体的检出率。

（2）动物接种分离法或细胞培养法查找滋养体：采用敏感的实验动物如小鼠，将离心后体液接种于腹腔内，一周后剖杀，取腹腔液镜检，阴性需盲目传代至少 3 次，样本亦可接种于离体培养的单层有核细胞。

2. 免疫学检查　由于弓形虫病原学检查阳性率不高，所以免疫学检查是目前重要的诊断手段和参考依据。目前常用下列免疫学检查方法。

（1）染色试验（dye test，DT）：为经典的血清学方法，具有良好的特异性、敏感性和重复性。采用活滋养体在有致活因子的参与下与样本内特异性抗体作用，使虫体表膜破坏不为着色剂亚甲蓝所染。镜检见虫体不被蓝染者为阳性，虫体多数被蓝染者为阴性。

（2）IHA：有较好的特异性和敏感性，操作简易，适用于流行病学调查。

（3）IFA：以整虫为抗原，采用荧光标记的二抗检测特异抗体。此法可测同型及亚型抗体，其中测 IgM 适用于临床早期诊断。

（4）ELISA：用于检测宿主的特异循环抗体或抗原，已有多种改良法广泛用于早期急性感染和先天性弓形虫病的诊断。标记物（胶体金和生物素-亲和素）的改进又进一步提高了检测的敏感性。

（5）免疫酶染色试验（immunoenzyme staining test，IEST）：效果与 IFA 相似，重复性较好且试剂稳定，是现有检测弓形虫抗体方法中操作简便、反应时间短的一种方法，在弓形虫感染的诊断和流行病学调查中具有重要的应用价值。

另外，若母亲在怀孕期间出现了弓形虫血清学阳性结果，为了明确胎儿是否被感染以及受损情况，可采用 B 超检查、羊水检查和胎血检查，以便采取相应措施，预防或减少不良后果的发生。

3. 基因诊断　包括核酸分子杂交，如 DNA 印迹法、斑点杂交、夹心杂交、原位杂交和寡核苷酸探针杂交等；PCR 以及 DNA 芯片技术［又称 DNA 微阵列（DNA microarray）；基因芯片（gene chip）］。

【流行】

1. 流行概况　该病为动物源性疾病，分布于全世界五大洲的各地区，许多哺乳动物、鸟类是本病的重要传染源，人群感染也相当普遍。据血清学调查，人群抗体阳性率为 25%～50%，个别地区高达 90%，估计全球约有 10 亿人被弓形虫感染，且多数属隐性感染。我国人群弓形虫感染率为 5%～10%。有的地区猫感染率高达 80% 以上，人弓形虫感染率与养猫成正比。家畜中猪感染率最高，其次为牛。可食用的肉类感染相当普遍，鲜奶和禽蛋也有感染。野生类中的狼、狐狸、野猪等 40 多种，家禽类中的鸡、鸭、鹅等以及 52 种啮齿动物都有弓形虫感染。造成广泛流行的原因主要有：① 滋养体、包囊以及卵囊具有较强的抵抗力。滋养体在血浆中能活 35 天，在血清中能活 30 天，涂抹在玻璃片上能活 3 h，在 75% 酒精中能活 10 min；包囊在−196℃的甘油保存液中可长期存活，猪肉中的包囊在冰冻状态下可活 35 天；卵囊在室温下活 3~18 个月，在猫粪中活 46 天，在自然界常温常湿条件下可活 1~1.5 年；② 包囊、卵囊和假包囊多种都具感染性；③ 中间宿主广泛；④ 在终宿主之间、中间宿主之间、终宿主与中间宿主之间均可互相传播；⑤ 包囊可长期生存在中间宿主组织内；⑥ 卵囊排放量大，被感染的猫，一般每天可排出 1 000 万个卵囊，排囊可持续 10~20 天。

2. 流行环节

（1）传染源：动物是本病的主要传染源，猫及猫科动物是重要传染源。人经胎盘的垂直传播具有传染源的意义。

（2）传播途径：有先天性和获得性两种。前者指胎儿在母体经胎盘血而感染；后者主要经口感染，可食入未煮熟的含弓形虫的肉制品、蛋、奶类而感染。曾有因喝生羊奶而致急性感染的报告。经损伤的皮肤和黏膜也是一种传染途径，实验室人员需加注意。此外，接触被卵囊污染的土壤、水源亦为重要的途径。国外已有经输血、器官移植而引发弓形虫病的报道。节肢动物携带卵囊也具有一定的传播意义。

（3）易感染人群：人群普遍易感。胎儿和婴幼儿和免疫功能有缺陷或受损患者更易感。人通常无性别上的易感差异，但有随接触机会增多而上升的趋势。在职业分布上，动物饲养员、屠宰工人、猎人、剥兽皮工人、弓形虫实验室工作人员以及兽医等，接触弓形虫的机会较多而容易受感染。有 5%~10% 的艾滋病患者合并弓形虫感染。

【防治】

1. 预防　弓形虫病预防的措施包括：① 加强饮食卫生管理，强化肉类食品卫生检疫制度；② 教育群众不吃生或半生的肉、蛋、奶制品；③ 劝告孕妇不要养猫，不要接触猫、猫粪和生肉，不要让猫舔手、脸及食具等，要定期作弓形虫常规检查，以减少先天性弓形虫病的发生；④ 大力开展卫生宣传教育，增强对弓形虫危害和预防知识的了解；⑤ 加强对家畜、家禽和可疑动物的监测、隔离。

2. 治疗　对急性期患者治疗尚无理想药物。乙胺嘧啶、磺胺类如复方新诺明，对增殖期弓形虫有抑制作用，这两类药物联合应用可提高疗效，但它们均为叶酸的拮抗剂，能抑制骨髓的造血功能。阿奇霉素可到达所有组织细胞和弓形虫包囊内，能杀死弓形虫速殖子和包囊。罗红霉素可作用于弓形虫核糖体而发挥抑虫效应，有利于杀灭细胞内的弓形虫。另外，还有多西环素、林克霉素、氯林克霉素、二氢叶酸还原酶抑制剂类及多种细胞因子和中草药等可试用。

妊娠期弓形虫感染的治疗要考虑到孕妇感染和胎儿感染两种情况，治疗的主要目的是防止胎儿先天性感染和减轻其对胎儿的损害。一旦确诊怀孕妇女初次感染，应立即服用螺旋霉素；若确诊胎儿感染弓形虫，则应立即改为乙胺嘧啶、磺胺嘧啶与螺旋霉素交替应用。螺旋霉素安全、毒副作用小、口服吸收好、组织中浓度高、排泄缓慢，有望被广泛应用于各类弓形虫病的治疗。

目前弓形虫疫苗研究尚处于动物实验阶段。

（张　健　张　坤）

第三节　隐孢子虫

隐孢子虫是属于顶复门（Apicomplexa）隐孢属（*Cryptosporidium*）的球虫类寄生虫，广泛存在于多种脊椎动物体内。目前，在多种脊椎动物，包括哺乳类、鸟类、爬行类和鱼类动物中分离出 20 余种隐孢子虫，其中寄生人体的主要为人隐孢子虫（*Cryptosporidium hominis*）和微小隐孢子虫（*C. parvum*），另外，其他隐孢子虫也偶尔会感染人体。由隐孢子虫引起的疾病称隐孢子虫病（cryptosporidiosis），是一种以腹泻

为主要临床表现的人兽共患性原虫病，并成为艾滋病患者死亡的主要原因
之一。

【形态】

卵囊呈圆形或椭圆形，直径 4~6 μm，卵囊壁光滑，厚薄均匀，囊内含
4 个裸露的子孢子和一团残留体（residual body）。子孢子呈新月形，大小为
1.5 μm×0.75 μm（图 8-8）。在改良抗酸染色标本中，卵囊为玫瑰红色，
背景为蓝绿色，囊内子孢子排列不规则，形态多样，残留体为暗黑（棕）
色颗粒状。

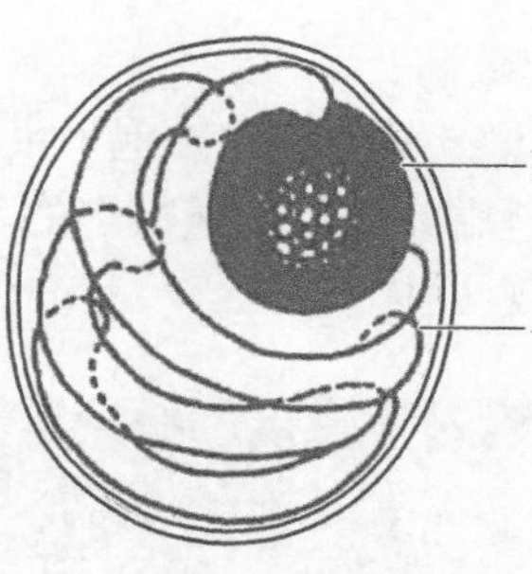

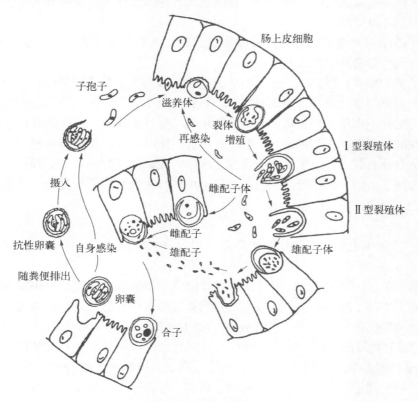

图 8-8 隐孢子虫卵囊模式图

【生活史】

隐孢子虫生活史简单，不需要转换宿主。整个生活史有裂体增殖、配子生殖和孢子增殖三个阶段，均
在同一宿主体内，称为内生阶段。随宿主粪便排出的成熟卵囊具有感染性，为感染阶段。人和易感动物摄
入成熟卵囊后，子孢子在消化液的作用下从卵囊逸出，借助其前部的细胞器和某些分泌物附着并侵入肠上
皮细胞，在被侵入的胞膜下与胞质之间形成纳虫空泡，虫体在纳虫空泡内开始无性繁殖，先发育为滋养
体，经 3 次核分裂后发育为 I 型裂殖体。成熟的 I 型裂殖体含 6~8 个裂殖子。裂殖子被释出后侵入其他肠
上皮细胞，发育为第二代滋养体。第二代滋养体经 2 次核分裂发育为 II 型裂殖体。成熟的 II 型裂殖体含 4
个裂殖子。此裂殖子释出后侵入新的肠上皮发育为雌、雄配子体，进入有性配子生殖阶段。雌配子体进一
步发育为雌配子，雄配子体产生 16 个雄配子，雌、雄配子结合形成合子，合子发育为卵囊，进入孢子增
殖阶段。卵囊有薄壁和厚壁两种类型，薄壁卵囊约占 20%，仅有一层单位膜，其子孢子逸出后直接侵入宿
主肠上皮细胞，继续无性繁殖，形成宿主自身体内重复感染；厚壁卵囊约占 80%，有两层囊壁，具抵抗
性，在宿主细胞内或肠腔内孢子化（形成子孢子）。孢子化的卵囊随宿主粪便排出体外，即具感染性。完
成生活史需 5~11 天，卵囊最早可以在感染后 5 天在粪便查见（图 8-9）。由于微小隐孢子虫的薄壁卵囊
可以引起自身体内重复感染，因此可以解释在排除重新感染后，易感宿主接触小量的卵囊后为什么会引起
严重的感染；免疫缺陷患者为什么会有长期危及生命的感染存在。

图 8-9 隐孢子虫生活史示意图

【致病】

1. **致病机制** 隐孢子虫主要寄生于小肠上皮细胞的刷状缘以及上皮细胞的纳虫空泡内（图 8-10）。空肠近端是感染数量最多的部位，严重者可扩散到整个消化道。肺、扁桃体、胰腺、胆囊和胆管等器官也可发现虫体。

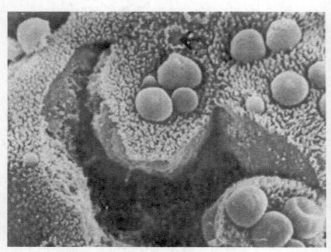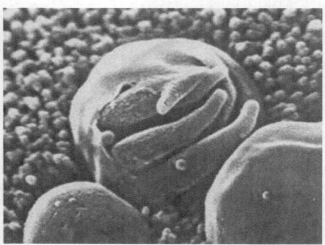

图 8-10 肠黏膜表面刷状缘寄生的隐孢子虫卵囊扫描电镜图（引自 S. Tzipori）

隐孢子虫寄生的肠黏膜表面可出现凹陷，或呈火山口状，肠绒毛萎缩、变短、变粗或融合、移位、脱落，上皮细胞出现老化和脱落速度加快现象。但感染轻者肠黏膜变化不明显。

隐孢子虫引起的腹泻，在寄生虫性腹泻中占首位，其致病机制是多因素的。虫体的寄生引起肠微绒毛损伤，肠上皮细胞内乳糖酶等酶量的减少，造成肠黏膜吸收不良而引起腹泻。另外，体内重复感染使肠黏膜有效吸收面积缩小也是造成腹泻的原因之一。艾滋病患者并发隐孢子虫性胆囊炎、胆管炎时，除呈急性炎症改变外，尚可引起坏疽样坏死。

2. **临床表现** 临床表现严重程度取决于感染程度、宿主的营养和免疫功能状态。根据宿主的免疫功能情况，临床症状大致可分两种类型。

（1）免疫功能正常的患者：潜伏期一般为 3~8 天。主要表现为急性水样腹泻，一般无脓血，呈自限过程，个别排血性便者也有报道。每日排便 2~10 次，伴腹痛、恶心、呕吐、食欲减退或厌食、发热等症状。慢性腹泻反复发作者也并不少见。严重感染的幼儿可出现喷射性水样便，排便量多，常伴有呼吸道症状。

（2）免疫功能缺陷的患者：通常症状明显而病情严重，常以持续性霍乱样水泻为多见。每日腹泻数次至数十次，量多，达数升至数十升。常伴剧烈腹痛，水电解质紊乱和酸中毒。病程可迁延数月至 1 年。患者常并发肠外器官隐孢子虫病，如呼吸道和胆道感染，可使得病情更为严重复杂。隐孢子虫感染常为艾滋患者并发腹泻而死亡的原因之一。

【诊断】

1. **病原学检查** 隐孢子虫的病原学检查主要是从粪便、呕吐物及痰液中查找卵囊，其中以粪便检查卵囊为主。

（1）直接涂片法：在急性隐孢子虫病患者的腹泻粪便中，卵囊数量较多，可用粪便直接涂片后染色镜检，检出卵囊即可确诊。除了感染隐孢子虫外，艾滋病患者通常还会感染环孢子虫等，因此，要注意区分鉴别。隐孢子虫卵囊需要染色后方可显示清晰结构，常用的染色方法有以下几种。

1）金胺-酚染色法：新鲜或甲醛固定后的标本均可用此法，染色后在荧光显微镜下观察。卵囊圆形呈明亮乳白-黄绿色荧光。低倍镜下为圆形小亮点，周边光滑，虫体数量多时可遍布视野，犹如夜空中繁星。高倍镜下卵囊壁薄，中央淡染，似环状。本法简便、敏感，适用于批量标本的过筛检查。

2）改良抗酸染色法：卵囊呈玫瑰红色，直径为 4~6 μm，发亮，因观察的角度不同，残留体为暗黑

（棕）色颗粒状。染色后背景为蓝绿色。但粪便标本中多存在红色抗酸颗粒，形同卵囊，难以鉴别。

3）金胺-酚改良抗酸染色法：先用金胺-酚染色，再用金胺-酚改良抗酸染色复染，用光学显微镜检查，卵囊形态同抗酸染色所示，但非特异性颗粒呈蓝黑色，颜色与卵囊不同，有利于查找卵囊。此法优化了改良抗酸染色法，可提高检出率。

（2）基因检测：采用 PCR 和 DNA 探针技术检测隐孢子虫特异 DNA，具有特异性强、敏感性高的特点。在 PCR 中使用相应的引物，可扩增出隐孢子虫 DNA 特异的片段，其敏感性可达 0.1 pg 的水平，即相当于可以检测出每克粪便中含有 5 个卵囊的水平。

2. 免疫学检查　隐孢子虫病的免疫学诊断近年发展较快，具有弥补粪检不足的优点。

（1）粪便标本的免疫学检查：均需采用与卵囊具高亲和力的单克隆抗体。在 IFAT 的检测中，卵囊在荧光显微镜下呈明亮黄绿色荧光，特异性高、敏感性好，适用于对轻度感染者的诊断和流行病学调查，该技术在国外被作为隐孢子虫诊断的常规方法。采用 ELISA 检测粪便中的卵囊抗原，敏感性、特异性均好，无须显微镜。流式细胞计数法可用于卵囊计数，考核疗效。

（2）血清标本的免疫学检查：常采用 ELISA 和蛋白质印迹法（western blotting）。ELISA 是最常用的免疫学检查方法，常采用提纯的卵囊抗原悬液，可检查患者的粪便、血清和十二指肠液中的特异性 IgG、IgM 和 IgA，该方法特异性、敏感性均较高，可用于隐孢子虫病的辅助诊断和流行病学调查。

【流行】

1. 分布　隐孢子虫病呈世界性分布。迄今已有 90 多个国家有报道。各地感染率高低不一，发达国家或地区感染率低于发展中国家或地区；在腹泻患者中，欧洲、北美洲隐孢子虫检出率为 0.6%～20%，亚洲、大洋洲、非洲和中南美洲为 3%～32%；在艾滋病患者中感染率为 18%～38%，病死率甚高。在与患者、病牛接触的人群和在幼儿集中的单位，隐孢子虫腹泻暴发流行时有发生。据资料分析，亚洲、非洲和拉丁美洲的居民，每年有 250 万～500 万的居民感染隐孢子虫。

国内韩范于 1987 年在南京首先发现了人体隐孢子虫病病例。随后安徽、内蒙古、福建等 19 个省（自治区）也相继报道了一些病例，近年来有上升趋势，截止到 2004 年，据不完全统计已超过 2 000 例。在腹泻患者中虫体检出率为 0.9%～13.3%。

隐孢子虫病流行具备下列特点：2 岁以下的婴幼儿发病率较高；男女间无明显差异；温暖潮湿季节发病率较高；农村多于城市，沿海港口多于内地；经济落后、卫生状况差的地区多于发达地区；畜牧地区多于非牧区；旅游者多于非旅游者。

2. 流行环节

（1）传染源：患者、带虫者及多种动物（40 多种）可作为传染源，其中，牛是最重要的保虫宿主。安德森（Anderson）的调查研究发现，65% 的奶牛场和 80% 的饲养场都有感染隐孢子虫的牛。虽然整体的感染率低于 5%，但在一些牛圈，31% 的牛都能排泄隐孢子虫卵囊。

（2）传播途径：本病为人兽共患寄生虫病，人与动物可以相互传播，但人际的相互接触是人体隐孢子虫病最重要的传播途径。传播可发生于直接或间接与粪接触，食入含隐孢子虫卵囊污染的食物或水是主要传播方式。近 30 年来，日、英、美等国均有水源污染引起暴发流行的报道。在日本，仅 1995 至 1996 年间，在神奈川县和埼玉县分别发生大规模的人群感染，后者在 13 400 人口的小镇，竟有 9 000 人被感染；1993 年威斯康星州 161 万人的密尔沃基市约有 40.3 万人感染；2009 年 2 月，澳大利亚新南威尔士州各地陆续有 201 人感染隐孢子虫病，涉嫌导致疫情传播的源头主要是各大公共游泳池的水被污染，所有感染者中半数为 5 岁以下的儿童。旅游者亦常通过饮用污染的水源而造成暴发流行。此外，同性恋者之间的肛交也可导致本虫传播，痰中有卵囊者可通过飞沫传播。

3. 易感人群　人对隐孢子虫普遍易感。婴幼儿、艾滋病患者、长期大剂量接受抗生素、免疫抑制剂治疗的患者及免疫功能低下者更易感染。在欧美，11%～21% 的艾滋病患者腹泻便中发现该虫卵囊，而在非洲等发展中国家可达 12%～48%。

【防治】

由于隐孢子虫病尚无有效药物治疗，因而预防感染是控制本病最现实的方法。

1. 预防　加强粪便管理及水源管理，对居民饮用水及各种市售瓶装水应做好定期的监测工作；注意个人卫生、饮食卫生；保护免疫功能缺陷或免疫功能低下的人群，增强其免疫力，避免与患者、病畜接触；凡接触患者、病畜者，应及时洗手消毒；因卵囊的抵抗力强，患者用过的便盆等必须在 3% 漂白粉中浸泡 30 min 后，再行清洗。10% 甲醛和 5% 氨水可将卵囊杀灭。此外，65～70℃ 加热 30 min 可灭活卵囊，因此应提倡喝开水。

2. 治疗　一般认为对免疫功能正常患者，采用对症和支持疗法，纠正水、电解质紊乱即可取得良好的效果。对免疫功能受损者，恢复其免疫功能、及时停用免疫抑制剂则是主要措施，否则治疗大多无效。国外目前用螺旋霉素、阿奇霉素或巴龙霉素治疗患者。用高效价的高免疫牛初乳（hyperimmune bovine colostrum）、牛乳球蛋白、牛转移因子治疗可改善临床症状。国内用大蒜素治疗，也有一定效果。

（徐文岳）

第四节　其他孢子虫

一、肉孢子虫

肉孢子虫（Sarcocystis）属顶复门（Apicomplex），肉孢子虫科（Sarcocystidae），肉孢子虫属（Sarcocystis）。目前报道的肉孢子虫有 200 多种。其宿主范围广，鸟类、爬行动物、鱼及哺乳动物均可感染肉孢子虫。1843 年，米歇尔（Miescher）在家鼠体内首先发现肉孢子虫。1865 年，库恩（Kuhn）又在猪体内发现。1882 年，兰克斯特（Lankester）提出了其属名为 Sarcocystis。1972 年，费尔（Fayer）在细胞培养中观察到了其配子和卵囊；同年，隆美尔（Rommel）等用羊体中的肉孢子囊喂猫后在猫粪中查到卵囊，表明该虫生活史需两个宿主，在中间宿主（食草动物或杂食动物）体内进行无性繁殖，在终宿主（杂食动物）体内进行有性繁殖。人既可作为其中间宿主，亦可作为其终宿主。目前已知以人为终宿主的有猪人肉孢子虫（S. suihominis）和人肉孢子虫（S. hominis），两者均寄生于人体小肠，统称为人肠肉孢子虫。以人为中间宿主的肉孢子虫可能有多种，目前命名的只有林氏肉孢子虫（S. lindemanni），其包囊寄生于人体肌肉内，称为人肌肉肉孢子虫，但虫种和生活史不清楚，犬或猫是其终宿主。近年来马来西亚多次发生人群暴发肉孢子虫病，其中两次确诊由纳氏肉孢子虫（S. nesbitti）引起，患者因误食卵囊而感染，推测人类也可作为这一虫种的中间宿主。由该虫所致的肉孢子虫病（sarcocystosis），是一种人兽共患寄生虫病。

【形态与生活史】

肉孢子囊（sarcocyst）呈圆柱或纺锤形，长径 1～5 cm，横径 0.1～1 cm。囊壁内有许多间隔把囊内缓殖子分隔成簇。成熟卵囊呈长椭圆形，大小为 9～16 μm，内含 2 个孢子囊（sporocyst），常在肠内自行破裂，孢子囊即脱出。孢子囊呈椭圆形或卵圆形，壁双层而透明，内含 4 个子孢子（图 8-11）。

人、猕猴、黑猩猩等为人肠肉孢子虫的终宿主。牛、猪分别为人肉孢子虫和猪人肉孢子虫的中间宿主。终宿主粪便中的孢子囊或卵囊被中间宿主食入后，子孢子在其小肠内逸出，穿过肠壁进入血液，在多数器官的血管壁内皮细胞中形成裂殖体，进行几代裂体增殖后，裂殖子进入肌肉组织中发育为肉孢子囊。后者在横纹肌及心肌中多见。肉孢子囊内的滋养母细胞（或称母细胞，metrocyte）增殖生成缓殖子。中间宿主肌肉中的肉孢子囊被终宿主吞食后，缓殖子释出并侵入小肠固有层，无须经过裂体增殖就直接形成雌、雄配子，二者结合形成合子，最终形成卵囊。卵囊在小肠固有层逐渐发育成熟。人肌肉肉孢子虫的中间宿主为人，其终宿主可能是食肉类哺乳动物、猛禽或爬行类动物（图 8-12）。

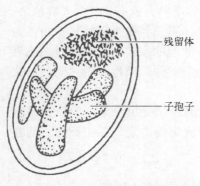

残留体

子孢子

图 8-11　肉孢子虫孢子囊模式图

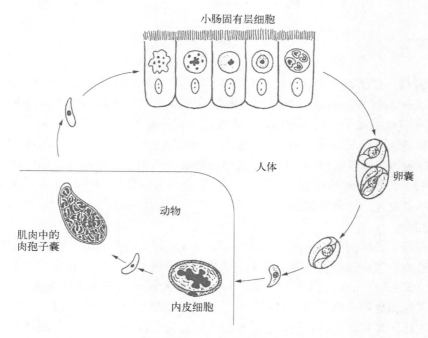

图 8-12　肉孢子虫生活史示意图

【致病与诊断】

人因生食或误食含有人肠肉孢子囊的肉类而感染，囊内的缓殖子侵入肠壁细胞而致病，可出现食欲不振、腹痛、腹泻、恶心、呕吐等非特异性的消化道症状。感染猪人肉孢子虫后除了上述症状外还可出现血性腹泻。严重感染可引起贫血、坏死性肠炎等。一般来说免疫功能正常的人群没有或仅有轻微症状，但是免疫受累的宿主则可出现严重症状。人肌肉肉孢子虫病的临床表现与寄生虫部位有关，一般无明显症状，但如果寄生虫寄生于重要部位则可引起明显症状，如寄生于喉头肌可引起支气管痉挛和声音嘶哑；寄生于心肌可引起心肌炎。此外，肉孢子囊可破坏所侵犯的肌细胞，并造成邻近细胞的压迫性萎缩，肌肉可因水肿而出现疼痛。一旦囊壁破裂，释放的肉孢子毒素（sarcocysin）可作用于神经系统、心、肾上腺、肝和小肠，严重时可致死亡。

感染林氏肉孢子虫的人，其心肌、舌肌、膈肌和骨骼肌可存在肉孢子囊，并出现相应症状。肉孢子囊崩解后释出的肉孢子毒素也可引起过敏毒性反应，严重可造成死亡。

有消化道症状的患者，可采用直接涂片法、蔗糖离心浮聚法或硫酸锌浮聚法等，从粪便中检出囊卵或孢子囊即可确诊。肌肉内的肉孢子虫可以作常规活检诊断，同时可发现有肌炎甚至肌坏死存在。

【流行与防治】

人肉孢子虫病是一种危害较大的食源性人兽共患寄生虫病，广泛寄生于动物肌肉和中枢神经系统中，造成畜牧业的巨大经济损失。但目前对肉孢子虫的虫种种类、宿主范围及其致病性、诊断和治疗等研究尚不完善。

调查发现世界各地黄牛的人肉孢子虫自然感染率为 4.0%~92.4%。欧洲人体人肉孢子虫病较其他地区普遍。猪人肉孢子虫分布在欧洲、中国云南、印度和日本等地。左仰贤等（1982）首次报告国内病例。我国部分地区人群有生食猪肉和牛肉的饮食习惯，面临肉孢子虫感染的潜在威胁，应尽快完善与人类关系密切的家畜、家禽和野生动物肉孢子虫病的流行病学资料，加强肉类食品的检疫和管理，并开展肉孢子虫的免疫学与分子生物学的相关研究，更好地防控肉孢子虫病。云南大理的自然感染率平均为 29.7%。因寄生于人体肌肉组织内的肉孢子囊一般不引起临床症状，所以在人体肌肉中发现肉孢子囊的病例大多出于偶然，因而报道的病例数较少。预防人肠肉孢子虫病应加强猪、牛的饲养管理，加强肉类卫生检疫，不食未熟猪、牛肉，注意粪便管理。对患者可试用复方新诺明或吡喹酮等治疗，有一定疗效。人肠肉孢子虫病尚无特效药物治疗。预防人肌肉肉孢子虫病，需防止其粪便污染食物和水源。

二、贝氏等孢球虫

等孢球虫（Isospora）广泛寄生于哺乳类、鸟类和爬行类动物的肠道内。一般认为感染人体的虫种为贝氏等孢球虫（Isospora belli Wenyon，1923）和纳塔尔等孢球虫（I. natalensis Elson-Dew，1953）。斐尔科（Virchow）于 1860 年首先描述了贝氏等孢球虫，由温扬（Wenyon）于 1923 年命名。贝氏等孢球虫是最主要的病原体，引起等孢球虫病（isosporiasis）。除免疫受累的宿主外，疾病常呈自限性，临床起病急，有发热、持续性或脂肪性腹泻，体重减轻等。世界上人体感染贝氏等孢球虫的报告日趋增多。美国的艾滋病患者中，其感染率为 15%；我国也有 10 多例报告。人体等孢球虫病比较少见，可能与诊断有关，因卵囊微小，临床常规粪检不易发现，故漏诊的机会较大。

【形态与生活史】

贝氏等孢球虫卵囊呈长椭圆形，大小为（20~33）μm×（10~19）μm，壁薄，光滑，无色。成熟卵囊内含有 2 个椭圆形孢子囊；每个孢子囊含有 4 个半月形的子孢子和 1 个残留体（图 8-13）。纳塔尔等孢球虫的卵囊大小为（25~30）μm×（21~24）μm，其形态特点同贝氏等孢球虫卵囊。

当宿主食入被成熟卵囊污染的食物，卵囊内的子孢子在小肠上段逸出后，侵入回肠下段黏膜上皮细胞发育为滋养体，经裂体增殖发育为裂殖体，裂殖子侵入附近的上皮细胞继续进行裂体增殖或形成雌、雄配子体，继而发育为雌、雄配子。雌、雄配子结合形成合子，然后发育为卵囊，卵囊落入肠腔随粪便排出。完成生活史不需要中间宿主。卵囊内的孢子形成可在宿主体内或外界完成。宿主排出的卵囊在外界一定温度湿度环境下，发育为成熟卵囊（图 8-14）。

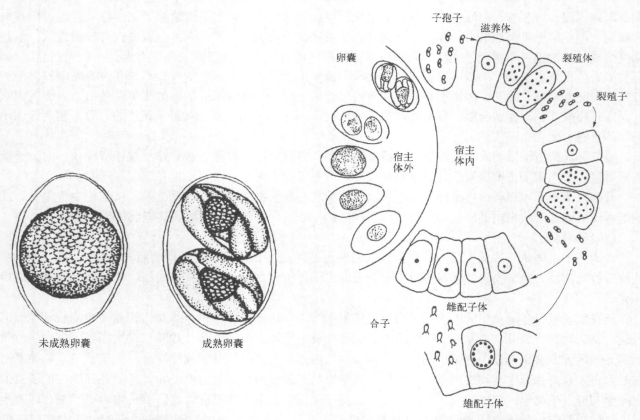

未成熟卵囊　　　　成熟卵囊

图 8-13　贝氏等孢球虫卵囊模式图　　　　图 8-14　贝氏等孢球虫生活史示意图

【致病与诊断】

贝氏等孢球虫可引起严重的临床症状，经 7~11 天的潜伏期后患者可有发热、持续数月至数年的腹泻、体重减轻等。腹泻每天 6~10 次，呈水样便或软便。免疫受累的宿主或艾滋病患者可出现持续腹泻伴虚弱、厌食和体重减轻，严重者可引起死亡。艾滋病患者可发生肠外感染，有些患者有进行性呼吸困难和发热，同时伴有吞咽困难、恶心、呕吐、水样便。部分感染者也可无任何症状。婴儿、艾滋病患者和其他免疫功能障碍者病情较为严重。本病常呈慢性，虫体出现在粪便或活组织检查中达数月至数年之久，复发普遍。典型的病理表现有肠绒毛变平、变短、融合、变粗、萎缩、隐窝增生、肥大延长、肠上皮细胞出现增生等。

　　该病的诊断主要是粪便中检测卵囊，包括直接涂片法或浓缩后涂片法。但往往由于卵囊较小而漏诊。在感染早期，尽管症状很严重，但由于原虫仍处于无性生殖阶段，粪检亦呈阴性，只有在有性生殖阶段方可检获卵囊。应用抗酸染色或改良抗酸染色可较清晰地检出卵囊。应用十二指肠组织活检或内窥镜检查可以提高检出率。

【流行与防治】

　　等孢球虫病主要在中南美洲、非洲和东南亚多见。随着艾滋病的发病率增多，等孢球虫病在艾滋患者或同性恋男性中发病率也在升高。贝氏等孢球虫被认为是仅引起人类感染的等孢球虫，而无其他保虫宿主。因摄入成熟卵囊污染的水或食物而感染，亦可通过粪-口途径直接感染。卵囊对外界的抵抗力十分强，在寒冷或潮湿的环境中可存活数月。预防本虫应注意饮水、饮食卫生和阻断粪-口传播途径等。治疗可选用甲氧苄啶和磺胺甲异恶唑，疗程 1 个月，一般在用药 2 天内即可控制腹泻。对磺胺过敏者单用乙胺嘧啶治疗亦有效。

三、微孢子虫

　　微孢子虫（*Microsporidium*）属微孢子门、微孢子目，是一种专性细胞内寄生的单细胞生物。最早由 Aägeli（1857）在家蚕体内发现。目前报道至少有 150 多个属，近 1 400 种，广泛寄生于脊椎动物和非脊椎动物。自 1959 年日本学者首次证明了其对人类的病原性之后，迄今已发现至少有 8 个属中的 15 种微孢子虫能感染人，引起人类的微孢子虫病（microsporidiosis）。感染人的常见虫种有：肠上皮细胞微孢子虫属（*Entercytozoon*）的比氏肠微孢子虫（*Entricytozoon bieneusi*）、脑炎微孢子虫属（*Encephalitozoon*）的兔脑炎微孢子虫（*E. cuniculi*）、肠脑炎微孢子虫（*E. intestinalis*）和海伦脑炎微孢子虫（*E. hellem*）及微粒子属（*Nosema*）等。1985 年，德波特（Desportes）首次在法国一例 HIV 感染者中发现比氏肠微孢子虫。此后，全球有关艾滋病患者合并微孢子虫感染的报道不断增多，目前，微孢子虫病已经被确定为艾滋病标志性疾病之一。除艾滋病外，在非 HIV 感染的其他免疫功能低下者，或免疫功能正常的群体中，微孢子虫感染者也有不少的报道，逐渐引起重视。迄今为止，已发现一百多种能够同时感染人和动物的基因型。目前已报道的基因型主要分为动物传染性基因型亚群（Group1），主要感染人，宿主特异性基因型亚群（Group2~Group5），该群宿主多为家畜和野生动物，部分基因型能同时感染人和动物。近年来，基于 ITS 序列的分型方法已广泛用于微孢子虫病的流行病学研究。尽管已在许多不同种类的动物身上检测到微孢子虫，但对于微孢虫感染人的研究仍然不够，对于微孢子虫的传播过程并不完全清楚。

【形态与生活史】

　　微孢子虫发育过程包括孢子、分裂体（也称裂殖体）、孢子体（也称母孢子）、成孢子细胞等阶段，孢子是其典型阶段。成熟孢子为圆球形、卵圆形或细长形，其大小因属、种不同而异，一般大小为（2~7）µm×（1~3）µm。因为微孢子虫形体微小，光镜下难以识别其微细结构。在透射电镜下可见孢子壁双层，外壁由电子致密的蛋白质构成，内壁是几丁质为主的电子透亮层，其里面有一极薄的胞膜，细胞核位于中后部。围绕细胞核有一螺旋形极管（或称极丝）。孢子的前端有一固定盘（anchoring disc）与极管相连，形成一突起，后端有一空泡（图 8-15）。微孢子虫孢子的大小、极丝的缠绕周数及走行角度、胞核数量等因种属不同而有差异。因此，常用这些作为微孢子虫分类的依据。

　　微孢子虫感染途径尚不十分清楚，一般认为可经消化道或呼吸道感

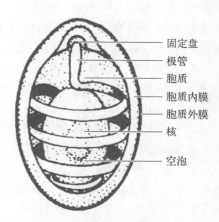

固定盘
极管
胞质
胞质内膜
胞质外膜
核
空泡

图 8-15　微孢子虫模式图

染，进入人体后可以通过血循环而到达不同部位。不同种属的微孢子虫发育过程有所不同，但都以无性增殖方式进行繁殖，包括裂体增殖和孢子增殖，且在宿主的同一细胞内进行，一般3~5天为一生活周期。具有感染性的成熟孢子经口或呼吸道进入易感宿主体内，盘绕的极丝由孢子体内翻出，刺入宿主细胞，将孢子内的感染性孢子质通过中空的极管注入宿主细胞内，孢子质在宿主细胞内发育为分裂体，以二分裂或多分裂方式进行增殖。裂殖体的孢膜增厚形成母孢子，母孢子经连续分裂形成孢子母细胞，并进一步发育成孢子。成熟孢子集聚在感染的细胞内，最终导致细胞破裂，释出孢子完成生活史。释出的孢子可感染宿主的其他细胞，并开始新的生活周期（图8-16）。当宿主死亡或被其他宿主吞食，孢子被释出，并感染新的宿主。微孢子虫的寄生部位和在宿主细胞内发育的场所也因种属不同而异。例如，肠上皮微孢子虫属虫体常在空肠和十二指肠上皮细胞内发育；脑炎微孢子虫属和多孢微孢子虫属常在宿主细胞的胞质纳虫空泡内发育；微粒子属则是直接与宿主细胞质接触生长发育。

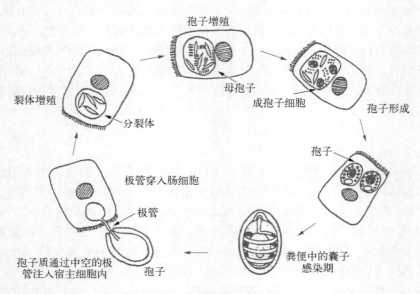

图8-16 微孢子虫生活史示意图

【致病与诊断】

不同种的微孢子虫对人体的致病力不同，感染后是否出现临床症状与宿主的免疫状态相关。肠上皮细胞微孢子虫属的虫体主要累及小肠，如空肠和十二指肠。一般症状为典型的吸收不良性腹泻、无血便及发热。健康人被感染时大部分表现为自限性，或呈隐性感染。脑炎微孢子虫属感染中枢神经系统，可致患者头痛、嗜睡、神志不清、呕吐、躯体强直及四肢痉挛性抽搐等症状。微孢子虫属的虫体可寄生于多种组织器官，眼部感染可引起角膜结膜炎，有畏光、流泪、异物感、眼干、视物模糊等症状；肌肉感染出现进行性全身肌肉乏力与挛缩、体重减轻、低热及全身淋巴结肿大；肝脏受到累及时，早期有乏力、消瘦，继而出现黄疸，腹泻加重，伴发热并迅速出现肝细胞坏死。免疫功能缺陷患者容易发病，且有慢性化及重症化的趋势，有时甚至死亡。腹泻多为每天3~10次。寄生部位可扩大而合并胆囊、胆管及胰腺感染等。

诊断主要通过在活检组织标本、粪便、尿液、其他分泌物或角膜刮屑中发现病原体。因孢子非常微小，确诊及种属鉴别常须使用电子显微镜检查。光镜检查孢子常用的染色方法有：吉姆萨染色、改良三色染色（modified trichrome stain，MTS）法及检测真菌用的荧光色素（fungifluor™ 及 uvitex2B™）染色等。PCR及LAMP等基因检测方法被用于动物的微孢子虫的检测。利用单克隆抗体制备的间接免疫荧光法可以有效地诊断微孢子虫病，并可进行虫种鉴定。检测微孢子虫的特异性单克隆抗体试剂盒国内已有试剂盒。

【流行与防治】

微孢子虫病是一种呈世界性分布的人兽共患的机会性感染性疾病。人类微孢子虫的感染来源可能有人际传播性、动物源性和水源性等。传播方式有经口传播、经鼻吸入、性传播及通过胎盘垂直传播等。易感人群主要是HIV感染者或其他免疫功能低下者。约有15%的艾滋病患者感染此虫，艾滋病患者的慢性腹泻约有 30% 系微孢子虫所致。器官移植受者、同性恋者、老年人、营养不良的儿童、结核病、疟疾、丝虫病患者、旅行者、隐形眼镜佩戴者等也容易遭受感染。

迄今对此病尚无满意的治疗方法。阿苯达唑（albendazole）是目前治疗本病的首选药物。口服烟曲霉素（fumagillin）已用于比氏肠微孢子虫肠道感染，但有潜在的严重不良反应，包括在高达一半的患者中可出现严重但可逆的血小板减少症。阿苯达唑联合福马西林滴眼液可治疗眼部微孢子虫性角膜结膜炎。本病的预防主要在于注意个人卫生，饮水要煮沸消毒，避免食用生的和半生的肉类及其制品。加强水源管理，防止人、畜排泄物污染水源。避免与动物及不洁净的水密切接触。经常洗手，免疫机能低下的人群避免与动物接触，慎用皮质激素滴眼等可能是预防本病的主要措施。

四、人芽囊原虫

人芽囊原虫（*Blastocystis hominis*）广泛分布于世界各地，多寄生在高等灵长类和人类肠道内。对人芽囊原虫的认识始自 1849 年。1899 年佩朗契托（Perroncito）详细描述了人芽囊原虫的形态学特征，1912 年布鲁姆普（Brumpt）将其正式命名为 *Blastocystishominis*，归类于对人类无害的肠道酵母菌。1967 年齐尔特（Zierdt）比较了它和酵母菌在超微结构与生理上的差异后，认为它是一种致病性原虫。该虫曾先后被归入孢子虫亚门和肉足虫亚门。江静波、何建国（1993）提出该虫应属芽囊原虫亚门（Blastocysta），芽囊原虫纲（Blastocystea）、芽囊原虫属（*Blastocystis*）。1990 年我国在广州首次发现人芽囊原虫病（blastocystosis hominis）病例。

【形态与生活史】

人芽囊原虫大小差异较大，直径 4~63 μm，多数为 6~15 μm，形态结构复杂，体外培养有空泡型、颗粒型、阿米巴型、复分裂型及包囊型 5 种类型虫体，粪便中常见为空泡型。光镜下经碘染的空泡型虫体呈圆形或卵圆形，中央可见透亮的大空泡；细胞核位于虫体周缘，核数不等。颗粒型虫体充满颗粒状物质，颗粒分为代谢颗粒、脂肪颗粒和繁殖颗粒 3 种。颗粒型可能是发育过程中的过渡阶段或异常状态下的病理表现。活体阿米巴型虫体形似溶组织内阿米巴滋养体，形态多变，伪足伸缩极缓慢。阿米巴型在普通培养基、成囊培养基及新鲜标本中均可吞噬细菌。一个复分裂型虫体，可分裂成 3 个、4 个或更多虫体。

人芽囊原虫主要寄生于人体回盲部，生活史尚不完全清楚。有学者认为其生活史为空泡型—阿米巴型—空泡型。空泡型也可转变为颗粒型和复分裂型。阿米巴型是致病型虫体并可转变为包囊型虫体（图 8 - 17）。一般认为包囊是感染期，包囊有薄壁和厚壁之分，薄壁包囊可以在肠腔内增殖，造成自体感染，而厚壁包囊则与肛-口传播的肠外途径有关，其生殖方式包括：① 二分裂；② 空泡型虫体中心出现颗粒，转变为颗粒型虫体，虫体生殖颗粒发育成子细胞；③ 内二芽殖；④ 裂体增殖。

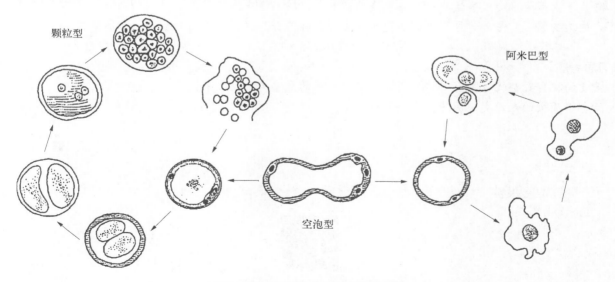

颗粒型

阿米巴型

空泡型

图 8 - 17　人芽囊原虫生活史示意图

【致病与诊断】

人芽囊原虫的发病机制尚不明确，宿主肠黏膜病变与感染虫体的数量密切相关，病理检查仅少数肠黏膜充血，有的肠黏膜破坏呈网状、蜂窝状。尸检发现，该虫可侵入肠黏膜上皮。临床表现轻重不一，无症状带虫者可高达 44.12%。腹泻为最主要的临床表现，一日数次至 20 余次，大多为水样便，亦可为黏液便和血样便，可同时伴有腹痛、呕吐、乏力、食欲缺乏和里急后重等症状。症状持续或反复出现，可达数日至数月，甚至 1 年以上，间歇时间为数天或数月。慢性迁延性病程多于急性病程。免疫功能低下人群易感且症状较重，常可迁延不愈，治疗十分困难。部分患者血中嗜酸性粒细胞增多。感染者 IgG（尤其 IgG_2）明显升高。

从粪便中检获虫体即可确诊，常用方法有生理盐水直接涂片法和碘液染色法、固定染色法（如吉姆萨、瑞氏染色法或铁苏木素染色法）。用培养法可提高检出率。要注意与溶组织内阿米巴、哈门氏内阿米巴、微小内蜒阿米巴的包囊及隐孢子虫卵囊甚至真菌相鉴别。血清学诊断几乎无意义。

【流行与防治】

人芽囊原虫呈世界性分布，宿主广泛，可寄生于人和其他灵长类，以及犬、猪、猫、鼠等多种动物体内。国外腹泻人群的检出率为 0.7%~30%。国内人群感染率多在 10% 以下。正常人群的感染率为 0.6%~5.8%，腹泻人群的检出率则为 8.5%~18%。据 1988~1992 年全国人体寄生虫分布调查结果，平均感染率为 1.284%，有 22 个省（自治区、直辖市）查出感染者和病例。患者、带虫者和保虫宿主都可成为传染源。人芽囊原虫有较强的抵抗力，在水中可存活 19 天。传播途径为经口感染。粪便中的虫体污染了食物、水源及用具均可造成传播。蟑螂亦可携带空泡型人芽囊原虫，是传播媒介之一。人群普遍易感。

人芽囊原虫主要通过粪-口传播，预防该虫感染应加强卫生宣传教育，注意个人卫生和饮食卫生；粪便无害化处理，保护水源；及时发现慢性患者和带虫者并治疗，特别对饮食业人员应定期检查并及时、彻底治疗。治疗应用甲硝唑、呋喃唑酮等，对甲硝唑有抗性的可用复方新诺明等。

小　结

孢子虫属顶复门的孢子虫纲，均营寄生生活，生活史复杂，具有世代交替的生殖方式。对人体危害较大的孢子虫有疟原虫、弓形虫、隐孢子虫，此外，还有少数肉孢子虫、等孢球虫、微孢子虫等寄生人体。孢子虫无口，肛门和伸缩泡，通过体表摄取营养，亦无运动细胞器。

疟原虫是最重要的孢子虫，能寄生人体的疟原虫有 5 种，引起疟疾。疟疾被 WHO 列为十大热带病之首，目前每年仍将造成近 60 万人的死亡，是重要的公共卫生问题之一。弓形虫、隐孢子虫、贝氏等孢球虫、微孢子虫等为机会致病性原虫，在免疫功能低下或缺陷者中感染率高，且病情严重，已成为艾滋病患者死亡的重要原因。另外，弓形虫、肉孢子等为食源性的寄生虫，对人类的危害也不容忽视。

【复习思考题】

(1) 重要的机会致病性原虫有哪些？简述它们对人体的危害与感染方式。

(2) 结合疟原虫的生活史，简述疟原虫的致病。

（张　健　张　坤）

※ 第八章课件

第九章

纤毛虫

纤毛虫隶属纤毛门（Phylum Ciliophora），以纤毛作为运动细胞器。虫体通常具有大核和小核各一，在虫体近前端有一明显的胞口，下接胞咽，后端有一个较小的胞肛。以二分裂法增殖或接合生殖。多数纤毛虫营自生生活，少数可寄生于无脊椎动物和脊椎动物的消化道内。与医学有关的仅有结肠小袋纤毛虫。

结肠小袋纤毛虫

结肠小袋纤毛虫（*Balantidium coli* Malmsten，1857）是人体最大的寄生原虫。寄生人体结肠内，可侵犯肠壁组织引起结肠小袋纤毛虫病（balantidiasis），亦称结肠小袋纤毛虫痢疾（balantidial dysentery）。该虫首先由马姆斯登（Malmsten）（1857）在 2 例急性腹泻患者的粪便中发现，而后洛伊卡特（Leukart）（1861）也在猪的大肠中发现，斯坦（Stein）于 1862 年正式定名。已知有 30 多种动物能感染此虫，如猩猩、猴、猪、野鼠等。特别是家猪，感染率很高，为重要的保虫宿主，在流行病学上有重要意义。

【形态与生活史】

有滋养体和包囊两个时期。滋养体呈椭圆形，无色透明，或淡灰略带绿色，大小为（30~150）μm×（25~120）μm。全身披有纤毛，活的滋养体可借纤毛的摆动呈迅速旋转式运动。虫体极易变形，前端略小，向体表凹陷形成胞口，下接漏斗状胞咽，后端较圆，有一小的胞肛，在胞口处的纤毛较长，颗粒食物借胞口纤毛的运动进入虫体，在底部形成圆形食物泡，食物在食物泡中消化，残渣经胞肛排出。虫体中、后部各有一伸缩泡（contractile vacuole），具有调节渗透压的作用。苏木素染色后可见一个肾形的大核，位于虫体中央，一个圆形的小核，位于大核的凹陷处。包囊圆形或椭圆形，直径为 40~60 μm，淡黄色或淡绿色，囊壁厚而透明，染色后可见细胞核（图 9-1）。

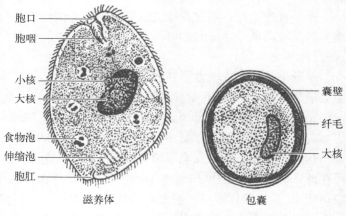

图 9-1 结肠小袋纤毛虫模式图

结肠小袋纤毛虫包囊随污染的食物和饮水经口进入宿主体内，滋养体在胃肠道脱囊逸出并下行定居在结肠，以淀粉颗粒、细菌及肠壁脱落的细胞为食，迅速生长，主要以横二分裂进行繁殖。分裂开始时，虫体首先延长，接着在中部形成横缢并逐渐收缩。后面的个体另长出胞口，大核延长并在中部收缩形成 2 个核，此时 2 个大核从横缢处彼此分开。前面的收缩泡进入前面子体，后面的收缩泡则进入另一个子体。刚形成的子体体积较母体小，通过接合生殖逐渐恢复大小。

在一定的条件下滋养体还可侵犯肠壁。由于肠内理化环境的变化，部分滋养体变圆，并分泌囊壁成为包囊，包囊随粪便排出体外，包囊在外界无囊内增殖。滋养体若随粪便排出，也有可能在外界成囊。虫体的生存和繁殖与宿主的食物有密切关系（图 9-2）。

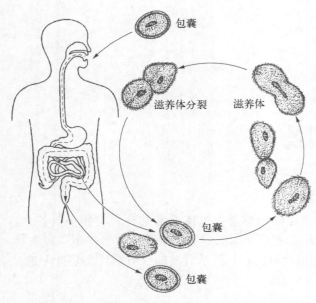

图9-2 结肠小袋纤毛虫生活史示意图

【致病与诊断】

当宿主患有慢性疾病、营养不良、肠道功能失调等抵抗力降低时，滋养体可凭借机械作用和酶作用侵入肠黏膜、黏膜下层甚至肌层，进入肠壁后以红细胞及组织为营养，大量繁殖，在局部引起炎症充血水肿并最终形成口小底大的溃疡。溃疡病理变化与溶组织内阿米巴所引起的溃疡相似。病变早期，肠黏膜呈现火山口状溃疡，随着增多的溃疡数目及溃疡扩大而融合，在肠黏膜下形成口小底大、边缘不整齐的溃疡。溃疡的发生部位可在盲肠、乙状结肠和直肠，以盲肠最常见。虫体侵入人体后需要适应肠道内共生菌群一段时间，适应后即能大量迅速繁殖，肠道中一些细菌，如克雷伯杆菌、金黄色葡萄球菌、肠杆菌及其他寄生虫，可促进其生长。多数感染者无任何症状，但粪便中可有虫体排出，这在流行病学上有重要意义。重度感染可致消化功能紊乱。

临床表现可分为急性和慢性两型：① 急性型，起病急，腹泻明显，大便有黏液或脓血。常见腹痛伴有里急后重，脐周或双下腹有压痛。不规则发热、恶心、呕吐、乏力及食欲减退的患者多见。甚至可见患者有脱水、营养不良及消瘦，偶可见肠穿孔。病程较短，可自愈。② 慢性型，以反复发作的腹泻为主要表现，病程长达数月至数年，呈周期性发作，并可因劳累、受凉、饮酒等诱发。大便多为糊状或水样，有黏液。患者多伴有腹胀、阵发性腹痛、肠鸣音活跃、双下腹压痛等。长病程患者可有消瘦、贫血、体重下降、易激动、失眠等。滋养体还可经淋巴通道侵袭肠外组织，如肝、肺或泌尿生殖器官等，引起异位病变。国内曾报道肺部感染结肠小袋纤毛虫病、女性生殖系统感染结肠小袋纤毛虫病及泌尿结肠小袋纤毛虫病等病例。还有从慢性鼻炎的鼻分泌物中查见结肠小袋纤毛虫的报道。

粪便直接涂片查到滋养体或包囊可确诊。由于虫体较大，一般不易漏检。使用新鲜粪便涂片并反复送检可提高检出率。必要时亦可采用乙状结肠镜进行活组织检查或用阿米巴培养基进行培养。

【流行与防治】

结肠小袋纤毛虫呈世界性分布，多见于热带和亚热带地区，以菲律宾、巴布亚、新几内亚、中美洲等地区最为常见。已知30余种动物能感染此虫，其中以猪的感染较普遍，因此猪是本病的重要传染源。在我国，人体的感染散在分布，云南、广西、广东、福建、四川、湖北、河南、河北、山东、山西、陕西、吉林、辽宁、台湾等省（自治区、直辖市）均有病例报道。

包囊抵抗力较强，在室温潮湿环境可存活2个月，在干燥而阴暗的环境可存活1~2周，在直射阳光下可存活3 h，在10%甲醛中也能存活4 h。滋养体在外界环境有一定的抵抗力，如在厌氧环境和室温条件下能存活10天，但胃酸可很快杀死滋养体，因此，滋养体不是主要的感染阶段，包囊是该虫的感染阶段。

传染源为患者、带虫者以及猪等保虫宿主。人主要通过吞食被包囊污染的食物或水而感染。结肠小袋纤毛虫病的发病率不高，重点在于预防，防治的原则与溶组织内阿米巴相同。患者可用甲硝唑或小檗碱等治疗；应管好人粪、猪粪；避免虫体污染食物和水源；注意个人卫生与饮食卫生。

（张 健 张 坤）

※ 第九章课件

第三篇

医学蠕虫学

蠕虫（helminth）为多细胞动物，因借身体的收缩运动而得名。蠕虫并非分类学阶元，它泛指环节动物门（Phylum Annelida）、扁形动物门（Phylum Platyhelminthes）、棘头动物门（Phylum Acanthocephala）和线形动物门（Phylum Nemathelminthes）中的各种动物。由蠕虫引起的疾病统称蠕虫病。

吸 虫

掌握 华支睾吸虫、布氏姜片吸虫、卫氏并殖吸虫和日本血吸虫（四种重要吸虫）虫卵的形态、生活史、致病及诊断。

熟悉 四种重要吸虫成虫的形态及防治原则。

了解 ① 蠕虫的基本概念及复殖吸虫的形态、生活史、生理及分类；② 四种重要吸虫的流行；③ 卫氏并殖吸虫与斯氏狸殖吸虫、异盘并殖吸虫的鉴别特征、日本血吸虫与曼氏血吸虫、埃及血吸虫的鉴别特征；④ 其他少见寄生人体吸虫的危害。

第一节 吸虫概述

吸虫（trematode, fluke）属于扁形动物门的吸虫纲（Trematoda），肠道较简单，通常有口吸盘（oral sucker）和腹吸盘（ventral sucker）等吸附器官，均营寄生生活。吸虫纲动物分属于单殖目（Monogenea）、盾殖目（Aspidogastrea）与复殖目（Digenea）。寄生于人体的吸虫都属于复殖目，有 30 余种，形态各异，生活史有世代交替和宿主转换现象，通常包括虫卵、毛蚴、胞蚴、雷蚴、尾蚴、囊蚴、童虫和成虫等阶段，通常经历 1~2 个中间宿主，可寄生于无脊椎动物和脊椎动物宿主，寄生部位包括肠、肺、肝和血管系统等，我国常见的有华支睾吸虫、布氏姜片虫、卫氏并殖吸虫、斯氏并殖吸虫和日本血吸虫等，其基本结构和发育过程较为相似。

【形态】

1. 成虫（adult） 复殖目吸虫成虫，除裂体属吸虫外，多数呈叶状、长舌状；背腹扁平，左右两侧对称；具口吸盘和腹吸盘；无体腔；有消化道但肠道末端为盲管；除血吸虫外，均为雌雄同体（图 10-1）。体壁由体被（tegument）与肌肉层构成，中间为实质组织（parenchymal tissue），消化、生殖、排泄、神经系统等分布于其中，缺体腔（图 10-1）。

（1）体壁结构：吸虫体壁组织由外层的皮层（tegument）和皮层下的细胞体等构成，是有代谢活力的合胞体（syncytium）结构。

吸虫皮层为胞质性，无核也无细胞界线，由外质膜（external plasma

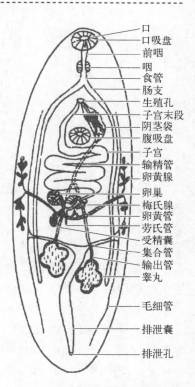

图 10-1 复殖吸虫结构模式图

（右侧标注，从上到下）
口
口吸盘
前咽
咽
食管
肠支
生殖孔
子宫末段
阴茎袋
腹吸盘
子宫
输精管
卵黄腺
卵巢
梅氏腺
卵黄管
劳氏管
受精囊
集合管
输出管
睾丸

毛细管

排泄囊

排泄孔

membrane）、基质（matrix）和基质膜（basal plasma membrane）组成，具有保护虫体、吸收营养物质、分泌、排泄及感觉的功能。吸虫体表有皱褶、凸起、陷窝、体棘、感觉乳突等，这些结构的形态、数量和分布因虫种、部位而异。基质膜之下为基层（basement layer）和肌肉层，肌肉层由外环肌和内纵肌组成。肌肉层把整个合胞体的体壁分隔为远端胞质（distal cytoplasm）区与近端胞质（proximal cytoplasm）区。远端胞质区表面由质膜包绕，质膜外由一层多糖成分的糖萼（glycocalyx）所覆盖，多糖包被中的水解酶可促进外环境中某些分子的吸收。基质含分泌小体，有的吸虫还有体棘。体棘为附着器官，可能还是某些特殊分子的贮存场所。近端胞质区是修复、维持远端胞质区物质的合成场所。肌层下的皮层细胞（parenchymal cell）很大，内有细胞核、内质网（endoplasmic reticulum）、高尔基体、线粒体、分泌颗粒及各种小泡（vesicle）。远端胞质中的颗粒是由近端胞质产生，依靠胞内微管来推进运输，维持着外质膜和多糖包被，且辅助维持基质和体棘（图10-2）。虽然各种吸虫及不同发育阶段的体被不尽相同，但总的来说其功能是保护虫体、吸收营养及感受刺激。

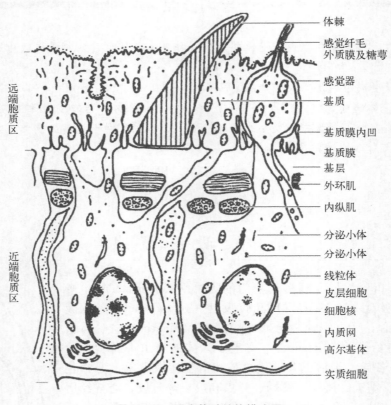

图 10-2　吸虫体壁结构模式图

（2）消化道：吸虫的消化道不完整，末端为盲端，有口无肛门。消化道的开口由肌性口吸盘包绕，通向一个球状肌肉质的咽（pharynx），在许多种类还有一个短的前咽（prepharynx）。食管（esophagus）连接着咽和消化管（alimentary tract），食管分为两个肠支（cecum），沿身体两侧向后延伸。口、咽与食管组成了前消化道，是摄取和咽下食物的部位，消化功能主要在此进行，咽和食管可机械性地把食物破碎为小粒，消化道壁的结构类似体被，其胞质伸出具浆膜的绒毛样褶以扩大吸收面积，可分泌酶将食物消化，然后由细胞吸收，不能吸收的食物残渣沉积在肠道中或借由口排出。消化、吸收主要是在前肠及肠管前部进行。

（3）生殖系统：除裂体属吸虫外，复殖吸虫均为雌雄同体（hermaphrodite），即同一虫体内具雌、雄性生殖系统各一套（图10-3）。通常雄性生殖系统早于雌性生殖系统成熟。雄性生殖系统包括睾丸（testis）、输出管（vas efferens）、输精管（vas deferens）、储精囊（seminal vesicle）、前列腺（prostatic gland）、射精管（ejaculatory duct）或阴茎（cirrus）、阴茎袋（cirrus pouch）等。睾丸一般有两个，裂体属吸虫有多个睾丸。睾丸的形态、位置与虫种有关，此特征有鉴别价值。睾丸可以位于虫体从中间到后部的位置，呈前后并排或斜向排列，其形态可以是卵形、圆形、扁平、分支或叶状。每个睾丸发出一支输出管，输出管汇合形成共同的输精管。输精管的远端形成雄性交配器官阴茎。阴茎、储精囊和前列腺被阴茎袋包绕。某些虫种阴茎或阴茎袋可能缺失。雌性生殖系统包括卵巢（ovary）、输卵管（oviduct）、受精囊（seminal receptacle）、劳氏管（Laurer's canal）、卵模（ootype）、梅氏腺（Mehlis' gland）、卵黄腺（vitellaria）、卵黄细胞（vitelline cell）、卵黄管（vitelline duct）、总卵黄管（common vitelline duct）、子宫（uterus）、子宫末段等。卵巢及子宫的形态、排列方式与虫种有关，但子宫均呈管状。

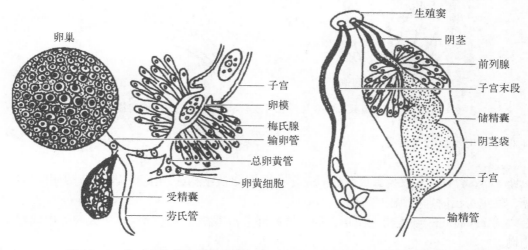

图 10-3　复殖吸虫的卵巢与卵模（左）和生殖系统末段（右）结构模式图

　　雌、雄性生殖系统的远端均开口于生殖窦（genital atrium）或生殖腔。交配时，阴茎插入子宫末段，精子游进受精囊并储存于此。卵巢中形成的卵细胞经输卵管进入受精囊，与早先储存于此的精子进行受精。受精卵细胞移行至卵模，与来自卵黄腺的细胞混合。梅氏腺包绕卵模，其细胞分泌物与卵黄细胞结合，使卵壳前体鞣化（tan）为较硬卵壳，或联粘成二硫化物，使之形成更有弹性的卵壳。成型的带壳虫卵进入子宫，经雌生殖孔排出外部。子宫也允许精子向储精囊移动，连接在输卵管的劳氏管开口于外界，可能作为多余精子和在虫卵形成过程中剩余物质的排出口。复殖吸虫的生殖系统最为发达，每日产卵量多，所需营养物质也最多，合成代谢与能量代谢也最旺盛。

　　（4）神经系统及肌肉：复殖吸虫的神经系统呈"梯子型"，位于咽附近的两个相连的脑神经节（brain ganglion）分别向前和向后发出三对纵神经索（nerve cords），即腹神经索（ventral nerve cord）、背神经索（dorsal nerve cord）和侧神经索（lateral nerve cord）。这三对纵神经索通过横神经索相连（图 10-4）。在吸虫体被、吸盘、生殖系统和其他器官分布有从脑神经节和纵神经索发出的神经末梢，吸虫支配的运动和感觉。

　　复殖吸虫成虫体被下有环行、纵行和斜纹肌三层肌肉。虫体前部的肌层更加发达，口、腹吸盘亦有发达的收缩肌用于吸附和移动，而前消化道的肌系有助于食物在肠腔内的运动。

　　（5）排泄系统：复殖吸虫的排泄系统依次由焰细胞（flame cell）、毛细管（capillary tubule）、集合管（collecting tubule）与排泄囊（excretory bladder）组成，经排泄孔（excretory pore）连通体外。焰细胞与毛细管构成原肾（protonephron）单位（图 10-5 左）。焰细胞内有一空腔，并长有纤毛束，在光镜下观察活体时可见纤毛束像火焰一样颤动（图 10-5 右），纤毛颤动使液体流动并形成较高的过滤压，促使含有氨、尿素、尿酸等代谢废物排出体外。焰细胞

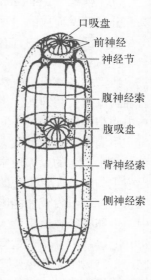

图 10-4　复殖吸虫的神经系统模式图

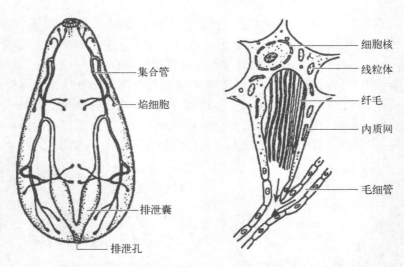

图 10-5　复殖吸虫的排泄系统（左）和焰细胞（右）结构模式图

的数量和排列为系统发育分类学重要特征。

2. 幼虫

（1）虫卵（ovum）：大多数吸虫虫卵的卵壳在一端有卵盖结构，幼虫可从卵盖处孵出。但裂体吸虫的卵壳无卵盖，幼虫孵出时卵壳纵向裂开。

（2）毛蚴（miracidium）：通常为梨形，周身被有纤毛，可在水中游动，在进入螺类中间宿主后发育为下期幼虫胞蚴。

（3）胞蚴（sporocyst）：通常呈长袋状，其内的胚芽细胞经有丝分裂形成增殖，最后发育为若干个胚球。与胞蚴不同，雷蚴拥有一个有功能的囊状的肠和咽。在血吸虫胞蚴不产生雷蚴而产生子胞蚴，存在有母、子二代胞蚴。

（4）雷蚴（redia）：与胞蚴不同，雷蚴前端已具口、肌性的咽及短的肠支。雷蚴与子雷蚴中的胚团分裂发育为尾蚴。在不利环境，如寒冷季节，有些吸虫的雷蚴不产生尾蚴而只产生子雷蚴，并可连续数代。

（5）尾蚴（cercaria）：身体由长圆形的躯干和细长的尾部组成，不同虫种尾部有长有短。有口吸盘及腹吸盘，肠道分两支。还有若干焰细胞和一对排泄管，在躯干后端会合为排泄囊，向尾内延伸为一细长的排泄管至尾部末端开孔。体内的生殖细胞将来发展为成虫的生殖系统。

（6）囊蚴（metacercaria）：由尾蚴进入第二中间宿主后或附着水生植物上，脱掉尾部，躯干部变圆，头腺分泌囊壁而成的一种幼虫，实际为后尾蚴（metacercaria），进入终宿主后为童虫（schistosomulum）。

在生活史过程中，有些吸虫缺雷蚴期或囊蚴期，而另一些吸虫却具有两代以上的雷蚴期。

【生活史】

典型的复殖吸虫生活史包括虫卵、毛蚴、胞蚴、雷蚴、尾蚴、囊蚴及成虫等多个阶段。吸虫生活史都需经历世代交替即无性世代（asexual generation）与有性世代（sexual generation）的交替。无性世代一般在中间宿主内，第一中间宿主如软体动物腹足类（gastropod）的螺蛳与斧足类的蚌；第二中间宿主如鱼类、甲壳类，有性世代大多寄生于脊椎动物（终宿主）。

成虫产生的虫卵通常被释放进入成虫寄生部位（消化道、肺、泌尿道等），然后随粪便、痰、尿液排出宿主体外，亦有虫种的虫卵在组织中沉积不能排泄到宿主体外。多数复殖吸虫卵从宿主体排出后必须进入水中进一步发育才能孵化。卵内幼虫孵化需要适宜的环境，包括温度、渗透浓度和光线。在有些种类中，虫卵必须在被螺食入后才能孵出毛蚴。若虫卵有机会入水，将发育为一个毛蚴，自由活动的毛蚴孵出，毛蚴找到并钻进适宜的淡水螺或斧足类软体动物宿主（第一中间宿主），毛蚴脱去具纤毛的表皮变成胞蚴，胞蚴可无性生殖产生许多雷蚴或子胞蚴（daughter sporocyst），雷蚴或子胞蚴无性生殖产生许多尾蚴。雷蚴与胞蚴体内的胚细胞团经过分裂、发育形成多个雷蚴、尾蚴的生殖现象称为蚴（幼）体增殖，是吸虫长期适应环境的结果。从软体动物宿主逸出的尾蚴可以活跃地穿透或附着于第二中间宿主的表面，或者附着于水生植物表面，失去其尾部，被包裹在囊内形成后尾蚴（常称为囊蚴）。囊蚴若被脊椎动物的终宿主食入后，后尾蚴在终宿主的小肠内脱囊变为童虫，童虫迁移到适宜部位并逐渐发育为成虫。血吸虫无囊蚴期，而是以尾蚴作为感染期，经皮肤感染终宿主。童虫通常都经过移行到达定居部位，可能是童虫能识别宿主不断变化的刺激，从而使大多数的虫体能够按一定的移行途径到达定居部位。对不适宜宿主而言，由于不能提供必要的生理信号，因而使侵入其体内的蠕虫幼虫出现发育迟缓、异常、死亡和异位寄生。

【生理】

复殖吸虫成虫的主要能量来源为糖原和葡萄糖酵解产生，即使寄生在氧充足的环境中也是如此。在肝片吸虫或血吸虫中是否存在有作用的三羧酸循环一直存有争议，即使该循环发挥作用，作用也可能很小。但有研究表明，所有吸虫的毛蚴和尾蚴是专性需氧的，均依赖有氧氧化获得能量。

吸虫成虫对通过糖酵解获得能量的依赖性，有助于寻求有效治疗吸虫病药物。例如，三价锑化合物治疗血吸虫病的作用在于其能阻止磷酸果糖激酶发挥作用，该酶是糖酵解途径中的一个重要酶。

尽管有氧代谢不是吸虫成虫的主要能量来源，但氧是合成某些物质所必需的，如卵壳的合成就需要氧。氧从吸虫体表周围或摄入的食物中，通过体表或肠内壁进入虫体，经体液扩散或由血红蛋白携带到所需器官。

吸虫的蛋白质包括结构蛋白（胶原蛋白、硬蛋白、血红蛋白、收缩蛋白、弹性蛋白等）、游离蛋白和酶。除作为虫体的重要结构部分外，蛋白质还参与各种酶促反应、构成收缩系统并维持运转，构成吸虫的保护因子、毒素、激素、氨基酸储备，参与渗透压调节及氧和二氧化碳的运送。吸虫合成蛋白质所需的氨基酸通过体表或消化道吸收。成虫体内虽有蛋白质代谢，但它不是能量主要来源。

脂类在吸虫组织中具有多种功能，既是细胞膜的主要结构组分，又是重要的能量储备形式，部分脂类也是细胞色素链和膜运转机制中的组分，类固醇在代谢调节中起决定性作用。脂肪酸全部从宿主获得，吸虫自身只有加长某些脂肪链的功能。

【分类】

我国常见的寄生人体复殖吸虫分类与寄生部位见表 10-1。

表 10-1　我国常见的寄生人体复殖吸虫分类与寄生部位

科	属	种	寄 生 部 位
后睾科 Opisthorchiidae	支睾属 *Clonorchis*	华支睾吸虫 *C. sinensis*	肝胆管
异形科 Heterophyidae	异形属 *Heterophyes*	异形异形吸虫 *H. Heterophyes*	肠管
片形科 Fasciolidae	片形属 *Fasciola*	肝片形吸虫 *F. hepatica*	肝胆管
	姜片属 *Fasciolopsis*	布氏姜片吸虫 *F. buski*	小肠
并殖科 Paragonimidae	并殖属 *Paragonimus*	卫氏并殖吸虫 *P. westermani*	肺或脑
	狸殖属 *Pagumogonimus*	斯氏狸殖吸虫 *P. skrjabini*	皮下或肝
裂体科 Schistosomatidae	裂体属 *Schistosoma*	日本裂体吸虫 *S. japonicum*	门静脉系统
棘口科 Echinostomatidae	棘隙属 *Echinochasmus*	日本棘隙吸虫 *E. japonicus*	小肠

（张　静）

第二节　华支睾吸虫

华支睾吸虫是中华分支睾吸虫 [*Clonorchis sinensis* (Cobbold, 1875), Looss, 1907] 的简称，因成虫寄生于人或哺乳动物的肝胆管内，故俗称肝吸虫 (liver fluke)。1874 年，麦康奈尔 (McConnel) 在印度加尔各答的一例华侨尸体的胆道内发现此虫，1910 年小林晴治郎发现鲤科淡水鱼类是华支睾吸虫的第二中间宿主；1918 年武藤昌治发现纹沼螺是华支睾吸虫的第一中间宿主，直至徐锡藩等 1936 年至 1940 年逐步完成幼虫发育的形态观察，基本阐明其生活史过程。在湖北省江陵县发掘的战国时期的女尸体内检查到华支睾吸虫卵，表明 2 300 多年前华支睾吸虫病已在我国流行。目前，华支睾吸虫仍是我国的重要食源性寄生虫之一，是引起华支睾吸虫病 (clonorchiasis) 的病原体。

【形态】

1. 成虫　虫体形似葵花子，背腹扁平，前端稍窄，后端钝圆，体表无棘。虫体大小为（10~25）mm×（3~5）mm。口吸盘位于体前端，略大于腹吸盘，腹吸盘位于虫体前 1/5 处。消化道开口于口吸盘的中央，咽呈球形，食道较短，食道之后的肠支分为两支沿虫体两侧直达后端，肠支末端为盲端。雌雄同体，虫体内有雌雄生殖器官各一套。雌生殖器官有 1 个卵巢，呈浅分叶状；输卵管发自卵巢，其远端连接卵模；卵模周围有梅氏腺，卵模之前为子宫，子宫盘绕向前开口于生殖腔；受精囊呈椭圆形，与输卵管相通；位于受精囊旁的劳氏管也与输卵管相通，劳氏管开口于虫体背面；滤泡状卵黄腺分布于虫体的两侧、从腹吸盘水平至受精囊水平之间的组织，两根卵黄管汇合成卵黄总管，再与输卵管相通。雄生殖器官的 2 个睾丸前后排列于虫体后部 1/3，呈分支状；两睾丸各发出 1 条输出管，向前汇合成输精管，通储精囊，经射精管进入生殖腔，缺阴茎袋、阴茎和前列腺。排泄囊略呈弯曲的长袋，前端在受精囊水平处与左右两支集合管相连，排泄孔开口于虫体末端（图 10-6）。

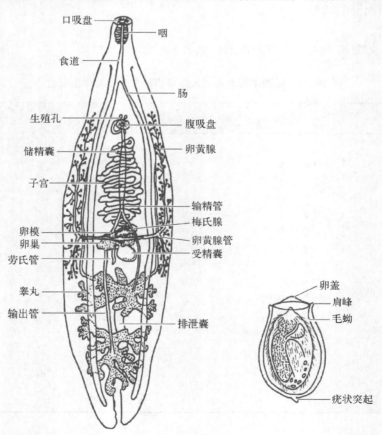

图 10-6　华支睾吸虫成虫（左）和虫卵（右）模式图

2. 虫卵　虫卵形似芝麻，淡黄褐色，大小为（27～35）μm×（12～20）μm，前端较窄且有卵盖，卵盖周围的卵壳增厚形成肩峰，卵的另一端有 1 个疣状突起。随宿主粪便中排出时，卵内一般已含有 1 个毛蚴（图 10-6）。

【生活史】

华支睾吸虫生活史典型，包括虫卵、毛蚴、胞蚴、雷蚴、尾蚴、囊蚴、童虫及成虫阶段。人和猫、犬等哺乳动物是华支睾吸虫的终宿主。成虫寄生在终宿主的肝胆管内，受精后产出的虫卵随胆汁进入胆管或胆囊，经胆总管进入小肠，随粪便排出体外。只有当粪便内虫卵入水并被第一中间宿主（纹沼螺、赤豆螺、长角涵螺等）吞食后方能孵出毛蚴，毛蚴在螺体内发育成胞蚴。胞蚴体内的胚细胞分裂形成许多雷蚴。在感染后的第 100 天左右，雷蚴体内的胚细胞团逐渐发育形成大量尾蚴。尾蚴成熟后自螺体逸出，在水中游动时如遇第二中间宿主淡水鱼则侵入其体内，脱去尾部形成囊蚴。囊蚴在鱼体内的发育时间与水温有关系，在适宜水温 25℃ 下需 30～40 天即可发育成熟。国内有报道证实作为华支睾吸虫第二中间宿主的动物主要是淡水鲤科鱼类，如鲩、鲢、鲤、鳊、鲫、土鲮、麦穗鱼等。野生小型鱼中的麦穗鱼（*Pseudorasbora parva*）的囊蚴感染率与感染度尤其高。囊蚴为感染期，人或动物因食用未煮熟或生的含有囊蚴的鱼而感染。在十二指肠内，囊蚴囊壁被胃液及胰蛋白酶消化，幼虫逸出后经宿主的胆总管逆行至肝胆管内。但也有动物实验表明，幼虫可经血管或穿过肠壁到达肝胆管内。囊蚴进入终宿主体内到发育为成虫并在粪中检到虫卵所需的时间随宿主种类而异，人约 1 个月，犬、猫为 20～30 天，鼠平均 21 天（图 10-7）。成虫在人体内的寿命一般为 20～30 年。

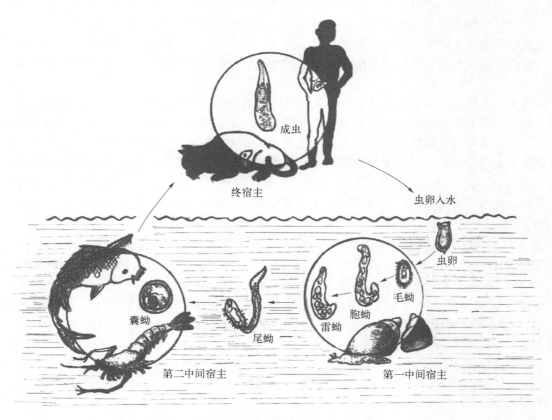

图 10-7　华支睾吸虫生活史示意图

【致病】

1. 致病机制　华支睾吸虫病的危害性主要是使患者的肝脏受损，病变主要发生于患者肝脏的次级胆管。成虫在胆管内的机械性刺激，可破坏胆管上皮及黏膜下血管，其分泌物和代谢产物等因素可引起胆管内膜及胆管周围的超敏反应及炎性反应，出现胆管局限性扩张、上皮细胞脱落及增生等。病理学研究表明，受华支睾吸虫感染的胆管呈腺瘤样病变。感染严重时在门脉区周围可出现纤维组织增生和肝细胞的萎缩变性，甚至形成胆汁性肝硬化。严重感染时，胆管周围纤维化可向上延伸至胆管毛细血管，向下延伸至门静脉区。受累胆管周围区域被淋巴细胞、浆细胞和嗜酸性粒细胞浸润。由于胆管壁增厚，管腔相对狭窄和虫体堵塞胆管，可出现胆管炎、胆囊炎或阻塞性黄疸。由于胆汁流通不畅，往往容易合并细菌感染。胆汁中可溶的葡萄糖醛酸胆红素在细菌性 β-葡萄糖醛酸苷酶作用下变成难溶的胆红素钙。这些物质可与死亡的虫体碎片、虫卵、胆管上皮脱落细胞等形成胆管结石。因此华支睾吸虫病常并发胆道感染和胆石症，在结石的核心往往可找到华支睾吸虫虫卵。华支睾吸虫病的并发症和合并症很多，其中较常见的有急、慢性胆囊炎和胆管炎、胆结石、肝胆管梗阻等。成虫偶尔寄生于胰腺管内，引起胰管炎和胰腺炎。有文献报道，华支睾吸虫感染还可引起胆管上皮细胞增生而致癌变，主要为腺癌（胆管癌）。2017 年 10 月 27 日，WHO 国际癌症研究机构公布的致癌物清单中，华支睾吸虫（感染）在一类致癌物清单中，但其潜在机制尚未详细阐明，推测在慢性华支睾吸虫病相关肝胆异常的背景下，氧化还原稳态的结构性破坏和生理信号通路的失调可能促进胆管细胞的恶性转化，从而导致这些细胞获得更具攻击性的表型。随着基因组和分子生物学研究的进展，华支睾吸虫的多种蛋白质已被鉴定和表征，这些蛋白质对寄生虫的生理和致病性至关重要。儿童长期患病可导致营养不良，并造成生长发育障碍。

2. 临床表现　轻度感染时无临床症状或症状较轻，重度感染时，在急性期主要表现为超敏反应和消化道症状。

（1）急性期：潜伏时间为 5～40 天，一般为 30 天。急性期患者一般起病急骤，畏寒、乏力、食欲减退、发热、右上腹痛、腹泻及肝大等。血常规检查可见嗜酸性粒细胞增多，部分患者可有黄疸，血清转氨酶升高。患者的体温最高可达 39℃ 以上，热型不规则，发热时间长短不一。多数患者以右上腹痛为首发症状，症状似急性胆囊炎。肝脏肿大，以肝左叶肿大为主，常伴有明显的触痛，主要与肝内胆管炎症有关。最常见的过敏症状为荨麻疹及外周血嗜酸性粒细胞增高，重者甚至出现以嗜酸性粒细胞增多为主的类白血病反应。

（2）慢性期：反复多次小量感染或急性期未得到及时治疗均可演变为慢性华支睾吸虫病。如由急性期转变而来，可询问到曾有急性期症状的病史。慢性华支睾吸虫病是临床最常见的类型，一般起病隐匿，发展缓慢，往往经过多年才逐渐出现症状，常以消化道症状为主，如疲劳、上腹不适、食欲缺乏、腹胀、腹泻等，肝脏肿大为常见体征。亦有无明显临床症状而以肝硬化呕血为首发症状者。临床上可将慢性华支睾吸虫病分为轻、中、重 3 级。重度患者可伴头晕、消瘦、水肿和贫血等症。晚期患者可出现肝硬化、腹水，甚至死亡。儿童严重感染时，出现营养不良，发育障碍，极少数患者甚至可致侏儒。

【诊断】

1. 病原学检查　一般在感染后 1 个月可在粪便中发现虫卵，发现虫卵是确诊的依据。

（1）常用的粪检方法如下：① 直接涂片法，直接涂片法操作虽然简便，但由于所用粪便量少，检出率不高（60.0%），且虫卵甚小，容易漏诊。定量透明法（改良加藤法）是有效的粪检方法之一，可用于虫卵的定性、定量检查及评价药物疗效。② 集卵法，在感染程度较轻的病例中，集卵法检出率较直接涂片法高，包括漂浮集卵法和沉淀集卵法两类，沉淀集卵法常用水洗离心沉淀法（75.7%）、醚醛沉淀法（82.8%）。

（2）十二指肠引流胆汁检查法：引流胆汁进行离心沉淀的虫卵检出率最高（95.7%），但操作相对上述方法较为复杂，难以接受。临床上对患者进行胆汁引流治疗时，还可见活成虫，根据虫体形态特征，亦可作为诊断依据。

华支睾吸虫卵与异形类吸虫卵在形态、大小上极为相似，容易误诊，应注意鉴别。

2. 免疫学检查　目前华支睾吸虫病的最常用的免疫学检查方法为 ELISA，其抗原多为虫体可溶性蛋白抗原，敏感性为 83.1%～100%，但与血吸虫病、肺吸虫病有 10% 左右的交叉反应。近年来重组抗原的使用可使特异性增强，交叉反应降低。此外，华支睾吸虫的循环抗原出现时间早于抗体，最早可于感染后第 3 天在血中检测到，而抗体 IgG 则需在感染后 1～2 周才能从血清中检出，因此循环抗原的检测可用于早期诊断。

3. 影像学诊断　华支睾吸虫病的 B 超声像图上呈多种异常改变，如肝脏肿大，肝内光点密集不均，可见小片状影，肝内小胆管扩张，管壁粗厚，胆管周围回声增强，以左叶改变更为明显；胆囊壁增厚、粗糙，囊内可有小条状或斑块形回声。CT 检查显示有不同程度的肝内弥漫性胆管扩张，形态学改变多为肝被膜下小胆管呈囊状或杵状扩张；少数病例胆囊内可见团块或不规则似软组织密度的条状物漂浮在胆汁中；个别病例可有胰导管轻度扩张。目前，B 超和 CT 检查已成为临床上诊断华支睾吸虫病重要的辅助检查方法。

4. 分子生物学诊断　近年来，PCR、RT－PCR、多重 PCR、PCR－rflp、荧光共振能量转移-聚合酯链式反应（fluorescence resonance energy transfer-polymerase chain reaction，FRET－PCR）和 LAMP 等 DNA 检测方法已被应用于从淡水鱼和人类粪便样本中特异性扩增华支睾吸虫基因组 DNA，如利用 PCR 扩增肝吸虫 rDNA 的 ITS 片段，可以检测出粪便中的肝吸虫卵，不仅可以诊断人群肝吸虫的感染，而且还可了解肝吸虫的地理分布情况。LAMP 已被证实比 PCR 更敏感、快速，尤其适用于资源贫乏的环境。

华支睾吸虫病的诊断应结合流行病学史、临床表现、实验室检查结果作综合判断。

【流行】

1. 分布　华支睾吸虫病主要分布在亚洲，如中国、日本、朝鲜、韩国、越南和东南亚国家，据估计有 1 500 万~2 000 万人感染该病，有超过 2 亿人面临感染风险。我国除青海、宁夏、内蒙古、西藏等尚未见报道外，国内的 25 个省（自治区、直辖市）都有不同程度流行。我国于 2014 至 2016 年在 31 个省（自治区、直辖市）（不包括港澳台地区）进行的"第三次人体重点寄生虫病现状调查"推算出华支睾吸虫感染者达到 598 万人（第二次调查为 1 249 万），其中农村地区 152 万、城镇地区 446 万。在珠江三角洲城镇与城郊生态区、小兴安岭山地生态区、三江平原生态区华支睾吸虫感染率居于首位，其加权感染率分别为 23.36%、9.44%、8.53%，全国华支睾吸虫加权感染率较高的地区分别为广西（6.68%）、广东（1.91%）、黑龙江（3.38%）。

2. 流行因素　华支睾吸虫病的流行，除需有适宜的第一、第二中间宿主及终宿主外，与当地居民饮食习惯等诸多因素密切相关。

（1）传染源：能排出华支睾吸虫卵的患者、感染者、带虫的家畜和野生动物均可作为传染源。华支睾吸虫的保虫宿主广泛，动物宿主感染率与感染度多比人体感染高，对人群具有潜在的威胁性。主要保虫宿主为猫、犬和猪，鼠类、貂、狐狸、野猫、獾、水獭也是保虫宿主。在实验室，豚鼠、家兔、大白鼠、海狸鼠、仓鼠等多种哺乳动物均可感染华支睾吸虫。

（2）传播途径：华支睾吸虫病的传播环节首先是粪便中的虫卵有机会入水，而且水中存在第一、第二中间宿主，重要的传播环节是当地人群有生吃或半生吃淡水鱼虾的习惯。可作为华支睾吸虫第一中间宿主的淡水螺可归为 4 科 6 属 8 种，最常见的有纹沼螺、赤豆螺（傅氏豆螺）、长角涵螺。这些螺均为坑塘、沟渠中小型螺类，适应能力强。各种螺感染华支睾吸虫程度在各地报道不相同，而且毛蚴感染率随季节变化。如四川安岳县的现场调查，有华支睾吸虫毛蚴感染的赤豆螺以 5~10 月为高，头年 11 月至次年 3 月感染率几乎为零。这可能与水温有密切关系，也与当地在 3 月份大量施放人粪的农业生产有关。在螺体内，华支睾吸虫一般只发育至尾蚴阶段，但也有报道华支睾吸虫在螺体内能发育成为囊蚴，这可能是尾蚴成熟后因环境变迁，螺不能在水内生活，尾蚴不能逸出，而进一步发育为囊蚴。

华支睾吸虫对第二中间宿主的选择性不强，国内已证实的淡水鱼宿主有 12 科 39 属 68 种。但从流行病学角度看，养殖的淡水鲤科鱼类，如草鱼（白鲩、鲩鱼）、青鱼（黑鲩）、鲢鱼、鳙鱼（大头鱼）、鲮鱼、鲤鱼、鳊鱼和鲫鱼等特别重要。野生小型鱼类如麦穗鱼、克氏鲦鱼感染率很高，与儿童华支睾吸虫病有关。在台湾省日月潭地区，上述两种小型鱼类华支睾吸虫囊蚴的感染率甚至高达 100%。1988 年的调查资料表明在黑龙江佳木斯地区的麦穗鱼感染率也为 100%。囊蚴可分布在鱼体的各部分，一般以鱼肌肉最多，尤其在鱼体中部的背部和尾部较多。也可因鱼的种属不同，囊蚴的分布亦不同。除淡水鱼外，淡水虾如细足米虾、巨掌沼虾等也可有囊蚴寄生。

（3）易感人群：华支睾吸虫的感染无性别、年龄和种族之分，人群普遍易感。流行的关键因素是当地人群是否有食用生的或未煮熟的淡水鱼的习惯，在流行区，人们习惯生吃淡水鱼，在东亚国家的一些流行区，餐馆和家庭提供生鱼粥和淡水鱼制成的"寿司"。实验证明，在厚度约 1 mm 的鱼肉片内的囊蚴，在 90℃的热水中，1 s 即能死亡，75℃时 3 s 内死亡，70℃及 60℃时分别在 6 s 及 15 s 内全部死亡。囊蚴在醋（含醋酸浓度 3.36%）中可活 2 h，在酱油中（含 NaCl 19.3%）可活 5 h。在烧、烤、烫或蒸全鱼时，可因温度不够、时间不足或鱼肉过厚等原因，未能杀死全部囊蚴。成人感染方式以食"鱼生"多见，如在广东珠江三角洲、广西、香港、台湾等地人群主要通过吃"鱼生""鱼生粥"或烫鱼片而感染；东北朝鲜族居民主要是用生鱼佐酒吃而感染；儿童的感染则与在野外吃未烧烤熟透的鱼虾有关。此外，抓鱼后不洗手或用口叼鱼、使用切过生鱼的刀及砧板切熟食、用盛过生鱼的器皿盛熟食等也可能感染华支睾吸虫。除此之外，经淡水洄游的海鱼也有感染肝吸虫尾蚴的可能。

【防治】

1. 控制传染源　积极治疗患者和带虫者。治疗华支睾吸虫病目前常用药物为吡喹酮（praziquantel）。患者服药后 1~2 天，最快在 2 h，粪便中即有虫体排出。常用剂量：25 mg/kg，3 次/天，连续 3 天，治愈率达 90% 以上，减卵率近 100%。对重症感染和伴有营养不良和肝硬化的患者，应先予以支持疗法，如加强营养、保护肝脏、纠正贫血等，待患者情况好转时再予以驱虫治疗。对家养的猫、犬，如粪便检查阳性者也应给予治疗。除吡喹酮外，曲苯二胺对治疗华支睾吸虫感染同样有效，在某些剂量方案中甚至更方便有效。其他药物如蒿甲醚、青蒿琥酯和甲苯咪唑也可用于治疗华支睾吸感染。

2. 切断传播途径　加强粪便管理，防止虫卵入水。未经无害化处理的粪便不入鱼塘。结合农业生产清理塘泥或用药物杀灭螺蛳，以切断华支睾吸虫病的流行环节，对控制本病也有一定的作用。本病是由于生食或半生食含有囊蚴的淡水鱼、虾所致，预防的关键环节是防止食入活囊蚴。

3. 保护易感人群　在流行区，食物消费受传统习俗和文化支配。要改变人群的饮食习惯，健康教育是先决条件。健康教育包括并强调感染方式，强调淡水鱼是感染源，教授安全的烹饪程序，注意盛放生熟食品的厨具要分开使用，防止误食囊蚴。不要用生的鱼、虾喂猫、犬等动物。旅游者到疫区餐馆就餐要尽可能选择熟菜，如果选择凉菜一定要选择有单独凉菜操作间的餐馆。随着淡水渔业迅速发展，应加强鱼类等食品的卫生检疫工作。另外，必须保护水体不受人类排泄物的污染。

（张　静）

第三节　布氏姜片吸虫

布氏姜片吸虫 [*Fasciolopsis buski* (Lankester, 1857) Odhener, 1902] 是寄生于人、猪小肠中的一种大型吸虫，简称姜片虫，主要流行于东南亚国家，亦称亚洲大型肠吸虫（giant asian intestinal fluke），引起姜片虫病（fasciolopsiasis）。祖国医学书上早在东晋时期已有姜片虫的记载，隋代巢元方在《诸病源候论》中将该虫的形态描述为"赤虫状如生肉""片如鸡肝"，民间俗称为"肉虫""赤虫"，根据姜片虫的形态，各流行区有不同的俗称，如"老姜片""猫舌头虫""挞沙鱼"等。1873 年 Kerr 在广州发现我国首例姜片虫病患者。

【形态】

1. 成虫　虫体呈长椭圆形，肥厚不透明，形似姜片。活体肉红色，固定后呈灰白色。虫体背腹扁平，前窄后宽，大小为（20~75）mm×（8~20）mm×（0.5~3）mm，体表有体棘，是寄生于人体的最大吸虫。口吸盘位于虫体前端，直径约 0.5 mm，腹吸盘靠近口吸盘后方，肌肉发达，呈漏斗状，较口吸盘大 4~5 倍，肉眼可见。咽和食管短，肠支在腹吸盘前分为左右两支，沿虫体两侧向后弯曲延伸直达体末端。睾丸 2 个，呈珊瑚状分支，前后排列，占据虫体的后大半部。卵巢 1 个，呈分枝状，位于子宫与睾丸之间。充满虫卵的子宫盘曲在卵巢和腹吸盘之间。无受精囊，有劳氏管。卵黄腺发达，分布于虫体的两侧。生殖孔位于腹吸盘的前缘（图 10-8）。

2. **虫卵** 呈椭圆形，前端较后端稍尖，淡黄色，大小为（130~140）μm×（80~85）μm，是寄生于人体中的最大的蠕虫卵，卵壳薄而均匀，较尖的一端有一不明显的卵盖，卵内含 1 个卵细胞和 20~40 个卵黄细胞（图 10-8）。

【生活史】

姜片虫成虫寄生于人和猪的小肠内，感染严重时可扩展到胃和结肠。扁卷螺为其中间宿主，水红菱、荸荠、茭白等水生植物为传播媒介。虫卵随终宿主粪便排出，落入水中，在适宜温度条件下（26~32℃），经 3~7 周发育成熟，孵出毛蚴。毛蚴在水中游动，遇到适宜的中间宿主扁卷螺，侵入螺体肌肉组织内，然后进入淋巴间隙中，经 1~2 个月在螺体内完成了胞蚴、母雷蚴、子雷蚴及尾蚴阶段的发育繁殖。尾蚴从螺体逸出，1~3 h 后大多附着在附近的水生植物如水红菱、荸荠、茭白等及其他物体的表面，分泌出成囊物质，脱去尾部形成囊蚴。尾蚴的结囊对附着物无严格的选择性，亦可在砂石、水面等结囊。人或猪食入囊蚴后，在小肠消化液和胆汁的作用下，后尾蚴脱囊而出，借助吸盘附着于肠壁，经 1~3 个月发育为成虫。成虫在人体内的寿命一般为 4~4.5 年，在猪体内的寿命约为 1 年（图 10-9）。

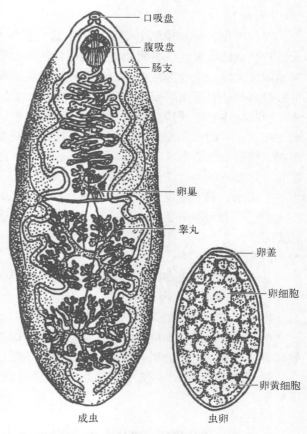

图 10-8　布氏姜片吸虫成虫和虫卵模式图

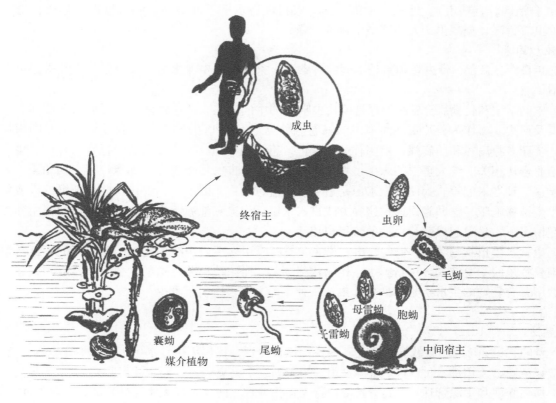

图 10-9　布氏姜片虫生活史示意图

【致病】

姜片吸虫的致病作用主要由成虫引起的机械性损伤和代谢产物吸收后引起的变态反应导致。虫体较大，腹吸盘肌肉发达，吸附力强，被吸附的肠黏膜及其附近组织可发生炎症、出血、水肿、坏死、脱落，甚至形成溃疡。病变部位中性粒细胞、淋巴细胞和嗜酸性粒细胞浸润，黏膜上皮细胞的黏液分泌增加。虫体数量多时还可覆盖肠壁，妨碍肠壁对营养物质的消化与吸收功能，甚至引起肠梗阻，其代谢产物、分泌物可引起宿主超敏反应。姜片虫病的临床表现差别很大，主要取决于患者的感染度和营养状况。轻度感染者无症状，有的可出现食欲欠佳，偶有上腹部间歇性疼痛。中度感染者以消化道症状为多见，常有间歇性腹泻、腹痛、恶心呕吐等症状。腹痛多位于上腹部，腹泻每天数次，粪量较多，有腥臭。儿童患者可出现磨牙、睡眠不安等。重度感染者主要表现为营养不良和消化功能紊乱。严重感染的儿童可有消瘦、贫血、水肿、腹水、智力减退、发育障碍等。反复感染的病例，少数可因器官衰竭、虚脱而致死。此外，虫体可侵入胆道，引起胆道姜片虫病，继发胆管炎、胆囊炎及胆结石，有时也可出现消化道出血、甚至肠穿孔引起腹膜炎。

【诊断】

从粪便中查见虫卵或虫体是确诊姜片虫感染的主要依据。诊断方法主要有：

1. 病原学检查 因姜片虫卵大，容易识别，一般采用一次粪检3张涂片，检出率可达90%以上。为提高检出率，对于轻度感染者，可用水洗沉淀法、离心沉淀法。改良加藤法的检出效果与沉淀法相仿，既可定性检查，又可进行虫卵计数，了解感染度，因姜片虫卵与肝片吸虫卵、棘口类吸虫卵形态相似，因此镜检时需注意鉴别。部分患者有自然排虫或偶尔呕出虫体现象，根据虫体形态特征也可以确诊。

2. 免疫学检查 免疫学方法对早期感染或大面积普查，有较好的辅助诊断价值。常用 ELISA 和 IFA 等。

【流行】

1. 分布 姜片虫病主要分布在亚洲的温带和亚热带的一些国家，如日本、越南、印度、泰国、老挝以及菲律宾等东南亚国家。在我国曾分布于浙江、福建、台湾、广东、广西、江苏、云南、湖南、四川等17个省（自治区、直辖市）。近几十年来，随着农村经济水平不断提高，农村城市化建设，生态环境改变，姜片虫流行区日益减少，人群感染率显著下降。

2. 流行因素

（1）传染源：患者、带虫者和猪是本病的传染源，家猪是主要保虫宿主，野猪、犬及猕猴也有自然感染的报道。

（2）中间宿主和传播媒介：扁卷螺是姜片虫唯一的中间宿主，适应性强，广泛分布于沼泽、水田、池塘、沟渠及河边。可作为姜片虫中间宿主的扁卷螺种类达13种。我国常见的扁卷螺有大脐圆扁螺、尖口圆扁螺、半球多腺扁螺和凸旋螺，前两种分布较广，感染率较高。姜片虫病的流行常与种植、生食水生植物和养猪业密切相关。绝大多数的水生植物都可以成为姜片虫的传播媒介，如水红菱、四角菱、荸荠、茭白、水浮莲、日本水仙等。粪便污染水源是造成本病流行的重要因素。如农村地区用新鲜的人或猪粪便向种植的水生植物施肥，含卵粪便通过这种方式进入水田、沟渠和池塘污染水源。在有中间宿主和媒介水生植物存在情况下，易引起成姜片虫病的流行与传播。

（3）生食水生植物的习惯：生食菱角、荸荠、茭白或用牙啃未洗净的菱角、荸荠皮的不良习惯是导致人体感染姜片虫的主要方式，用新鲜水生植物作猪饲料，是猪感染姜片虫的主要方式。近年福建等地调查证实，饮用含有囊蚴的生水也是感染姜片虫的一种重要方式，应引起重视。

【防治】

1. 预防

（1）预防感染：开展健康教育，改变不卫生的饮食习惯，提倡不生食水生植物，不饮生水。食用菱角、荸荠时应该煮熟，或用沸水烫 5 min 后再食用。用刀削或手去皮壳，不要用牙齿啃皮。

（2）加强粪便和水源管理：将人畜粪便进行无害化处理，防止未经无害化处理的人、猪粪便污染水源。

（3）开展灭螺：初夏是中间宿主扁卷螺的繁殖季节，此时采用化学药物灭螺效果最佳。常用药物有硫酸铜、生石灰、硫酸铵等，此外池塘养鱼、养鸭也可帮助吞食大量的扁卷螺。

2. 治疗 在流行区开展人和猪的姜片虫病普查普治工作，及时治疗患者，定期复查。吡喹酮是首选驱虫药，槟榔煎剂也有显著疗效，对重症病例应先进行支持治疗，改善营养状况，纠正贫血，然后再驱虫。

（朱晓燕 杨尚君）

第四节 肝片形吸虫

肝片形吸虫（*Fasciola hepatica* Linn，1758）属片形科片形属，是寄生于食草性哺乳动物，如牛、羊等肝脏胆管内的一种大型吸虫，又称牛羊肝吸虫。人体也可被感染，引起肝片形吸虫病（fascioliasis），Pallae 于 1760 年报道首例人体肝片形吸虫病。

【形态与生活史】

1. 成虫 肝片形吸虫成虫与姜片吸虫相似，背腹扁平，大小为（20～50）mm×（8～13）mm，体前端头锥明显，头锥后虫体两侧形成"肩"，为虫种鉴别的重要特征。口吸盘位于头锥的前端，腹吸盘稍大，位于头锥基部，两肠支很长，并向两侧分出许多侧支，呈树枝状。睾丸 2 个，高度分支，前后排列于虫体中部，卵巢之后。卵巢较小，分支细（图 10-10）。

2. 虫卵 虫卵椭圆形，淡黄褐色，大小为（130～150）μm×（62～90）μm，卵壳薄，一端有不明显的卵盖，卵内充满卵细胞和卵黄细胞。光镜下观察，易与布氏姜片吸虫卵混淆。

成虫寄生在牛、羊及其他哺乳动物肝胆管内，中间宿主为椎实螺类。成虫产出的虫卵随胆汁进入肠腔，再随粪便排出体外。虫卵入水后，在水中适宜条件下，卵内毛蚴逸出后进入中间宿主椎实螺体内，经过胞蚴、母雷蚴和子雷蚴的发育繁殖后形成大量的尾蚴。成熟的尾蚴从螺体逸出，在水生植物等物体表面成囊发育为囊蚴。囊蚴被终宿主吞食后，囊内的后尾蚴在消化液的作用下脱囊而出，脱囊后的后尾蚴主动穿过肠壁经腹腔侵入肝脏，童虫在肝组织中移行发育约 6 周，最后进入胆管，约经 4 周发育为成虫。从感染囊蚴到粪便中排出虫卵约需要 11 周。成虫寿命依终宿主种类而不同，在绵羊体内可存活 11 年，牛体内为 9～12 个月，在人体内的寿命可长达 12 年。人体可通过生食附有囊蚴的水生植物或饮用含有囊蚴的生水而感染。

【致病与诊断】

肝片形吸虫自后尾蚴钻入肠壁起至进入胆道定居的过程中，随着虫体的发育及移行部位的变更，对宿主产生一系列的致病作用而导致不同的病理变化。后尾蚴和童虫在体内移行可引起肠壁出血和肝组织的广泛性炎症，童虫对肝组织的破坏作用最为严重。童虫也可损伤血管而致肝实质梗死。在胆管，由于成虫长期的机械性损伤和化学性刺激，可引起慢性胆管炎、胆管上皮细胞增生和胆管周围的纤维化病变。虫体阻塞胆管，胆汁淤积可导致胆管扩张，压迫肝实质引起肝组织萎缩、坏死，甚至引起肝硬化。病理变化的程度主要与虫荷数量和虫体在组织中存留时间有关。

临床表现可分为急性期（也称侵袭期）、潜隐期和慢性期（也称阻塞期）：

1. 急性期 是童虫在移行过程中引起的，多发生在感染后 2～12 周，患者有突发性高热、腹痛，并常伴有胃肠道症状，如胀气、呕吐、腹泻、便秘等。也可有肝、脾大，血中嗜酸性粒细胞明显增加等。上述

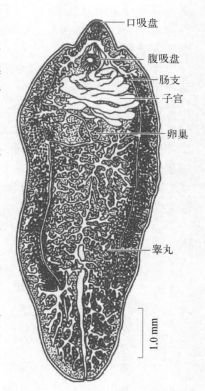

图 10-10 肝片形吸虫
成虫模式图

（右图标注）口吸盘、腹吸盘、肠支、子宫、卵巢、睾丸、1.0 mm

症状可持续 4 个月左右消退逐渐进入潜隐期。

2. 潜隐期　虫体移行入肝胆管后，患者急性临床症状逐渐减轻或消失，数月或数年内可无明显临床症状或仅有轻微的胃肠道症状。

3. 慢性期　出现在感染数月或数年后。此期主要表现为乏力、右上腹疼痛或胆绞痛、恶心、厌食脂肪性食物、黄疸和肝大等症状。此外，贫血是慢性期最常见的特征之一，尤其是儿童，为小细胞低色素性贫血。贫血的原因与虫体破坏胆道造成持续性失血，虫体食血等导致铁和蛋白的丢失，以及消化吸收功能下降致营养不良等相关。

异位寄生时可见于皮下、腹壁肌肉、腹膜、咽、脑、肺、眼、膀胱等，以皮下组织为较多。此外，有生吃生牛、羊肝、肠习惯的地区（如中东），虫体可寄生于人体咽喉部引起咽部肝片吸虫病，当地称哈尔宗综合征（Halzoun syndrome）。

粪便或十二指肠引流液沉淀检获虫卵为确诊的依据，注意与姜片虫卵和棘口吸虫卵相鉴别。急性期或异位寄生病例，免疫学检查能为诊断提供重要参考，常用 ELISA、IHA 和 IFA 等方法。

【流行与防治】

人体感染肝片形吸虫多为散发，但分布范围遍及欧洲、北非、南美洲、亚洲等多国。在尼罗河流域、南美高地等呈地方性流行。在我国主要分布在东北、内蒙古、山东、江西、湖北、贵州、广东、江苏、浙江等 15 个省（直辖市），人群感染率为 0.002%～0.171%，其中以甘肃感染率最高，海南次之。估计全国感染人数在 12 万左右。

牛、羊等食草类哺乳动物是肝片形吸虫的主要传染源，在潮湿、沼泽地放牧往往引起地方性流行，可造成牛、羊等牲畜大批死亡。牛、羊肝片形吸虫病的感染率多在 20%～60%，该病对畜牧业危害严重，据估计该病每年对全球畜牧业造成的损失高达 20 多亿美元。此外，一些啮齿类动物等也可感染。中间宿主椎实螺类常分布在水生植物茂盛、丰富的水域，这是构成肝片形吸虫病传播的重要条件。人体偶可感染，多与生食野生植物，如野水芹菜、野莴苣、菱角等有关。人畜也可因饮用含有囊蚴的生水感染或生食动物肝脏感染。肝片形吸虫病在多雨年份流行，干旱的年份显著减少。

防治本病的关键是注意饮食卫生、不喝生水、不生食水生植物。治疗患者常用三氯苯达唑、硫氯酚等。

（朱晓燕　杨尚君）

第五节　并殖吸虫

并殖吸虫（Paragonimus）引起人兽共患并殖吸虫病（paragonimiasis），又称肺吸虫病（lung fluke disease），见于亚洲、非洲及美洲，在我国分布广泛、危害较严重，是重点防治的食源性寄生虫之一。1850 年迪辛（Diesing）首次在巴西的水獭肺内发现并殖吸虫。1879 年林格（Ringer）在我国台湾发现人体肺内成虫寄生，次年曼森（Manson）在福建厦门当地人痰内发现肺吸虫卵。迄今，全世界报道的虫种有 50 多种，包括异种、同种异名或异种同名者，我国已有报告的寄生人体并致病的并殖吸虫至少有 7 个虫种，主要有卫氏并殖吸虫（Paragonimus westermani）、斯氏并殖吸虫（Paragonimus skrjabini）和异盘并殖吸虫（Paragonimus heterotremus）。

一、卫氏并殖吸虫

卫氏并殖吸虫 [Paragonimus westermani（Kerbert，1878）Braun，1899] 是人体并殖吸虫病的主要病原，也是最早被发现的并殖吸虫。人是卫氏并殖吸虫的适宜宿主，该虫的成虫寄生肺脏，引起肺部严重损害，即肺型并殖吸虫病，主要症状为咳烂桃样痰、咯血等，临床表现酷似肺结核，易导致误诊。

【形态】

1. 成虫　虫体肥厚，背面隆起，腹面扁平，似半粒黄豆。活虫呈红褐色，半透明，因不停地伸缩运动，体形不断变化，死虫灰褐色。压片标本呈椭圆形，大小为（7.5~12）mm×（4~6）mm×（3.5~5.0）mm，长宽之比约为2∶1。口、腹吸盘大小相近，腹吸盘位于虫体中横线之前。全身布满尖刀状体棘。肠支有3~4个弯曲。卵巢1个，分5~6叶，与盘曲的子宫左右并列于腹吸盘之后。睾丸2个，呈指状分支，左右并列于虫体后1/3处。卵黄腺滤泡状，分布于虫体两侧。生殖器官左右并列为本虫的显著形态特征。在虫体后端中央可见有排泄囊。

2. 虫卵　不规则椭圆形，金黄色，大小为（80~118）μm×（48~60）μm，最宽处多近卵盖一端，卵盖较宽，略倾斜，卵盖与壳连接处形成盖沟，也有脱盖的卵，卵壳厚薄不匀，无盖端壳增厚，卵内含1个卵细胞和10余个卵黄细胞，卵细胞常被卵黄细胞遮住而不易见（图10-11）。

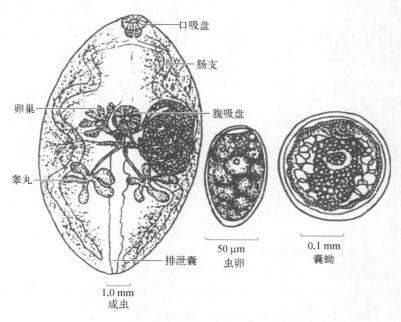

图10-11　卫氏并殖吸虫成虫和虫卵模式图

3. 幼虫　囊蚴呈球形，乳白色，大小为300~400μm，具两层囊壁，内含幼虫，虫体内可见2个弯曲的肠支和充满黑色颗粒的排泄囊。

【生活史】

卫氏并殖吸虫生活史复杂，其发育过程需要3个宿主的替换才能够完成，终宿主为人和多种肉食类哺乳动物，如犬、猫、虎、豹等。第一中间宿主为淡水川卷螺类，第二中间宿主为淡水蟹和蝲蛄。其生活史就是在淡水螺—淡水蟹（或蝲蛄）—野生动物（人）之间进行循环。

成虫主要寄生于人和哺乳动物的肺部，所形成的虫囊往往与支气管贯通，卵随痰咳出或被咽入后随粪排出体外。卵入水后，在适宜的温度下（25~30℃）经3周左右发育，孵出毛蚴。毛蚴在水中活动，如遇第一中间宿主淡水川卷螺类，则主动钻入，在螺体内经过胞蚴、母雷蚴、子雷蚴的发育和繁殖，形成大量尾部短小的尾蚴，逸出螺体，钻入第二中间宿主淡水蟹或蝲蛄体内，发育为囊蚴。终宿主生食或半生食含有囊蚴的淡水蟹或蝲蛄而感染。在消化液作用下，囊内幼虫脱囊而出，幼虫穿过肠壁进入腹腔，徘徊于各脏器之间或侵入邻近组织及腹壁，经1~3周窜扰后，沿肝表面或肝实质移行，穿过膈至胸腔入肺。破坏肺组织形成虫囊，每个虫囊内一般寄居2只虫体。有些幼虫还可侵入其他器官，如脑、脊髓、眼眶、肌肉、皮下、肾、肾上腺、淋巴结、精索、脑等，引起异位寄生。自囊蚴感染至在肺中发育为成虫产卵，约需2个月。成虫在人体内一般可存活5~6年（图10-12）。

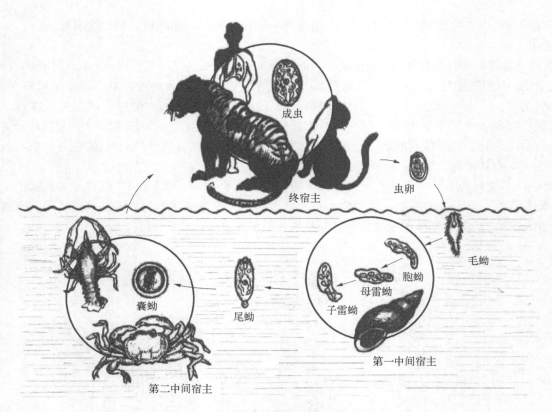

图 10-12　卫氏并殖吸虫生活史示意图

【致病】

1. **致病机制**　卫氏并殖吸虫的致病，主要由幼虫、成虫在人体组织器官中移行、寄居造成的机械性损伤及其代谢产物等引起的免疫病理反应引起。

（1）急性期：主要由幼虫在体内移行所致。幼虫穿过肠壁时，肠绒毛间引起很细小的点状出血；在肠壁黏膜下层及肌层形成出血性或脓性窦道；小肠黏膜有溃疡形成；肠浆膜面有点状出血、局灶性纤维脓性炎；幼虫进入腹腔游窜可引起纤维素性或浆液性腹膜炎；大网膜、肠系膜有小孔洞、窦道、纤维素炎；腹腔血性积液，内含大量嗜酸性粒细胞；虫体进入腹壁可致出血性或脓性肌炎；侵入肝脏，肝表面呈"虫蚀"样或针点状小孔、窦道，肝表面有条索状纤维素性炎，肝局部出血、坏死；虫体在横膈、脾穿行处形成点状出血、炎症；虫体进入胸腔，可导致浆液纤维素性胸膜炎及胸腔积液；进入肺脏，由于窦道大，可致肺小叶或肺段弥漫性出血或血气胸。

（2）慢性期：虫体进入肺脏引起的病变，大致可分为 3 期。

1）脓肿期：主要为虫体移行引起组织破坏和出血。肉眼可见病变处呈窟穴状或隧道状，内有血液，随之出现炎性渗出，继之病灶四周有嗜酸性粒细胞、中性粒细胞浸润，从而形成薄膜状脓肿壁，并逐渐形成脓肿。X 线显示边缘模糊、界限不清的浸润阴影，伴有胸水时，肋膈角变钝。

2）囊肿期：由于渗出性炎症，大量细胞浸润、聚集、最后细胞凋亡、崩解液化，脓肿内充满赤褐色黏稠液体，如芝麻酱样或烂桃样。镜下检查可见坏死组织、夏科-莱登结晶和大量虫卵。囊壁因纤维组织增生而形成肥厚、肉眼观呈边界清楚的结节状虫囊，呈紫色葡萄状。X 线显示边界清楚的结节状阴影。根据囊腔是否与支气管相通可分为开放性囊肿与闭锁性囊肿。开放性囊肿内的虫卵经支气管可排出体外。如虫体离开虫囊移至他处形成新的虫囊而留下空囊，这些虫囊可互相贯通，形成蜂窝状多房性囊肿。X 线显示多房性囊样阴影。

3）纤维疤痕期：虫体死亡或移至他处，囊肿内容物通过支气管排出或吸收，肉芽组织填充，纤维化，最后病灶形成疤痕。X 线显示硬结性或条索状阴影。

以上 3 期病变可同时见于同一器官内。

2. 临床表现　与感染的时间、程度及宿主的免疫力有关。

（1）潜伏期：由于本病患者大多为重复感染，潜伏期往往难以准确计算，潜伏期长短不定，最短者 2 天，潜伏期长者可追忆到十多年前的食蟹史。多数患者潜伏期 1~12 个月。

（2）急性并殖吸虫病：轻者仅表现为食欲不振、乏力、腹痛、腹泻、消瘦、低热、皮疹等非特异性症状。重者发病急，毒性症状明显，如畏寒、高热、腹痛、腹泻、胸痛、胸闷、咳嗽、气促、哮喘、荨麻疹、肝大等。血常规检查白细胞数增多，嗜酸性粒细胞明显升高，一般为 20%~40%，高者超过 80%，呈类白血病反应，极易误诊。

（3）慢性并殖吸虫病：多数病例发现时已进入慢性期。卫氏并殖吸虫病常累及全身多个器官，表现较复杂，临床上按主要损伤部位可分为如下几型。

1）胸肺型：最常见，约占 50% 的病例。以咳嗽、咳痰、咯血、胸痛，伴胸闷、气短为主要临床表现。开始多为干咳，以后有咳痰，多为白色黏稠状，可带腥味，然后转为铁锈色痰或果酱样血痰。当虫体在胸腔窜扰时，可侵犯胸膜、导致渗出性胸膜炎、胸腔积液、部分可呈包裹性积液，胸膜粘连或增厚，虫体在纵隔内游窜进入心包导致心包炎、心包积液等。胸水中可发现嗜酸性粒细胞增多。常被误诊为肺结核、肺炎、结核性胸膜炎。

2）脑脊髓型：占 10%~20% 的病例。儿童较多。虫体侵犯大脑，以颞叶、枕叶多见，患者出现头晕、阵发性剧烈头痛、癔症样发作、恶心、呕吐、反应迟钝、癫痫、肢体瘫痪、感觉缺失、失语、视力障碍等颅内占位性病征，也可发生蛛网膜下腔出血。若虫体侵犯脊髓则可引起脊髓受压，表现为下肢麻木感、刺激感、腰痛、坐骨神经痛、一侧或双侧下肢运动或感觉障碍，排尿和排便困难、大小便失禁及病理反射，最终发生截瘫。常被误诊为颅内肿瘤。

3）肝腹型：占 20% 的病例。虫体穿过肠壁，在腹腔及各器官间游窜，患者主要表现为腹痛、腹泻、便血等症状。腹痛多位于右下腹或中腹部，一般为隐痛，偶可剧痛，易被误诊为急性阑尾炎。少数可出现腹水。虫体侵及肝脏时，患者可出现乏力、食欲缺乏、发热、肝大、肝功能紊乱、转氨酶增高等肝损害表现。

4）皮下包块型：占 1%~10% 的病例。并殖吸虫从胸、腹腔游走穿入皮下软组织，可致皮下结节。患者可出现游走性皮下包块或结节。包块大小不一，表面皮肤正常，包块触之可动，常呈单个散发，偶可见多个成串。一处包块消失后，间隔一些时日又在附近或其他部位出现。常发部位为腹壁、胸背、头颈等。几乎人体表面各处都有出现包块的可能。

5）亚临床型：患者症状不明显，皮试及血清免疫学检查阳性。这类患者可能为轻度感染者，也可能是感染早期或虫体已消失的感染者。

6）其他类型：因人体几乎所有器官均可受到侵犯，故除上述几种类型外，尚可有其他器官受损表现，如肾、膀胱、心包、眼、阴囊等组织受损的表现，如眼睑出现结节样囊肿、阴囊肿块。临床上常有多型并存于同一患者的情况。虫体可侵犯人体各系统器官，临床症状变化多端，误诊时有发生，应提高对并殖吸虫病的认识和警惕性，避免误诊。

【诊断】

诊断肺吸虫病时，首先要询问患者有无生吃或半生吃溪蟹、蝲蛄的历史，并结合临床表现、X 线及 CT 检查等，注意与其他相似的疾病如肺结核、皮下脂肪瘤、颅内肿瘤等的鉴别。实验诊断主要有病原学和免疫学检查。

1. 病原学检查　用直接涂片法或集卵法从粪便、痰或体液中查到虫卵，或从摘除的皮下包块中查到虫卵、虫体即可确诊。包块的内容物多为果酱样坏死组织，含大量嗜酸性粒细胞和夏科-莱登结晶。

2. 免疫学检查

（1）皮内试验：特异性差，常用于流行病学调查或初筛患者。

（2）抗体检测：CIEP、IFAT、ELISA、蛋白质印迹法、斑点金免疫渗滤法等方法均可用于检测患者血清中的抗肺吸虫抗体。需注意与日本血吸虫和华支睾吸虫病患者的交叉反应。

（3）检测循环抗原：应用抗肺吸虫成虫的多克隆抗体和单克隆抗体，采用夹心 ELISA 或 dot – ELISA 检测患者血清中循环抗原，可进行早期诊断，并用于疗效考核。

3. 影像学检查　X 线显示两肺中下部可见边缘模糊的絮状或片状浸润型阴影、多发性囊性阴影或边缘锐利的结节性阴影，感染轻时则仅见到肺纹理加深。CT、MRI 检查适用于脑型和胸肺型患者，结合免疫学检查有助于明确诊断。

【流行】

1. 分布　卫氏并殖吸虫分布广泛，日本、朝鲜、俄罗斯、菲律宾、马来西亚、印度、泰国以及非洲、南美洲均有报道。我国台湾、辽宁、吉林、黑龙江、山东、山西、陕西、甘肃、江苏、安徽、浙江、上海、江西、福建、河南、河北、湖南、湖北、四川、云南、贵州、广东、广西、海南、重庆等 25 个省（自治区、直辖市）有本虫分布。全国有确切病例的县市达 436 个。第三次全国人体重要寄生虫病现状调查结果显示，我国居民并殖吸虫感染率为 1.70/10 万。

2. 流行环节

（1）传染源：凡能排出并殖吸虫卵的病兽、病畜、患者皆是并殖吸虫病的传染源。病兽、病畜是本病的更重要的传染源，它们被称为保虫宿主，包括犬、猫及多种野生肉食动物，如虎、豺、狼、狐、獾、猞猁、豹猫、果子狸、大灵猫、小灵猫等。在大多数地区野生动物作为重要的传染源，构成自然疫源地。在某些地区，如辽宁宽甸满族自治县，犬是主要传染源。

（2）传播途径：虫卵入水，第一、第二中间宿主的存在及不良的饮食习惯构成了本病的传播。

1）中间宿主：国内已证实第一中间宿主为生活在淡水的川卷螺类，如放逸短沟蜷（*Semisulcospira libertina*）、方格短沟蜷（*S. cancellata*）、瘤拟黑螺（*Melanoides tuberculata*）等。第二中间宿主为淡水蟹类和蝲蛄，如锯齿华溪蟹（*Sinopotamon denticulatum*）、中华绒螯蟹（*Eriocheir sinensis*）、中国石蟹（*Isolapotamon sinensis*）等，以及东北蝲蛄（*Cambaroides dauricus*）等。一些淡水虾也可作为中间宿主。这些第一、第二中间宿主共同栖息于山涧溪流里，溪水潺潺、水质清澈，水流小而缓慢，终年不枯，岸边杂草丛生，溪中多有落叶、腐草枯枝，溪底布满各种石块，溪蟹通常滋生在 0.1~0.3 m 的浅水区石块下，冬季在溪边打洞蛰居。囊蚴在蟹体内的分布很广，多见于蟹肉中，从螯肢、步肢肌肉、胸肌均可检出囊蚴，感染率 4%~30% 以上，安徽池州一只溪蟹体内检出囊蚴 5 833 个，1 只蝲蛄体内囊蚴可达 1 016 个，因此，卫氏并殖吸虫病主要流行于山区。

2）感染方式：人们不良的饮食习惯是并殖吸虫病传播和流行的关键因素。生食或半生食溪蟹、蝲蛄是最重要的感染方式。吃溪蟹的方式有生吃、腌、以酒泡制、烤、煮、油炸等方式，其中的腌、以酒泡制并未将蟹中囊蚴杀死，等于生吃，这类吃法也危险。烤、煮、油炸等，若加热时间不足，即使蟹壳已变红，其热力不足以杀死蟹体内全部囊蚴，是为半生吃，同样有感染的机会。东北三省居民吃蝲蛄的方法有生吃、烤、炒、炸及蝲蛄豆腐、蝲蛄酱等，这些吃法极易吃进活囊蚴造成人体感染。此外，因食具、手污染了活囊蚴；或中间宿主死后，囊蚴脱落水中，饮用生水均可导致感染。

卫氏并殖吸虫的转续宿主种类多、分布广。野猪、家猪、山羊、绵羊、兔、鼠、蛙、鸡、鸭、鹅、鸟等多种动物已被证实可作为卫氏并殖吸虫的转续宿主，生食或半生食这些动物的肉，也是造成人体感染的原因。

囊蚴在含 10% 乙醇的米酒中，22℃ 可存活 18 h。13~31℃ 下，在绍兴酒中浸泡 1 天的醉蟹，其体内囊蚴仍具有感染性。囊蚴耐低温，-27℃ 下冰冻经 6 h 以上，才能冻死蟹肌肉中的囊蚴。辐射也可杀死囊蚴，实验证明，需达 3.5~4.0 kGy 照射剂量，才可杀死囊蚴。

（3）易感人群：人群对并殖吸虫普遍易感，儿童较成人多见。丘陵、山区等地带的人群患病率高于城镇居民。近年来，随着饮食习惯的改变，城乡交往频繁，旅游业兴盛，城市居民中不断有并殖吸虫病例的出现，值得注意。

【防治】

1. 预防　加强宣传教育是控制本病最重要的措施。特别是要加强对儿童的教育，不生吃或半生吃溪蟹、蝲蛄以及转续宿主野兽、蛙、鼠肉等，不饮生水。破除所谓食生蟹可"强身壮骨""清凉败火"等不科学的说法。不随地吐痰和随地大便,以防虫卵入水。防止在加工食品过程中肺吸虫囊蚴污染砧板、菜刀、碗等食具、手、水等。开发山区时,要做到宣教先行,预防感染。

2. 治疗 治疗患者以减少传染源,首选药物为吡喹酮,总剂量为 100~150 mg/kg(分 2~3 天服用),该药具有疗效高、毒性低、疗程短等优点。对于脑型或较重型肺吸虫病,可能需要两个或更多疗程。硫氯酚(bithionol sulfoxide,又称别丁)疗效不如吡喹酮,且副作用较多。三氯苯达唑亦可使用。出现各种外科并发症者,需采取相应的手术治疗。

二、斯氏并殖吸虫

斯氏并殖吸虫 [*Paragonimus skrjabini*(Chen, 1959)Chen, 1963] 系 1959 年由陈心陶教授首次报道,1963 年陈心陶将其置于新建的狸殖属下,更名为斯氏狸殖吸虫。但近年来,国内外学者利用核糖体 RNA 的转录间隔区 Ⅱ(ITS2)和线粒体细胞色素 C 氧化酶亚单位 Ⅰ(CO Ⅰ)基因序列分析,认为狸殖属不能单独成立,斯氏狸殖吸虫应恢复斯氏并殖吸虫原名。本虫寄生人体引起的肺吸虫病,主要表现为幼虫移行症。人不是该虫的适宜宿主,感染后幼虫在人体内很难发育为成虫,而是以幼虫状态在人体内到处窜扰,引起肺外型并殖吸虫病,危害严重。该虫是幼虫移行症的原因之一,容易误诊、误治。

【形态与生活史】

1. 形态 成虫呈梭形,虫体最宽处约在体前 1/3 处,大小为(3.5~6.0)mm×(11.0~18.5)mm,宽长之比为 1/3.2~1/2.4。腹吸盘位于体前约 1/3 处,略大于口吸盘。卵巢分支细而多,形如珊瑚,位于腹吸盘的后侧方。2 个分叶的睾丸左右并列,位于体中、后 1/3 交界处(图 10-13)。虫卵椭圆形,金黄色,大多数形状不对称,壳厚薄不均匀。大小平均为 71 μm×48 μm。虫卵的内部结构与卫氏并殖吸虫卵相似。

2. 生活史 生活史与卫氏并殖吸虫相似。终末宿主为果子狸、猫、犬、豹猫等哺乳动物。生食或半生食溪蟹感染,人是本虫的非正常宿主,从人体检获的虫体绝大部分为幼虫,少见发育成熟并产卵者。已证实的第一中间宿主有泥泞拟钉螺、微小拟钉螺、中国小豆螺、建国小豆螺、建瓯拟小豆螺等。它们栖息于流速较缓的山沟小溪中。第二中间宿主有多种淡水蟹,如锯齿华溪蟹、雅安华溪蟹(*Sinopotamon yaanensis*)、河南华溪蟹(*S. honanese*)、福建马来溪蟹(*Malayopotamon fukienense*)、角肢南海溪蟹(*Nanhaipotamon angulatum*)、鼻肢石蟹(*Isolapotamon nasicum*)和僧帽石蟹(*I. physalium*)等。在水生节肢动物红娘华体内也发现本虫的囊蚴。棘腹蛙、鸟、鸡、鸭、鼠等多种动物可作为本虫转续宿主。

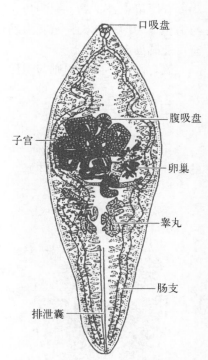

图 10-13 斯氏并殖吸虫成虫模式图

【致病与诊断】

本虫是人兽共患以兽为主的致病虫种。在动物体内,虫体在肺内形成虫囊,发育成熟产卵,引起类似卫氏并殖吸虫病的一系列典型病变。如侵入肝,在肝浅表部位形成急性嗜酸性粒细胞脓肿,有时也能在肝中形成虫囊并产卵。人是本虫的非正常宿主,在人体内,虫体大多停留在幼虫状态,到处游窜,难以定居,造成局部或全身病变,引起幼虫移行症。

1. 皮肤型幼虫移行症 主要表现为游走性皮下包块或结节,常见于腹部、胸背部,也可见于头颈、四肢、臀部、腹股沟、阴囊、腋窝等处。包块多紧靠皮下,边界不清,无明显红肿。大小为 1~3 cm,也可大如鸡蛋,可单个或多个。形状呈球形或长条形,包块间有时可扪及条索状纤维块。摘除包块切开可见隧道样虫穴,有时可见幼虫,镜检可见嗜酸性粒细胞肉芽肿、坏死渗出物及夏科-莱登结晶等。

2. 内脏型幼虫移行症 因侵犯器官不同而出现不同损害及表现。侵犯胸肺时，患者出现胸闷、胸痛、咳嗽、咳痰，痰中带血丝，但痰中通常无虫卵。胸腔积液较为多见，且量也较多，胸水中可见大量嗜酸性粒细胞，胸部 X 线显示，常有肋膈角变钝等征象。如侵犯肝，则出现肝痛、肝大、转氨酶升高、白球蛋白比例倒置、γ 球蛋白升高等表现。虫体侵入脑内，则可出现头痛、呕吐、癫痫、偏瘫、视力障碍、失语等。如侵犯其他器官，可出现相应的症状和体征，如睾丸鞘膜积液、阴囊肿块、阴唇肿块。全身症状有低热、乏力、食欲下降等。血常规检查示嗜酸性粒细胞明显增加，有时可高达 80% 以上。因本病损害器官不定，且同时有多个器官受损，多浆膜腔积液，临床表现复杂，临床上误诊率相当高，应特别注意与肺结核、结核性胸膜炎、肺炎、肝炎、皮下脂肪瘤、脑肿瘤、肝癌等鉴别。

因人体内主要为幼虫寄生，故在痰和粪便中一般不能找到虫卵。当有皮下结节或包块时，切除并作活检，查到幼虫是最可靠的诊断方法。除此之外，免疫学检查是本病最常用的辅助诊断方法。CT、MRI 的检查结果对脑型患者有重要的参考价值。

【流行与防治】

斯氏并殖吸虫在国外未见报道，国内发现于甘肃、山西、陕西、河南、四川、云南、贵州、湖北、湖南、浙江、江西、福建、广东、广西、重庆等 15 个省（自治区、直辖市）。

果子狸、犬、猫等终宿主是斯氏并殖吸虫病重要的传染源，生食半生食溪蟹是主要感染方式，大鼠、小鼠、豚鼠、蛙、鸡、鸭、兔、鸟等多种动物可作为本虫转续宿主。谢保文等从湖南泸溪县棘腹蛙的肌肉与消化道中检获斯氏并殖吸虫幼虫，当地棘腹蛙自然感染率为 13.3%。人如果食入这些动物未煮熟的肉，有可能感染本虫。

流行因素、防治原则与卫氏并殖吸虫病相似。治疗药物首选吡喹酮。

三、异盘并殖吸虫

异盘并殖吸虫（*Paragonimus heterotremus* Chen & Hsia, 1964）是陈心陶和夏代光两位教授从云南报告的虫种，该虫可寄生于人体肺、皮下组织及其他器官，引起并殖吸虫病。

【形态与生活史】

1. 形态 成虫活体粉红色，虫体肥硕，背面较凸，腹面较扁平，固定后呈椭圆形，大小为 10.54 mm×5.48 mm，长宽比约为 2 : 1。虫体最宽处位于腹吸盘水平。口吸盘明显，大于腹吸盘，约大 1 倍。腹吸盘位于体前约 1/3 偏后、体中横线之前。卵巢位于腹吸盘下侧，子宫与卵巢并列，睾丸 2 个，呈分支状，左右并列，位于卵巢与子宫下方。睾丸长度占虫体长度的 1/5，睾丸末端与虫体末端的距离占虫体长度的 1/5（图 10-14）。虫卵呈椭圆形，金黄色，大小为 75.92 μm×43.59 μm，大多数两侧对称，卵壳厚薄不均匀，末端增厚明显，卵盖位于较宽一端，卵内含卵细胞和卵黄细胞。

2. 生活史 生活史与卫氏并殖吸虫相似。第一中间宿主是拟钉螺，如广西拟钉螺（*Tricula guangxiensis*）等；第二中间宿主为淡水溪蟹，如镜头华石蟹（*Sinolapotamon patellifer*）、马来溪蟹（*Malayopotaman* sp）、南宁束腰蟹（*Samananniathelphusa naningensis*）、景洪溪蟹（*Potamon chinghungense*）和毛足溪蟹（*P. hispidum*）等。感染期为囊蚴。

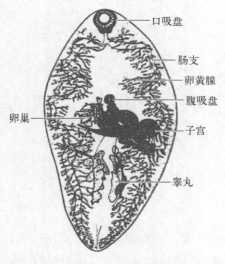

图 10-14 异盘并殖吸虫成虫模式图

口吸盘
肠支
卵黄腺
腹吸盘
卵巢
子宫
睾丸

【致病与诊断】

异盘并殖吸虫致病与卫氏并殖吸虫相似，可导致皮下游走性包块和肺部损害。1964 年在广西灵川县从患者皮下游走性包块中检获异盘并殖吸虫幼虫 2 条，随后又在同一地区证实猫和犬为异盘并殖吸虫的自然宿主。次年在荔浦县异盘并殖吸虫疫区发现血痰中检出虫卵的病例。痰内虫卵的特征和测量结果与实验动物肺脏虫囊的异盘并殖吸虫卵相似。有学者在老挝一名死于胃癌的并殖吸虫病肺型患者的肺内检获异盘并殖吸虫成虫2条，证明这种并殖吸虫可在人的肺内形成虫囊和发育成熟。1993年在桂北与贵州交界的融水县经常以溪蟹下饭的人群痰中检出虫卵病例22例，症状有胸痛、咳嗽、咳铁锈色痰和咯血等。

从粪便、痰或体液中查到虫卵，或从摘除的皮下包块中查到虫卵、虫体即可确诊。

【流行与防治】

异盘并殖吸虫分布于泰国、老挝、越南及中国的云南、广西、贵州等地。

防治原则同卫氏并殖吸虫。

（王光西）

第六节　血　吸　虫

血吸虫又称裂体吸虫（schistosome），隶属于吸虫纲、复殖目、裂体科、裂体属。是一类寄生于人体及哺乳动物静脉血管内的寄生虫，引起血吸虫病（schistosomiasis）。寄生于人体的血吸虫主要有日本血吸虫（*Schistosoma japonicum* Katsurada，1904）、曼氏血吸虫（*S. mansoni* Sambon，1907）和埃及血吸虫（*S. haematobium* Bilharz，1852）。在一些地区还有间插血吸虫（*S. intercalatum* Fisher，1934）、湄公血吸虫（*S. mekongi* Voge et al.，1978）和马来血吸虫（*S. malayensis* Greer et al.，1988）。

血吸虫病主要分布于亚洲、非洲和拉丁美洲，是发展中国家最为严重的寄生虫病之一。我国流行的是日本血吸虫病。从湖南长沙马王堆的西汉女尸和湖北江陵的西汉男尸（BC163年）体内检获日本血吸虫卵的事实，表明早在2200多年前我国已存在血吸虫病。

一、日本血吸虫

日本血吸虫由日本学者桂田（Katsurada）于1904年首先从猫的门静脉内发现，故而得名。该虫分布于西太平洋地区的中国、日本、菲律宾与印度尼西亚。由于日本血吸虫动物宿主多，成虫寿命长，感染后的伴随免疫和治愈后的免疫力差，中间宿主钉螺不易控制等原因，导致日本血吸虫感染引起的血吸虫病病情最重、防治难度大。

【形态】

1. 成虫　雌雄异体。雄虫乳白色，较粗短，大小为（10~20）mm×（0.5~0.55）mm。前端有较发达的口吸盘和腹吸盘，自腹吸盘后，虫体背腹变扁，两侧向腹面卷曲，形成抱雌沟（gynecophoral canal），故外观呈圆筒状。雌虫呈圆柱形，前细后粗，形似线虫，大小为（12~28）mm×（0.1~0.3）mm，腹吸盘大于口吸盘，由于肠管充满消化和半消化的血液，故雌虫呈黑褐色，常居留于雄虫的抱雌沟内，呈合抱状态。

（1）消化系统：有口、食道、肠管。肠管在腹吸盘背侧分为两支，向后延伸到虫体后端1/3处汇合成单一的盲管。成虫摄食血液，肠管内充满被消化的血红蛋白，呈黑色。

（2）生殖系统：雄虫生殖系统由睾丸、输出管、输精管、储精囊和生殖孔组成。睾丸为椭圆形，一般为7个，呈串珠状排列，位于腹吸盘之后虫体的背侧。生殖孔开口于腹吸盘后方。雌虫生殖系统由卵巢、卵黄腺、卵黄管、卵模、梅氏腺、子宫等组成。卵巢椭圆形，位于虫体中部。输卵管发自卵巢后端，绕过卵巢向前。卵黄腺分布于卵巢之后肠管的周围；卵黄管向前延伸，与输卵管汇合成卵模，卵模周围有梅氏腺。卵模与子宫相接，子宫无明显弯曲，内含虫卵50~300个，子宫开口于腹吸盘后方的生殖孔（图10-15）。

2. 虫卵　椭圆形，淡黄色，无卵盖，成熟虫卵大小平均为89 μm×67 μm，卵壳薄而均匀，卵壳一

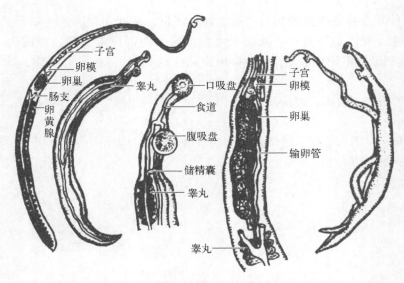

图 10-15 日本血吸虫成虫形态与结构模式图

侧有小棘，是鉴别日本血吸虫卵的重要标志。卵壳表面常黏附有宿主组织残留物，卵壳内侧有薄的卵黄膜，成熟卵内含一毛蚴，毛蚴与卵壳之间常有大小不等、圆形或长圆形油滴状的毛蚴头腺分泌物。电镜观察，卵壳切面可见囊样微管道，贯通卵内外，毛蚴分泌的可溶性虫卵抗原（soluble eggs antigen, SEA）可经卵壳的囊状微管道渗出卵外。在粪便内，大多数虫卵含有毛蚴即为成熟卵，少数为未成熟和萎缩性虫卵。

3. 毛蚴　呈梨形或长椭圆形，左右对称，平均大小为 99 μm×35 μm，周身被有纤毛，为运动器官。前端有嘴状突起称顶突（亦称钻器），体内前部中央有一个袋状的顶腺，顶腺两侧稍后各有一个长梨形的侧腺，它们均开口于顶突。

4. 尾蚴　属叉尾型，由体部和尾部组成，尾部又分尾干和尾叉。体部长 100~150 μm，尾干长 140~160 μm，尾叉长 50~70 μm。全身体表被有小棘和具有许多单根纤毛的乳突状感觉器。体部前端为头器（head organ），内有一个大的单细胞腺体，称为头腺。口位于体前端正腹面，腹吸盘位于体部后 1/3 处，由发达的肌肉构成，具有较强的吸附能力。在尾蚴体内中后部有 5 对单细胞钻腺（penetration），左右对称排列，其中 2 对位于腹吸盘前，称前钻腺，为嗜酸性，内有钙、碱性蛋白和多种酶类；3 对位于腹吸盘后，称后钻腺，为嗜碱性，内有糖蛋白和酶。前后钻腺分别由 5 对腺管向体前端分左右两束伸入头器，并开口于顶端（图 10-16）。

【生活史】

日本血吸虫的生长发育经历虫卵、毛蚴、母胞蚴、子胞蚴、尾蚴、童虫及成虫 7 个阶段。以人和多种哺乳动物为终宿主，钉螺为中间宿主（图 10-17）。

1. 成虫产卵及卵的排出　成虫寄生于终宿主的门脉、肠系膜静脉系统，虫体可逆血流移行到肠黏膜下层的小静脉末梢产卵。每条雌虫每日产卵 300~3 000 个。雌虫在排卵时呈阵发性地成串排出，以至卵在宿主肝、肠组织血管内往往沉积成念珠状。虫卵主要分布于肝及结肠肠壁组织，仅小部分虫卵可随粪便排出体外。约经 11 天，卵内的胚细胞发育为毛蚴，由于成熟卵内毛蚴分泌物能透过卵壳，引起周围组织炎症、坏死；同时肠的蠕动、腹内压增加，致使坏死

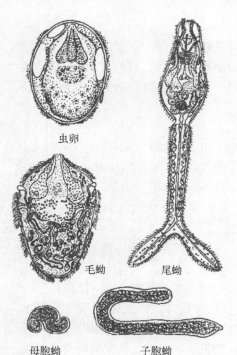

图 10-16　日本血吸虫卵及各期
　　　　　幼虫形态模式图

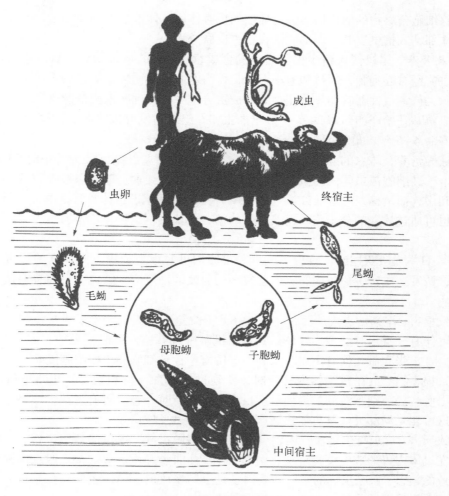

图 10-17 日本血吸虫生活史示意图

组织向肠腔溃破，虫卵便随溃破组织落入肠腔，随粪便排出体外。不能排出的虫卵沉积在局部组织中，能存活 10 天，逐渐死亡、钙化。

2. **毛蚴的孵化** 虫卵随粪便污染水体，在 5~35℃ 水温条件下均可孵出毛蚴，一般以 20~30℃ 最为适宜。低渗透压的水体、光线照射可以加速毛蚴的孵化，毛蚴孵化的最适宜 pH 为 7.5~7.8。毛蚴孵出后，多分布在水体的浅表层，利用其体表的纤毛做直线运动，并具有向光性、向温性和向上性的特点。毛蚴在水中能存活 1~3 天。当遇到中间宿主钉螺，主动侵入螺体，在螺体内进行无性繁殖。

3. **幼虫在钉螺体内的发育繁殖** 钉螺是日本血吸虫唯一的中间宿主。钉螺能产生一种刺激物，称"毛蚴松"，能吸引毛蚴，毛蚴通过其前端顶突的吸附作用，顶腺分泌的蛋白酶和侧腺分泌的黏液作用，以及毛蚴不断交替伸缩动作钻入螺体。毛蚴体表纤毛脱落，胚细胞分裂，逐渐发育为母胞蚴。母胞蚴体内胚细胞分裂繁殖成若干小团而形成子胞蚴，子胞蚴具有运动性，破壁而出，移行到钉螺肝内寄生。子胞蚴细长，节段性，体内胚细胞又分裂而发育为许多尾蚴。一个毛蚴钻入钉螺体内，经无性繁殖，产生数以千万计的尾蚴，尾蚴在钉螺体内分批成熟，陆续逸出。尾蚴形成的全部过程所需时间与温度有关，至少为 44 天，最长是 159 天。发育成熟的尾蚴自螺体逸出并在水中活跃游动。

4. **尾蚴逸出及侵入宿主** 尾蚴从螺体内逸出的首要条件是水，钉螺即使在只有点滴露水的草地或潮湿的泥土上也能逸出尾蚴。水温、光照和 pH 是影响尾蚴自钉螺逸出的因素，其中主要的因素是水温，尾蚴逸出的最适宜温度为 20~25℃；光线对尾蚴逸出有促进作用；水的 pH 在 6.6~7.8 范围内，尾蚴逸出不受影响。尾蚴逸出后，主要分布在水面，其寿命一般为 1~3 天。尾蚴的存活时间及其感染力随环境温度及水的性质和尾蚴逸出后时间长短而异。当人或动物与水面的尾蚴接触时，尾蚴通过吸盘附着在宿主的皮肤上，依靠其体内腺细胞分泌物的酶作用，头器伸缩的探查作用，体部强烈的伸缩活动和尾部的摆动钻穿宿主皮肤。尾蚴的体部钻入宿主皮肤，尾部脱落在宿主皮肤外面。

5. 成虫定居及营养　尾蚴侵入宿主皮肤后，发育成童虫（schistosomula）。童虫进入皮下小血管或淋巴管内，很快随血流经右心到肺，通过肺泡小血管，再由左心入体循环，到达肠系膜上、下动脉，经毛细血管进入肝门静脉，待童虫性器官初步分化，雌雄成虫合抱并移行到肠系膜静脉寄居发育至成虫。自尾蚴侵入宿主至成虫成熟并开始产卵约需 24 天，产出的虫卵在组织内发育成熟需 11 天左右。在人体内，日本血吸虫成虫平均寿命 4~5 年，最长可活 46 年。

血吸虫以血液为营养，雌虫的酶活力比雄虫高，每条雌虫摄取红细胞数为每小时 33 万个，而雄虫仅为每小时 3.9 万个。红细胞被虫体内的蛋白酶分解为珠蛋白和血红素。珠蛋白被降解后产生肽或游离氨基酸，供虫体消化利用，而呈棕黑色的血红素（铁卟啉）一部分沉积于虫体肠管壁中，一部分经口排入宿主血液中。血吸虫也可通过体壁的分子膜转运获取葡萄糖、氨基酸、核苷等营养物质。

【致病】

1. 致病机制　日本血吸虫尾蚴、童虫、成虫和虫卵均可对宿主造成不同程度的损害。血吸虫释放抗原，尤其是 SEA，诱发宿主产生免疫应答，引起复杂的免疫病理反应。因此，目前普遍认为血吸虫病是一种免疫病理性疾病。

（1）尾蚴所致损害：尾蚴钻进皮肤后，一般 6~8 h（长者 2~3 天）局部发生丘疹和瘙痒，多在 1~3 天内消退，严重者可伴有全身水肿及多形红斑，其致病机制中既有速发型超敏反应，亦有迟发型超敏反应。病理变化为毛细血管扩张充血，伴有出血、水肿，周围有中性粒细胞和单核细胞浸润。

（2）童虫所致损害：童虫在宿主体内移行时，所经过的器官（特别是肺）出现血管炎，毛细血管栓塞、破裂，点状出血和局部细胞浸润。当大量童虫在人体移行时，患者可有发热、咳嗽、痰中带血、嗜酸性粒细胞增多，这可能是局部炎症及虫体代谢产物引起的超敏反应所致。

（3）成虫所致损害：成虫寄生于血管内，可引起静脉内膜炎等。成虫的代谢产物、分泌排泄物、更新脱落的表膜等，在机体内可形成免疫复合物，引起宿主产生Ⅲ型超敏反应（如血吸虫病性肾病）。

（4）虫卵所致的损害：血吸虫病的主要致病因子是虫卵释放的 SEA。主要病变是虫卵肉芽肿形成及相继发生的纤维化，受累最严重的组织与器官为肝和结肠。

1）肉芽肿形成机制：日本血吸虫卵肉芽肿的形成机制是 T 细胞介导的Ⅳ型超敏反应。

肉芽肿形成和发展的病理过程与虫卵的发育密切相关。当虫卵尚未成熟时，其周围无反应或仅有轻微的组织反应。当虫卵发育成熟后，卵内毛蚴分泌的 SEA，可透过卵壳微孔缓慢释出，致敏 T 细胞，当再次受到相同抗原后，致敏的 T 细胞可产生多种细胞因子（如 IL-2、IFN-γ、IL-4、IL-5、IL-10、TNF-α以及粒细胞-巨噬细胞集落刺激因子、纤维生成因子等），吸引巨噬细胞、嗜酸性粒细胞、淋巴细胞、浆细胞及成纤维细胞等聚集到虫卵周围，形成肉芽肿（granuloma），又称虫卵结节。

2）病理变化：日本血吸虫产出的虫卵常成堆沉积于组织内，所以虫卵肉芽肿的体积大，周围细胞浸润多，肉芽肿的急性期有大量嗜酸性粒细胞和浆细胞浸润，常出现中心坏死，称嗜酸性脓肿。用苏木素-伊红染色的肝切片标本中，在虫卵周围有红色棒状辐射物，系抗原抗体复合物反应，称何博礼现象（Hoeppli phenomenon）。

肉芽肿形成后，卵内毛蚴死亡，逐渐停止释放抗原，坏死物质被吸收，虫卵破裂或钙化，周围绕以类上皮细胞、淋巴细胞、异物巨细胞，最后类上皮细胞变为成纤维细胞，并产生胶原纤维，肉芽肿逐渐发生纤维化，形成瘢痕组织。

虫卵肉芽肿的形成是宿主对致病因子的一种免疫应答，一方面有助于将虫卵破坏清除，也有利于隔离SEA，减少血液循环中抗原抗体复合物的形成和对机体的损害；另一方面，肉芽肿的形成及其纤维化可破坏宿主的正常组织，不断生成的虫卵肉芽肿形成相互连接的瘢痕，导致干线型肝硬化及肠壁硬化等一系列病变。

3）肉芽肿形成的后果：血吸虫虫卵肉芽肿在组织血管内形成，堵塞血管，破坏血管结构，导致组织纤维化，特别是虫卵沉积较多的器官，如肝、结肠。在肝内，虫卵肉芽肿位于门脉分支终端，窦前静脉，故肝小叶的结构和功能一般不受影响。早期肝脏肿大，表面可见粟粒状黄色颗粒（虫卵结节）；晚期肝内门静脉分支周围与门静脉区纤维组织增生，出现广泛的纤维化，产生循环障碍，肝细胞变性萎缩，肝脏表面有粟粒样结节凹凸不平和沟纹。肝切面上，围绕在门静脉周围，长而白色的纤维束从不同角度插入肝内，称干线型肝硬化（pipestem fibrosis），是晚期血吸虫病特征性病变。由于窦前静脉的广泛阻塞，导致门静脉高压，出现肝、脾大，侧支循环开放，腹壁、食管及胃底静脉曲张，以及上消化道出血与腹水等症状，称为肝脾型血吸虫病（hepatosplenic schistosomiasis）。

由于成虫主要寄生于肠系膜下静脉，故结肠病变主要在直肠、乙状结肠、降结肠。早期为黏膜充血、水肿，黏膜下层有堆集的虫卵结节，溃破后形成浅表溃疡。慢性期因纤维组织增生，肠壁增厚，可引起息肉样增生与结肠狭窄，肠系膜短缩与增厚，网膜缠结成团，形成痞块。

（5）循环抗原及免疫复合物：血吸虫寄生在宿主静脉内，童虫、成虫和虫卵的代谢物、分泌物、排泄物，以及虫体表膜更新的脱落物排入血液中，成为循环抗原（circulating antigen）。在血吸虫感染宿主血内可检出的主要循环抗原有：肠相关抗原（gut-associated antigens, GAA）、表膜相关抗原（membrane-associated antigens, MAA）和 SEA。宿主对这些循环抗原产生相应的抗体，抗原与抗体在血液内结合，形成循环免疫复合物。通常免疫复合物可被单核细胞或巨噬细胞吞噬、清除。当免疫复合物形成过多，或不能被有效清除时，则可在组织（血管壁、关节等）内沉积，并激活补体，补体中的 C3a 和 C5a 可促使肥大细胞和嗜碱性粒细胞释放组胺等血管活性物质，使血管通透性增加。C5a 的化学趋向性作用，可吸引中性粒细胞集聚于复合物沉积的血管局部，中性粒细胞吞噬复合物，并释放蛋白溶解酶，损伤血管壁及其邻近组织，引起血管炎及血管周围炎，属Ⅲ型超敏反应。血吸虫患者合并肾损害时，常出现蛋白尿、水肿及肾功能减退。实验研究认为血吸虫病的肾小球病变与免疫复合物的沉积有关。

2. 临床表现　日本血吸虫病临床表现复杂，主要取决于患者感染度、虫卵沉积部位、病理损害程度和宿主免疫状态等因素。根据病程变化及临床表现，可分为急性、慢性和晚期三期。

（1）急性血吸虫病：多见于初次感染者，或者慢性患者再次大量感染后亦可发生。常发生于夏秋季，男性青壮年与儿童居多。当尾蚴侵入皮肤后，部分患者局部出现丘疹或荨麻疹，称尾蚴性皮炎。潜伏期一般为 1 个月左右（15~75 天），当雌虫大量产卵时，患者出现发热（38~40℃）、腹痛、腹泻、咳嗽、肝脾肿大及外周血嗜酸性粒细胞数增多。粪检血吸虫卵或毛蚴孵化阳性。重症患者可出现水肿、腹水、恶病质，甚至死亡。

（2）慢性血吸虫病：急性症状消失后，病情逐步转向慢性期。在流行区，绝大多数的血吸虫患者为慢性血吸虫病。这些患者大多反复接触疫水，获得对再感染的部分免疫力。大多数患者无临床症状。也可有间歇性腹泻、腹痛、粪便带黏液及脓血、伴有里急后重，贫血，肝脾肿大，消瘦等。

（3）晚期血吸虫病：一般在感染后 5 年左右，部分重感染者开始发生晚期病变。根据主要临床表现，晚期血吸虫病可分巨脾、腹水、侏儒及结肠增殖四型。一个患者可同时具有多型的表现。患者出现门脉高压症候群（肝脾肿大，腹壁、食管、胃底静脉明显曲张），严重生长发育障碍（侏儒症）或结肠显著肉芽肿性增殖。并发症有上消化道出血、肝性昏迷、结肠癌变等。

（4）异位血吸虫病：日本血吸虫成虫在门脉系统范围以外的静脉内寄生称异位寄生，而见于门脉系统以外的器官或组织的血吸虫虫卵肉芽肿则称异位损害（ectopic lesion）或异位血吸虫病。人体常见的异位损害部位在肺和脑，也可见于皮肤、甲状腺、心包、肾、肾上腺皮质、腰肌、疝囊、两性生殖器及脊髓等处。

发生于肺或脑的异位寄生与损害，大多由于感染大量尾蚴，虫数过多，出现成虫和（或）童虫的异位寄生；或因肝纤维化出现门-腔静脉吻合支扩大，肠系膜静脉内的虫卵可被血流带到肺、脑或其他组织，引起病变。

脑型血吸虫病病变多在脑膜和大脑皮层。临床表现为脑膜脑炎，有嗜睡、意识障碍、头痛、昏迷、痉挛、偏瘫、视力模糊等症状。慢性期脑部异位损害的部位多在脑组织，常出现癫痫发作、头痛、呕吐、语言障碍、偏瘫等。脑型血吸虫病常易误诊为脑瘤，吡喹酮治疗后症状减轻或消失，有助于做出正确判断。

【免疫】

1. 血吸虫抗原　血吸虫是多细胞蠕虫，其生活史复杂，在终宿主内有虫卵、童虫、成虫 3 个阶段，因而使抗原的结构复杂、来源多样并且具有种、期甚至株的特异性。特异性抗原在血吸虫病的免疫诊断、免疫病理或诱导宿主的保护性免疫力方面具有重要作用。日本血吸虫抗原主要包括表膜抗原、分泌排泄抗原和 SEA 等，这些抗原进入宿主血流成为循环抗原，可诱发宿主的保护性免疫，或与抗体结合形成抗原抗体复合物，引起免疫病理变化。血吸虫虫体表膜抗原常是宿主免疫效应攻击的靶抗原。

2. 免疫应答　宿主对血吸虫感染的免疫包括固有免疫和适应性免疫。固有免疫包括皮肤黏膜的屏障作用，抗原提呈细胞（巨噬细胞、树突状细胞）的吞噬作用及补体系统的杀伤作用等。适应性免疫的机制主要是抗体依赖细胞介导的细胞毒作用（antibody-dependent cell-mediated cytotoxicity，ADCC），即抗体与细胞的协同产生的针对童虫的细胞毒作用，所涉及的抗体有 IgG 和 IgE，效应细胞包括嗜酸性粒细胞、巨噬细胞、中性粒细胞和肥大细胞，主要作用于幼龄童虫。

宿主感染血吸虫后，对再感染产生不同程度的抵抗力，即获得性免疫，是一种不完全免疫，表现为对再感染时入侵的童虫具有一定的杀伤作用，而对原来感染的成虫无杀伤作用，一旦成虫被彻底消灭，此种免疫力也随之消失。这种在原发感染成虫存在的情况下，对再感染的童虫产生一定免疫力的现象称为伴随免疫（concomitant immunity）。再感染时童虫被清除的部位主要在皮肤和肺。血吸虫感染的适应性免疫具有年龄依赖性，随着年龄增大，再感染率和再感染度降低。但是，宿主体内逐渐增强的免疫应答在引起抗再感染的免疫保护的同时，也会对宿主造成免疫病理损害。

随着宿主血吸虫病病程的延长，免疫应答逐渐受到抑制。适应性免疫逐渐从 Th1 型优势免疫应答向 Th2 型优势免疫应答转换。并且，Treg、Th17 和 Tfh 细胞亚群在宿主免疫应答和免疫调节中发挥重要作用。这种调节效应既有利于血吸虫免疫逃逸，能在宿主体内存活、生长和发育，同时也对血吸虫造成宿主的病理损害程度的控制具有重要的意义，使感染呈现慢性化。

血吸虫成虫能逃避宿主的免疫攻击而生存的现象称免疫逃避（immune evasion）。血吸虫逃避宿主免疫攻击的可能机制包括：诱导封闭抗体、抗原伪装和抗原模拟、表面受体和表膜改变、干扰补体作用、直接裂解抗体、虫源分子的免疫调节作用等。

【诊断】

1. 病原学诊断　从粪便内检查虫卵或孵出毛蚴，以及直肠黏膜活组织检查虫卵，是确诊血吸虫病的依据。

（1）粪便直接涂片法：虫卵检出率低，适用于重度感染患者和急性感染者。挑取脓血黏液部分作涂片可增加检出机会。

（2）粪便集卵镜检

1）自然沉淀法：取粪便 15~20 g，滤去粪液中粪渣后，静置沉淀，留沉渣反复筛滤三次，取沉渣涂片三张，查虫卵。如阴性，则将沉渣作孵化观察有无毛蚴孵出。

2）尼龙袋集卵法：可缩短集卵时间、便于流动普查，但应防止交叉污染。

（3）毛蚴孵化法：利用成熟虫卵内的毛蚴在适宜条件下迅速孵化，并在水中运动的特点而设计。有三角烧瓶法及塑料杯顶管法。塑料杯顶管法虫卵散失少，毛蚴集中，便于观察，检出率较高。毛蚴易与原生动物混淆，应严格处理孵化用水（如采用饱氯后的自来水或加热 70℃ 后的冷却水）以减少水中的原生动物。

（4）改良加藤法：目前是我国血吸虫病病原检查的基本方法之一，可作虫卵计数，测定人群的感染度。感染度常用每克粪量的虫卵数（egg/per gram，EPG）表示。以 EPG<100 为轻度感染，100<EPG<400 为中度感染，EPG>400 为重度感染。

（5）直肠镜活组织检查：适用于慢性及晚期血吸虫病患者。通过直肠镜或乙状结肠镜自病变处或可疑病变处，钳取 2~3 个米粒大小的黏膜组织，夹于两张玻片之间，镜检虫卵。根据虫卵的死活以确定患者的感染情况。区别活卵或死卵可用四氮唑盐苩三酮染色法。

2. 免疫学检查

（1）检测抗体　常用的方法有环卵沉淀试验（circumoval precipitin test，COPT）、IHA、ELISA 和快速试纸法（dipstick assay）。COPT 敏感性可达 85%~97%，假阳性率在 3% 左右，具有操作简单、经济等优点，但与肺吸虫病、肝吸虫病可出现交叉反应。IHA 阳性反应较粪检阳性为早，且敏感性较高，可达

92.5%~98.7%，但与肺吸虫病、肝吸虫病、旋毛虫病有交叉反应。用血吸虫成虫抗原进行的 ELISA，其阳性率和假阳性率分别为 96% 和 2.2%；而用虫卵抗原进行的 ELISA，其阳性率和假阳性率分别为 95% 和 1.3%。快速试纸法简单、快速、敏感性高，适合现场使用。由于血清抗体在患者治愈后仍能存在较长的时间，因此检测抗体的方法不能区分是现症感染还是既往感染。如果受检者未进行过病原治疗，特异性抗体阳性对确诊意义较大。

（2）循环抗原的检测：经有效治疗，感染终止后，循环抗原会较快消失，检测循环抗原阳性能提示有活虫存在，因此，检测循环抗原可用于判断现症患者及考核疗效。可采用单克隆抗体斑点-酶联法、双抗体夹心 ELISA 等。

3. 分子生物学诊断 应用 PCR、LAMP 等技术检测日本血吸虫患者的血清 DNA，可进行诊断。检测结果与粪检阳性符合率可达 95.5%，与其他吸虫及健康人血清无阳性交叉反应，并显示较好的疗效考核价值。

【流行】

1. 分布 日本血吸虫主要流行于中国、菲律宾及印度尼西亚。我国曾经流行于长江流域及其以南的湖南、湖北、江西、安徽、江苏、云南、四川、浙江、广东、广西、上海、福建 12 个省（自治区、直辖市）。经过 60 多年的积极防控，目前我国血吸虫病呈低度流行水平，主要存在于湖南、湖北、江西、安徽的江湖洲滩地区以及四川、云南的部分山区。

截至 2020 年底，全国共有血吸虫病流行县（市、区）450 个，流行村 28 376 个，流行村总人口 7 137 万人；在全国 450 个流行县（市、区）中，337 个（74.89%）达到血吸虫病消除标准，98 个（21.78%）达到传播阻断标准，15 个（3.33%）达到传播控制标准。全国尚存晚期血吸虫病患者 29 517 例，急性感染病例偶有发生。

2. 流行环节

（1）传染源：日本血吸虫病是人兽共患寄生虫病。传染源包括感染了血吸虫的人、畜及一些野生动物。在我国自然感染日本血吸虫的家畜有黄牛、水牛、犬、猪、猫、羊、兔等 10 余种，野生动物有鼠、猴、野猪等。患者和病牛是最重要的传染源。

（2）传播途径：包括含有血吸虫卵的粪便污染水源、钉螺的存在以及人们接触疫水 3 个重要环节。

粪便污染水的方式有：稻田人粪施肥、在河沟内洗粪具、随地大便、船户直接大便于水中、牛粪污染等。村庄附近的水体、船只停泊地点以及人畜经常活动的地方，钉螺的血吸虫感染率常较高。

钉螺是日本血吸虫的唯一中间宿主，有钉螺存在的地区，才可能有血吸虫病的流行。钉螺属水陆两栖淡水螺类，钉螺属，分布于我国的钉螺为湖北钉螺（Oncomelaniahupensis Gredler，1881），螺壳小，圆锥形，有 6~8 个螺层，长 10 mm 左右，宽 3~4 mm，壳口呈卵圆形，外缘背侧有一粗的隆起称唇嵴，有角质厣片，雌雄异体。平原地区的钉螺螺壳表面有纵肋，称肋壳钉螺，山丘地区钉螺表面光滑，称光壳钉螺。肋壳钉螺滋生于湖沼型及水网型疫区的潮湿、有草、腐殖质多的洲滩、湖汊、河畔、沟渠边等。光壳钉螺滋生在山丘型疫区的小溪、山涧、水塘、稻田、河道、草滩等处。其食物包括腐败植物、藻类、苔藓等，卵生，主要在春季产卵，幼螺在秋季发育为成螺。钉螺多生活在水线上下，在适宜的条件下钉螺在土表活动，温度过高过低或遇干旱时，钉螺可匿居于土层内。钉螺寿命一般为 1~2 年。钉螺可附着于水面漂浮物上，通过牛蹄、草鞋夹带等方式扩散至远处，使滋生范围扩大。

当水体中存在感染血吸虫的阳性钉螺时，便成为疫水。人们因生产（捕鱼摸蟹、割湖草、种田、放牧、水利建设、抗洪抢险等）或生活（洗手、洗脚、游泳、洗衣物等）接触疫水而感染。有钉螺草地上的露水中也可有尾蚴，赤足行走也可感染。饮用生水，尾蚴可从口腔黏膜侵入。身体大面积接触疫水常导致急性感染。频繁的、小面积接触疫水的患者多呈慢性病程。

（3）易感人群：人类对日本血吸虫普遍易感。患者以农民、渔民为多，男多于女。在多数流行区，感染率通常在 11~20 岁为高峰。非流行区无免疫力的人进入疫区，以及儿童感染大量血吸虫尾蚴，常发生急性血吸虫病。集体感染后出现暴发流行。

3. 影响因素 影响日本血吸虫病流行的因素包括自然因素和社会因素。自然因素主要是指影响血吸虫生长发育和钉螺生存的自然条件，如地理环境、气温、雨量、水质、土壤、植被等。社会因素包括政治、经济、文化水平、生产方式、生活习惯、农田水利建设等。在控制血吸虫病流行过程中，社会因素起主导作用。

4. 流行区类型　按钉螺的分布及流行病学特点，我国血吸虫病流行区分为平原水网型、山区丘陵型和湖沼型。

（1）平原水网型：主要分布在长江三角洲的广大平原地区。这类地区河道纵横，密如蛛网，钉螺随网状水系而分布。该地区的钉螺面积占全国钉螺总面积的 7.9%，人们因生产和生活接触疫水而感染。

（2）山区丘陵型：主要在我国西南部，如四川、云南等地，江苏、安徽、浙江、福建也有此型。该型的地理环境复杂，钉螺分布单元性强，按水系分布。该型流行区有螺面积约占我国钉螺总面积的 10%，由于受交通闭塞和经济水平的限制，血吸虫病的防治难度较大。

（3）湖沼型：主要分布在湖南、湖北、江西、安徽、江苏等省的长江沿岸和湖泊周围。由于有大片冬陆夏水的洲滩，钉螺分布面积大，占全国钉螺总面积的 82.8%，为我国当前血吸虫病流行的主要地区。

此外，按流行程度可将流行区分为 5 类，即以行政村为单位，以居民粪检阳性率为依据，居民粪检阳性率≥10%的为一类地区；居民粪检阳性率≥5%，<10%的为二类地区；居民粪检阳性率≥1%，<5%的为三类地区；居民粪检阳性率<1%的为四类地区（传播控制地区）；连续 5 年未发现当地感染的患者、病畜，未发现感染性钉螺的为五类地区（传播阻断地区）。

【防治】

我国血吸虫病防治的指导思想是：综合治理、科学防治、因地制宜、分类指导。要求目标可及，措施可行，效果可评。具体措施包括：

1. 控制传染源　查治患者、病牛，人畜同步化疗。人群化疗措施分为全民化疗、选择性化疗和高危人群化疗 3 种。吡喹酮是当前治疗血吸虫病的首选药物，具有毒性低、疗效高、疗程短、给药方便的特点。对急性患者，按总剂量 120 mg/kg，4 天或 6 天内分服，一天服 3 次；慢性患者按 40 mg/kg 一次顿服或分 2 次服用；晚期患者按总剂量 60 mg/kg，于 2 天或 3 天内每天 3 次分服，亦可按总剂量 90 mg/kg，6 天内分 18 次服用。健全耕牛血防管理制度，做好以机代牛、家畜圈养。

2. 切断传播途径

（1）控制和消灭钉螺：灭螺是切断血吸虫病传播的关键，要结合兴修水利、改造农田、修整沟渠改变钉螺滋生地的环境进行灭螺，局部配合应用杀螺药，药物灭螺可用氯硝柳胺，该药主要影响钉螺的能量代谢而导致钉螺死亡，对鱼及水生生物毒性大；烟酰苯胺杀螺效果好、对鱼类低毒。环境改造灭螺优先，辅以药物灭螺。

（2）粪便管理：结合农村爱国卫生运动，管好人、畜粪便，防止虫卵入水污染水体。提倡修沼气池或三格五池厕所，使虫卵沉淀并被游离氨杀死；不用新鲜粪施肥，不随地大便。

（3）安全供水：在疫区提倡使用井水和自来水，减少流行区居民接触疫水的机会。漂白粉、碘酊及氯硝柳胺有杀灭尾蚴的作用。

3. 保护易感者　加强健康教育，普及血防知识，加强个人防护，保护易感人群。引导群众改变传统的生产、生活习惯，改变传统的种植、养殖习惯，尽量避免与疫水接触。若难以避免接触疫水时，可使用防护药、具，如涂抹苯二甲酸二丁酯油膏或穿长筒胶靴、乳胶衣裤等。蒿甲醚和青蒿琥酯对血吸虫童虫有杀灭作用，对已接触疫水者，在接触疫水后第 7~10 天口服青蒿琥酯，可预防急性感染。

二、其他血吸虫

寄生人体的血吸虫有 6 种，其中曼氏血吸虫分布于埃及、中东、西非、中非、东南非、马尔加什、巴西、委内瑞拉和一些加勒比海岛屿。埃及血吸虫分布于非洲、中东和马尔加什。在非洲和西亚，不少国家同时有曼氏血吸虫和埃及血吸虫分布。寄生人体的三种主要血吸虫的主要区别见表 10-2，其成虫和虫卵模式图见图 10-18。

表 10 - 2 寄生人体的三种血吸虫的主要区别

区 别 点	日 本 血 吸 虫	曼 氏 血 吸 虫	埃 及 血 吸 虫
大小（mm）			
雄虫	(10~20) × (0.5~0.55)	(6~14) × (0.8~1.1)	(10~15) × (0.75~1.0)
雌虫	(12~28) × (0.1~0.3)	(7~17) ×0.25	(20~26) ×0.25
表皮	光滑，仅抱雌沟有小棘	有明显结节，结节上有皮棘	有小结节
睾丸	7 (6~9)	6~9 (4~13)	4 (4~5)
卵巢位置	虫体中部	体中线之前	体中线之后
子宫内虫卵数	50~300 个	1~2 个	20~30 个
虫卵大小（μm）	(70~106) × (50~80)	(112~182) × (45~73)	(83~187) × (40~73)
特征	卵圆形或圆形，侧棘短小	长椭圆形，侧棘长而大	纺锤形，一端有小棘
排出途径	粪便	粪便	尿
成虫寄生部位	门脉、肠系膜静脉系统	肠系膜静脉及痔静脉丛	膀胱静脉及骨盆静脉丛
病变部位	肝、肠壁	肝、肠壁	膀胱和生殖器官
中间宿主	钉螺	双脐螺	水泡螺
储存宿主	家畜和野生动物	狒狒、猴、田鼠等	田鼠、狒狒等
分布	中国、日本、菲律宾、印度尼西亚	非洲、拉丁美洲、西印度群岛	非洲、亚洲西部、葡萄牙

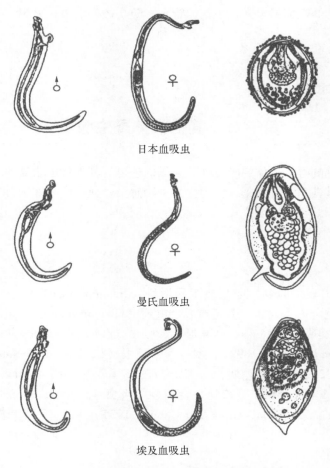

日本血吸虫

曼氏血吸虫

埃及血吸虫

图 10 - 18 寄生人体三种主要血吸虫成虫和虫卵模式图

附：尾蚴性皮炎

尾蚴性皮炎（cercarial dermatitis）是指禽类或畜类血吸虫尾蚴侵入人体皮肤所引起的疾病。这类血吸虫在人体内不能发育为成虫。在国外，尾蚴性皮炎常与游泳有密切关系，故又称游泳者痒疹（swimmer's itch）。在我国，本病主要流行于水稻种植区，故又称稻田性皮炎（paddy-field dermatitis）。

我国尾蚴性皮炎的病原是毛毕属尾蚴和东毕属尾蚴。主要有寄生于鸭等禽类的包氏毛毕吸虫（*Trichobilharzia paoi*）、集安毛毕吸虫（*T. jinensis*）及寄生于牛、羊等家畜的土耳其斯坦东毕吸虫（*Orientobilharzia turkenstanica*）、程氏东毕吸虫（*O. cheni*）等。它们的中间宿主为椎实螺，分布于稻田、水沟和池塘，尾蚴成熟逸出，人因接触疫水而发生皮炎。此外，寄生于海鸟的鸟血吸虫（*Ornithobilharzia*）、微血吸虫（*Microbilharzia*）与巨血吸虫（*Gigantobilharzia*）等的尾蚴存在于海水中，人因海水浴或从事海产养殖业等而感染。

尾蚴侵入皮肤后，局部有刺疼痒的感觉，几小时内尾蚴侵入处出现红色丘疹，有痒感，多次感染的患者常奇痒难忍，有时出现风疹团。如搔破皮肤，可导致继发性感染，甚至发生淋巴管炎和淋巴结炎。病变部位多见于足、下肢、手及上肢。动物实验观察，初次感染，局部皮肤可见组织溶解现象，重复感染病灶中有巨噬细胞和多形核粒细胞浸润。尾蚴的腺体分泌物是诱发病变的原因。尾蚴性皮炎属 I 型和 IV 型超敏反应。在我国，尾蚴性皮炎分布地区广泛，有吉林、辽宁、四川、湖南、广东、福建、上海、江苏等地。传染源主要为牛和鸭。人体感染主要是因为在稻田劳动或放养牛、鸭时接触疫水所致。各地气候条件不同，皮炎流行季节也有所差别。在辽宁，感染季节较短，自 5 月份下旬至 6 月份上旬为高峰，7 月份下旬渐次消失；在上海，感染高峰在 6~7 月份，在四川，感染季节在 3~10 月份，高峰在 5 月。

防治尾蚴性皮炎可采取以下措施：局部止痒可用 1%~5% 樟脑酒精或鱼黄软膏（鱼石脂、硫黄、氧化锌）涂擦，症状较重者可服用抗过敏药物，如氯苯吡胺、阿司咪唑等。预防感染可涂抹防护剂，如邻苯二甲酸二丁酯软膏、松香软膏等。加强禽粪、牛粪的管理、防止污染水体；灭螺。

（段义农）

第七节　其他人体寄生吸虫

吸虫种类繁多，除常见的寄生人体的吸虫外，人体内还可有其他的吸虫寄生。这类吸虫通常寄生于多种动物，生活史复杂，人是其非适宜宿主，常因食入动物感染。此类吸虫在人体内寄生部位不同，导致的疾病多种多样。

一、异形吸虫

异形吸虫（Heterophyid trematodes）是指属于异形科（Heterophyidae）的小型吸虫。成虫主要寄生于鸟类，其次是哺乳动物，也可寄生人体，引起异形吸虫病（heterophydiasis）。至今能寄生人体的异形吸虫有 31 种，我国报道的异形类吸虫有 11 种，即异形异形吸虫（*Heterophyes heterophyes* V. Siebold, 1852）、钩棘单睾吸虫（*Haplorchis pumilio* Looss, 1899）、多棘单睾吸虫（*H. yokogawai* Katsuta, 1932）、扇棘单睾吸虫（*H. taichui* Katsuta, 1932）、横川后殖吸虫（*Metagonimus yokogawai* Katsurada, 1912）、镰刀星隙吸虫（*Stellantchasmus falcatus* Onji and Nishio, 1924）、台湾棘带吸虫（*Centrocestus formosanus* Nishigori, 1924）、哥氏原角囊吸虫（*Procerovum calderoni* Africa and Garcia, 1935）和施氏原角囊吸虫（*P. sisoni* Africa, 1938）等。

【形态与生活史】

1. 成虫　虫体微小，成虫体长一般为 0.3~0.5 mm，最大者 2~3 mm。虫体呈椭圆形，前半略扁，后半较肥大，体表具有鳞棘。除口、腹吸盘外，很多种类还有生殖吸盘。生殖吸盘或单独存在或与腹吸盘相连构成腹殖吸盘复合器（ventro-genital sucker complex）。前咽明显，食管细长，肠支长短不一。贮精囊明显，无阴茎袋，睾丸 1~2 个，卵巢 1 个位于睾丸之前，受精囊明显（图 10-19）。

2. 虫卵 虫卵较小。自宿主体内排出时，卵内含 1 个成熟的毛蚴。除台湾棘带吸虫的卵壳表面有格子状花纹外，其他异形吸虫的虫卵形态相似，且与后睾科吸虫（如华支睾吸虫）和微茎科吸虫的虫卵形态相似，根据虫卵形态鉴别虫种有一定困难。

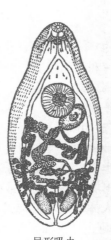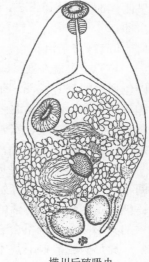

异形吸虫　　　横川后殖吸虫

图 10-19 异形吸虫和横川后殖吸虫成虫模式图

各种异形吸虫的生活史相似，均很复杂。成虫一般寄生于鸟类及哺乳动物，第一中间宿主是多种淡水螺，第二中间宿主种类广泛，主要是鲤科鱼类，其次是两栖类的蛙。成虫在终宿主肠道内寄生，产出的虫卵随宿主粪便排出体外。虫卵入水后，被淡水螺类吞食，毛蚴在其体内孵出，历经胞蚴、雷蚴（1~2 代）和尾蚴阶段后，尾蚴从螺体内逸出，主动侵入鱼或蛙体内，转变为囊蚴。终宿主因食入含有活囊蚴的鱼或蛙肉而被感染，囊蚴在终宿主消化道内脱囊，在小肠发育为成虫并产卵。

【致病与诊断】

异形吸虫的致病机制目前尚不完全清楚。虫体对肠道组织的机械刺激或化学损伤可能是导致肠黏膜发生病理改变的基础。成虫体型很小，在肠道内寄生时可钻入肠壁。异形吸虫在小肠一般只引起轻度炎症反应，病变主要局限于肠壁的黏膜层和黏膜下层，很少波及肠壁全层。虫体侵入肠壁引起机械性损伤，造成组织脱落，压迫性萎缩与坏死。肉眼可见到黏膜表面有微小的充血及黏膜下层出现瘀点。异形吸虫成虫的周围组织可见炎症反应，包括组织增生和不同程度纤维化。侵入肠壁的成虫产卵，进入黏膜下层血管内的虫卵可进入小静脉，也可进入门脉系统，通过肝小叶叶间小静脉进入血窦，经血流汇入体循环，虫卵随血流到达人体的各种组织或器官，根据虫卵沉积的组织器官不同，导致的后果各不相同，可引起急性或慢性损害。虫卵沉积在中枢神经系统，可引起脑、脊髓血管破裂、血栓形成，引起神经细胞、灰白质的退化；虫卵沉积在心肌或心脏瓣膜，可导致心力衰竭。

临床表现因寄生的虫数多少及是否有异位寄生而异。虫数少时症状轻微或无明显表现，虫数多时可引起消化功能紊乱，重度感染者可出现消化道症状和消瘦。如有异位寄生则视虫卵沉积的部位而定。虫卵进入中枢神经系统，可引起脑、脊髓血管破裂、血栓形成，引起神经细胞、灰白质的退化，患者可出现癫痫样症状；虫卵沉积于心肌或心脏瓣膜，可导致心力衰竭；虫卵沉积于肺部，可形成虫卵性肉芽肿，导致咳嗽、咳痰、咯血和胸腔积液、胸痛等症状。

异形吸虫病的诊断应根据实验室检查结果，结合流行病史、临床表现来综合判断。

粪便直接涂片及粪便沉渣镜检是常规的病原学诊断方法。但异形吸虫虫卵与华支睾吸虫卵、后睾吸虫卵、微茎吸虫卵等形态相似，通过大小和形态特征进行鉴别困难很大。异形吸虫主要寄生于十二指肠以下的肠道，华支睾吸虫寄生于胆管系统。如十二指肠引流液未找到虫卵而粪便出现虫卵，应考虑异形吸虫感染的可能。异形吸虫在人体内寄生虫数少，产卵量也不多，而华支睾吸虫产卵量较大，因此镜检每个视野有多个虫卵时华支睾吸虫感染的可能性大，但是混合感染非常常见，也不排除两类吸虫混合感染的可能。此外，由于虫卵较小，还需与灵芝孢子区别。若能获得成虫，可根据成虫形态进行诊断，但成虫的采集、制作及染色会对虫体的形态有一定的影响，应引起注意。此外，明确一个地区的吸虫流行背景，是否有无异形吸虫存在，将有助于鉴别诊断。

除了病原学检查，目前还可通过免疫学方法及影像学诊断手段来帮助诊断。对于轻度感染者，粪检呈阴性时，采用 ELISA 对诊断有一定帮助。B 超、CT 及 MRI 有助于发现异位寄生的异形吸虫的成虫和虫卵。

【流行与防治】

异形吸虫病在亚洲地区的日本、朝鲜、菲律宾、俄罗斯的西伯利亚地区、巴勒斯坦、土耳其、印度、以色列等国都有发现，菲律宾和韩国报道的病例数较多，异形吸虫也在欧洲一些地区和非洲的埃及、乌干达等国存在。我国从北到南都发现异形吸虫，人体感染报道见于南部地区，如上海、浙江、湖北、江西、湖南、海南、福建、安徽、新疆、广东、广西、山东、台湾等省（自治区、直辖市）。但例数不多，仅有近 30 例的病例报道。治疗可试用吡喹酮。

该病的传染源主要是捕食鱼的鸟类和哺乳动物。第一中间宿主是滋生于水沟和沼泽地的螺类，第二中间宿主主要是小型非养殖鱼类。这种生态关系决定了异形吸虫自然种群的主体在螺—鱼—鸟之间传递。人体感染是因食入含有活的异形吸虫囊蚴的鱼或蛙所致。由于人类对食用鱼类有选择，大部分的小型鱼类体内的异形吸虫囊蚴不会进入人体，人体感染属于偶发情况。

异形吸虫囊蚴对热不耐受。在酱油、醋和 5% 的盐水中可分别存活 13 h、24 h 和 4 天，但 50℃ 水中 7 min，80℃ 水中 3 min，开水中 20 s，囊蚴即可被杀死。因此，注意饮食卫生，不食生的或未煮熟的鱼肉和蛙肉，以及防治食物被污染能够避免异形吸虫感染。

二、棘口吸虫

棘口吸虫（*Echinostoma*）属于棘口科（Echinostomatidae）的小型吸虫，世界性分布，种类繁多，目前已报道的有 50 多个属，共 600 多种。终宿主主要是鸟类和禽类，其次是哺乳类和爬行类，少数可寄生于鱼类。一种棘口吸虫常可在寄生于多种动物体内。棘口吸虫也可寄生于人类，引起棘口吸虫病（echinostomiasis）。

目前已知可寄生于人体的棘口吸虫共有 38 种，主要分布于东南亚地区。我国已报告的可在人体寄生的棘口吸虫有 20 种：日本棘隙吸虫（*E. japonicas* Tanabe，1926）、抱茎棘隙吸虫 [*Echinochasmus perfoliatus*（V. Ratz，1908）Dietz，1910]、藐小棘隙吸虫（*E. liliputamus* looss，1896）、卷棘口吸虫 [*E. revolutum*（Frohlich，1802）Dietz，1909]、九佛棘隙吸虫（*E. jiufoensis* liang et Ke，1988）、接睾棘口吸虫（*Echinostoma paraulum* Dietz，1909）、圆圃棘口吸虫（*E. hortense* Asada，1926）、马来棘口吸虫（*E. malayanum* leiper，1911）、宫川棘口吸虫（*E. miyagawai*，Ishii，1932）和福建棘隙吸虫（*E. fujianensis*，Chen et al.，1992），曲领棘缘吸虫（*Echinoparyphium recurvatum* Linstow，1973）等。

【形态与生活史】

成虫一般呈长条形，少数较粗短，前端似瓶状，稍窄。口、腹吸盘相距较近，口吸盘周围有钉状的棘，雌雄同体。以日本棘隙吸虫为例，大小为（1.16~1.76）mm×（0.33~0.50）mm。口吸盘位于体前端亚腹面，周围有环口圈或头冠，环口圈或头冠之上有 1 或 2 圈头棘。腹吸盘发达，位于体前部或中部的腹面。生殖系统，有睾丸 2 个，一般前后排列在虫体的后半部，卵巢 1 个，位于睾丸之前。虫卵较大，椭圆形，淡黄色，卵壳薄，一端有卵盖，内含未分化的卵细胞和若干个卵黄细胞（图 10-20）。

成虫主要寄生于终宿主的小肠内，偶尔可侵入胆管。虫卵随终宿主粪便排出体外，在适宜温度下，经 3 周左右，在水中孵出毛蚴。毛蚴在水中可短期存活，并主动侵入第一中间宿主淡水螺体内，经胞蚴和二代雷蚴阶段的发育增殖后成为尾蚴。尾蚴逸出螺体，在水中侵入第二中间宿主鱼、蛙、蝌蚪或软体动物，在其体内发育为囊蚴。棘口吸虫对第二中间宿主的选择性不严格，尾蚴可再侵入原来的淡水螺体内结囊，甚至可在子雷蚴体内结囊，或侵入其他螺蛳或双壳贝类体内结囊，有的甚至可在植物上结囊。人或动物食入

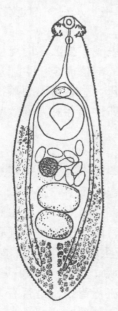

图 10-20 日本棘隙吸虫成虫模式图

含活囊蚴的第二中间宿主后，囊蚴在小肠内脱囊，逸出童虫，7~9 天后发育为成虫。

【致病与诊断】

棘口吸虫成虫多寄生于小肠上段，以头部插入肠黏膜造成机械性损伤或刺激，引起局部炎症、浅表黏膜脱落及炎症细胞浸润。临床表现和危害与感染程度有关，一般来说，虫荷越大症状越严重，也与人体免疫力密切相关。轻度感染者常无明显症状，或者仅出现上腹部不适、腹痛、腹泻或其他消化道症状，严重感染者可有厌食、贫血、下肢水肿、消瘦、发育不良，可因重度营养不良、抵抗力低下，继发细菌感染，进而引起败血症、全身衰竭导致死亡。

棘口吸虫寄生于肠道，粪便中检获虫卵可做出诊断，但由于多种棘口吸虫的虫卵在形态上近似，不易区分，难以定种，常需要驱虫后或内镜检查获取成虫，根据成虫形态鉴定虫种。常用的粪便检查法如直接涂片法、沉淀法、加藤厚涂片法等均可采用，用加藤厚涂片法检查时，虫卵还应与姜片吸虫卵、肝片吸虫卵相鉴别。血液检查可发现单核细胞、嗜酸性粒细胞及血清抗体增高。

【流行与防治】

人体棘口吸虫病主要见于亚洲东部和东南亚地区，以韩国、朝鲜、日本、泰国、印度尼西亚、菲律宾、印度和我国报道的病例较多，多数是散发病例，但在一些地区成为一种地方性流行的肠道寄生虫病。在我国发现的寄生人体的棘口吸虫有 16 种，主要分布于福建、云南、江西、湖北、海南、广东、安徽、新疆、湖南等地。广东、湖北、福建均有人感染抱茎棘隙吸虫的病例报道。日本棘隙吸虫在福建和广东局部地区有流行，藐小棘隙吸虫在安徽局部地区的人群感染率达 13.71%。圆圃棘口吸虫感染在东北病例报道较多。马来棘口吸虫在四川甘孜藏族自治州的少数民族中感染率较高。

棘口吸虫病属于人兽共患寄生虫病，在我国动物体内很常见。据调查，能寄生人体的棘口吸虫往往亦能感染鸟禽类和哺乳类动物，如鸭、鸡、鸟、犬、猫和鼠类，这些被感染的动物均具备感染人的可能性，实际上的病例可能更多。

人多因食入含活囊蚴的鱼、蛙及螺类而感染。已证实泥鳅为圆圃棘口吸虫的第二中间宿主，我国感染的病例多有特殊的饮食习惯或因用偏方吞食活泥鳅治疗肝炎等疾病所致。实验证明，用藐小棘隙吸虫的尾蚴可经口感染人，调查发现，经常饮用池塘生水的居民，棘口吸虫的感染率（20.1%）明显高于不饮用生水者（1.5%）。说明棘口吸虫的感染途径不限于生食含有囊蚴的鱼、蛙或贝类，可能还有其他一些不为我们所知的途径。因此，加强健康教育，改变不良的饮食习惯是预防本病的关键。对流行区感染动物的预防与治疗也是重要的一环。

目前，吡喹酮是治疗的首选药物。

三、徐氏拟裸茎吸虫

徐氏拟裸茎吸虫（*Gymnophalloides seoi*）隶属于复殖目，拟裸茎科，拟裸茎吸虫属。该虫的虫卵和成虫于 1988 年首次在韩国一名急性腹痛妇女粪便中被发现，经拟裸茎吸虫科分类学家 Hilda Ching 鉴定，确认为拟裸茎吸虫属的新种。

【形态与生活史】

1. 成虫 虫体前端呈椭圆或圆形，后端略尖，体长为 0.33~0.50 mm，体中部宽 0.23~0.33 mm。口吸盘大，肌性，两侧各有一明显的侧凸。消化系统中，咽发育良好，呈肌性。食道短，肠支呈囊状，通常仅达虫体中部。腹吸盘位于虫体后端 1/5~1/4 处。腹凹（pit）是拟裸茎吸虫属的特征性结构，位于腹吸盘前。生殖系统中有 2 个卵圆形、左右对称的睾丸，位于腹凹和腹吸盘之间；储精囊位于肠支和腹凹之间；生殖孔不明显，开口于腹吸盘前缘；卵巢呈椭圆形，位于右侧睾丸前方；卵黄腺 2 个、致密块状、分叶少；子宫盘曲，大多数位于虫体中部 1/3 处。排泄囊呈 V 字形，可达口吸盘。

2. 虫卵 虫卵呈椭圆形或圆形，大小为（0.02~0.025）mm×（0.011~0.015）mm。卵壳薄而透明，有明显的卵盖。

3. 幼虫 后尾蚴呈梨形，体长为 0.31~0.39 mm，前端钝圆，后端稍尖。具有口、腹吸盘和腹凹，卵巢和睾丸位于虫体后 1/3 处，生殖孔不明显，开口于腹吸盘前缘，排泄囊呈 V 字形，可达口吸盘，内含细小的折光颗粒。

终宿主除人以外，主要为涉水候鸟蛎鹬，其自然的感染率可达 71.4%。实验证明，鼠、猫、犬等哺乳动物均可感染徐氏拟裸茎吸虫。成虫寄生于终宿主的十二指肠、空肠和回肠，在人体中的寄生部位主要是空肠。虫卵随粪便排出，第一中间宿主尚不清楚，第二中间宿主为牡蛎（*Crassostrea gigas*），后尾蚴主要寄生于牡蛎咬合部被膜表面，感染较多时可播散到牡蛎口部，人因生食牡蛎而感染。

【致病与诊断】

成虫在人体肠道寄生，由于机械和化学刺激导致肠道损伤，对人的致病力取决于宿主的免疫状态。病理学改变可引起肠绒毛萎缩和腺窝增生。轻度感染者常无明显临床症状。感染较重时，临床上多表现为胃肠症状，如腹痛、腹泻、消化不良，可伴有发热、食欲减退、体重减轻、虚弱等。本虫感染除累及肠道外，还可侵犯胆囊或胰管，引起相应的临床表现。

人体感染的诊断比较困难。徐氏拟裸茎吸虫产卵量少，虫卵较小，比华支睾吸虫卵还小，卵壳薄而透明，除非重度感染者，在少量粪便中查见虫卵的概率较小，常规的粪便检查方法或改良加藤法均不易查见虫卵，另外由于检验人员经验不足也很容易漏检、误判为气泡或粪便中的其他成分。此外，由于不同种的拟裸茎吸虫卵在形态上很难区别，因此确诊还有赖于驱虫后作成虫形态鉴定。

【流行与防治】

本虫主要分布于韩国西北到东南海岸。2011 年调查发现 Shinan-gun 岛的流行率最高，人体虫卵阳性率达 49.0%，本地人有生食牡蛎的习惯是引起高感染率的原因，而本虫是否分布于韩国其他海岸地区或与其邻近的中国、日本、俄罗斯的东海岸，还有待进一步研究。预防感染的主要措施是不吃生或半生的牡蛎，特别是避免食用来自流行区的野生牡蛎。

治疗可采用吡喹酮（10 mg/kg）顿服后加用硫酸镁导泻，阿苯哒唑也可能对本虫有效。

四、后睾吸虫

后睾吸虫隶属于后睾科（Opisthorchiidae Braun，1901）、后睾亚科（Opisthorchinae Looss，1899）、后睾属（*Opisthorchis* Blanchard，1895）。后睾吸虫与华支睾吸虫不同之处在于后睾属吸虫的睾丸呈裂瓣状，斜列于虫体后端，限于两肠支之间；其排泄管呈 S 形，穿过 2 个睾丸之间到达肠支末端。本属吸虫主要寄生于禽类，也可寄生于兽类，其中猫后睾吸虫和麝猫后睾吸虫。

（一）猫后睾吸虫

猫后睾吸虫［*O. felineus*（Rivotla，1884）Branchard，1895］最初由格莱特（Gurlt）于 1831 年在意大利猫体内发现，1892 年俄罗斯学者 Winogradoff 首次在人体发现该虫，至 1895 年由布朗沙尔（Branchard）最后定名为 *Opisthorchis felineus*。

【形态与生活史】

1. 成虫　猫后睾吸虫与华支睾吸虫很相似，大小为（7~12）mm×（2~3）mm。前端狭细，后端钝圆，体表无棘，但未成熟虫体有时可见尾蚴所具有的棘痕迹。口吸盘与腹吸盘大小相近，直径约 0.25 mm，腹吸盘位于虫体前 1/4 处。睾丸 2 个，呈浅裂状分叶，前后斜列于虫体后 1/4 处。卵巢及较大的受精囊位于睾丸之前，卵巢较小，呈椭圆形，有时略有分裂。子宫位于卵巢前，虫体中 1/3 处，卵黄腺位于虫体中部两侧，为许多紧凑的横列腺泡组成。生殖孔开口于腹吸盘前缘。

2. 虫卵　与华支睾吸虫虫卵相似，大小为（26~30）μm×（11~15）μm，呈浅棕黄色，长椭圆形，壳厚，一端有卵盖，肩峰不明显，内含一个成熟毛蚴（图 10-21）。

猫后睾吸虫成虫寄生于猫、犬及人的肝胆管内，虫卵随胆汁进入小肠，经粪便排出体外。第一中间宿主是凸豆螺（*Bithynia leachi*），第二中间宿主为淡水鱼类。当终宿主生食或半生食含有猫后睾吸虫囊蚴的淡水鱼时，囊蚴经口感染，进入肝胆管寄生，经 3~4 周发育为成虫。狐、狼、狮、獾、猪、鼠等动物是其保虫宿主。

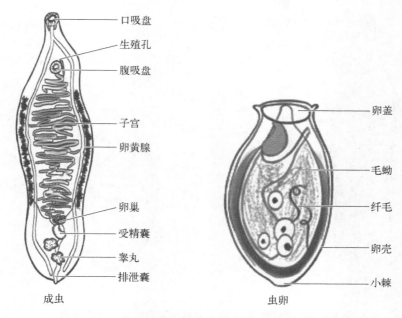

图 10-21　猫后睾吸虫成虫和虫卵模式图（赵娟绘图）

【致病与诊断】

成虫寄生于人体胆道，可引起胆管上皮的炎症反应、腺样增生和脱落、纤维化，胆道扩张、胆汁淤积，严重时可累及胆囊，并由于压迫性坏死导致门脉周围性肝硬化，甚至发展为胆管癌和肝癌。

猫后睾吸虫病的病理变化和临床表现与人体感染的虫荷、感染期长短及宿主的免疫状态有关。轻症感染者多无明显临床症状，感染较重者可出现腹痛、腹胀、腹泻、便秘、恶心及呕吐胆汁等消化道症状。患者感染 2~6 周后嗜酸性粒细胞普遍升高，最高可达 $19.6×10^3$ 个/μL。

诊断本病应询问患者有无生食或半生食鱼的经历。检获虫卵是确诊本病的直接依据，但与麝猫后睾吸虫卵难以区分。此外，免疫学方法如检测患者血清中特异性抗体，分子生物学方法如粪便 DNA 检测试剂盒等已应用于该病的诊断。

【流行与防治】

本病主要流行于欧洲的西伯利亚地区和俄罗斯、哈萨克斯坦、乌克兰等国家，调查发现，西伯利亚原住民的感染率高达 90%。在流行区，儿童在 10 岁以后随年龄增加感染率逐渐增加，以 13~15 岁年龄组感染率最高，48 岁以后感染率逐渐降低。

本病的流行因素和防治原则与华支睾吸虫病相同，治疗本病可选用吡喹酮，剂量为 40 mg/kg 体重，一次用药；或 40 mg/kg 体重，3 次/天，服用 1 天。

（二）麝猫后睾吸虫

麝猫后睾吸虫（*Opisthorchis viverrini* Poirier，1886）可引起人的麝猫后睾吸虫病，1911 年，利珀（Leiper）在泰国清迈监狱进行尸检时首次发现人体感染该虫，1965 年怀科夫（Wykoff）证实了本虫的完整生活史。

【形态与生活史】

1. 成虫　成虫大小为（5.4~10.2）mm×（0.8~1.9）mm，形态与猫后睾吸虫相似。其主要区别点是麝猫后睾吸虫的卵巢与睾丸的位置较接近，卵黄腺常聚集成若干个颗粒样腺群。睾丸分为 4 叶，呈深裂状，前后斜列于虫体后 1/3。食管较长，为咽的 3 倍。受精囊较短且弯曲较少。

2. 虫卵　与华支睾吸虫卵相似，卵圆形或灯泡状，黄褐色，较小，大小约为 27 μm×15 μm。一端有卵盖，内含 1 个毛蚴（图 10-22）。

麝猫后睾吸虫寄生于人和哺乳动物的肝胆管内。虫卵随宿主粪便排出体外，被第一中间宿主淡水豆螺

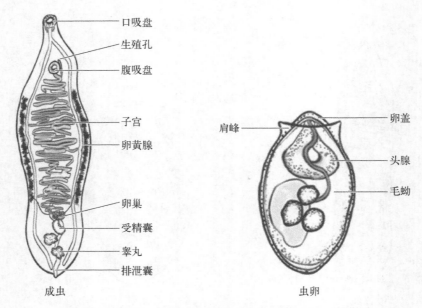

图 10-22　麝猫后睾吸虫成虫和虫卵模式图（赵娟绘图）

（*Bithynia goniomphalus*、*B. funiculate*、*B. siamensis* 等）吞食。在螺体内从毛蚴发育至尾蚴需 6~8 周时间。麝猫后睾吸虫的第二中间宿主为多种淡水鱼，尾蚴侵入鱼的组织在 6 周内发育为囊蚴。囊蚴被终宿主食入，脱囊为后尾蚴，移行至胆管后，4 周内发育成熟，每天平均排卵数为 3 160 个/虫。成虫寿命可达 20 年以上。人因食用含有活囊蚴的鱼类而感染。保虫宿主有麝猫、猫、犬等动物。

【致病与诊断】

本病致病机制与猫后睾吸虫基本相同。临床表现为消化不良、腹泻、腹痛、腹胀、便秘和肝区疼痛等。慢性患者可出现肝肿大和营养不良，少数患者可发生胆管炎、胆囊炎。麝猫后睾吸虫感染被认为是一类致癌病原，是胆管癌的直接诱因之一。

粪检发现虫卵是诊断麝猫后睾吸虫的直接证据，但其虫卵与猫后睾吸虫卵难以区别。虫体抗原、虫卵抗原和 DNA 检测均已应用于本病的诊断及疗效考核。

【流行与防治】

麝猫后睾吸虫病主要流行于泰国、老挝、缅甸、越南、柬埔寨等东南亚国家，与当地居民喜食淡水鱼制成的生吃食物的习惯有关。我国尚未有病例报道。

本病的流行因素和防治原则与华支睾吸虫病相同，治疗本病可选用吡喹酮，剂量为 40 mg/kg 体重，顿服。

小　结

寄生人体的吸虫种类较多，在中国较为重要的是日本血吸虫、华支睾吸虫、姜片吸虫和卫氏并殖吸虫。它们分别寄生在人体血管内、胆道（胆囊）、肠道和肺部。除日本血吸虫外，其他种类的吸虫，其生活史相似，包括成虫、虫卵、毛蚴、胞蚴、雷蚴、尾蚴、囊蚴及童虫阶段。人因食入生的或未煮熟的含有囊蚴的淡水鱼、虾、蟹或水生植物而感染，而日本血吸虫缺雷蚴和囊蚴阶段，尾蚴是感染阶段，感染是接触含有尾蚴的疫水，尾蚴经皮肤直接侵入。吸虫对人体的危害取决于虫种、感染量及人体的免疫力等因素，特别是日本血吸虫病，被认为是一种免疫性疾病。

其他种类的并殖吸虫在我国不少山区存在自然疫源地，是重要的人兽共患寄生虫，常以幼虫移行症为主要表现，肺、脑、皮下为其常见损害部位外，其他组织器官也可被侵犯，临床表现复杂多样，需与多种疾病相鉴别。吸虫的诊断主要从粪便中发现虫卵或孵出毛蚴，但应做好华支睾吸虫卵与异形吸虫卵鉴别。免疫学检查有助于诊断，最常用的方法是 ELISA。改变不良的饮食习惯是预防此类吸虫感染的关键。血吸虫因感染方式有别于其他吸虫，其防治应做好个人防护，不要接触疫水。吸虫病的治疗多选用吡喹酮。

【复习思考题】

（1）试述并殖吸虫在人体内移行、定居与临床表现的关系，并分析并殖吸虫病常被误诊的原因。

（2）食入未煮熟的淡水鱼可能会感染什么寄生虫？试述这些寄生虫对人体的危害，如何检测和防治？

（3）为什么说血吸虫病是一种免疫性疾病？如何防治血吸虫病？

（陈　熙　贾雪梅）

※ 第十章课件

第十一章

绦 虫

━━━━━━━━ 学习要点 ━━━━━━━━

掌握 ① 猪带绦虫、牛带绦虫、亚洲带绦虫、细粒棘球绦虫、多房棘球绦虫、曼氏迭宫绦虫和多房棘球绦虫六种重要寄生绦虫生活史、致病及诊断；② 猪带绦虫、牛带绦虫、亚洲带绦虫区别要点；③ 细粒棘球绦虫和多房棘球绦虫的区别要点。

熟悉 六种重要寄生绦虫的形态特征及防治原则。

了解 ① 绦虫的形态结构、生活史、生理、致病及分类；② 六种重要寄生绦虫的流行；③ 微小膜壳绦虫与缩小膜壳绦虫的区别，圆叶目和假叶目绦虫的主要区别；④ 寄生人体少见绦虫的危害。

第一节 绦虫概述

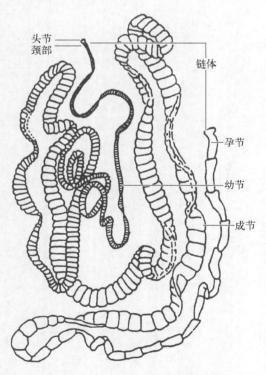

图 11-1 牛带绦虫成虫模式图

绦虫（tapeworm，cestode）在生物分类学上属于扁形动物门绦虫纲（Cestoidea）。因成虫背腹扁平、左右对称，长如带状而得名。绦虫生活史各期都营寄生生活，成虫绝大多数寄生于脊椎动物的消化道内，幼虫需在 1~2 个中间宿主体内发育。寄生人体的绦虫有 30 余种，分属于多节绦虫亚纲的圆叶目（Cyclophyllidea）和假叶目（Pseudophyllidea）。这两个目的绦虫形态与生活史有较明显的区别。

【形态】

1. 成虫 虫体白色或乳白色，扁长如带状，数毫米至数米不等。虫体左右对称、分节。虫体的基本结构包括头节、颈部和链体三个部分。前端为细小的头节（scolex），其上有固着器官，紧接其后的是短而细、不分节的颈部（neck），颈部以后是分节的链体（strobilus）。链体是虫体最显著的部分，由 3~4 个节片至数千个节片前后相连组成。牛带绦虫成虫模式图见图 11-1。

圆叶目绦虫的头节多呈球形，固着器官常为四个圆形的吸盘（sucker），分列于头节四周，吸盘除了有将虫体固着于宿主肠壁外，还有使虫体移动的功能；头节顶部可有能伸缩的圆形突起，称顶突（rostelium），顶突上常具有若干棘状或矛状小钩，小钩常排列成 1~2 圈，有助于虫体固着于寄生部位。假叶目绦虫的头节呈梭形，其固着器官是头节上的 2 条吸槽（bothrium）。

颈部具有生发细胞，链体的节片即由此向后连续长出。链体由一定数目的节片前后连接构成。节片之间多有明显的界线，靠近颈部的节片较细小，其内的生殖器官尚未发育成熟，称为幼节或未成熟节片；链体中部的节片较大，其内的生殖器官已发育成熟，称为成节或成熟节片；链体后部的节片最大，子宫中充满虫卵，称为孕节或妊娠节片。圆叶目绦虫的孕节，其内除子宫外，其他器官退化，而假叶目绦虫的孕节与成节结构十分相似。成熟的孕节逐节自链体末端脱落或裂解，随宿主的粪便排出，而新的节片又不断从颈部长出，这样就使绦虫得以始终保持一定的长度。

（1）体壁结构：绦虫的体壁结构与吸虫相似（图 11-2）。体壁分为两层，即皮层及皮下层。皮层的外表面具有许多微小的胞质突起，称之为微毛（microthrix），微毛有丝状、棘状等类型，可作为绦虫的形态鉴别依据。微毛遍被整个虫体，包括吸盘表面。微毛下是较厚的、具有大量空泡的胞质区或称基质区。胞质区下界有明显的基膜（basal membrane），与皮下层截然分界，在接近基膜的胞质区内线粒体密集。整个皮层均无细胞核。

皮下层主要由表层肌（superficial muscle）组成，包括环肌、纵肌及少量斜肌，均为平滑肌。表层肌下的实质组织中有大量的电子致密细胞称核周体（perikarya）。核周体通过若干连接小管穿过表层肌和基膜与皮层相连，所以皮层实际上是一种合胞体结构，它靠皮下层核周体的分泌更新。核周体具有大的细胞核、内质网、线粒体，以及蛋白类晶体和脂或糖原小滴等。

表层肌中的纵肌较发达，它作为体壁内层包绕着虫体实质组织和各器官并贯穿整个虫体。但在节片成熟后，节片间的肌纤维会逐渐退化，越往后端，退化越为显著，因而孕节能自链体脱落。

虫体内部由实质组织充满，缺体腔和消化道；生殖、排泄和神经系统包埋在实质组织中。实质组织中还散布着许多钙和镁的碳酸盐颗粒，颗粒外被以胞膜而呈球形或椭圆形，直径 3～30 μm 不等，称之为石灰小体（calcareous body）或钙颗粒（calcareous corpuscle）。这些颗粒可能有缓冲平衡酸碱度的作用，或作为离子和二氧化碳的补给库（图 11-2）。

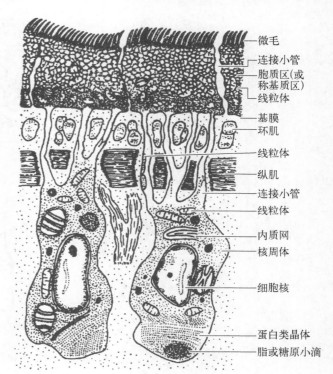

微毛
连接小管
胞质区（或称基质区）
线粒体
基膜
环肌
线粒体
纵肌
连接小管
线粒体
内质网
核周体
细胞核
蛋白类晶体
脂或糖原小滴

图 11-2 绦虫的体壁超微结构模式图

（2）神经系统：绦虫的神经系统包括头节中的神经节和由它发出的纵行的 6 条神经干，左右侧各有一根主干和 2 根辅干，均贯穿整个链体，在头节和每个节片中还有横向的连接支。感觉末梢分布于皮层，与触觉感受器和化学感受器相连。

（3）排泄系统：排泄系统主要由若干焰细胞、毛细管、集合管及与其相连的 4 根纵行的排泄管组成。排泄管贯穿链体，每侧两根，以近腹面的一根较粗大，并在每一节片的后部有横支左右连通，虫体最后一个节片的排泄管与外界相通。在头节内排泄管更为发达，往往形成排泄管丛。排泄系统既有排出氨、尿素、尿酸等代谢产物的作用，亦有调节虫体的体液平衡的功能。

（4）生殖系统：链体的每个成节内均有雌、雄生殖器官各 1 套。个别绦虫有 2 套雌、雄生殖器官。雄生殖器官一般都比雌生殖器官先成熟。睾丸的数目因种而异，从几个至几百个不等，睾丸圆形或椭圆形，位于节片上、中部的实质中，通常靠近虫体的背面。每个睾丸发出一输出管，然后汇合成输精管，输精管通常盘曲延伸入阴茎囊，在阴茎囊内或外输精管可膨大成贮精囊。输精管在阴茎囊中接纳前列腺后延伸为射精管，前列腺可位于阴茎囊内或外，射精管的末端是阴茎，其上具小刺或小钩，并能从阴茎囊伸出，为交合器官。

卵巢通常位于节片中央后半部的实质中，靠近虫体的腹面；具有两套生殖器官的绦虫则有两个卵巢，位于节片两侧。卵巢可呈囊状、菊花状、菜花状、双叶状及扇状等多种形状。卵黄腺在有的绦虫是数量众多的滤泡状体，分散于实质的表层中，围绕着其他器官，而有的绦虫有卵黄腺聚集成单一的致密实体，位于卵巢后方。由卵黄腺发出的卵黄小管汇集成卵黄总管，常膨大成卵黄囊，并与输卵管连接。阴道为略弯曲的小管，多数与输精管平行，其远端开口于生殖孔，近端常膨大成受精囊。输卵管自卵巢发出后，依次与阴道、卵黄总管连接，然后膨大成卵膜，再与子宫相通。子宫随绦虫种类的不同而形状各异，可是管状、囊状。

假叶目和圆叶目绦虫的成虫的生殖器官有如下区别：圆叶目绦虫的子宫是盲囊状，因此虫卵只能在孕节破裂后才会逸出。假叶目绦虫的子宫是管状，管状子宫盘曲于节片中部，开口于腹面的子宫孔。假叶目绦虫的卵黄腺呈滤泡状，散布在节片的表层中，卵巢之前；生殖孔位于节片中部；子宫具有子宫孔通向体外；成节和孕节结构相似。圆叶目绦虫的卵黄腺聚集成一块，位于卵巢之后，生殖孔位于节片侧面，无子宫孔（图11-3）。

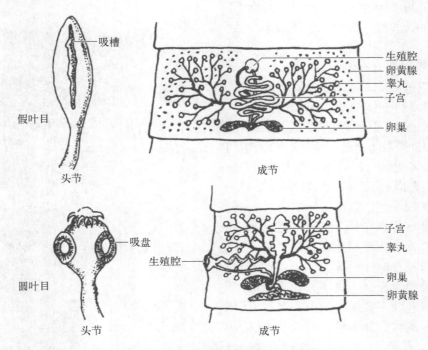

图11-3 假叶目和圆叶目绦虫比较模式图

2. 虫卵　圆叶目绦虫卵呈圆球形，外面是卵壳和很厚的胚膜，卵壳薄易破裂，卵内是已发育的幼虫，具有3对小钩，称六钩蚴（oncosphere）。假叶目虫卵与吸虫卵相似，为椭圆形，卵壳较薄，一端有小盖，卵内含一个卵细胞和若干个卵黄细胞。

3. 幼虫　绦虫幼虫在中间宿主体内的发育阶段称为中绦期幼虫（metacestode）。不同种类绦虫的中绦期形态及名称各不相同，常见的类型有以下几种（图11-4）。

（1）囊尾蚴（cysticercus）：俗称囊虫（bladder worm），为半透明小囊，囊内充满液体，囊壁上有一个向内翻转的头节。另一种囊尾蚴型幼虫，囊内有多个头节，称多头蚴（coenurus）。

（2）棘球蚴（hydatid cyst）：是一种较大的囊，囊内有无数头节称原头蚴或原头节（protoscolex）和许多小的生发囊（brood capsule）。生发囊附于囊壁或悬浮在囊液中，其内又可有许多头节，以致一个棘球蚴中可含成千上万个头节。

（3）泡球蚴（alveolarhydatid cyst）或称多房棘球蚴（multilocularhydatid cyst）：属棘球蚴型，囊较小，但可不断向囊内和囊外芽生许多小囊，在人体寄生时，囊内充满的不是囊液而是胶状物，其中头节较少。

（4）似囊尾蚴（cysticercoid）：体型较小，前端有很小的囊腔和相比之下较大的头节，后部则是实心的带小钩的尾状结构。

（5）裂头蚴（plerocercoid）：白色，带状，但不分节，仅具有不规则的横皱褶，前端略凹入。

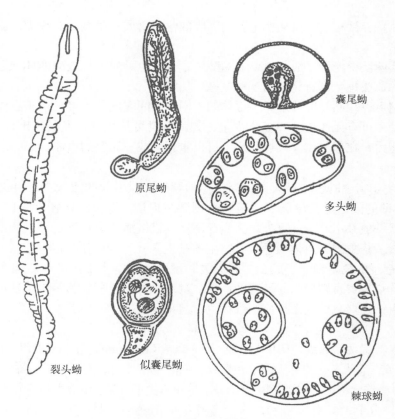

囊尾蚴

原尾蚴

多头蚴

裂头蚴　似囊尾蚴

棘球蚴

图 11-4 绦虫中绦期幼虫模式图

（6）原尾蚴（procercoid）：假叶目绦虫在第一中间宿主体内发育的幼虫，无头节分化，在虫体的一端有一小尾球，其内含 6 个小钩。

【生活史】

绦虫的生活史比较复杂，在发育过程中，除了少数种类可以不要中间宿主外，绝大多数种类都需要 1~2 个中间宿主。成虫寄生于脊椎动物的消化道中，虫卵自子宫孔排出或孕节脱落而排出。以后的发育在假叶目和圆叶目有很大不同。

假叶目绦虫的生活史中需要 2 个中间宿主。虫卵排出后必须进入水中才能继续发育，孵出的幼虫具有 3 对小钩，但体外被有一层纤毛，能在水中游动，称为钩球蚴（coracidium）。第一中间宿主是剑水蚤，钩球蚴在其体内发育成原尾蚴，进入第二中间宿主鱼或其他脊椎动物如蛙体内后，原尾蚴继续发育为裂头蚴，裂头蚴伸缩活动能力很强，当进入终宿主肠道后才能发育为成虫。

圆叶目绦虫的生活史中只需要 1 个中间宿主，个别的种类甚至可以不需要中间宿主。虫卵在子宫中已发育成熟，卵内含 1 个六钩蚴。由于圆叶目绦虫无子宫孔，虫卵必须待孕节自链体脱落排出体外后，由孕节的活动挤压或破裂才得以散出。当虫卵或含有虫卵的孕节片被中间宿主吞食后，六钩蚴在宿主肠中孵出，钻入宿主肠壁后随血流到达组织内，发育成各种中绦期幼虫，如似囊尾蚴、囊尾蚴、多头蚴、棘球蚴等。中绦期幼虫被终宿主吞食后，在肠道内受胆汁的激活才能脱囊或翻出头节，逐渐生长发育为成虫。成虫在终宿主体内存活的时间随种类而不同，有的仅活几天到几周，而有的可长达几十年。

【生理】

成虫生活在宿主的肠道里，节片直接浸浴在宿主半消化的食物中。皮层通过扩散和主动运输等方式吸收各种营养物质，同时也具有分泌和抵抗宿主消化液破坏的作用。皮层带有尖棘的体表微毛既有固着作用，免使虫体从消化道排出；又能擦伤宿主肠上皮细胞，使富含营养的高浓度细胞质渗出到虫体周围便于虫体吸收，遍布虫体的微毛又增加了吸收面积，这样就大大提高了营养吸收效能。皮层胞质区的大量空泡具有对营养物质的胞饮作用和运输作用。有的绦虫头节上的顶突可能穿入宿主的肠腺，经胞饮作用摄取黏液和细胞碎片以及其他营养微粒。绦虫从宿主肠内吸收的营养物质有氨基酸、糖类、脂肪酸、甘油、维生素、核苷以及嘌呤和嘧啶等。

绦虫主要通过糖代谢获得能量。成虫主要靠糖酵解，少数也可通过三羧酸循环和电子传递系统获得能量，如细粒棘球绦虫的原头蚴就具有完全的三羧酸循环功能。

绦虫的交配及受精可以在同一节片或同一虫体的不同节片间完成，也可在两条虫体间进行。除成虫营有性生殖外，中绦期幼虫可有无性生殖和芽生生殖，如棘球蚴可从囊壁生发层长出许多原头蚴和生发囊。裂头蚴具有一定再生能力，在部分虫体被切除后，可以重新长成一完整的虫体。

【致病】

1. 成虫　成虫寄生于宿主肠道，可大量掠夺宿主的营养，但引起的症状主要由虫体的固着器官（吸盘/吸槽和小钩）及体壁的微毛对宿生肠壁的机械性刺激和损伤，以及虫体释出的代谢产物的刺激所致。成虫所引起的临床症状一般并不严重，可表现为腹部不适、饥饿痛、消化不良、腹痛或腹泻与便秘交替出现，个别种类如阔节裂头绦虫因为虫体大量吸收宿主的维生素 B_{12}，可引起宿主贫血。

2. 幼虫　幼虫对宿主的危害远大于成虫。裂头蚴和囊尾蚴可寄生于皮下和肌肉内引起游走性包块或结节；若侵入脑、眼等重要器官则可引起严重的后果。棘球蚴寄生于肝、肺等亦可造成严重危害，其囊液大量进入宿主组织则可诱发严重的变态反应而致休克，甚至死亡。

【分类】

绦虫纲（Cestoda）分为两个亚纲，即单节亚纲（Subclass Cestodaria）和多节亚纲（Subclass Eucestoda）。

1. 单节亚纲　单节，无头节，虫体不分节，仅具有一套生殖器官，有子宫孔，雄生殖孔在边缘或顶端。幼虫具有纤毛，有 5 对小钩，称为十钩蚴（lycophora）。成虫寄生于鱼类、龟鳖类和环节动物的胸腔或体腔中。

2. 多节亚纲　虫体分节，具有头节和由多个节片组成的链体，每一节片具有一套或多套生殖器官。幼虫具有纤毛或卵壳，有 3 对小钩，分别称为钩球蚴和六钩蚴。成虫寄生于脊椎动物体内。多节亚纲又分为 11 个目，其中寄生于人体的绦虫分别属于假叶目和圆叶目，共有 20 余种，常见种类的生物分类及其致病关系见表 11-1。

表 11-1　常见人体绦虫的分类

目	科	属	种
假叶目 Pseudophyllidea	裂头科 Diphyllobothriidae	迭宫属 *Spirometra*	曼氏迭宫绦虫 *S. mansoni*
		裂头属 *Diphyllobothrium*	阔节裂头绦虫 *D. latum*
圆叶目 Cyclophyllidea	带科 Taeniidae	带属 *Taenia*	链状带绦虫 *T. solium*
			肥胖带绦虫 *T. saginata*
			亚洲带绦虫 *T. asiatica*
		棘球属 *Echinococcus*	细粒棘球绦虫 *E. granulosus*
			多房棘球绦虫 *E. multilocularis*
	膜壳科 Hymenolepididiae	膜壳属 *Hymenolepis*	微小膜壳绦虫 *H. nana*
			缩小膜壳绦虫 *H. diminuta*
		假裸头属 *Pseudanoplocephala*	克氏假裸头绦虫 *P. crawfordi*

续表

目	科	属	种
	囊宫科 Dilepididae	复孔属 *Dipylidium*	犬复孔绦虫 *D. caninum*
	代凡科 Davaineidae	瑞列属 *Raillietina*	西里伯瑞列绦虫 *R. celebensis*

（王　昕）

第二节　曼氏迭宫绦虫

曼氏迭宫绦虫（*Spirometra mansoni* Joyeux et Houdemer，1928）又称孟氏裂头绦虫，属假叶目、裂头科、迭宫属，成虫主要寄生于猫科动物的小肠内，也可寄生于少数犬科动物，偶可寄生于人体，其中绦期幼虫（裂头蚴）可寄生人体引起曼氏裂头蚴病（sparganosis mansoni），所造成的危害远较成虫为大。近年来，经分子生物学鉴定，认为曼氏迭宫绦虫与猬迭宫绦虫、欧猬迭宫绦虫等均系同物异名。

【形态】

1. 成虫　虫体大小为（60～100）cm×（0.5～0.6）cm。头节细小，呈指状，大小为（1.0～1.5）mm×（0.4～0.8）mm。其背腹面各有一条纵行的吸槽。颈部细长，有生发作用。链体有节片约1 000个，节片一般宽度均大于长度，但远端的节片长宽几近相等。成节和孕节结构相似，均具有发育成熟的雌、雄生殖器官各一套。肉眼即可见到节片中部凸起的子宫，在孕节中更为明显。光镜下，卵巢分两叶，位于节片后部，自卵巢中央伸出短的输卵管，其末端膨大为卵模后连接子宫。卵模外有梅氏腺包绕。阴道为纵行的小管，其月牙形的外口位于雄生殖孔下方，阴道的另一端膨大为受精囊再连接输卵管。卵黄腺呈小滤泡状，散布在实质的表层，包绕着其他器官。子宫位于节片中部，螺旋状盘曲，紧密重叠，基部宽大而顶端窄小，略呈发髻状，子宫孔开口于阴道口下方。睾丸呈小圆球形，有320～540个，散布于近背面的两侧，由睾丸发出的输出管在节片中央汇合成输精管，然后弯曲向前并膨大成储精囊和阴茎，再通入节片前部中央腹面的圆形雄生殖孔（图11-5）。

2. 幼虫　裂头蚴呈乳白色或淡黄色，长带形，大小为（0.5～30）cm×（0.3～1）cm。扫描电镜下，虫体前后两端略膨大，不分节，但表面有深的不规则的横向皱褶。体前端无吸槽，顶端中央有一横向凹陷，凹陷周围体壁呈唇状突起。体后端形态类似前端，但中央为一横向裂隙，裂隙较前端的凹陷浅和窄。体表的质膜内陷形成大小不等的凹窝与沟纹，整个虫体体表密布尖棘状的微毛，微毛的长短不一（图11-6）。裂头蚴的大小与寄生的宿主和发育的时间长短有关。

3. 虫卵　呈浅灰褐色，椭圆形，两端稍尖，大小为（52～76）μm×（31～44）μm，卵壳较薄，一端有盖，内有一个卵细胞和若干个卵黄细胞（图11-7）。

【生活史】

曼氏迭宫绦虫的生活史中需要3个宿主。主要的终宿主是猫和犬，此外虎、豹、狐和豹猫等食肉野生动物也可作为终宿主。第一中间宿主是剑水蚤类，第二中间宿主主要是蛙。蛇、鸟类、猪、鼠等多种脊椎动物可作其转续宿主。人可成为它的第二中间宿主、转续宿主甚至终宿主。

成虫寄生在终宿主的小肠内。虫卵自子宫孔产出后，随宿主粪便排出体外。虫卵如入水，在适宜的温度下，经2～5周的发育，孵出周身被有纤毛的钩球蚴。钩球蚴靠纤毛摆动，常在水中作无定向螺旋式游动，当其主动碰击到剑水蚤时即被后者吞食，随后脱去纤毛，穿过肠壁入血腔，经3～11天发育成原尾蚴。一个剑水蚤血腔里的原尾蚴数可达20～25个。带有原尾蚴的剑水蚤被蝌蚪吞食后失去小尾球，随着蝌蚪逐

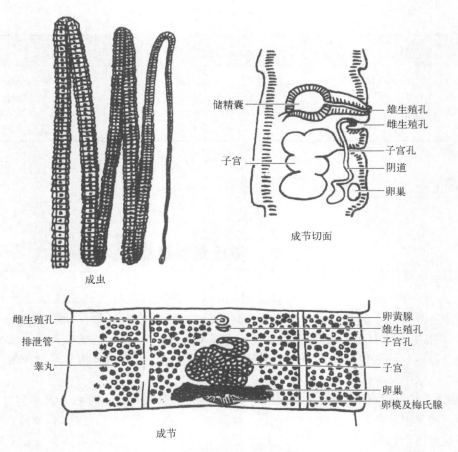

储精囊
雄生殖孔
雌生殖孔
子宫
子宫孔
阴道
卵巢

成节切面

雌生殖孔
卵黄腺
排泄管
雄生殖孔
子宫孔
睾丸
子宫
卵巢
卵模及梅氏腺

成节

成虫

图 11-5　曼氏迭宫绦虫成虫模式图

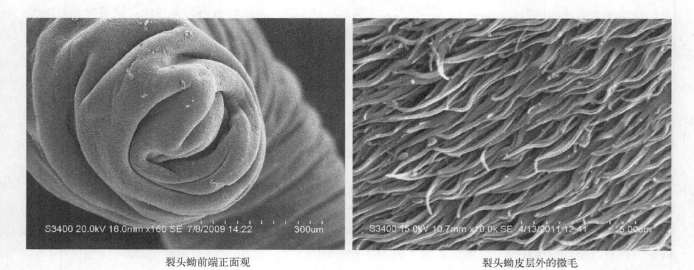

裂头蚴前端正面观　　　　　　　　　　　裂头蚴皮层外的微毛

图 11-6　曼氏迭宫绦虫裂头蚴扫描电镜图

渐发育成蛙，原尾蚴也发育成为裂头蚴。裂头蚴具有很强的收缩和移动能力，常迁移到蛙的肌肉中寄居，尤其是在大腿或小腿的肌肉中较多，并常卷曲于肌肉间隙的囊内。有时裂头蚴也可游离于蛙的皮下。当受染的蛙被蛇、鸟类、猪、鼠等非正常宿主吞食后，裂头蚴不能在其肠中发育为成虫，而是穿出肠壁，移居到腹腔、肌肉或皮下等处继续生存，蛇、鸟类、猪及鼠即成为其转续宿主。猫、犬等终宿主吞食了染有裂头蚴的第二中间宿主蛙或转续宿主后，裂头蚴逐渐在其肠内发育为成虫。一般在感染约 3 周后，终宿主粪便中开始出现虫卵。成虫在猫体内寿命约 3.5 年，裂头蚴在人体组织内可存活 12 年，最长可存活 36 年（图 11-8）。

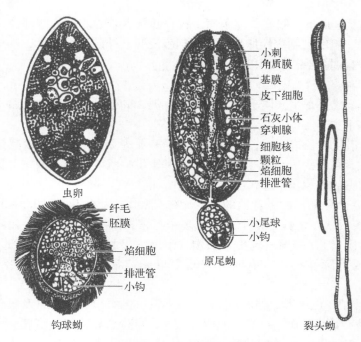

图 11-7　曼氏迭宫绦虫虫卵和幼虫模式图

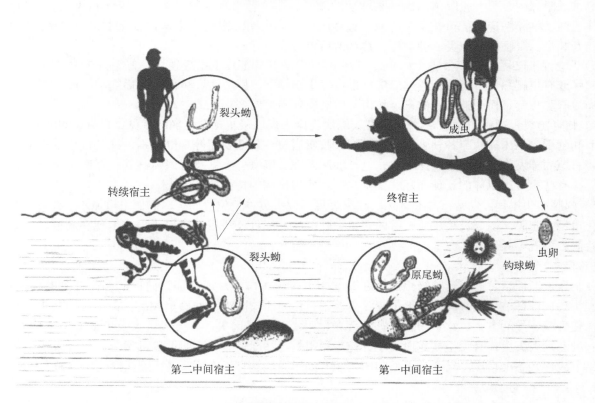

图 11-8　曼氏迭宫绦虫生活史示意图

【致病】

1. **致病机制**　成虫偶可寄生人体，但对人的致病力不大，感染者一般无明显症状，可因虫体机械和化学刺激引起轻微的小肠黏膜损伤。裂头蚴寄生人体引起曼氏裂头蚴病，其危害远较成虫为大，其严重性因裂头蚴的移行和寄生部位而异。鼠实验显示，裂头蚴经过胃时需 20~30 min 完成，裂头蚴穿透宿主的部位主要在胃肠壁。裂头蚴的致病机制至今尚未全弄清，其宿主体内最常见的寄生部位也因宿主种类而异。

人体常见的寄生部位依次为：皮下、眼、口腔颌面、脑脊髓及内脏等。在这些部位，裂头蚴可形成嗜酸性肉芽肿囊包，使局部肿胀、组织细胞变性坏死、炎性细胞浸润、纤维组织增生，甚至发生脓肿。囊包直径为1~6 cm，具囊腔，腔内盘曲的裂头蚴可有1~10条不等。

2. 临床表现

（1）曼氏迭宫绦虫病：成虫寄生人体小肠常无临床表现，少数可引起中、上腹不适、微疼、恶心呕吐等轻微症状，经驱虫后即消失。

（2）曼氏裂头蚴病：潜伏期长短不一，敷贴感染者，一般为2~10天，食入感染者一般为数月至数年不等。临床表现差异很大，可分为无症状、轻中度症状和重度症状等3类。根据对国内836例患者临床资料分析，临床表现大致可归纳为以下5型。

1）皮下裂头蚴病：最为常见，占患者数的35.53%。常形成大小不一（0.5~5 cm）的游走性皮下结节，可为圆形、柱状或条索状，多数为单个，也可多个。常累及躯干表浅部，如四肢、腹壁、外生殖器（阴茎、阴囊、睾丸、大阴唇）、胸壁、乳房、头颈、腰背、腹股沟、肛周。局部可有虫爬感或瘙痒等，如合并感染，可有间隙或持续性疼痛，有时可出现荨麻疹。常与脂肪瘤、神经纤维瘤或其他肿瘤相混淆。

2）眼裂头蚴病：较常见，占患者数的34.09%。多累及单侧眼睑，也可累及眼球、眼眶、球结膜及内眦。表现为眼睑红肿下垂、结膜充血、畏光、流泪、微痛、奇痒、异物感或虫爬感。在红肿的眼睑和结膜下，可有游动性、硬度不等的肿块或条索状物，直径1 cm左右，偶有破溃，虫体可自动逸出而自愈。若裂头蚴进入眼球内，可发生眼球凸出、眼球运动障碍，严重者出现角膜溃疡、虹膜睫状体炎、葡萄膜炎、玻璃体混浊、虹膜粘连，甚至并发白内障、青光眼而引起失明。眼裂头蚴病在临床上常被误诊为睑腺炎、急性葡萄膜炎、眼眶蜂窝织炎、肿瘤等，常在术后确诊。

3）口腔颌面部裂头蚴病：占16.39%。常在口腔黏膜或颊部皮下出现硬结，直径为0.5~3 cm，患处红肿，发痒或有虫爬感，可有裂头蚴逸出史。也可发生于颌下、唇、舌、鼻侧、颜面或咀嚼肌。多数患者有因牙痛、腮腺炎等，而用蛙肉、蛇皮、蛇肉等敷贴患处治疗的病史。

4）脑脊髓裂头蚴病：占12.44%。脑裂头蚴病临床表现以侵犯顶叶、额叶多见，也有侵犯枕叶、丘脑、基底节和脑干。临床症状与各种脑肿瘤如脑膜瘤、胶质瘤及转移性脑瘤等难以区别，视其侵犯部位而异。主要症状有癫痫样发作、头痛、肢体麻木、进行性肌无力、偏瘫、感觉及意识障碍等。脊髓及椎管裂头蚴病较少见，有些患者因虫体的迁徙而症状发生改变，此为该病的特征性表现。

5）内脏裂头蚴病：少见，占1.56%。临床表现因裂头蚴移行位置而定，病例报道显示：裂头蚴有的可经消化道侵入腹膜，引起炎症反应，有的寄生在肺部，甚至可经呼吸道咳出，也有出现在肠壁、卵巢、尿道、肾脏、膀胱等处。

【诊断】

就临床诊断而言，曼氏迭宫绦虫病因在粪便中可检出虫体节片或虫卵，而诊断相比裂头蚴病稍容易。曼氏裂头蚴病则往往因裂头蚴寄生部位较深等原因，诊断比较困难，误诊率较高。详细询问病史，了解患者的居住环境、生活方式、饮食习惯，如有无敷贴蛙、蛇皮或肉史；有无喝生水及生食或半生食蛙、蛇、鸟及各种动物肉类史；有无生饮蛇血、生吞蛇胆和蝌蚪等情况；有无不明原因的眼部、口腔及皮下等处游走性结节或慢性感染情况。结合患者的临床表现有助于曼氏迭宫绦虫病及曼氏裂头蚴病的诊断。

1. 病原学检查

（1）成虫：成虫感染可因在粪便中检出虫体节片或虫卵而确诊。

（2）裂头蚴：曼氏裂头蚴病主要靠从局部皮下结节或组织器官等处检出完整或残断裂头蚴做出诊断。临床上常对送检的标本作病理切片，当病理检查时，如发现虫体结构为实体，无体腔，有裂头蚴的特征性体壁、石灰小体及单个肌纤维时，应考虑裂头蚴病。在患者的痰、尿等排泄物或胸腔积液等体液中偶可发现裂头蚴。对裂头蚴形态鉴别有困难时，可将检获的虫体经口感染猫或犬，感染3周后查动物粪便中虫卵，剖杀后从其小肠中检获成虫，依据虫卵和成虫的形态特征进行虫种鉴定。

2. 影像学检查　影像学检查是中枢神经系统曼氏裂头蚴病的重要辅助诊断方法。常用的检查技术有

CT 和 MRI。CT 检查如有以下三联征表现，则有助于脑曼氏裂头蚴病的诊断：① 白质区不规则的低密度占位灶，伴有邻近脑室略微扩张，反映白质退行性病变；② 点状钙化灶；③ 病灶结节状或不规则增强，提示活动的感染肉芽肿。脑裂头蚴病在 MRI 上主要表现为 T1WI 呈不均匀低或稍低信号，T2WI 呈不均匀高信号，中央略高，周围较高信号为病灶周围大片水肿。病灶匍行管状、串珠状、扭曲条索状强化，以及追踪复查时病灶位置和形态发生改变是脑裂头蚴病 MRI 典型征象。

3. **免疫学检查** 免疫学检查对曼氏裂头蚴病的早期感染、深部组织寄生是一种较好的辅助诊断方法，其优点包括敏感性高、特异性强、简便、快速经济等，可弥补病原学和影像学检查的不足。常用的检查方法有 ELISA、斑点免疫金渗滤测定（dot immunogold filtration assay，DIGFA）、免疫印迹试验等，都可用于检测血清中的裂头蚴抗体。

【流行】

1. **分布** 曼氏迭宫绦虫在世界范围内均有分布，但成虫在人体感染并不多见。在国外，成虫感染人体病例报道仅见于日本、韩国及俄罗斯等少数国家。在我国，成虫感染人体病例报道仅 20 多例，分布在上海、广东、台湾、四川和福建等地。感染者最小 3 岁，最大 58 岁。

相比成虫感染人体病例来说，曼氏裂头蚴病则分布甚广，多见于东亚和东南亚的中国、朝鲜、韩国、日本、泰国、印度尼西亚、菲律宾、马来西亚和越南等国，欧洲、美洲、非洲及大洋洲也有病例报道。近年来，意大利、法国、乌拉圭、巴拉圭、巴西、澳大利亚等国家不断有病例报道。迄今为止，全世界已报道 1400 余例，我国自 1959 年至 2012 年，共计报道约 1060 例，来自全国 27 个省（自治区、直辖市），按报道病例数排序依次为：广东、湖南、海南、福建、吉林、浙江、四川、广西、湖北、上海、重庆、江西、贵州、江苏、河南、辽宁、云南、安徽、台湾、河北、新疆、青海、北京、黑龙江、山东、宁夏等。患者年龄为 0~85 岁，以 10~30 岁年龄段为最多，男女比例约为 2：1，各民族均有。

2. **感染方式与特点**

（1）感染方式：人体感染裂头蚴的主要方式为以下 3 种。

1）局部敷贴生蛙肉：为主要的感染方式，尤其是在我国南方地区，约占患者半数以上。在我国某些地区，民间传说蛙有清凉解毒作用，因此常用生蛙肉敷贴眼、口颊及外阴等部位皮肤的疮疖、伤口或脓肿。若蛙肉中有活裂头蚴，裂头蚴即可经敷贴处侵入。

2）生食或半生食含有裂头蚴寄生的第二中间宿主（蛙、蝌蚪）和转续宿主（蛇、猪、鸡等）肉类：在我国一些地区，民间有吞食活蛙治疗疮疖或肿痛，吞食活蝌蚪治疗皮肤过敏、疮疖，青蛙去皮烤熟食用治疗全身水肿，或有喜食生或未煮熟蛙肉，如田鸡（虎纹蛙的俗称）粥、爆炒田鸡等，而导致感染裂头蚴。此外，生食或食入未煮熟的其他畜（如猪等）、禽类（如鸡等）和野生动物（如蛇，尤其是乌梢蛇）肉类亦可招致感染。有些地区甚至还有生饮蛇血补血和祛除瘙痒、生吞蛇胆祛除风湿和治疗皮肤病的习俗。近年来，生食蛇肉、生饮蛇血、生吞蛇胆、饮用蛇血酒和蛇胆酒所致感染有上升趋势。食入人体的活裂头蚴穿过肠壁进入腹腔，然后移行至全身其他部位。

3）误食体内含有原尾蚴的剑水蚤而感染：饮用湖塘、沟渠生水或游泳时误吞湖塘水，使已感染原尾蚴的剑水蚤进入人体，原尾蚴进入人体后进一步在组织中发育为裂头蚴。

一项对 884 个病例裂头蚴感染途径进行分析的研究表明，局部敷贴蛙肉等直接接触感染 483 例，占 54.64%；食用蛇、蛙感染 229 例，占 33.82%；饮用生水感染 102 例，占 11.54%。

关于其他的可能感染方式，目前有实验表明，原尾蚴也可以直接经破损或正常的皮肤和黏膜侵入宿主体内，造成感染，但概率较低。至于原尾蚴能否经胎盘使胎儿感染仍需进一步证实。由于裂头蚴病的感染方式复杂多样，部分患者又不能清楚说明其感染方式，因而进一步探明裂头蚴病的感染方式是十分必要的。

（2）感染特点：曼氏裂头蚴病以有吃蛙、蛇等动物肉及用蛙肉、蛇肉、蛙皮、蛇皮敷贴皮肤治疗疮疖习惯的国家和地区多见；全年均有病例出现，无明显的季节性；病例以散发形式出现，近年来各地感染有上升趋势；农村地区的病例多于城市地区，但有城镇化态势；各年龄均可发病，其中以青壮年为高发年龄段。

【防治】

1. 预防　加强健康宣传教育，普及裂头蚴病的科学知识，教育人们改变不良的饮食习惯和生活方式。不用蛙或蛇的皮、肉敷贴皮肤疮疖、伤口；不生食或半生食蛙（蝌蚪）、蛇、鸟、猪及其他动物肉类；不生饮蛇血、生吞蛇胆和不饮用生水，是防止裂头蚴病发生，保障健康的有效措施。

另外，加强对鸡、鸭、猪等家禽、家畜以及蛇、蛙等野生动物的管理及肉类检疫；加强水源保护；对猫、犬定期驱虫治疗；增加经费投入，加强裂头蚴病的流行病学调查、基础及应用科学的研究工作，完善裂头蚴病的主动监测机制等，以上措施的实施可对本病的预防起到重要作用。

2. 治疗　曼氏迭宫绦虫病可用槟榔-南瓜子疗法，即选用槟榔、生南瓜子仁各 60~80 g，槟榔用水煎煮制成煎剂。先于晨起时空腹服生南瓜子仁，1 h 后服槟榔煎剂，半小时后再服硫酸镁 5~20 g，即可驱除成虫。也可用吡喹酮、阿苯达唑等其他药物驱虫治疗。

曼氏裂头蚴病的治疗视虫体寄生部位及数量多少而定。手术是治疗曼氏裂头蚴病最主要的手段，兼具明确诊断的作用。手术时应注意将虫体，特别是虫体前端完整取出，避免虫体断裂，以防虫体遗留，今后继续生长而造成复发。

皮下裂头蚴病以手术治疗为主。脑脊髓裂头蚴病治疗的最佳方案是：如颅内病变位置表浅且不在重要功能区，可考虑手术切除虫体及周围变性的脑组织，治疗较为彻底；如颅内病变位置较深，可考虑行立体定向穿刺吸出虫体，因为对于活虫，其固有的逃避机制使虫体与脑组织并无粘连，裂头蚴特有的线形虫体易被穿刺针所吸取。术后一般建议患者按疗程服用吡喹酮，同时可用激素类以减轻虫体破坏所致的过敏反应。

对不能手术去除的虫体，可向硬结内注射 40% 酒精普鲁卡因以杀死裂头蚴。但颌面部寄生的裂头蚴可用 α-糜蛋白酶溶液代替酒精普鲁卡因进行结节内注射，效果较好。用法为每次 5~10 mL，隔 5~10 天注射一次，共注射 2~3 次。由于 α-糜蛋白酶对晶体悬韧带有松懈作用，故治疗眼裂头蚴病时宜慎用。对于内脏及不适宜手术的裂头蚴病，也可口服驱虫药治疗。吡喹酮，剂量每天 60~75 mg/kg，顿服或分 2 次口服，连服 2~4 天。另外，甲苯达唑、阿苯达唑等药物用于裂头蚴病的治疗，也显示有一定的疗效。

术后或药物治疗后，可用免疫学方法（如 ELISA）检测血清中的抗体滴度以判断治疗效果。

（李金福）

第三节　阔节裂头绦虫

阔节裂头绦虫（*Diphyllobothrium latum* Linn，1758）属假叶目、裂头科、裂头属，成虫主要寄生于犬科食肉动物小肠内，也可寄生于人体，引起阔节裂头绦虫病（diphyllobothriasis），其裂头蚴寄生于各种淡水鱼类。

【形态】

1. 成虫　虫体外形和结构均与曼氏迭宫绦虫相似（表 11-2）。虫体扁平，白色或淡黄色，长 3~10 m，最宽处达 20 mm。虫体分头节、颈部和链体三个部分，具有 3 000~4 000 个节片。头节细小，呈匙形，大小为（2~3）mm×（0.7~1.0）mm，其背、腹侧各有一条较窄而深凹的吸槽，用以固着于宿主的肠壁及移动。颈部细长，长 5~10 mm。成节的宽度显著大于长度，为宽扁的矩形，大小为（2~4）mm×（10~12）mm。睾丸数较多，有 750~800 个，为许多小腺泡所组成，位于体背侧的两边；卵巢为双叶体状，位于节片后 1/3 处的腹侧；雄生殖孔和阴道外口共同开口于节片前部腹面的生殖腔。卵黄腺为许多位于睾丸腹侧的小泡组成；子宫位于节片中央，由卵巢前缘水平盘旋而上，呈玫瑰花状，开口于生殖腔后的子宫孔（图 11-9）。孕节长 2~4 mm，宽 10~12 mm，最宽 20 mm，但末端孕节长宽相近。孕节的结构与成节基本相同。

表 11 - 2　阔节裂头绦虫与曼氏迭宫绦虫的形态区别

区别点	阔节裂头绦虫	曼氏迭宫绦虫
成虫		
体长	较长，可达 10 m	较短，0.6~1.0 m
节片	3 000~4 000 个	约 1 000 个
头节	(2~3) mm×(0.7~1.0) mm，吸槽较窄而深	(1.0~1.5) mm×(0.4~0.8) mm，吸槽较浅而宽
睾丸数	750~800 个	320~540 个
阴道开口	与雄生殖孔一起开口于生殖腔	在雄生殖孔后，各自开口
子宫卷曲	玫瑰花状	发髻状
虫卵		
大小	(55~76) μm×(41~56) μm	(52~76) μm×(31~44) μm
形态	卵圆形，两端较钝圆	椭圆形，两端稍尖
卵壳	较厚	较薄

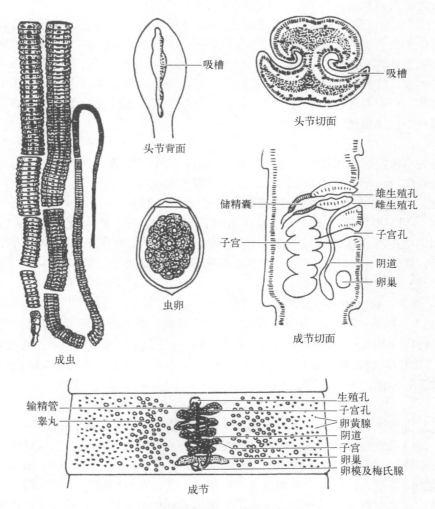

图 11 - 9　阔节裂头绦虫模式图

　　2. 虫卵　近卵圆形，大小为 (55~76) μm×(41~56) μm，呈浅灰褐色，卵壳较厚，一端有明显的卵盖，另一端有一小棘；虫卵排出时，卵内胚胎已开始发育。

【生活史】

阔节裂头绦虫的生活史与曼氏迭宫绦虫大致相同。不同点在于其第二中间宿主是鱼类，人是主要的终宿主。

成虫寄生在人，以及犬、猫、熊、狐、猪等食鱼类动物的小肠内。虫卵每隔 3~30 天从孕节的子宫孔中周期性地逸出，随宿主粪便排出体外后，在 15~25℃ 的水中，经过 7~15 天的发育，孵出钩球蚴。钩球蚴能在水中生存数日，并能耐受一定低温。当钩球蚴被剑水蚤（或镖水蚤）吞食后，即在其血腔内经过 2~3 周的发育成为原尾蚴。当受感染的剑水蚤（或镖水蚤）被小鱼或幼鱼吞食后，原尾蚴即可在鱼的肌肉、性腺、卵及肝等内脏，经 1~4 周发育为裂头蚴。裂头蚴可随鱼卵排出，当大的肉食鱼类吞食小鱼或鱼卵后，裂头蚴可侵入大鱼的肌肉和组织内继续生存。含裂头蚴的鱼如被终宿主食入，裂头蚴在其小肠内经 5~6 周发育，成为成虫。裂头蚴侵入人体后，每天可生长 5~20 cm，成熟后，每条成虫每天可产卵 100 万个以上，成虫在终宿主体内寿命为 5~13 年，甚至长达 25 年或更长。

【致病】

人是阔节裂头绦虫的终宿主，致病由成虫寄生小肠所致。一般来说，成虫引起的肠道病变较轻，因而多数感染者无明显症状，仅间或有疲倦、乏力、四肢麻木、腹泻或便秘以及饥饿感、嗜盐等轻微症状。极少数患者有时因虫体扭结成团，导致肠道、胆道口阻塞，甚至出现肠穿孔或肠-膀胱瘘管形成等。另外，还曾有过阔节裂头蚴在人肺和腹膜外异位寄生的病例报告。

约有 2% 的阔节裂头绦虫病人并发绦虫性恶性贫血，这可能是由于与造血功能有关的维生素 B_{12} 被绦虫大量吸收（估计绦虫与人吸收维生素 B_{12} 的比率为 100∶1），或绦虫代谢产物损害了宿主的造血功能的缘故。如果食物维生素 B_{12} 供给不足，则可引起维生素 B_{12} 缺乏。维生素 B_{12} 缺乏时，影响神经系统和造血功能，引发巨幼红细胞性贫血。患者除有一般恶性贫血的表现外，常出现感觉异常、运动失调、深部感觉缺失等神经紊乱症状，严重者甚至失去工作能力。与一般恶性贫血不同之处还在于患者胃分泌液中含有内因子和游离酸，而且一旦驱虫后贫血即很快好转。

【诊断】

详细询问患者的临床症状、居住地，是否有外出就餐、工作或旅游等，以及是否有过生食或半生食淡水鱼类，这些临床及流行病学资料的获取将有助于阔节裂头绦虫病的诊断。

1. 病原学检查　粪便中查到节片或虫卵即可判断有无成虫感染。

2. 影像学检查　目前纤维结肠镜检查技术在临床上的广泛应用，显著提高了大肠疾病以及包括回肠末段和回盲部疾病的检出率和诊断率，其应用范围不断被拓宽。胶囊内镜具有检查方便、无创伤、无导线、无痛苦等优点，可作为消化道疾病尤其是小肠疾病诊断的首选方法。已有不少学者采用上述两种方法成功诊断人体阔节裂头绦虫病。

3. 分子生物学检查　裂头绦虫种类较多，且形态、生物学特性十分相似，鉴别较为困难。目前多采用 PCR、PCR-RFLP、PCR-RAPD、PCR-SSCP 等方法对裂头绦虫进行分子鉴定与诊断，使用的遗传标记主要有 rDNA-ITS1、rDNA-ITS2、18S rRNA 及线粒体 *cox1* 基因序列。近年来，通过分子生物学方法证实，流行于日本、韩国等地的虫种除阔节裂头绦虫（*D. latum*）外，还有日本海裂头绦虫（*D. nihonkaiense*）。因两种绦虫的形态十分相似，常相混淆。

【流行】

阔节裂头绦虫呈世界性分布，主要分布于欧洲、美洲及亚洲的亚寒带和温带地区。世界各地的阔节裂头绦虫病例报道中，以俄罗斯患者最多，约占全世界该患者人数的 50% 以上。在人群中感染率最高的是北加拿大因纽特人（83%），其次是苏联（27%）和芬兰（20%~25%）。我国至今有 10 余例阔节裂头绦虫病例报道，其中多数为境外输入性病例，本地感染病例仅在黑龙江和台湾省报道有几例。

阔节裂头绦虫病在有生食或半生食淡水鱼肉习惯的国家和地区人群中多见。近年来该病有向城市和欧洲国家扩展的趋势，并成为日本、韩国、巴西及俄罗斯等一些国家的一种再现性寄生绦虫病。该病全年均可出现，病例多为散发，也可出现局部暴发流行。近年来输入性病例增多，应引起各方面的重视。各年龄均可发病，最小 2 个月，最大 100 岁，其中以青壮年（20~59 岁）为高发年龄段，男性患者是女性患者的两倍。感染虫数一般在 1 条以上，最多达 201 条。

人感染阔节裂头绦虫是由于生食或半生食含裂头蚴的鱼肉（有时一条大鱼可含有 1 000 多条裂头蚴）所致。常见感染媒介主要是鲈鱼、鳕鱼、嘉鱼等淡水鱼类。各国生食鱼肉的习惯和方式不一，如俄罗斯和芬兰食生的或少量盐腌、烟熏的鱼肉和鱼卵；南美洲与日本认为柠檬汁浸鱼是最好的佳肴；犹太人家庭主妇常常在制作鱼的过程中亲自品尝调制的味道；我国东北朝鲜族居民喜用生鱼佐酒等。随着生食酷似大西洋鲑（三文鱼），实则为淡水鱼类的虹鳟，以及日本人喜吃的寿司、刺身在各地的流行，也增加了感染阔节裂头绦虫和日本海裂头绦虫的风险。

【防治】

1. 预防　加强健康宣传教育，改变不良的食鱼习惯，不吃生鱼或未煮熟的鱼，或将鱼经过适当的冷藏或盐渍等处理，以杜绝感染。为了防止感染，最简单的做法就是将鱼煮熟后食用，在 55℃ 下，煮沸 5 min 可杀死裂头蚴。如将鱼在 −18℃ 冷冻 24~48 h（至少 −10℃ 下冻藏鱼肉 24 h），或将鱼肉放于盐水（12% NaCl）中也可杀死裂头蚴，起到很好地预防感染作用。但烟熏保藏不能杀死裂头蚴，食用烟熏鱼肉感染阔节裂头绦虫病的风险很高。另外，应加强对犬、猫等动物的管理，不用生鱼及其内脏喂食犬、猫，避免犬、猫及人的新鲜粪便污染江河湖水。

2. 治疗　治疗方法与其他绦虫病相似，常用驱虫药物有吡喹酮，成人及儿童剂量均为：每天 5~15 mg/kg，顿服；阿苯达唑，剂量：每天 400 mg，连服 3 天。另外，也可采用巴龙霉素、氯硝柳胺以及中药槟榔-南瓜子合剂、仙鹤草根提取物治疗。对并发恶性贫血者还应补充维生素 B$_{12}$。

（李金福）

第四节　链状带绦虫

链状带绦虫（*Taenia solium* Linnaeus，1758）也称为猪带绦虫、猪肉绦虫或有钩绦虫，属于圆叶目、带科、带属。成虫寄生于人体小肠引起猪带绦虫病，幼虫寄生于人体组织器官引起猪囊尾蚴病或猪囊虫病。

我国古代医籍中将带绦虫称为寸白虫或白虫。早在公元 217 年，《金匮要略》即有关于寸白虫的记载。公元 610 年巢元方在《诸病源候论》中也有关于该虫形态和感染方式的描述，被称为"九虫"之一。《神农本草经》中记录了三种驱白虫的草药。人体猪囊尾蚴病于 1558 年由鲁姆勒（Rumler）发现，我国第一例人体病例来自巴恩斯（Barnes）报道。

【形态】

1. 成虫　乳白色，扁长如带状，节片较薄、略透明，长 2~4 m，前端较细，向后渐扁阔。头节近似球形，直径 0.6~1 mm，除有 4 个吸盘外，还具有能伸缩的顶突，其上有内外 2 圈小钩，共 25~50 个。颈部纤细，长 5~10 mm，直径仅约头节之半。链体由 700~1 000 个节片组成，近颈部的幼节短而宽，内部的生殖器官未发育成熟。中部的成节近方形，每一成节具雌、雄生殖器官各一套。睾丸呈滤泡状，150~200个，散布在节片背面两侧，输精管由节片中部向一侧横走，经阴茎囊开口于虫体侧面的生殖腔。卵巢位于节片后 1/3 的中央，分三叶，有左右两大叶和一中央小叶。卵黄腺呈块状，位于卵巢之后。子宫长袋状，纵行于节片中央，阴道在输精管下方与其并行，也开口于生殖腔。链体末端的孕节为长方形，只有充满虫卵的发达的子宫，向两侧分支，每侧 7~13 支，每支末端再分支呈树枝状，每一孕节内约含 4 万个虫卵（图 11 - 10）。

2. 虫卵　呈球形或近似球形，直径 31~43 μm。卵壳很薄，虫卵自孕节散出后，卵壳多已脱落，称为不完整虫卵。卵壳内为胚膜，胚膜较厚，棕黄色，电镜下观察其由许多棱柱体组成，在光镜下呈放射状条纹。胚膜内含球形的六钩蚴，直径 14~20 μm，具有 6 个小钩。

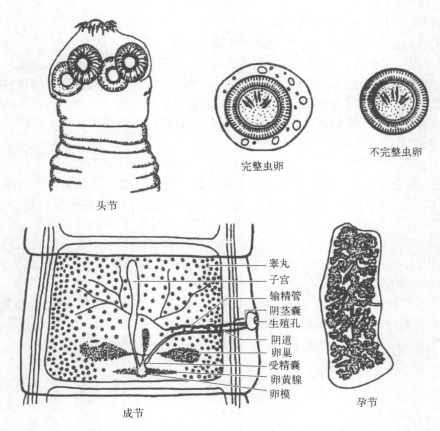

图 11-10　猪带绦虫成虫和虫卵模式图

3. 幼虫　称猪囊尾蚴或猪囊虫，为乳白色半透明、卵圆形的囊状体，黄豆大小，大小为（8~10）mm×5 mm，囊壁薄，囊内充满囊液，内有一小米粒大的白点，即为翻卷收缩的头节，头节形态结构与成虫头节相同。电镜下观察，囊壁由皮层和实质组成。

【生活史】

人是猪带绦虫的唯一终宿主，也可作为其中间宿主。家猪和野猪是主要的中间宿主。曾以猪囊尾蚴实验感染白手长臂猿（*Hylobates lar* Linnaeus）与大狒狒（*Papio porcarius* Brunnich）均获成功。

成虫寄生于人的小肠上段，以头节的吸盘和小钩固着在肠壁上。孕节常单个或5~6节相连地从链体上脱落，随粪便排出，脱离虫体的孕节仍有一定的活动力，可因受压而破裂致虫卵散出，污染环境。当虫卵或孕节被猪等中间宿主吞食，虫卵在小肠内经消化液作用，24~72 h后胚膜破裂，六钩蚴逸出，然后借其小钩和分泌物的作用钻入肠壁，经血循环或淋巴系统到达中间宿主全身各处。约经60天囊尾蚴在猪体内发育成熟，其寄生部位主要为运动较多的肌肉，以股内侧肌最多，再依次为深腰肌、肩胛肌、咬肌、腹内侧肌、膈肌、心肌、舌肌等，还可寄生于皮下组织、脑、眼等处。随着寄生时间的延长，囊尾蚴会逐渐钙化。囊尾蚴在猪体内可存活3~5年，个别可达15~17年。

被囊尾蚴寄生的猪肉俗称"米猪肉"或"豆猪肉"。当人误食生的或未煮熟的含有活囊尾蚴的猪肉后，在小肠消化液的刺激下囊尾蚴翻出头节，附着于肠壁，经2~3个月发育为成虫，孕节或虫卵可随粪便排出，成虫在人体内寿命可达25年以上。当人误食虫卵后，可在人体发育为囊尾蚴，引起猪囊尾蚴病（图11-11）。

【致病】

1. 致病机制　猪带绦虫的成虫和囊尾蚴均可对人体造成危害，尤以囊尾蚴的危害更为严重。

成虫头节的顶突和小钩以及体壁的微毛均可造成小肠黏膜损伤，病理检查发现小肠黏膜和黏膜下层有不同程度的细胞裂解和坏死等表现。此外，成虫偶可穿过肠壁导致肠穿孔诱发腹膜炎。若成虫虫体缠绕成团还可造成肠梗阻。

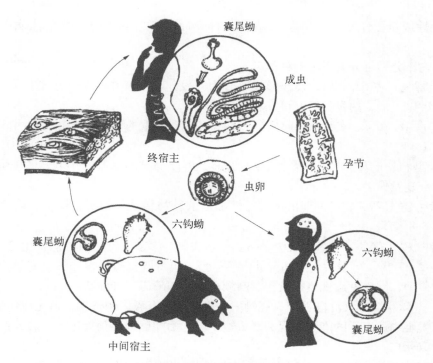

图 11-11 猪带绦虫生活史示意图

囊尾蚴机械性刺激和毒素的作用可破坏局部组织、压迫周围器官，若压迫管腔可引起腔道梗阻；其毒素可引起局部组织反应和全身程度不等的嗜酸性粒细胞增高。囊尾蚴引起的病理变化可分三个阶段：① 激惹的组织产生细胞浸润，急性期病灶处以中性和嗜酸性粒细胞浸润为主，晚期以淋巴细胞、浆细胞及巨噬细胞浸润为主。② 组织结缔样变、胞膜坏死及干酪变性等。③ 最终钙化。整个过程 3~5 年。

2. 临床表现

（1）猪带绦虫病：由成虫寄生于人体小肠引起，临床症状一般较轻，患者多因粪便中发现节片而就医。寄生于人体小肠的成虫一般为 1 条，流行区患者感染的成虫平均可多达 2.3~3.8 条，国内报道感染最多的一例为 19 条。少数患者有上腹或全腹隐痛、消化不良、腹泻、体重减轻等症状，个别患者可致肠穿孔并发腹膜炎或导致肠梗阻。也有成虫异位寄生于大腿皮下、甲状腺组织的罕见病例报道。

（2）猪囊尾蚴病（猪囊虫病）：由猪囊尾蚴寄生于人体组织器官所致。人体寄生的囊尾蚴数目从 1 个至数千个不等。寄生部位广，好发部位是皮下、肌肉、脑和眼，其次为心脏、舌肌、口腔黏膜下、肝脏、乳房、脊髓等。不同寄生部位的囊尾蚴大小和形态也有所不同。临床表现和危害程度与囊尾蚴的寄生部位和数量相关。目前人体猪囊尾蚴病分为五类，其中以皮下及肌肉囊尾蚴病、脑囊尾蚴病和眼囊尾蚴病最为常见。

1）皮下及肌肉囊尾蚴病：皮下、黏膜下或肌肉中的囊尾蚴结节数目从 1 个至数千个不等，以躯干、头、颈部、上肢和下肢上段较多，常分批出现。皮下或黏膜下结节多为椭圆形或圆形，直径 0.5~1.5 cm，触之硬度近似软骨，与周围组织无粘连，无压痛。感染轻时可无症状，寄生数量多时可自觉肌肉酸痛无力、发胀、麻木或假性肌肥大症等。据国内文献报道的 10 328 例猪囊尾蚴病病例资料分析，皮下及肌肉囊尾蚴病为 2 715 例，占 26.29%，其中假性肌肥大病例 41 例。

2）脑囊尾蚴病：由于囊尾蚴在脑内寄生部位和数量不同以及宿主对寄生虫的反应也各不相同，所以脑囊虫病的临床症状极为复杂，多数病程缓慢，少数病例发病急，甚至可引起猝死。囊尾蚴病发病时间以感染后 1 个月至 1 年最为多见，最长可达 30 年。癫痫发作、颅内压增高和神经精神症状是脑囊尾蚴病的三大主要症状。囊尾蚴寄生于脑实质、蛛网膜下腔和脑室，均可引起颅内压增高、神经损害和脑血流障碍，出现记忆力减退、视力下降及精神症状，还可出现头晕、头痛、呕吐、神志不清、失语、局部抽搐、肢体麻木、听力障碍、精神障碍、痴呆、偏瘫和失明等症状。80% 的囊尾蚴病患者首发症状为癫痫发作，为局灶性或全面性发作，颅内压增高者占 40% ~ 50%。在 10 328 例囊虫病患者中，脑囊尾蚴病占比 65.32%。

脑囊尾蚴病的临床分型可分为以下七种类型。

A. 癫痫型：最常见，占 53.18%。发作形式可分为大发作、小发作、精神运动性发作和局限性发作。一个患者可以有两种以上形式的发作，并可互相转化。

B. 高颅压型：占 18.76%。多数患者起病急，具有进行性加重的头痛、呕吐、视力障碍、脑脊液压力增高等表现。

C. 脑炎脑膜炎型：占 1.78%。患者以急性或亚急性起病，表现为头痛、呕吐、颈项强直、脑膜刺激征阳性，长期持续或反复发作。

D. 精神障碍型：占 1.77%。以早期出现进行性加剧的精神错乱、幻听、幻觉、语言障碍等突出症状为特征，严重者可产生痴呆。

E. 神经衰弱型：占 0.06%。患者表现为轻微头晕、失眠、多梦、记忆力减退等症状。

F. 混合型：占 21.78%。可表现为癫痫合并高颅压型，患者既有癫痫发作，又有颅内压增高；癫痫合并高颅压及精神障碍型，即患者出现癫痫发作、高颅压及精神障碍三种症状。

G. 亚临床型：占 2.67%。又称隐性脑囊尾蚴病，患者脑内有囊尾蚴寄生，但无任何临床表现。

不同类型的脑囊尾蚴病患者的临床表现和严重性不同，治疗原则与预后也不一样。脑囊尾蚴病合并脑炎可使病变加重而致死亡。

3）眼囊尾蚴病：占囊虫病患者的 7.23%。囊尾蚴可寄生在眼的任何部位，但绝大多数在眼球深部如玻璃体（49.80%）及视网膜（41.25%）寄生，通常累及单眼，也可累及双眼或与其他部位的囊尾蚴病合并发生。症状轻者表现为视力障碍，眼底镜检有时可见头节蠕动，重者可致失明。眼内的囊尾蚴存活时一般患者尚能忍受，一旦囊尾蚴死亡，虫体的分解物可产生强烈刺激，造成眼内组织变性，导致玻璃体混浊、视网膜脱离和视神经萎缩，并发白内障，继发青光眼、细菌性眼内炎等终致眼球萎缩而失明。

4）其他部位囊尾蚴病：口腔囊尾蚴病占 0.59%，囊尾蚴可寄生于口腔的舌部、颊部黏膜和唇黏膜等。寄生数量较多时可引起舌体肥大，造成运动受限。心脏囊尾蚴病占 0.43%，患者可有胸闷、心慌、心律失常等表现。脊髓囊尾蚴病较少见，占 0.10%，囊尾蚴在椎管内压迫脊髓而引起类似前角灰白质或侧索硬化的症状，如感觉障碍、大小便潴留、瘫痪等。

5）混合型囊尾蚴病：具备上述两种或两种以上类型囊尾蚴病的症状和体征。

猪带绦虫病和猪囊尾蚴病可单独发病，也可同时存在，临床上应引起重视，以免漏诊。据报道，16% ~ 25% 猪带绦虫感染者伴有囊尾蚴病，55.6% 囊尾蚴病患者伴有猪带绦虫病。国外报道 450 例囊尾蚴病中有 21.6% 同时伴有猪带绦虫病史。

【诊断】

1. 猪带绦虫病的诊断 询问患者的居住地、有无吃生猪肉和排节片史有重要价值。粪便检查可检获虫卵或孕节，对可疑患者应连续 3 ~ 5 天进行粪检。查到孕节可确定感染虫种，查到虫卵仅能确定有带绦虫感染，不能定种。必要时可进行试验性驱虫，收集患者的全部粪便用水淘洗，以检获的完整成虫、头节或孕节来确诊。

2. 猪囊尾蚴病的诊断 猪囊尾蚴病的诊断比较困难，误诊率较高，其诊断方法视寄生部位不同而异，皮下及肌肉囊尾蚴病可采用手术摘除活检；眼囊尾病可用眼底镜检查；对于脑囊尾蚴病和深部组织囊尾蚴病可用 CT 和 MRI 等影像学检查。CT 和 MRI 可以准确判定囊尾蚴的数目、大小及病变部位，并能动态观察脑囊虫病的病理演变过程。

手术摘取的皮下或肌肉内结节可进行病原学检查，先剥离外层的结缔组织包膜，然后将囊尾蚴刺破后置于两载玻片之间轻轻压平，在显微镜低倍镜下观察头节形态，或者将剥离的囊尾蚴置于 50% 的胆汁生理盐水中，于 37℃温箱中孵化后观察囊尾蚴的孵化情况并在显微镜下观察孵出的头节形态。还可将手术摘取的结节用 10% 甲醛溶液固定后做组织病理切片并进行 HE 染色，显微镜下观察头节形态结构。此外，可将手术摘取的疑似囊尾蚴样本组织进行分子生物学检测，采用 PCR 从样本中检测囊尾蚴内转录间隔区

(internally transcribed spacer，ITS) 特异性基因。

免疫学检查具有重要辅助诊断价值，目前常用的诊断方法是间接 ELISA，可检测患者血清或脑脊液中的 IgG、IgG_4、IgM 抗体。这些抗体的临床意义略有不同，IgM 抗体阳性是近期感染的标志，IgG 抗体阳性提示现症感染、慢性感染或既往感染，而 IgG_4 抗体一般在治疗后逐渐消失，可用于疗效考核。

据临床资料分析，造成脑囊尾蚴病误诊的原因主要有：① 对脑囊尾蚴病缺乏足够认识，忽略了对流行病学资料的分析；② 对脑部症状未做详细的鉴别诊断；③ 缺乏特殊的检查条件。脑囊虫病需注意与脑炎、脑膜炎、脑脓肿、脑结核瘤、多发性硬化、结节性硬化、脑软化灶、脑胶质细胞瘤、脑转移瘤、癫痫及其他脑部寄生虫病相鉴别。

【流行】

1. 分布　猪带绦虫病和猪囊尾蚴病呈世界性分布，除因宗教习俗禁食猪肉的国家和民族外，各地均有散发病例，尤以中非、南非、拉丁美洲、东亚、南亚等发展中国家较为多见。估计全世界约有 2 500 万人感染猪带绦虫，至少 2 000 万人感染猪囊尾蚴，每年因脑囊虫病而死亡的人数在 5 万以上。此外，猪囊虫病也给各国的养猪业带来巨大经济损失。2019 年张海英报道某地 2016~2018 年屠宰生猪的感染率分别为 2.92%、2.43%、1.58%。

我国 27 个省（自治区、直辖市）均有猪带绦虫病和猪囊虫病的散发病例，曾在华北和东北地区的黑龙江、吉林、山东、河北、河南等省及南方的云南和广西呈地方性流行。据 2004 年第二次全国人体重要寄生虫病调查，猪囊虫血清阳性率为 0.58%。2015 年全国重点寄生虫病现状调查报告显示，带绦虫的平均感染率为 0.06%，吉林、江西、湖南、四川、贵州、云南、西藏、陕西、甘肃、青海、宁夏、新疆 12 个省（自治区）发现带绦虫感染，其中西藏感染率最高，标化感染率为 11.43%，其次为四川和云南，标化感染率分别为 0.19% 和 0.11%。2019 年 Li 等调查西部某些地区的儿童猪带绦虫病血清抗体阳性率为 2.5%，囊虫病血清抗体阳性率为 2.3%~15.6%。

2. 感染方式与特点　人由于食用生的或未煮熟的含有活囊尾蚴的猪肉而感染猪带绦虫。猪囊尾蚴的感染则是因误食猪带绦虫卵所致。人体感染猪囊尾蚴的方式有三种：① 自体内感染，即患者体内已有成虫感染，当患者遇到反胃、呕吐时因肠道的逆蠕动将孕节反推入胃中引起自身感染；② 自体外感染，患者误食自己排出的虫卵而感染；③ 异体感染，即误食他人排出的虫卵而感染。

感染者以青壮年和男性为主。据报道 1 978 例猪囊尾蚴病患者中，青壮年占 83.8%，男性占 75.29%，女性占 24.17%。猪囊尾蚴病的流行分布多与猪带绦虫病一致，调查发现猪带绦虫病发病率高的地区，猪和人的囊尾蚴感染率也高。另外，感染者以农牧民和文化程度较低的人群多见。

3. 流行因素　本病的主要流行因素是猪的饲养方式不善和人的食肉方法不当及卫生习惯不良。我国部分农村地区依然沿用猪的散养，散养的猪随时可能觅食到人的粪便或进入开放式厕所食入人的粪便；个别地区还将厕所与畜圈相连（"连茅圈"），使猪能直接吃到人粪中的孕节或虫卵而感染。

流行区群众常有吃生的或不熟猪肉的不良习惯是导致猪带绦虫病的关键因素。如云南省少数民族地区喜食的"生皮""剁生"和"噢嚅"均系生猪肉制作而成；西南地区的"生片火锅"、云南的"过桥米线"、福建的"沙茶面"等都是将生猪肉片在热汤中稍烫后，蘸佐料、拌米粉或拌面条食用。非流行区的散发病例往往因食入含有活囊尾蚴的猪肉，如食用未经蒸煮的熏肉或腌肉，或切生熟食的刀、砧板不分所致。此外，人的卫生习惯不良如蔬菜冲洗不净，不能做到饭前便后洗手等，可直接食入虫卵而感染囊尾蚴病。

近年来，我国大部分地区推广用人工饲料规模化集中圈养猪，加之猪的饲养出栏时间缩短，使猪带绦虫和猪囊虫的感染率明显下降。有实验动物研究发现，猪囊尾蚴除可寄生于猪肉外，还可在猪肝脏内寄生并较快成熟，因此应高度重视人因食生的或不熟猪肝而感染猪带绦虫病的潜在风险。

【防治】

猪带绦虫病和猪囊尾蚴病应采取以下综合性防治措施：

1. 预防

（1）加强卫生健康教育：卫生健康教育是预防本病的重要措施之一，其内容主要包括：① 改变不良的饮食习惯，不吃生的或未煮熟的猪肉、内脏及制品；② 食品用具及容器应生熟分开，避免交叉感染；

③ 应购买经检疫后的猪肉食用；④ 不吃不洁净的蔬菜；⑤ 注意个人卫生，饭前便后要洗手；⑥ 不随地大便，猪栏（圈）与厕所分开等。

（2）加强管理和肉类检疫：加强屠宰场特别是个体屠宰场的管理，严格控制未经检疫的"米猪肉"流入市场，并做好病猪肉的无害化处理；管理好厕所、猪栏（圈），养猪实行圈养，防止人畜互相感染。

总之，加强卫生健康教育，大力宣传本病的危害性，革除不良的食肉习惯是预防本病的关键。此外，对于高发区的猪进行免疫接种，也是预防本病的有效措施之一。

2. 治疗

（1）猪带绦虫病的治疗：可采用槟榔-南瓜子法进行驱虫治疗，槟榔对带绦虫的头节及前段有麻痹作用，南瓜子主要使带绦虫的中段、后段节片麻痹，两者联合应用疗效高，副作用小。用南瓜子、槟榔各 60~80 g，清晨空腹时先服南瓜子，1 h 后服槟榔煎剂，半小时后再服 20~30 g 硫酸镁导泻。多数患者在 5~6 h 内即可排出完整虫体，若只有部分虫体排出时，可用温水坐浴，让虫体慢慢排出，切勿用力拉扯，以免虫体前段和头节断留在消化道内。使用过的水应进行适当的处理以免虫卵扩散污染环境。服药后应留取 24 h 粪便，仔细淘洗检查有无头节。如未得头节，应加强随访，若 3~4 个月内未再发现节片和虫卵则可视为治愈。

吡喹酮为广谱驱虫药，对带绦虫的驱虫效果显著，其驱虫原理是增加虫体细胞膜钙离子的通透性，导致细胞内钙离子浓度发生剧烈变化，使虫体肌肉极度挛缩及表皮发生变性。成人用量为 20 mg/kg，清晨空腹顿服，1 h 后服用硫酸镁。儿童口服用量为一次 10 mg/kg，一天 2 次，连服 2 天，总剂量 120~140 mg/kg。小于 12 岁儿童还应适当减量。此外，甲苯达唑和阿苯达唑等都有很好的驱虫效果。

（2）猪囊尾蚴病的治疗：囊尾蚴病的治疗原则和方案视囊尾蚴病的类型和患者的具体情况而定。如眼囊尾蚴病应先手术摘除虫体，然后进行化学药物治疗，以免药物治疗后囊虫死于眼内，引起全眼球炎症而致失明；脑囊尾蚴病如能定位或有脑室及导水管系统囊虫性梗阻的病例，药物治疗前应手术去除梗阻或做引流，以免治疗后发生脑疝等严重后果；癫痫发作频繁者，应先给抗癫痫药加以控制，再用化学药物治疗。常用的药物有吡喹酮和阿苯达唑等，但使用药物时会出现一些副作用，如不同程度的头痛、呕吐、发热、皮疹等。

（牟　荣）

第五节　肥胖带绦虫

肥胖带绦虫（*Taenia saginata* Goeze，1782）又称牛肉绦虫、牛带绦虫或无钩绦虫。在我国古代医书上也被称作寸白虫或白虫。它与猪带绦虫属于圆叶目、带科、带属，两者在形态、发育过程和治疗方面有相似之处。

【形态】

成虫和囊尾蚴的外形与猪带绦虫相似，但虫体大小和结构有差异，主要区别点见图 11-12 和表 11-3。两种带绦虫的虫卵形态在光学显微镜下难以区别。

【生活史】

人是牛带绦虫的唯一终宿主。成虫寄生于人的小肠上段，头节常固着在十二指肠空肠曲下 40~50 cm 处，孕节多逐节脱离链体，随宿主粪便排出。每一孕节含虫卵 8 万~10 万个，约 50% 虫卵已经成熟，40% 的虫卵需在外界发育 2 周才成熟，另有 10% 为未受精卵。从链体上脱落下来的孕节活动能力强，有的可自动从肛门逸出。孕节的蠕动或破裂使虫卵散出。当中间宿主牛吞食虫卵或孕节后，虫卵内的六钩蚴即在其小肠内孵出，然后钻入肠壁，随血循环到达全身各处，以运动较多的股、肩、心、舌和颈部等肌肉处为多，六钩蚴经 5~6 天发育为牛囊尾蚴。人若吃生的或未煮熟的含有牛囊尾蚴的牛肉，经消化液的作用，囊尾蚴的头节即可翻出并吸附于肠壁，经 8~10 周发育为成虫。成虫的寿命可达 20~30 年，甚至更长（图 11-13）。

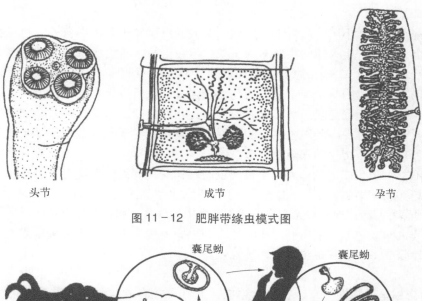

头节 　　　　　　 成节 　　　　　　 孕节

图 11-12　肥胖带绦虫模式图

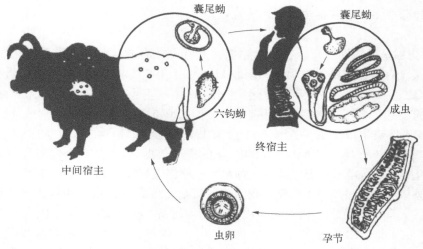

图 11-13　肥胖带绦虫生活史示意图

　　牛带绦虫与猪带绦虫的生活史相似,不同之处是牛带绦虫的中间宿主是牛科动物(黄牛、水牛、牦牛、印度牛等),另外羊、长颈鹿、羚羊、野猪等也可被牛囊尾蚴寄生。此外,牛囊尾蚴一般不寄生人体,至今全世界较可靠的人体感染记录仅有几例(表11-3)。

表 11-3　牛带绦虫与猪带绦虫的形态及生活史区别

区别点	牛 带 绦 虫	猪 带 绦 虫
形态		
体长	4~8 m	2~4 m
节片	1 000~2 000 个,较厚,不透明	700~1 000 个,较薄、略透明
头节	呈方形、直径1.5~2.0 mm,无顶突及小钩	球形、直径0.6~1 mm,具有顶突和2圈小钩,共25~50个
成节	卵巢只分两叶,无中央小叶	卵巢分三叶,即左右两大叶和中央一小叶
孕节	子宫分支较整齐、每侧15~30支	子宫分支不整齐、每侧7~13支
囊尾蚴	头节无顶突和小钩	头节具顶突和小钩
生活史		
中间宿主	牛科动物,牛囊尾蚴极罕见寄生人体	猪及人
终宿主	人	人

【致病与诊断】

牛带绦虫成虫寄生于人体小肠引起牛带绦虫病，对人的致病作用有掠夺营养、机械损害、化学和抗原刺激及异位寄生四个方面。寄生人体的虫数多为1条，但在流行区有近50%患者感染多条成虫，每人平均虫荷在2条左右，最多的可达31条。患者一般无明显症状，或有腹部不适、腹痛、消化不良、恶心、呕吐、腹泻或体重减轻等症状。因牛带绦虫孕节活动力较强，几乎所有患者都有排节片史，多数患者伴有孕节自动从肛门逸出和肛门瘙痒的症状。从链体脱落的节片在回盲瓣处移动受阻时会加强活动而引起回盲部剧痛。此外，偶尔可导致阑尾炎、肠腔阻塞、胆囊炎等并发症。甚至有孕节堵塞呼吸道引起窒息，虫体进入中耳、鼻咽部、子宫腔异位寄生的报道。

牛囊尾蚴一般不寄生于人体，显示人对牛带绦虫的六钩蚴具有天然免疫力。

询问病史对于牛带绦虫病的诊断十分重要。由于牛带绦虫孕节活动力强且常自动从肛门逸出，患者多有排节片史。因此询问患者的居住地、有无吃生的或不熟牛肉的饮食史和排节片史对诊断具有十分重要的意义。

粪便检查可查到虫卵或孕节。采用肛门拭子法查到虫卵的机会更多。还可采用粪便淘洗法寻找孕节和头节或试验性驱虫检获成虫，以判定虫种和明确疗效。

【流行与防治】

1. 分布　牛带绦虫呈世界性分布，在多食牛肉，尤其是在有吃生的或不熟牛肉习惯的地区或民族中导致流行，其他地区仅有散在感染。地中海和南非11个国家1990年至2017年的报道数据统计结果显示牛带绦虫感染率为0.02%~8.6%。欧洲及美国尽管有比较严格的卫生检疫，也仅有80%的肉品能保证安全，喜食牛肉的人受到感染的机会还是很多。俄罗斯1991年至2016年的病例报道数据统计结果显示每10万居民平均有0.04~1.4人感染牛带绦虫。美洲21个国家1990年至2017年的病例报道数据统计结果显示带绦虫的感染率为0.04%~8.8%。东欧1990年至2017年的报道数据显示有14个国家发现带绦虫病例。西欧1990年至2015年的报道数据显示丹麦、荷兰、葡萄牙、斯洛文尼亚、西班牙和英国每年有1~114例带绦虫病例，推算人群感染率在0.02%~0.67%。我国主要流行于西藏、云南、四川的藏族地区、内蒙古、新疆、广西的苗族地区，贵州的苗族、侗族地区以及台湾山区等。据《2015年全国人体重要寄生虫病现状调查报告》显示，全国带绦虫的平均感染率为0.06%，较第一次全国人体重要寄生虫病现状调查（0.17%）和第二次全国人体重要寄生虫病现状调查（0.28%）分别下降了64.71%和78.57%，12个省（自治区）发现带绦虫感染，西藏地区带绦虫感染者占全国病例的95%。2015年王波等调查西藏山南地区牛带绦虫的感染率高达18.89%。

2. 感染方式和特点　人因吃生的或未煮熟的含有活囊尾蚴的牛肉而感染牛带绦虫病。据《2015年全国人体重点寄生虫病现状调查报告》显示，从民族分布来看，藏族的带绦虫感染率仍最高（6.13%），其次为撒拉族（3.13%），再次为怒族（0.56%）。从职业分布来看，牧民感染率最高（1.21%），其次为其他职业人员（0.44%），再次为农民（0.44%）。多数地区男性感染率比女性高，以文盲和小学文化程度者为主要感染人群。牛带绦虫感染虫数一般多为1条，但在流行区多条感染也不少见。

3. 流行因素　造成牛带绦虫病地方性流行的主要因素是患者和带虫者的粪便污染牧草和水源以及居民食用牛肉的方法不当。在上述流行区，牛的放牧很普遍，而当地农牧民常在牧场及野外排便，致使人粪便污染牧场、水源和地面。牛带绦虫卵在外界的抵抗力较强，可存活8周或更久，因此牛很容易吃到被虫卵或孕节污染的牧草而受感染。广西和贵州的苗族和侗族群众习惯人畜共居一楼，人住楼上，楼下即是牛圈，人粪便直接从楼上排入牛圈内，使牛受染机会增多。

流行区少数民族群众有吃生的或不熟牛肉的习惯。西藏的藏族居民喜欢把牛肉切成肉条，悬挂在廊下阴干，随时割取生食或将大块牛肉略加火烤后食用；贵州的苗族、侗族居民喜吃用生牛肉制作的"牛瘪""腌肉"等，"牛瘪"是将新鲜牛肉切或剁碎后加以佐料和"瘪"搅拌即食用，"瘪"即被杀牛胃中已基本消化的食草过滤汁，而"腌肉"是将生牛肉等动物肉加入酿酒、食盐、辣椒等佐料压入坛内，密封十余天后即生食；广西苗族喜食酸牛肉，即将新鲜牛肉加盐晒干后，和以大米饭放入坛中，待牛肉发软后即取出食用；云南白族的"生皮"、傣族的"剁生"，哈尼族的"噢嚅"等均系用生肉不加热制作，这些食肉习惯使人可能因食入活的牛囊尾蚴而感染牛带绦虫病。此外，西南各地的"生片火锅"，云南的"过桥米线"，福建的"沙茶面"等，都是将生肉片在热汤中稍烫后，蘸佐料后拌米粉或面条食用，也不能保证杀死其中的牛囊尾蚴。非流行区没有吃生肉的习惯，但偶尔因牛肉未煮熟或使用切过生牛肉的刀、砧板切凉菜时沾染了牛囊尾蚴而引起感染。

牛带绦虫病的防治原则同猪带绦虫病。常用药物为吡喹酮、槟榔和南瓜子等。

（牟　荣）

第六节　亚洲带绦虫

亚洲带绦虫（*Taenia asiatica*）属于圆叶目、带科、带属。成虫寄生于人体小肠引起亚洲带绦虫病（taeniasis asiatica）。目前该虫是流行于亚太地区的优势虫种，人是其唯一终宿主，而猪是其最适宜中间宿主。

【形态与生活史】

亚洲带绦虫的成虫与牛带绦虫在形态上非常相似，头节上均无顶突和小钩，虫体外形以及成熟节片的睾丸数目、分布和孕节子宫的分支数目等都很相似，唯亚洲带绦虫虫体稍短、节片数略少一些。二者的区别主要在于囊尾蚴阶段，即亚洲带绦虫囊尾蚴体积较小，头节上具有两圈发育不良的小钩；而牛带绦虫的囊尾蚴较大，头节上没有小钩（表11-4）。

表11-4　两种牛带绦虫的形态比较

区别点	亚洲带绦虫	牛带绦虫
成虫		
长	4~8 m	4~12 m
节片数	260~1 016 个	1 000~2 000 个
头节直径	1 430~1 760 μm	935~1 430 μm
睾丸数	630~1 190 个	765~1 059 个
孕节子宫分支数	11~32	14~32
囊尾蚴		
长	1 290（450~2 000）μm	3 410（1 650~5 720）μm
宽	1 160（580~1 850）μm	2 240（1 160~3 580）μm
头节大小	640（580~1 850）μm	1 720（590~3 410）μm
头节小钩	有2圈发育不良的小钩	无

亚洲带绦虫的生活史与牛带绦虫很相似，相似之处表现在：① 成虫寄生于人的小肠，人是唯一的终宿主；② 感染时期是囊尾蚴；③ 囊尾蚴一般不寄生于人体。不同之处有：① 亚洲带绦虫的中间宿主是家猪、野猪、牛、羊以及一些野生动物，囊尾蚴主要分布在中间宿主的肝脏，特别在肝实质较多见，而牛带绦虫的中间宿主是牛科动物，囊尾蚴主要分布在牛的全身肌肉组织，很少在内脏；② 亚洲带绦虫囊尾蚴的发育成熟时间约4周，牛囊尾蚴的发育成熟时间需10~12周；③ 人因食入含活囊尾蚴的猪或其他野生动物的内脏而感染亚洲带绦虫，而感染牛带绦虫则主要是生食牛肉所致。

【致病与诊断】

亚洲带绦虫的致病机制与牛带绦虫相似，主要是成虫致病，尚无亚洲带绦虫引起囊尾蚴病的报道。患者的临床表现有排节片史、肛门瘙痒，并伴有消化道和神经方面的症状，如恶心、呕吐、腹痛、头晕、头痛，有的食欲亢进或食欲减退。多数患者的排节片史为1~3年，最长的可达30年。此外，有成虫寄生于十二指肠乳头后导致急性胰腺炎的罕见病例报道。

诊断方法与牛带绦虫病相同。粪便检查仅检获虫卵无法确定感染的虫种，可通过患者排出的孕节或试验性驱虫后获得的虫体来确定虫种，必要时可采用分子生物学方法对虫体节片进行基因分析鉴定。

【流行与防治】

近40年来，人们发现在亚洲东部及东南部太平洋西岸的一些国家和地区，人们较少吃牛肉，某些地区的人甚至根本不吃牛肉，而是喜欢吃生的或未熟的家猪、野猪或其他野生动物的肉和内脏。虽然这些地方的猪体内常可发现囊尾蚴，但是当地人体感染的带绦虫却非常像是牛带绦虫而不是猪带绦虫。经过中国学者范秉真等自1988年以来对台湾省十余个县的调查和研究，提出这实际上是一种外形极似牛带绦虫的新的虫种。以后在中国的广西、贵州和云南也发现了这种新的绦虫种类。近10年来国内外许多学者不断从流行病学、动物和人体感染实验以及分子遗传学等方面开展深入研究，已逐步形成了两种观点：一些学者认为它应当作为一个新的虫种，称之为亚洲带绦虫；另有部分学者认为它是牛带绦虫的一个亚种，称为牛带绦虫亚洲亚种或亚洲牛带绦虫。

目前亚洲带绦虫主要流行于亚太地区，主要在有喜欢生吃或半生吃猪或其他野生动物内脏的地区流行。亚洲带绦虫自范秉真等在我国台湾省首先发现并命名以来，随后发现其广泛分布于东亚的韩国、日本以及东南亚的菲律宾、印度尼西亚、泰国、缅甸、越南等国。近10年来发现该虫还存在于尼泊尔、印度北部和老挝。我国大陆自1999年首次报道云南省兰坪县发现亚洲带绦虫以来，现已证实贵州省都匀市、云南省大理市和兰坪县、广西壮族自治区融水县及宾阳县和四川省雅江县等少数民族聚居地区存在亚洲带绦虫的地方性流行。因生活方式和饮食习惯不同，亚洲带绦虫在不同国家、地区和民族的人群中感染率不同。韩国、印度尼西亚、泰国及菲律宾的人群感染率分别为7%、21%、2.5%及0.12%。我国台湾省山区人群的感染率为12%，其中发病率最高的是泰雅族（12%），其次是布依族（11%）、雅美族（11%）、阿美族（4%）、排湾族（4%）和鲁凯族（3%），最低的是曹族（<1%）。贵州省都匀市郊流行区的人群感染率为2.7%。云南省禄丰干海资、牟定蟠猫、昆明远郊农村和兰坪河西4地区人群的总感染率为16.17%，其中发病率最高的是普米族（30.9%），其次是苗族（25%）、汉族（15%）、彝族（9.1%）和傈僳族（5.79%），最低的是白族（3.3%）。在流行区，感染者中男性多于女性，以青壮年居多，并有一定的家庭聚集性。

影响亚洲带绦虫传播与流行的主要因素与当地传染源的存在以及当地居民喜食生的家畜内脏的饮食习惯有关。在流行区，患者和带虫者的粪便污染外界环境，从而易造成放养的家猪或野生动物的感染，调查发现一些流行区家猪囊尾蚴感染率为1.01%~22.4%。此外，某些少数民族群众喜食生的或不熟的猪肝或野猪的内脏。例如我国台湾省土著居民喜食生的猪及野生动物的脑、肝、肠及肠系膜淋巴组织等内脏；贵州省布依族少数民族居民喜食生的或不熟的猪肝、猪脑等，还喜欢将猪肝切成块放入开水中片刻即蘸香料食用，俗称"梭火锅"。这些不良的饮食习惯均造成亚洲带绦虫病的地方性流行。

亚洲带绦虫病的防治原则同猪带绦虫病。

（牟　荣）

第七节　微小膜壳绦虫

微小膜壳绦虫 [*Hymenolepis nana* (V. Siebold, 1852) Blanchard, 1891] 也称短膜壳绦虫，寄生于鼠类或人的小肠，引起微小膜壳绦虫病（hymenolepiasis nana）。

【形态】

1. 成虫　虫体较小，大小为（5~80）mm×（0.5~1）mm。头节呈球形，直径0.13~0.4 mm，具有4个吸盘和一个短而圆、可以伸缩的顶突。顶突上有20~30个小钩，排成一圈。颈部细长。链体节片数为100~200个，最多时可达近千个。所有节片均宽大于长，并由前向后逐渐增大。孕节大小为（0.15~

0.3）mm×（0.8~1.0）mm，生殖孔位于节片的同一侧。成节有 3 个椭圆形睾丸，横列在节片中部，1 个靠近生殖孔，其余 2 个位于生殖孔对侧。贮精囊较发达。卵巢呈分叶状，位于节片中央。卵巢后方的腹面有椭圆形卵黄腺。孕节的子宫呈袋状，几乎占据整个孕节，其内充满虫卵（图 11-14）。

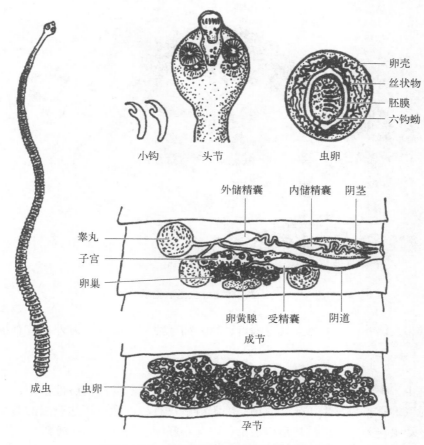

图 11-14 微小膜壳绦虫成虫和虫卵模式图

2. 虫卵 呈圆球形或椭圆形，大小为（48~60）μm×（36~48）μm，无色透明。卵壳很薄，内有一层较厚的胚膜，胚膜的两端略隆起，并由该处各发出 4~8 根极丝，弯曲延伸在胚膜与卵壳之间，胚膜内含有一个六钩蚴。

【生活史】

微小膜壳绦虫的生活史有两种类型：不需要中间宿主的直接发育型、需要中间宿主的间接发育型。

1. 直接发育型 成虫寄生在鼠类或人的小肠内，脱落的孕节或虫卵随宿主粪便排至体外。从粪便排出的虫卵已经具有感染性，若被终宿主（人或鼠）吞食，虫卵在其小肠内孵出六钩蚴，然后钻入肠绒毛，经 3~4 天发育为似囊尾蚴（cysticercoid），6~7 天后，似囊尾蚴又钻破肠绒毛回到肠腔，以头节吸盘固着在肠壁上，逐渐发育为成虫。自食入虫卵至发育为成虫并排出孕节或虫卵共需时 2~4 周，成虫寿命为 4~6 周。

若孕节在宿主肠道内停留较长时间可被消化，释出的虫卵可直接在肠内孵出六钩蚴，钻入肠绒毛，经似囊尾蚴发育为成虫，引起自体内重复感染（auto reinfection）。国内曾报道一患者经连续 3 次驱虫，共排出成虫 37 482 条。微小膜壳绦虫是唯一能够在同一宿主体内完成生活史的绦虫。

2. 间接发育型 微小膜壳绦虫卵若被中间宿主吞食，六钩蚴在其血腔内发育为似囊尾蚴，鼠类或人由于误食含有似囊尾蚴的中间宿主而感染。已证明犬栉首蚤（*Ctenocephalides canis*）、猫蚤（*C. felis*）、印鼠客蚤（*Xenopsylla cheopis*）和致痒蚤（*Pulex irritanus*）等多种蚤类及其幼虫和面粉甲虫（*Tenebrio* spp.）和拟谷盗（*Tribolium* spp.）等均可作为微小膜壳绦虫中间宿主。当这些昆虫吞食虫卵后，卵内的六钩蚴可在昆虫血腔内发育为似囊尾蚴，似囊尾蚴在中间宿主体内的发育与外界温度有关，温度保持在 30℃情况下，自虫卵感染至似囊尾蚴发育成熟约需时 8 天（图 11－15）。鼠和人因误食含似囊尾蚴的中间宿主昆虫而感染。

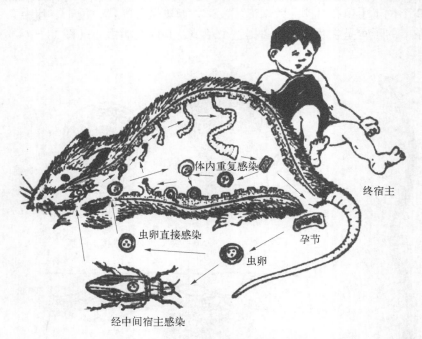

体内重复感染

终宿主

孕节

虫卵直接感染

虫卵

经中间宿主感染

图 11－15　微小膜壳绦虫生活史示意图

成虫除寄生于鼠和人体外，还可感染其他啮齿动物，如旱獭、松鼠等。另外，曾有报道在犬粪便中发现微小膜壳绦虫卵。

【致病】

该虫致病主要是由于头节上的吸盘、小钩和体表的微毛对宿主肠壁的机械性损伤，以及虫体的毒性分泌物所致。在成虫附着的肠黏膜发生坏死、溃疡、细胞溶解，有的可形成深达肌层的溃疡，并有淋巴细胞与中性粒细胞浸润。幼虫侵入也可以破坏黏膜绒毛，引起小肠吸收与运动功能障碍。

感染微小膜壳绦虫患者多为无症状带虫者和慢性感染者，常在粪检时发现虫卵而证实感染。感染严重者特别是儿童，可出现胃肠道和神经症状，如恶心、呕吐、食欲不振、腹痛、腹泻，以及头痛、头晕、烦躁和失眠，甚至惊厥等。少数患者还可出现皮肤瘙痒和荨麻疹等过敏症状，但也有个别患者感染很重却无任何临床表现。有研究报告称微小膜壳绦虫感染者可出现维生素 B_{12} 和叶酸吸收不良，造成贫血。由于自体内重复感染和自体外重复感染，微小膜壳绦虫感染者感染可持续很多年，甚至终生存在。除寄生于肠道外，微小膜壳绦虫还可侵犯其他组织，如曾有在胸部的肿块中检获成虫以及寄生阴道的报道。

研究显示，患者血内可出现嗜酸性粒细胞增多，血黏度增加，同时产生特异的 IgM 和 IgG 等。这些免疫球蛋白能损伤和破坏新入侵的六钩蚴。同时，体内致敏的 T 细胞对虫体的生长也有明显的抑制作用。近年的研究发现，宿主的免疫状态对该虫的感染和发育过程影响很大。该虫属于一种机会致病寄生虫。由于机体使用类固醇激素治疗其他疾病时造成免疫抑制，从而引起似囊尾蚴的异常增生和播散。大多数重度感染者都曾有过使用免疫抑制剂的病史，所以在临床进行免疫抑制治疗前应先驱除该虫。

【诊断】

从患者粪便中查到虫卵或孕节可确诊，硫酸锌漂浮法或饱和盐水浮聚法均可提高虫卵的检出率。

【流行】

微小膜壳绦虫为世界性分布，在热带、亚热带地区感染严重，感染率为 0.3%～50%。印度为 9.9%，摩洛哥为 7.2%，利比亚为 0.1%，泰国为 13.1%，墨西哥为 10%～23%。在我国，鼠类感染很普遍，据报道大理市下关野栖小兽类哺乳动物中，感染率为 14.64%，其中卡氏小鼠、中华姬鼠、白腹鼠和齐氏姬鼠的感染率分别为 40.48%、29.03%、18.75% 和 18.47%。人群感染率以新疆感染率较高，平均感染率为

2. 201%，其中乌鲁木齐市、伊宁市和喀什市，感染率分别高达为8.78%、11.34%和6.14%。各年龄组均易感染，但以儿童的感染率较高。据第一、二次全国人体重要寄生虫病现状调查资料显示，全国共有19个省（自治区、直辖市）查有人体感染，除新疆和西藏的感染率超过1%外，余均低于1%，为0.045%。此外，有调查显示我国台湾省东南部高山族感染率为8%，宜兰县居民感染率为5%。

由于该虫的生活史过程可以不需要中间宿主，而由虫卵直接感染人体，故该虫的流行主要与个人卫生习惯有关。虫卵自孕节排出后即具有感染性，在粪尿中能存活较长时间。但虫卵对干燥抵抗力较弱，在外环境中，不久即丧失感染性。所以，虫卵主要通过直接接触粪便或通过厕所、便盆的污染再经手-口方式而进入人体，特别是儿童聚集的场所更易互相传播。偶然误食到带有似囊尾蚴的昆虫是感染的另一原因。另外，由于该虫能发生自体内重复感染，造成顽固性寄生，也具有一定的流行病学意义。

关于人和鼠类的微小膜壳绦虫相互感染的问题，曾有不少争论。有的认为鼠类微小膜壳绦虫是另一虫种，称 *Hymenolepis fraternal*；有的认为是微小膜壳绦虫的一种变种（*H. nana* var. fraternal）；也有的认为两者是同种，有实验表明，人体的微小膜壳绦虫经过多代小鼠感染后，逐渐变成了对小鼠易感的虫种，人类和鼠类的微小膜壳绦虫可以相互转变。因此，鼠类在本病的流行上对人类来说起着保虫宿主的作用。因此，鼠类感染可为人体感染微小膜壳绦虫病起到一定的储存和传播病原的作用，在流行病学上具有重要意义。

【防治】

1. 预防　彻底治疗患者，以防止传播和自身感染；加强健康教育、养成良好的个人卫生习惯、饭前便后洗手；注意环境卫生、消灭鼠类、蚤类；注意营养、提高个体抵抗力是预防本病的重要措施。

2. 治疗　首选可采用吡喹酮15~25 mg/kg早餐后顿服，或用阿苯达唑片剂每天200 mg，服用3天，治愈率达90%~98%。

（王　昕）

第八节　缩小膜壳绦虫

缩小膜壳绦虫 ［*Hymenolepis diminuta*（Rudolphi，1819）Blanchard，1891］或称长膜壳绦虫，属圆叶目、膜壳科、膜壳属。为鼠和其他啮齿类常见的寄生虫，由Olfers于1766年首先在南美洲鼠体内发现。该虫偶可寄生于人体，引起缩小膜壳绦虫病（hymenolepiasis diminuta）。

【形态与生活史】

成虫虫体的形态与微小膜壳绦虫基本相似，但虫体较大，属中型绦虫。虫卵的区别较明显（表11-5、图11-16）。

表 11-5　两种膜壳绦虫形态的区别

鉴 别 点	微小膜壳绦虫	缩小膜壳绦虫
成虫	小型绦虫	中型绦虫
体长	5~80 mm	200~600 mm
节片数	100~200 个	800~1 000 个
顶突及小钩数	顶突发育良好，可自由伸缩，上有小钩20~30个	顶突发育不良，藏在头顶凹陷中，不易伸出，上无小钩
孕节子宫形状	袋状	袋状，但四周向内凹陷呈瓣状
虫卵	较小，球形或椭圆形，大小为（48~60）×（36~48）μm，无色透明，卵壳很薄，胚膜两端有4~8根极丝	稍大，多为长圆形，大小为（60~79）×（72~86）μm，黄褐色，卵壳较厚，胚膜两端无丝状物，但卵壳与胚膜间有透明胶状物

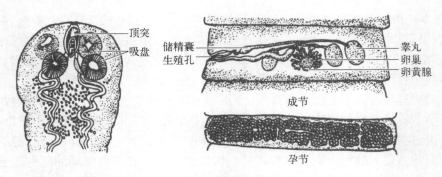

图 11 - 16　缩小膜壳绦虫成虫模式图

与微小膜壳绦虫的生活史基本相似，但发育过程必须经过昆虫中间宿主。人偶然误食带有成熟似囊尾蚴的中间宿主而感染。已经证明蚤类、甲虫、蟑螂、倍足类和鳞翅目昆虫等 20 多种节肢动物可以作为它的中间宿主。其中具带病蚤（*Nosopsyllus fasciatus*）、印鼠客蚤（*Xenopsylla cheopis*）、大黄粉虫（*Tenebrio molitor*）及谷蛾（*Tinia granella*）较为常见。

成虫寄生在终宿主鼠或人小肠中，脱落的孕节和虫卵随粪便排出体外。虫卵被中间宿主吞食后，在其消化道内孵出六钩蚴并进入血腔内经 7~10 天发育成似囊尾蚴，人偶因误食似囊尾蚴的昆虫而感染。从似囊尾蚴感染至成虫排卵，需 12~13 天（图 11 - 17）。

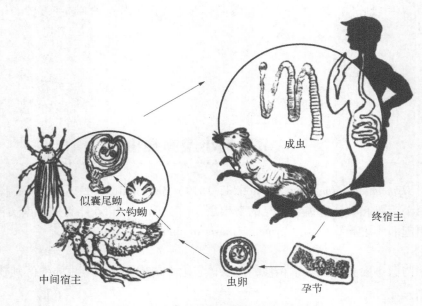

图 11 - 17　缩小膜壳绦虫生活史示意图

【致病与诊断】

缩小膜壳绦虫对人体的危害较微小膜壳绦虫轻。感染者一般无明显的临床症状，或仅有轻微的神经和胃肠症状。据临床资料统计，腹痛、腹泻、稀便或其他肠胃道功能失调等症状较为多见，其次为食欲缺乏、头昏或头晕、面黄、营养不良、疲倦无力、失眠、烦躁或精神不振等。严重者可出现眩晕、贫血等。其他症状如口腔溃疡、口周湿疹、角膜炎、牙龈出血、颈淋巴结肿大、腹股沟淋巴结肿大、肛门瘙痒、皮肤出血点及嗜食土块等症状也偶有出现。

诊断方法同微小膜壳绦虫。

【流行与防治】

缩小膜壳绦虫是鼠类常见的寄生虫，偶然寄生于人体。国外至今已有 500 多例病例报道，散布于南美、澳大利亚、欧洲、亚洲东部、印度、俄罗斯、加拿大、美国和南非等地。国内自 1928 年以来，病例报道已超过 200 例，分布在北京、台湾、福建、四川、广东、广西、江苏、浙江、上海、湖南、湖北、江西、安徽、河南、山东、陕西、贵州、云南、辽宁、宁夏、新疆、西藏、河北、黑龙江和海南 25 个省（自治区、直辖市）。全国平均感染率为 0.013%，多数为散发的儿童病例。患者无自体内重复感染情况，故寄生的虫数一般较少，最多的曾驱出过 40 条成虫，也有一家几个人同时感染的报道。人体感染主要是因误食了含有似囊尾蚴的昆虫而引起。该虫的中间宿主种类多，分布广泛，特别是其最适中间宿主大黄粉虫和谷蛾等都是常见的粮食害虫，生活在仓库、商店和家庭的粮食中。这些地方又有多种家鼠栖息活动，这样不仅易造成鼠类的高度感染，也是人体感染的重要条件。儿童因不良卫生习惯，更易误食昆虫感染本病。

防治原则与微小膜壳绦虫相同，同时应注意严格粮食仓库管理，消灭仓库害虫和灭鼠等。治疗药物与微小膜壳绦虫相同。

（王　昕）

第九节　细粒棘球绦虫

棘球绦虫属带科，棘球属。原学者认为该属仅有 4 种绦虫，即细粒棘球绦虫（*Echinococcus granulosus* Batsch，1786）、多房棘球绦虫（*Echinococcus multilocularis* Leuckart，1863）、少节棘球绦虫（*Echinococcus oligarthrus* Diesing，1863）、伏氏棘球绦虫（*Echinococcus vogeli* Rausch & Berhstein，1972）。其中少节棘球绦虫和伏氏棘球绦虫可以寄生人体，但我国没有发现这两种虫体。

在 2005 年，我国学者在四川省甘孜州石渠县从高原鼠兔（*Ochotona curzoniae*）内脏和藏狐（*Vulpes ferrilata*）小肠分离到一种特殊的绦虫，经分子生物学和形态学研究，确定为一种新的棘球属绦虫，命名为石渠棘球绦虫（*Echinococcus shiquicus* Xiao，2005）。随后，在青海省青南高原也发现石渠棘球绦虫的存在，但目前尚未发现石渠棘球绦虫感染人体。

细粒棘球绦虫又称包生绦虫。成虫寄生于犬科食肉类动物，幼虫称棘球蚴（hydatid cyst，echinococcus cyst），寄生于人或多种食草动物体内，引起细粒棘球蚴病（echinococcosis granulosus），又称囊型棘球蚴病（cystic echinococcosis，CE）、单房性棘球蚴病（unilocular echinococcosis）、单房包虫病（unilocular hydatid disease）和囊型包虫病（cystic hydatid disease）。棘球蚴病分布地域广泛，23 个省（自治区、直辖市）报道有原发性人、畜包虫病，流行区主要分布于西部、北部和西北的牧区和农牧区，是一种严重危害人类健康和畜牧业生产的人兽共患病。是我国重点防治的寄生虫病之一。

【形态】

1. 成虫　该虫是绦虫中最短小的虫种之一，体长 2~7 mm，由头节、颈部及链体组成，链体仅具幼节、成节和孕节各一节，偶或多一节。头节略呈梨形，具有顶突和 4 个吸盘。顶突富含肌肉组织。伸缩力强，其上有两圈大小相间呈放射状排列的小钩共 28~48 个（通常 30~36 个）。顶突顶端有一群梭形细胞组成的顶突腺（rostellar gland）。成节的结构与带绦虫相似，生殖孔位于节片一侧的中部偏后，睾丸 45~65 个，分布于生殖孔的前后方，孕节最长大，其生殖孔开口更靠后，子宫有不规则的分支和侧突（亦称侧囊），含虫卵 200~800 个（图 11-18）。

2. 虫卵　与猪带绦虫和牛带绦虫卵相似，在光镜下难以区别。

3. 幼虫　即棘球蚴（echinococcus），为圆球形囊状体，大小因寄生的时间（时间越长直径越大）、部位以及宿主的不同而异，小者直径可不足 1 cm，大者直径可至 40 cm。棘球蚴为单房性囊，由囊壁和内含物（生发囊、原头蚴、子囊、孙囊和囊液等）组成。囊壁外有宿主的纤维组织包绕。囊壁分两层，外层为角皮层（laminated layer），厚 1~4 mm，乳白色，半透明，似粉皮状，较松脆，易破裂。光镜下观察无细胞结构而具有多层纹理状条纹。内层为生发层（germinal layer），亦称胚层，具有生发作用，厚 20~25 μm，具

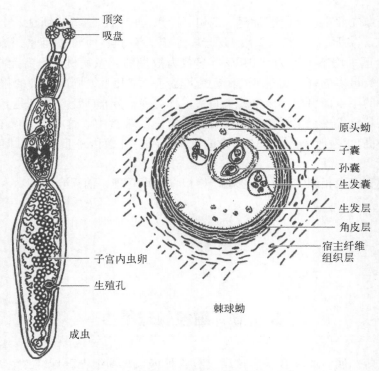

图 11-18 细粒棘球绦虫成虫和幼虫模式图

有许多细胞核。生发层紧贴在角皮层内，电镜下可见从生发层上有无数微毛延伸至角皮层内。囊内充满液体，称为囊液或棘球蚴液（hydatid fluid）。囊液无色透明或微带黄色，比重 1.01~1.02，pH 6.7~7.8，内含多种蛋白、肌醇、卵磷脂、尿素及少量糖、无机盐和酶等，对人体具有强抗原性（图 11-18）。

（1）原头蚴（protoscolex）：亦称原头节，生发层向囊内长出许多原头蚴，原头蚴椭圆形或圆形，大小为 170 μm×122 μm，为向内翻卷收缩的头节，其顶突和吸盘内陷，保护着数十个小钩。此外，还可见石灰小体等。原头蚴与成虫头节的区别在于其体积小和缺顶突腺。内壁上长出 5~40 个数量不等的原头蚴。原头蚴除向生发囊内生长外，也可向囊外生长为外生性原头蚴，由于可不断扩展，其危害较内生的棘球蚴更大。

（2）生发囊（brood capsule）：亦称育囊，是仅有一层生发层的小囊，直径约为 1 mm，由生发层的有核细胞发育而来。据观察，最初由生发层向囊内芽生成群的细胞，这些细胞空腔化后，形成小囊并长出小蒂与生发层连接。在小囊内壁上长出 5~40 个数量不等的原头蚴（图 11-18）。

（3）子囊（daughter cyst）：子囊可由母囊的生发层直接长出，也可由原头蚴或生发囊进一步发育而成。子囊囊壁结构与母囊相似，也有角皮层和生发层组成，囊内也可生长原头蚴、生发囊以及与子囊结构相似的小囊，称为孙囊（grand daughter cyst）。从壁上脱落的原头蚴、生发囊及小的子囊悬浮在囊液中，称为囊砂或棘球蚴砂（hydatid sand）。一个棘球蚴中可有无数的原头蚴，一旦破裂，散播的原头蚴、生发囊及子囊等囊砂结构，均可在中间宿主体内形成许多新的棘球蚴。有的棘球蚴囊无原头蚴、生发囊等，称为不育囊（infertile cyst）。

【生活史】

细粒棘球绦虫的终宿主是犬、豺、狼等犬科食肉类动物，中间宿主是羊、牛、骆驼等多种食草类动物和人。

成虫寄生在终宿主小肠上段，以顶突上的小钩和吸盘固着在肠绒毛基部隐窝内，孕节或虫卵随宿主粪便排出。孕节排出后有较强的活动能力，可沿草地和植物蠕动并爬行，致使虫卵扩散、污染动物和周围环境，包括草场、畜舍、土壤和水源等。当包括人在内的中间宿主，误食了虫卵或孕节，六钩蚴在其肠内孵出，钻入肠壁，经血循环至肝、肺等器官，经 3~5 个月，发育成直径为 0.5~3 cm 的棘球蚴，以后每年增长 1~5 cm，最大可长到 30~40 cm，成为巨大囊肿，容积从数百至数千毫升不等，囊内可含原头蚴数千至数万，甚至数十万个。棘球蚴在人体内可存活 40 年，甚至更久。但如遇继发感染或外伤时，可发生变性衰亡，囊液浑浊而终被吸收和钙化。棘球蚴被犬、狼等终宿主吞食后，其所含的每个原头蚴都可发育为一条成虫。由于棘球蚴中含有大量的原头蚴，故犬等终宿主肠内寄生的成虫可达数千至上万条。从终宿主被感染至发育成熟排出虫卵和孕节约需 8 周。成虫寿命为 5~6 个月（图 11-19）。

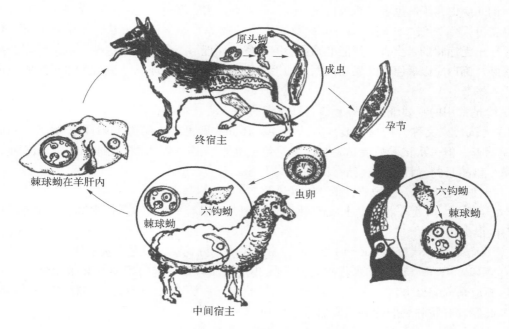

图 11-19　细粒棘球绦虫生活史示意图

【致病】

棘球蚴对人体的危害以机械损害为主。儿童和年轻人是高发人群，40 岁以下者约占 80%，严重程度取决于棘球蚴的体积、数量、寄生时间和部位。六钩蚴侵入宿主组织后，其周围出现炎症反应和细胞浸润，逐渐形成一个纤维性外囊。因棘球蚴生长缓慢，往往在感染 5~20 年后才出现症状。原发的棘球蚴感染多为单个，继发感染常为多发，约占患者的 20% 以上，可同时累及数个器官。棘球蚴在人体内可发现于几乎所有部位。据我国新疆 15 298 例患者分析，最多见的部位是肝（占 69.9%），多在右叶，肺（19.3%），腹腔（3%）以及原发在肝再向各器官转移（5.3%）。其他部位分别是：脑（0.4%）、脾（0.4%）、盆腔（0.3%）、肾（0.3%）、胸腔（0.2%）、骨（0.2%）、肌肉（0.1%）、胆囊（0.1%）、子宫（0.1%）以及皮肤、眼、卵巢、膀胱、乳房、甲状腺等（0.4%）。在肺和脾内棘球蚴生长较快，在骨组织内则生长极慢。巨大的棘球蚴囊多见于腹腔，它可以占满整个腹腔，推压膈肌，甚至使一侧肺叶萎缩。由于棘球蚴的不断生长，压迫周围组织、器官，引起组织细胞萎缩、坏死。因此，棘球蚴病的临床表现较为复杂，主要有：

1. **局部压迫和刺激症状**　受累部位有轻微疼痛和坠胀感。如寄生肝可有肝区疼痛；在肺可引起干咳、咯血、呼吸急促、胸痛等呼吸道症状；脑部受累则出现颅内压增高症状如头痛、恶心、呕吐、视乳头水肿、抽风甚至偏瘫等；骨棘球蚴常发生于骨盆、椎体的中心和长骨的干骺端，破坏骨质，使之疏松，易造成骨折或骨裂。位置表浅的棘球蚴可在体表形成包块，触之坚韧，有弹性，叩诊时可有震颤。包块压迫门静脉可致腹水，若压迫胆管可致阻塞性黄疸、胆囊炎等。

2. **毒性和过敏反应**　如食欲减退、体重减轻、消瘦、发育障碍、恶病质、荨麻疹和血管神经性水肿等。若棘球蚴破裂，囊液大量溢出，可引起严重的过敏反应而致休克，甚至死亡。中毒和胃肠道功能紊乱主要表现为食欲减退、体重减轻、消瘦、贫血及发育障碍等症状。

3. **继发性感染**　手术中或其他诱因造成棘球蚴破裂，囊砂外泄到组织间或腹腔中，囊砂可在所在处形成新的多个棘球蚴，此称为继发性棘球蚴病。

肝棘球蚴囊破裂可进入胆道，包虫碎片可堵塞胆总管，引起急性炎症，出现胆绞痛、寒战高热、阻塞性黄疸等。胆道与包虫交通后，可发生非特异性感染，形成包虫囊腔积脓。破入腹腔可致急性弥漫性腹膜炎。肺棘球蚴囊如破裂至支气管，可咳出小的生发囊、子囊和囊壁碎片等。

【诊断】

棘球蚴生长缓慢，在较长时间内无症状和体征且临床表现极其复杂，故早期难以确诊。在流行区应警惕此病的可能。询问病史，了解患者是否来自流行区，是否有与犬、羊等动物或皮毛接触史，对诊断有重要参考价值。可疑者可采用 X 线、B 超、CT、MRI 及同位素扫描等影像学诊断方法，特别是 B 超、CT 和 MRI，不仅可早期诊断出无症状的带虫者，且能准确地检测出各种病理形态影像。但这些方法均难以对病变的性质做出明确的诊断。确诊应以病原学结果为依据，即手术取出棘球蚴，或从痰、胸腔积液、腹水或尿等检获棘球蚴碎片或原头蚴等。

血清学试验是常用的重要辅助诊断和流行病学调查的方法。主要有：

1. 包虫皮内试验　又称卡松尼试验。方法简便，15 min 即可得出结果，阳性率 78.6%～100%，常用于人群大规模筛查，但一次试验后受试者会出现抗包虫抗体，再次检测时出现假阳性，现已渐少使用。

2. ELISA　敏感且特异性较高，已有试剂盒供使用。

3. IHA　阳性率达 80%，但敏感性低于 ELISA。

4. 亲和素-生物素-酶复合物酶联免疫吸附试验（ABC－ELISA）　敏感性最高，比常规 ELISA 高 4～6 倍，且假阳性很少。

5. 斑点酶联免疫吸附试验（Dot－ELISA）　操作简便、易观察，很适于基层使用。

此外尚有 CIEP、IFAT、LAT 和水化矽酸铝絮状试验等，均有一定的特异性和敏感性。目前认为对包虫病的免疫诊断应采取综合方法，用 2～3 项血清学试验相互弥补不足，以提高诊断准确率。本病应注意与多房包虫病、肝癌、肝脓肿、肝囊肿、肝血管瘤鉴别。

【流行】

1. 地理分布　细粒棘球绦虫对宿主有较广泛的适应性，在一定的自然环境中，终宿主和中间宿主常形成比较固定的动物间循环关系链。依据这种关系链，可将流行区大略分为两型：① 森林型（北极型），分布于较寒冷的地带，主要在犬、狼和鹿之间形成野生动物循环。② 畜牧型，分布较广泛，遍及世界各大洲牧区，以犬和偶蹄类家畜之间形成家养动物循环，其中有羊/犬、牛/犬和猪/犬等不同类型。在我国分布较广的是绵羊/犬循环，其次是牦牛/犬循环，主要见于青藏高原和甘肃省的高山草甸、山麓地带以及四川西部藏区。

细粒棘球绦虫和棘球蚴病呈世界性分布，畜牧业发达的地方往往是此病流行区，在澳大利亚、新西兰、阿根廷、乌拉圭、南非及亚洲都有流行。

我国是棘球蚴病流行最严重的国家之一，主要流行在西部和北部广大农牧区，即西藏、四川、青海、宁夏、甘肃、新疆和内蒙古 7 个省（自治区），其次是陕西、河北、山西部分地区。另外，在黑龙江、吉林、辽宁、河南、山东、安徽、湖北、贵州和云南等省也有散发病例。迄今为止，全国已有 23 个省（自治区、直辖市）共计 360 县都有流行或散发病例报道。

据第二次全国人体重要寄生虫病现状调查报告显示，在 12 个省（自治区）开展的调查，血清学阳性率为 12.04%，B 超检查棘球蚴病患病率为 1.08%，由此推算全国现有患者约为 38 万，受棘球蚴病威胁的人口约 6 600 万人。在西北 5 省（自治区）流行区，人群患病率为 0.6%～4.5%。人群中最易感染者是学龄前儿童。新疆 15 289 例患者中，15 岁以下者占 32.1%，主要动物中间宿主绵羊的棘球蚴感染率为 3.3%～90%，家犬的成虫感染率为 7%～71%。在青海省，人群患病率为 0.45%～9.50%，平均为 3.39%，其中牧民患病率最高，个别地区可达 12.2%，牦牛平均感染率为 55.29%，绵羊为 53.72%，家犬的平均感染率为 39.09%，个别地区高达 78.13%。在四川西部地区，牦牛的感染率为 50.8%，犬的感染率为 13.2%。

据 2012 年《全国包虫病流行情况调查报告》显示，对内蒙古、四川、甘肃、青海、宁夏、新疆及新疆生产建设兵团的调查显示，流行区人群患病率为 0.24%，单房包虫病患病率为 0.20%，多房包虫病患病率为 0.15%。推算以上流行区患病人口为 11.5 万，受威胁人口近 5 000 万。检出率比 2004 年有所降低。包虫病检出率女性高于男性，随年龄的增长而升高，在 6~13 岁儿童中检出率为 0.10%。终宿主犬粪抗原阳性率为 4.26%，家畜棘球蚴检出率为 4.72%。另根据现有资料推算，西藏的包虫感染情况也不容忽视。

2. 流行因素

（1）虫卵污染外界环境：牧区犬只感染严重，犬粪中虫卵量大，虫卵可随犬的活动及尘土、风、水散播在人及家畜活动的场所，犬及牛、羊等动物的身体各部位也可沾有虫卵，致使虫卵污染周围环境，包括牧场、畜舍、皮毛、蔬菜、土壤及水源等。虫卵在外界有较强的抵抗力，能耐低温至 -56℃，在干燥的环境中能生存 11~12 天，在 2℃ 水中能活 2.5 年，冰中可活 4 个月，经过严冬仍具有感染力，对化学药品也有很强的抵抗力，一般化学消毒剂不能杀死虫卵。

（2）人与家畜和环境的密切接触：流行区牧民家中都养犬看家护畜，儿童多喜欢与家犬亲昵、嬉戏，很容易受到感染。成人在生活、生产活动中如剪羊毛、挤奶、喂犬等与牧犬或皮毛接触较多，而受到感染。此外，许多人则通过食入被虫卵污染的食物、蔬菜和瓜果、水或饮料而受到感染。

（3）病畜内脏处理不当：在流行区，群众常用感染有棘球蚴的家畜内脏喂犬，或将其随意抛在野外，致使野犬、狼、豺等受到感染，从而又加重羊、牛感染，使流行愈加严重。

在非流行区，人因偶尔接触受感染的犬，或接触到来自流行区的动物皮毛而受感染。随着我国经济迅速发展，流行区的畜产品大量流向内地，各地也在不断开辟新的牧场，引进和饲养大批牲畜，因此，非流行区也存在着潜在的流行危险，必须加强对本病的防治。

【防治】

1. 预防　在流行区应采取以预防为主的综合性防治措施，主要包括以下几个方面。

（1）加强犬的管理：扑杀野犬，定期为家犬、牧犬驱虫，驱虫时要对犬排出物无害化处理。

（2）加强卫生宣传教育：普及包虫病知识，提高全民的防病意识。养成良好的个人卫生和饮食卫生习惯，要让流行区群众都了解到接触犬、羊等动物后一定要流水充分洗手，食物在食用前一定要充分加热。在生产中加强个人防护，避免感染。

（3）加强卫生法规建设和卫生检疫：强化个人卫生行为规范，推广集中屠宰与检疫，严格、合理处理病畜及其内脏，严禁用其喂犬、乱扔，需要进行深埋或焚烧。

我国卫生部 1992 年颁布了新的全国包虫病防治规划，2010 年卫生部等 14 个部门联合印发《包虫病防治行动计划（2010~2015 年）》，2016 年 12 个部门联合印发《全国包虫病等重点寄生虫病防治规划（2016~2020 年）》在流行区推行以健康教育、查治患者、培训专业技术人员、建立防治机构、定期开展防治监测、开展防治科学研究、加强屠宰卫生管理和家犬登记管理以及定期药物驱虫、捕杀野犬为主的综合防治措施。不断加强专业防治机构能力建设。经过几年实施，部分地区已取得了一定的效果，但对包虫病的防治工作仍需持续重视和加强。

2. 治疗　治疗一般以手术治疗为主，术中应注意避免囊液外溢，防止发生过敏性休克和继发感染。早期较小的棘球蚴可试用阿苯达唑、吡喹酮或甲苯哒唑等药物治疗。

（王　昕）

第十节　多房棘球绦虫

多房棘球绦虫（*Echinococcus multilocularis* Leuckart, 1863）属圆叶目、带科，棘球属。该虫的形态和生活史与细粒棘球绦虫相似而有差别，其成虫寄生在狐和犬小肠，中绦期幼虫称为泡球蚴（alveolar hydatid cyst）寄生在啮齿类或食虫类动物和人体，引起泡球蚴病（alveococcosis），或称泡型棘球蚴病（alveolar echinococcosis, AE）、泡型包虫病（alveolar hydatid disease）、多房包虫病（multilocular hydatid disease）。

多房包虫病又被称为"虫癌"，是致死性疾病，患者不经治疗，10 年死亡率可达 90%。主要流行于西藏、青海、四川、宁夏、甘肃、新疆的部分地区。我国是世界上多房包虫病高发的国家之一。

【形态】

1. 成虫　与细粒棘球绦虫很相似，但虫体更小，体长 1.2~3.7 mm，常有 4~5 个节片，头节有 4 个吸盘，顶突上有 13~34 个小钩。成节、孕节生殖孔位于节片中线偏前，睾丸数较少，为 26~36 个，都分布在生殖孔后方。孕节子宫无侧囊，内含虫卵 187~404 个（表 11-6）。

表 11-6　细粒棘球绦虫与多房棘球绦虫的区别

鉴别点	细粒棘球绦虫	多房棘球绦虫
成虫		
体长	2~7 mm	1.2~3.7 mm
节片数	3~4 个	4~5 个
头节	顶突伸缩力强，28~48 个小钩	顶突小，13~34 个小钩
成节	睾丸 45~65 个	睾丸 26~36 个
孕节	生殖孔位于节片一侧的中部偏后，子宫有不规则的分支和侧突	生殖孔在节片中线偏前，子宫无侧囊
幼虫	称棘球蚴，单房性囊，内含生发囊、原头蚴、子囊、孙囊、囊液等，囊壁分角皮层和生发层两层，囊壁外有宿主的纤维组织包绕	称泡球蚴，囊泡状团块，由无数大小囊泡相连聚集而成，囊壁分角皮层和生发层两层，但均较薄，囊泡内含囊液和原头蚴或含胶状物而无原头蚴，整个泡球蚴与周围组织间无纤维囊分隔
主要终宿主	犬、豺、狼等犬科食肉类动物	狐、犬、狼、獾和猫等
主要中间宿主	羊、牛、骆驼等食草类动物和人	啮齿类（田鼠科）和人

2. 虫卵　形态和大小均与细粒棘球绦虫卵相似，光镜下难以区别。

3. 幼虫　即泡球蚴主要寄生在肝，为淡黄色或白色的囊泡状团块，常由无数大小囊泡相互连接、聚集而成。每个囊的大小基本相同，囊泡圆形或椭圆形，直径为 1~7 mm，囊泡内有的含透明囊液和许多原头蚴，泡球蚴多以外生性出芽生殖不断产生新囊泡，长入组织。我国学者丁兆勋发现在囊泡中，囊壁也可向内芽生形成隔膜而分离出新囊泡。一般 1~2 年，被寄生的器官就几乎全部被大小囊泡占据。呈葡萄状的囊泡群还可向器官表面蔓延至体腔内，或经血液转移到远处脏器，酷似恶性肿瘤（图 11-20）。

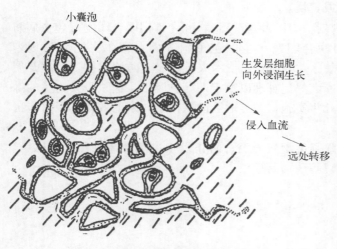

图 11-20　多房棘球蚴生长示意图

小囊泡

生发层细胞向外浸润生长

侵入血流

远处转移

人是多房棘球绦虫的非适宜中间宿主，人体感染时囊泡内只含胶状物而无透明囊液，原头蚴少见。囊泡外壁角皮层很薄且常不完整，整个泡球蚴与周围组织间无纤维组织被膜分隔。邻近的肝组织细胞呈现大片的坏死（图 11-20）。

【生活史】

多房棘球绦虫生活史与细粒棘球绦虫相似，终宿主主要是狐，其次是犬、狼、獾和猫等。在有多房棘球绦虫寄生的终宿主肠道内，可同时有细粒棘球绦虫寄生。中间宿主为野生啮齿类动物如田鼠、麝鼠、旅鼠、仓鼠、大沙鼠、棉鼠、黄鼠、鼢鼠、长爪沙鼠、小家鼠、鼠兔以及牦牛、绵羊和人等。

当体内带有泡球蚴的鼠或动物脏器被狐、犬和狼等终宿主吞食后，约经 45 天，原头蚴可以在小肠内发育为成虫并排出孕节和虫卵。鼠类因食入终宿主粪便中的虫卵而受感染，另外由于地甲虫喜食狐粪，在其消化道和体表携带的虫卵可在鼠类捕食甲虫时，被鼠类食入，故地甲虫可起到转运虫卵的作用。人因误食虫卵而感染。由于人不是多房棘球绦虫的适宜中间宿主，人体内的泡球蚴囊泡内只含胶状物，少有原头蚴（图11-21）。

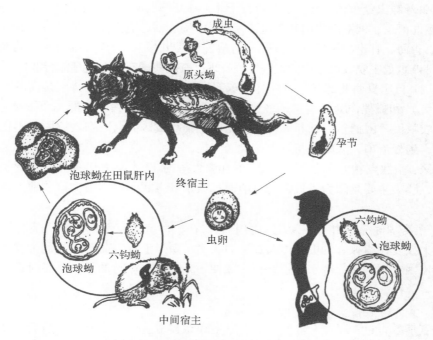

图11-21 多房棘球绦虫生活史示意图

【致病】

人泡球蚴病通常比细粒棘球蚴病更严重，病死率较高。患者多为20~40岁的青壮年，其原发病灶几乎100%在肝脏，肺、脑等其他部位的泡球蚴多为由肝原发灶通过血循环转移而来。泡球蚴可为单个的巨块型、弥漫的结节型或二者混合型。泡球蚴致病机制主要包括直接侵蚀、毒性损害和机械压迫三个方面。泡球蚴在肝实质内呈弥漫性浸润生长，逐渐波及整个肝，直接破坏和取代肝组织，其中心部位常发生缺血性坏死、崩解液化，从而形成空腔或钙化，呈蜂窝状的囊泡内含胶状物或豆腐渣样碎渣，原头蚴少见。泡球蚴与宿主周围组织间无纤维组织被膜分隔，产生的毒素又进一步损害肝实质，邻近的肝组织细胞呈现大片的坏死。周围的组织还会因受压迫而发生萎缩、变性甚至坏死。可引起肝功能衰竭而导致肝昏迷，或诱发肝硬化而致门脉高压，并发消化道大出血而造成死亡。或由于肝内外胆管受压迫和侵蚀，可引起黄疸。泡球蚴若侵入肝门静脉分支，则沿血流在肝内广泛播散，若侵入肝静脉也可随血循环转移到全身各部位，如肺、脑等脏器，从而产生相应的症状和体征如咯血、气胸和癫痫、偏瘫等。

泡球蚴早期生长一般不出肝界，所以早期不会出现疼痛等症状，潜伏期一般较长，到疾病晚期，临床上会出现右上腹缓慢增长的肿块或肝肿大，许多患者有肝区疼痛、压迫或坠胀感、黄疸及门脉高压，几乎所有患者都有肝功能损害的表现，如食欲不振、消化不良等，晚期患者甚至有恶病质现象，此时往往已经丧失手术切除机会。本病症状似肝癌，但其病程通常较长。

【诊断】

询问病史，若患者来自流行区，则应给予首先考虑。询问患者是否与狐狸，犬或其皮毛有接触史对诊断有重要的帮助作用。定期对流行区高风险人群进行B超检查，对该疾病的早期诊断具有重要的意义。体检时发现肝脏肿块，特别是发现质地坚硬又有结节感时更应高度警惕。同位素扫描、X线、CT、核磁对泡球蚴病诊断也有帮助。

用于细粒棘球蚴病的各种诊断方法都适用于多房棘球蚴病。由于泡球蚴周围缺纤维组织被膜，虫体抗原很容易进入血液，因此血清学方法有很好的诊断效果和价值。

【鉴别诊断】

要注意与单房包虫病以及肝癌、肝硬化、肝脓肿、黄疸型肝炎、肝海绵状血管瘤以及肺癌、脑瘤等相鉴别。

【流行】

1. 分布　多房棘球绦虫分布较局限，主要流行于北半球高纬度地区及冻土地带，从加拿大北部、美国阿拉斯加州，直至日本北海道、俄罗斯西伯利亚地区，遍及北美、欧、亚三洲。在我国，累计报告病例690例，分布在宁夏、新疆、青海、甘肃、黑龙江、西藏、内蒙古和四川等10个省（自治区）的69个县（市）中。该病已成为我国西部严重危害农牧民健康的疾病之一。现已查明我国有两个地理流行区。

（1）中部流行区：自宁夏西北部起，贯穿甘肃东部至四川西北部地区，特别是高海拔地区。多房棘球绦虫以野犬（无主犬）和狐狸作为终宿主，多种啮齿动物作为其中间宿主，野犬和狐狸为人体感染的重要传染源。患者多为农牧民，因捕猎、饲养狐狸，制皮而感染。藏区群众因宗教原因，不伤害野犬并给其投食，造成野犬成群，到处流窜，人则因与野犬接触而感染。

（2）西北流行区：呈散点状分布在新疆的23个县和青海的17个县，患者分布与野生红狐分布地区一致，患者多是牧民，感染主要是因为猎狐，也可能通过饮水等方式间接感染。这些地区往往同时也有细粒棘球蚴病流行。

2. 流行因素　多房棘球绦虫由于在野生动物中的存在，形成了自然疫源地。流行区居民生产、生活的特殊性，如给野犬投食、猎狐、饲养狐以及加工、买卖、贩运毛皮制品等，在此过程中误食虫卵而感染是该病流行扩散的原因之一。流行区水源被终宿主粪便污染也是其流行的另一重要因素。

【防治】

1. 预防

（1）加强卫生宣传教育：注意个人防护、个人卫生和饮食卫生，减少感染的机会。使群众认识和了解泡球蚴病的危害和预防方法。接触动物后要流水充分洗手。食物在食用前要充分加热杀灭虫卵。

（2）灭鼠、扑杀野犬：要控制犬和狐狸等终宿主。扑杀野犬，对家犬给以定期的驱虫治疗，在驱虫时应注意虫体和虫卵对环境的污染。减少人群与终宿主的接触机会。野生啮齿类动物是主要中间宿主，因此，消灭野鼠也是防治的重要手段。

2. 治疗　对流行区人群进行普查，定期进行免疫学试验和B超检查，以便早期发现患者，早期根治。泡球蚴病的治疗主要靠手术，故应争取早期诊断。许多患者直到出现明显症状时才就诊，往往已错过手术根治时机。药物治疗可使用阿苯达唑、甲苯哒唑和吡喹酮等，但效果有限。

（王　昕）

第十一节　犬复孔绦虫

犬复孔绦虫［*Dipylidium caninum*（Linnaeus, 1758）Railliet, 1892］，属假叶目、囊宫科、复孔属。又称犬绦虫或猫绦虫，寄生于犬、猫、狼、獾、狐的小肠中，是犬和猫常见的寄生虫，人体偶尔感染，引起复孔绦虫病（dipylidiasis caninum）。

【形态】

1. 成虫　为中型绦虫，大小为（10~72）cm×（0.3~0.4）cm，有170~240个节片。头节近似梨形，横径0.3~0.4 mm，具有4个杯状吸盘和1个发达的、可伸缩的棒形顶突，其上有1~7圈、48~60个小短吻钩。小钩数和圈数可因虫龄和顶突受损伤程度不同而异。颈部细而短，近颈部的幼节较小，外形短而宽，往后节片渐大并接近方形，成节和孕节为长方形。每个节片都具有雌、雄生殖器官各两套、呈两侧对称排列。两个生殖腔孔对称地分列于节片两侧缘的近中部。成节有睾丸100~200个，各经输出管、输精管通入左右两个贮精囊，开口于生殖腔。卵巢两个，位于两侧生殖腔后内侧，靠近排泄管，每个卵巢后方各有一个呈分叶状的卵黄腺。

孕节子宫呈网状，内含若干个储卵囊（egg capsule），每个储卵囊内含5~15个或更多的虫卵（图11-22）。

2. 虫卵　圆球形或椭圆形，大小为（31~50）μm×（27~48）μm，具两层薄的卵壳，内含1个六钩蚴。

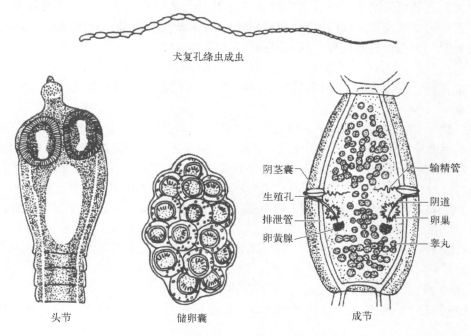

图 11-22　犬复孔绦虫成虫模式图

【生活史】

成虫寄生于犬、猫的小肠内，其孕节单独或数节相连地从链体脱落，常自动逸出宿主肛门或随粪便排出，并沿地面蠕动。节片破裂后虫卵散出，如被中间宿主即犬或猫蚤类的幼虫食入，则在其肠内孵出六钩蚴，然后钻过肠壁，进入血腔内发育。约在感染后30天，当蚤幼虫经蛹羽化为成虫时发育成似囊尾蚴。随着成蚤到终宿主犬、猫体表活动，该处31~35℃温度有利于似囊尾蚴进一步成熟。一个蚤体内的似囊尾蚴通常为2~4个，可多达56个。受染的蚤活动迟缓，甚至很快死亡。当终宿主犬、猫舔毛时病蚤中的似囊尾蚴得以进入，然后在其小肠内释出，经2~3周，发育为成虫。人体感染常因与猫、犬接触时误食病蚤引起。犬栉首蚤、猫栉首蚤和致痒蚤是重要的中间宿主（图11-23）。

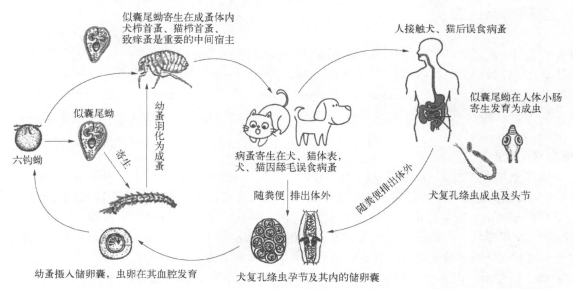

图 11-23　犬复孔绦虫生活史示意图

【致病】

本虫的致病作用主要由虫体对宿主肠壁黏膜的损伤及其分泌的毒素所引起。人体感染后临床表现主要与感染的数量有关。一般可无明显症状，感染严重者尤其是儿童可有食欲缺乏、消化不良、腹部不适等，间或有腹痛、腹泻，因孕节自动从肛门逸出而引起肛门瘙痒和烦躁不安等。寄生的虫数多时，由于绦虫吻突和头节钻入肠黏膜，引起炎症和出血，偶可引起急腹症。

【诊断】

诊断主要依靠粪检，发现虫卵，特别是特征性的孕节（含储卵囊）即可确诊。

【流行】

犬复孔绦虫广泛分布于全世界各地，人体已报道的国家和地区有欧洲、日本、菲律宾、中国、阿根廷、美国等。犬和猫的感染率很高，狼、狐也可感染。各地的感染率不一。据调查，内蒙古的野生狐狸感染率为40%、辽宁锦州犬的感染率为26.66%、河南洛阳犬的感染率为24.17%、上海犬感染率为28%、兰州成猫感染率为18.75%，曾对武汉市的猫进行检查，其感染率高达58.77%。人体复孔绦虫病比较少见。全世界至今报道仅200例左右。患者多为婴幼儿，并有一家人同时受感染的报道。我国至2015年有30例报告，散在北京、上海、辽宁、广西、四川、山西、山东、广东、湖南、安徽、福建、河北、河南、沈阳、台湾等省（自治区、直辖市），除2例为成人外，其余均为1个多月~2岁的婴幼儿，这可能是因为儿童与犬、猫接触机会较多的缘故。

【防治】

防治原则同膜壳绦虫，即注意治疗患者，灭蚤和讲究卫生。

1. 预防　家庭饲养犬、猫的尤应注意定期给动物灭蚤和驱虫，以防人体受感染，尽量避免与宠物犬、猫密切接触。

2. 治疗　治疗药物常用吡喹酮，剂量为5~10 mg/kg，一次口服。另外，槟榔、南瓜子对驱出虫体也有疗效。

（曹得萍）

第十二节　其他人体寄生绦虫

一、西里伯瑞列绦虫

西里伯瑞列绦虫属假叶目、代凡科、瑞列属。是哺乳动物和鸟类的常见寄生虫，共有200多种，分布广泛。目前公认该属绦虫只有西里伯瑞列绦虫（*Raillietina celebensis* Janicki, 1902；Fuhrmann, 1920）和德墨拉瑞列绦虫［*Raillietina*（R.）*demerarirnsis* Danieis, 1895］是两个独立虫种，其他为西里伯瑞列绦虫的同种异名。在我国人体发现的仅有西里伯瑞列绦虫一种。该虫寄生人体小肠，引起西里伯瑞列绦虫病（raillietiniasis celebensis）。

【形态与生活史】

1. 成虫　虫体大小为32 cm×0.2 cm，有180余个节片。头节钝圆，横径为0.46 mm，前端隆起，两侧略膨大；4个吸盘上均缀有细小的刺，顶突常缩在微凹的浅窝内，其上具有两排长短相间的斧形小钩，约72个。成节略呈方形，生殖孔都开口在节片同侧，睾丸48~67个，输精管长而弯曲，阴茎囊呈瓜瓢形。卵巢分两叶，呈蝶翅状，卵黄腺状于卵巢后方，略作三角形。孕节外形略呈长椭圆，各节连续似念珠状，孕节内充满圆形或椭圆形的储卵囊，有300多个，每个储卵囊中含虫卵1~4个。

2. 虫卵　呈船形，大小约为45 μm×27 μm，具有内外两层薄的壳，内含圆形六钩蚴，其直径为7.2~9 μm（图11-24）。

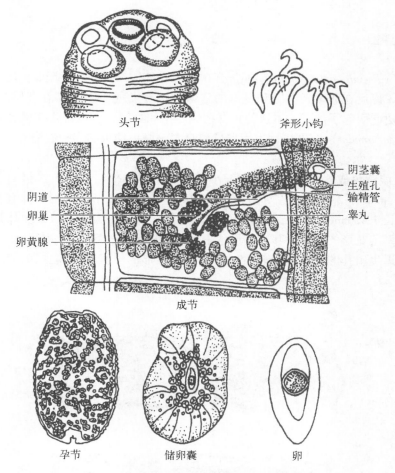

头节　　　　　　　斧形小钩

阴道
卵巢
卵黄腺

阴茎囊
生殖孔
输精管
睾丸

成节

孕节　　　　储卵囊　　　　卵

图 11-24　西里伯瑞列绦虫成虫和虫卵模式图

成虫主要寄生于鼠类的肠道，孕节脱落随宿主粪便排出体外。实验证明虫卵能在心结蚁属（*Cardiocondyla*）蚂蚁体内经 22～38 天发育为似囊尾蚴，该属蚂蚁为其中间宿主和传播媒介。鼠因吞食带似囊尾蚴的蚂蚁而受染。人体感染也可能因误食这种蚂蚁而致。

【致病与诊断】

感染者一般并无明显的临床症状，仅偶见腹痛、腹泻、肛门瘙痒，以及夜间磨牙、流涎、食欲缺乏或消瘦等，有的患者出现贫血、白细胞增多现象。多数患者大便中常有白色、能伸缩活动的米粒大小的孕节排出，每次排便可排数节，多时可一次排 20 多节。多时可一次排 20 多节。

诊断主要靠粪检虫卵和孕节。

【流行与防治】

西里伯瑞列绦虫广泛分布于热带和亚热带，主要终宿主有黑家鼠（*Rattus rattus*）、褐家鼠（*R. norvegicus*）及小板齿鼠（*Bandicota bengalensis*）等。曾对我国台湾省褐家鼠和黑家鼠进行调查，感染率分别为 54.26% 和 8.62%。

人体感染记录于东南亚，如越南、缅甸、泰国，以及日本和非洲和澳洲的一些国家，约有 50 例。国内的首例感染见于中国台湾省，由 Akashi（1915）报道。迄今我国的散发病例报道见于我国台湾、广东、福建、广西、浙江、海南和江西等省，目前已有 82 例报道。感染者多为 7 岁以下的儿童，以 2～5 岁为最多，最小的仅 3 个多月。心结蚁属蚂蚁在热带地区很普遍，在我国南方沿海省份常见。它们常在厨房或居室内营巢，与家鼠接触机会较多，幼儿常在地面玩耍爬走或吃东西，容易误食入蚂蚁，因而受感染。或因感染阶段似囊尾蚴污染食物，人食入后经口感染。

防治措施同膜壳绦虫。

二、克氏假裸头绦虫

克氏假裸头绦虫（*Pseudanoplocephala crawfordi* Baylis，1927）为膜壳科绦虫中大型虫体，最早发现于斯里兰卡的野猪体内，以后在印度、中国和日本的猪体内也有发现，1980 年在我国陕西户县首次发现 10 例本虫的人体感染，由此引起了注意。本虫的正常宿主是猪和野猪，也可寄生在褐家鼠小肠，中间宿主是赤拟谷盗（*Tribolium castaneum*）等昆虫，人因偶然误食含该绦虫幼虫的赤拟谷盗等中间宿主而感染。

【形态与生活史】

1. 成虫　虫体为淡黄色或乳白色，外形与缩小膜壳绦虫很相似，寄生人或猪的小肠时虫体较大，长大小为（640～1 060）mm×（2～6）mm，有 1 000～2 000 个节片。头节近圆形、具有 4 个吸盘和不发达的顶突，无小钩。颈部长 1～2 mm。全部节片都为宽扁的矩形，生殖孔大多开口在虫体的同一侧，偶尔开口于对侧。成节中央是呈菜花形的卵巢，其后是形状不规则的卵黄腺。睾丸 24～43 个，不均匀地分布在卵巢和卵黄腺的两侧，靠近生殖孔的一侧数目较少。孕节中呈袋形的子宫内充满虫卵，2 000～5 000 个，并占据整个节片（图 11–25）。

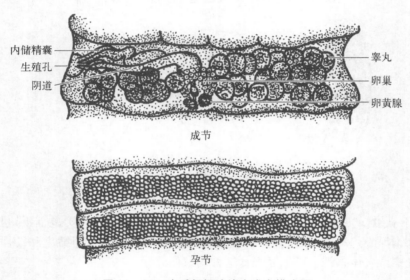

内储精囊　　　　　　　　　　　　　　　睾丸
生殖孔　　　　　　　　　　　　　　　　卵巢
阴道　　　　　　　　　　　　　　　　　卵黄腺

成节

孕节

图 11–25　克氏假裸头绦虫成虫模式图

2. 虫卵　近圆形，棕黄色，与缩小膜壳绦虫卵较相似，但较大，大小为（84～101）μm×（56～101）μm。卵壳较厚而脆弱，表面有颗粒状突起，易破裂，内层为胚膜，胚膜与卵壳内充满胶质体。胚膜内含 1 个六钩蚴，六钩蚴与胚膜之间有明显的空隙。

克氏假裸头绦虫主要寄生在猪、野猪和褐家鼠的小肠内，虫卵或孕节随猪粪排出后，被中间宿主赤拟谷盗（*Tribolium castaneum*）、黑粉虫（*Tenebrio obscurus*）、大黄粉虫（*Tenebrio molitor*）、脊胸露尾甲（*Carpophilus dimidiatus*）等昆虫吞食后，在后者的体腔内经 27～31 天发育为似囊尾蚴，但 50 天后才具感染性。当猪食入带有似囊尾蚴的中间宿主后，经 10 天即可在小肠内发育为成虫，30 天后成虫子宫中的虫卵开始成熟。当赤拟谷盗在吃到猪粪中的虫卵后，可能窜入粮仓、卧室和厨房污染食物、餐具等。人不慎误食赤拟谷盗等引起感染。

【致病与诊断】

轻度感染的病例常无明显症状。感染虫数较多时可有腹痛、腹泻、恶心、呕吐、食欲缺乏、乏力、消瘦、失眠和情绪不安等症状。腹痛多为阵发性隐痛，以脐周围较明显。腹泻一般每天 3～4 次，大便中可见黏液。

诊断主要依靠从粪便中检获虫卵或孕节，该虫节片与虫卵都与缩小膜壳绦虫相近，应注意鉴别，最大特点是克氏假裸头绦虫的虫卵表面布满大小均匀的球状突起，卵壳的外缘呈波状花纹。

【流行与防治】

克氏假裸头绦虫分布在日本、印度、斯里兰卡及中国。我国在上海、陕西、甘肃、福建、广东等十多省（直辖市）的猪和野猪中流行。我国人体感染首见于陕西户县，迄今，我国共报道人体感染病例 26 例，其中陕西 20 例，辽宁 5 例，河南 1 例。感染者年龄 4~48 岁，感染虫数为 1~12 条。由于在许多省（自治区、直辖市）猪的感染较为普遍，人体的轻度感染常无症状，加之一般对该虫缺乏认识，推测实际感染者可能远多于报告的病例数。

防治上除了要注意个人卫生和饮食卫生如保持食物、餐具清洁外，应注意灭鼠和消灭粮仓及厨房害虫。治疗药物可使用巴龙霉素，疗效很好，也可用甲苯达唑。

三、司氏伯特绦虫

司氏伯特绦虫［*Bertiella studeri*（Blanchard，1891）Stiles and Hassall，1902］属于圆叶目、裸头科、伯特属，是猴和其他灵长类常见的寄生虫。人体感染罕见，于 1913 年在毛里求斯岛一位 8 岁女孩体内首次发现，迄今，人体感染病例近 70 例。分布在毛里求斯、菲律宾、印度尼西亚、印度和新加坡等国家，我国广东、广西、云南、贵州等地有本虫分布。

【形态与生活史】

1. 成虫　虫体大小（150~450）mm×（6~15）mm。头节稍扁，顶突退化，四个吸盘杯口状，明显向外突出。颈节长 0.5 mm。链体扁而宽，节片约 400 个。成节长 0.75 mm，宽 6 mm，每节有雌、雄生殖器官各一套。每节睾丸约 250 个，主要分布于节片前缘与子宫之间。卵巢呈扇形或蝶翅状，后部相连，成熟卵巢中央致密区向外发出许多棒状分叶。孕节长 1.3~4.0 mm，最宽可达 11~16 mm，宽度远大于长度，孕节中的子宫充满虫卵。

2. 虫卵　为不规则卵圆形，外周有一层非常薄的卵膜，很脆弱易破碎消失，大小为（45~46）μm×（49~50）μm，其内侧为无色透明的卵壳，里层为薄而无色透明的外胚膜，包绕梨形器，外胚膜与卵壳之间有少量的卵黄颗粒，内胚膜特化为梨形器，有一尖双角的突起，端部有细丝，尖角的端丝可达卵壳，无双角的对侧为卵圆形底部，内有椭圆形的六钩蚴。

生活史的完成需要两个宿主。成虫寄生于终宿主猩猩、猴的小肠内，脱落的孕节或虫卵随粪便排出体外，虫卵被一类小型甲螨吞食后，在其体内逐渐发育为似囊尾蚴。当终宿主误食或采食杂草时，将此类含似囊尾蚴的甲螨食入，在终宿主体内经消化液作用头节翻出，发育为成虫，45~60 天后开始排节片。一般在灵长类长期生活的环境中，虫卵、螨和灵长类动物间易形成伯特绦虫病的循环链。人类一旦有机会接触即可因误食含似囊尾蚴的甲螨而感染。

【致病与诊断】

通常情况下无明显症状，少数患者可出现食欲缺乏、体重减轻、消化不良，有时有腹痛、恶心、呕吐、便秘或与腹泻交替出现。患者常以粪便中发现节片为主诉而就医。近年来随着旅游业的发展，人们与灵长类动物接触的机会增多，遇有关临床症状和可疑接触史的患者应考虑本病的可能。确诊主要依靠从粪便中检获孕节或虫卵。

【流行与防治】

该虫在全球分布甚广，我国的动物感染主要分布于云南、贵州、广西、四川、广东、福建等地。近年来亚洲一些国家屡有司氏伯特绦虫人体感染的报道。2011 年，埃及和赤道几内亚分别报道 1 例。我国于 2006 年首次报道了人体感染病例，患者系一 3 岁男童。迄今为止，患者多为 14 岁以下的儿童，而且大都有与灵长类动物接触史。加强宣传教育，注意饮食卫生。必要时可考虑对驯养的猴子等可能感染的动物进行检查或直接驱虫治疗。

四、巨颈带绦虫

巨颈带绦虫（*Taenia taeniaformis*）又名带状泡尾绦虫（*Hydatigera taeniaeformis*），成虫寄生于猫、犬等

食肉动物，分布甚广；中绦期幼虫称带状囊尾蚴或叶状囊尾蚴（cysticercus fasciolaris），寄生在啮齿类动物的肝脏，特别在鼠类极为常见，幼虫偶可感染人类。

【形态与生活史】

1. 成虫　体长 15~60 cm，头节外观粗壮，顶突肥大，呈半球形突出，4 个吸盘也呈半球形，向侧方突出，头节后颈部极不明显。因此又称为"粗头绦虫""肥颈绦虫"或"巨颈绦虫"。幼节短而粗，成节呈楔形，孕节呈"古钟形"。孕节子宫分支为每侧 16~18 支，分支紧凑，一般不再有小的侧支。每一孕节内含有虫卵约 13 000 个，虫卵为圆形，直径为 23~37 μm。

2. 幼虫　属链尾蚴（strobilocercus）型，长链状。虫体长 0.7~9.6 cm，头节略呈方形，其上有 4 个吸盘，均向外突出。顶突上有 34~42 个呈两圈排列的钩吻，小钩呈戟状，带有一个长的钝柄。链体长短不一，不分节，但有明显的横皱褶，有一特征性的泡状尾部（图 11-26）。

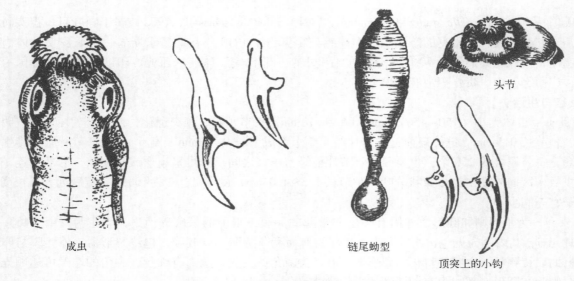

成虫　　　　　　　　　　　　　　链尾蚴型　　　　　　头节

顶突上的小钩

图 11-26　巨颈带绦虫成虫和幼虫模式图

寄生在猫、犬等动物的巨颈带绦虫成虫，其孕节随宿主粪便排出后，通常可自行蠕动，在蠕动时即可释放出虫卵污染外界环境。鼠、兔等中间宿主吞食了虫卵后，六钩蚴在消化道逸出，钻入小肠壁，然后随血流到肝脏，经过 2~3 个月发育成带状囊尾蚴。猫等动物捕食了含带状囊尾蚴的鼠或其他啮齿动物后，带状囊尾蚴进入小肠，头节吸附在肠壁上，经 1 个月发育为成虫。人因误食虫卵而感染。

【致病与诊断】

迄今为止，人体感染病例较为少见。带状囊尾蚴寄生人体的肝脏，早期无症状，可引起肝区不适、食欲缺乏、恶心、呕吐、黄疸等表现。

诊断较为困难，询问病史对诊断有一定的参考价值。应用 B 超、X 线、CT 及 MRI 等检查对链尾蚴病的诊断和定位具有重要价值，但确诊应以病原学检查结果为依据，即在手术活检材料以及切除的病灶中发现幼虫，根据幼虫的形态结构特征而确诊。分子生物学方法对虫种的鉴定是必要的，免疫学方法也是重要的辅助诊断方法。

【流行与防治】

据目前资料，我国在广东、云南、湖北等地都有野鼠感染带状囊尾蚴的报道。主要的鼠类为褐家鼠、黄褐鼠、小家鼠、黑家鼠、黄胸鼠、罗赛鼠等，感染率为 0.66%~60%。鼠类的带状囊尾蚴感染与猫、犬的巨颈带绦虫感染密切相关。伊朗卡尚（2009）和马什哈德（2011）流浪猫感染率分别为 15% 和 9.6%。

人类感染病例较少，迄今在阿根廷、捷克斯洛伐克、丹麦、斯里兰卡及中国有病例报道。Hsieh（1959）在我国台湾省报告了 1 例该虫的人体感染。Ekanyakes（1999）也从斯里兰卡报道一儿童从猫体感染了本虫。

带状囊尾蚴病的预防，应加强畜类粪便管理，积极灭鼠，并对猫、犬进行预防性驱虫，以消灭传染源。同时要注意个人卫生，避免与猫犬有密切接触。治疗药物首选吡喹酮。

五、泡状带绦虫

泡状带绦虫（*Taenia hydatigerna* Pallas，1766）成虫寄生于犬、猫、狼、狐狸等食肉动物小肠内，其中绦期幼虫称细颈囊尾蚴（cysticercus tenuicollis），俗称水泡虫或水铃铛等，寄生于猪、黄牛、山羊等多种家畜及野生动物的肝脏浆膜、网膜及肠系膜等处。幼虫偶可感染人体，引起细颈囊尾蚴病（cysticercosis tenuicollis）。

【形态与生活史】

1. 成虫　是较大型的虫体，体长为 75~500 cm，白色或微带黄色。链体有 250~300 个节片，头节稍宽于颈部，略呈球形，直径 1.25~1.45 mm，平均 1.3 mm。顶突上有 30~40 个小钩排成两圈。颈部较细，其后为幼节。成节宽度多大于长度，节片发育至方形时，其内的子宫已成分支状，而生殖腺出现萎缩现象。孕节长度大于宽度，被子宫和虫卵充满，子宫每侧有 5~10 个粗大分支，每支又有小的分支。虫卵近似椭圆形，大小为 38 μm×32 μm，内含六钩蚴，近似猪、牛带绦虫卵。

2. 幼虫　即细颈囊尾蚴，呈囊泡状，囊壁乳白色，泡内充满透明液体。囊泡从黄豆大小至鸡蛋大。肉眼即可见到囊壁上有一个不透明的乳白色结节，是其内陷翻转的头节和颈部所在。若使结节的内部翻转出来，即能见到一个相当细长的颈部和其游离端的头节（图 11-27）。但在组织中寄生时，由于其囊泡外通常有一层由宿主组织反应形成的厚膜包裹，故在外观上常容易与棘球蚴相混淆。

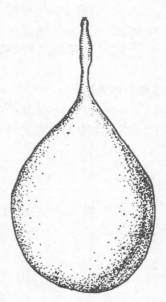

图 11-27　细颈囊尾蚴
模式图

成虫寄生在犬、猫等食肉动物小肠内，孕节随终宿主粪便排出，虫卵污染了牧草、饲料和饮水后，被中间宿主家畜（猪、牛、羊等）和野生动物吞食，则在消化道逸出六钩蚴，然后钻入血管，随血到肝表面和腹腔内发育为细颈囊尾蚴。当感染有这种囊尾蚴的猪、羊等脏器被犬、猫食入后，该幼虫头节在终宿主的小肠内翻出，吸附小肠黏膜，约经 2 个月发育为成虫。人亦因误食虫卵而受染，细颈囊毛蚴可寄生人体的肝、胃、腹腔等处。

【致病与诊断】

Hsieh（1959）在台湾省报道 1 例该虫的人体感染，1981 年唐国杰等报告了国内首例人体感染病例，其后王增贤等（2000）报道了一例胃细颈囊尾蚴病例，2006 年又报道 1 例腹腔细颈囊尾蚴病例。人体病例视寄生部位的不同症状和体征各异，可出现肝区不适、黄疸、食欲差、恶心、呕吐，以及腹腔内的囊性肿块等表现。

目前尚无理想的诊断方法，根据症状体征，应作相应的检查，如 X 线、超声或 CT 等。如发现可疑病灶，如需手术，再作标本鉴定，方可确诊。

【流行与防治】

细颈囊尾蚴病呈世界分布，在养犬多的农牧地区较常见，猪、羊、牛、鼠等动物都可感染，其中以猪的感染最为常见，绵羊在牧区感染较重，黄牛和水牛感染较少见，在四川有牦牛感染的报道。犬等肉食动物是泡状带绦虫的终宿主，我国各地犬的感染也十分普遍。2010 年检查发现，上海市郊犬感染率为 17%，青海省犬最高感染率为 20%，而锦州地区犬感染率高达 33.3%。

除手术外，目前尚无有效的治疗药物。预防本病的有效措施是加强卫生宣传，禁止将病畜内脏等废弃随地乱抛，也不要用未煮熟的内脏喂犬。对犬应定期驱虫，以减少传染源。饭前一定要洗手，以防食入虫卵而感染。

小　结

　　绦虫属于扁形动物门的绦虫纲，因成虫背腹扁平、长带状而得名。所有绦虫都营寄生生活。成虫寄生于终宿主的消化道，引起的症状相对较轻，而幼虫寄生于中间宿主的组织器官内，对人体的危害远比成虫严重。寄生人体的绦虫种类较多，分属于圆叶目和假叶目内。绦虫成虫由头节、颈部和链体三个部分组成。头节上有固着器官，颈部有生发作用，链体由数个至上千个节片组成，含幼节、成节和孕节。幼节生殖器官未成熟，成节含雌、雄生殖器官各一套，孕节中的子宫发达，其内充满发育中的虫卵。绦虫无消化系统，营养物质通过体表吸收。

　　绦虫的幼虫称为中绦期，因虫种不同，其名称也不相同，如囊尾蚴、裂头蚴、多头蚴、似囊尾蚴、棘球蚴、原尾蚴等。能寄生人体造成危害的绦虫主要有：猪带绦虫、牛带绦虫、亚洲带绦虫、细粒棘球绦虫、多房棘球绦虫、微小膜壳绦虫、缩小膜壳绦虫、曼氏迭宫绦虫、阔节裂头绦虫等。

【复习思考题】

（1）如何从形态学区别牛带绦虫和猪带绦虫？有何临床意义？

（2）联系包虫的生活史特点，请思考包虫病为何多见于我国西北牧区。

（曹得萍）

※ 第十一章课件

第十二章

线　虫

掌握　① 蛔虫、鞭虫、蛲虫、钩虫、丝虫和旋毛虫（六种重要寄生线虫）的形态、生活史、致病及诊断；② 土源性线虫与生物源性线虫的区别。

熟悉　六种重要寄生线虫的防治原则。

了解　① 线虫的形态结构、生理、致病及分类；② 六种重要寄生线虫的流行以及寄生人体少见线虫的危害。

第一节　线虫概述

线虫（nematode）隶属线形动物门线虫纲（Class Nematoda），因虫体圆且长，如线状，故而得名。线虫种类繁多，全球已有记录的物种超过 28 000 种。在自然界分布广泛，如淡水、海水、沙漠和土壤等自然环境。大多数线虫营自生生活，只有少数种类营寄生生活，可寄生于植物、无脊椎动物、脊椎动物和人体的体表和体内。据报道，在我国可寄生于人体并致病的线虫有 35 种，主要有蛔虫、鞭虫、蛲虫、钩虫、丝虫、旋毛虫等。

【形态】

1. **成虫**　多呈圆柱形，前端较钝圆，后端逐渐变细，体不分节，两侧对称。雌、雄异体。雄虫一般比雌虫小，尾端多向体腹面卷曲或膨大，形成某些特征性结构。寄生人体的线虫，因种类不同体长相差悬殊，如粪类圆线虫，大小为 1~2 mm，而麦地那龙线虫，体长 1 m 以上。成虫的最外层结构为体壁，体壁与消化道间是无上皮细胞的原体腔（protocoele）或假体腔（pseudocoelom），腔内充满液体，是物质交换的重要介质，内部器官浸浴其中。原体腔内的液体具流体静压的特点，能将肌肉收缩的压力向各方传递，对虫体的摄食、运动、排泄和体态维持均有重要作用。线虫此横切面结构对虫体种类鉴定具有重要意义。

（1）体壁：自外向内由角皮层、皮下层和纵肌层组成（图 12-1）。

1）角皮层：由皮下层分泌物形成，无细胞结构是虫体的保护层。含蛋白质（角蛋白、胶原蛋白）、碳水化合物及少

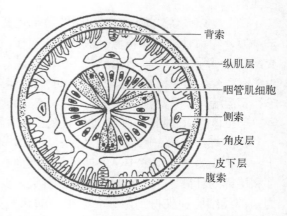

图 12-1　线虫成虫横切面模式图（示体壁结构）

量类脂等化学成分，并含有某些酶类，具有代谢活性。角皮层具弹性、光滑，覆盖于体表。在虫体前端、后端常有一些由角皮形成的特殊结构，如唇瓣、乳突、嵴、翼及雄虫的交合伞、交合刺等。这些结构除与虫体的感觉、运动、附着、交配等生理活动有关外，也是鉴定虫种的重要依据。

2）皮下层：在角皮层下，由合胞体组成。无细胞界限，含丰富糖原颗粒、线粒体、内质网及酯酶、磷酸酶等，其主要功能是分泌形成角皮层。此层在虫体背面、腹面和两侧面的中央均向内增厚、突出，形成四条皮下纵索（longitudinalhypodermal cords），分别称背索、腹索和侧索。背索和腹索较小，其内有纵行的神经干；两条侧索明显粗大，其内有排泄管通过。两索之间的原体腔部分称为索间区（quadrant）。

3）纵肌层：在皮下层下，由单一纵行排列的肌细胞组成。肌细胞由可收缩的纤维部分和不可收缩的细胞体构成，前者邻接皮下层呈垂直排列，含肌球蛋白和肌动蛋白，其协同作用使肌肉收缩与松弛；后者发达并突入原体腔，含胞核、线粒体、内质网、糖原和脂类，其重要功能之一是贮存大量糖原。根据肌细胞的大小、数量及排列方式，可分为三种肌型（图 12－2）。在每一索间区内肌细胞多，且细胞体突入原体腔明显者，称为多肌型（polymyarian type），如蛔虫；只有 2～5 个大肌细胞者，称为少肌型（meromyarian type），如钩虫；肌细胞较多而细小，细胞体不明显者，称为细肌型（holomyarian type），如鞭虫。

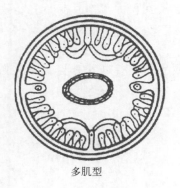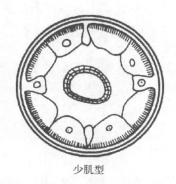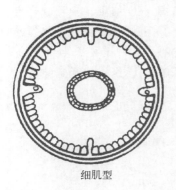

多肌型　　　　　　　　少肌型　　　　　　　　细肌型

图 12－2　线虫纵肌层肌型模式图

（2）消化系统：线虫的消化系统包括消化管和腺体。消化管完整，呈管状，由口孔、口腔、咽管、中肠、直肠和肛门组成。口孔在头部顶端，其周常被唇瓣围绕。不同虫种的口腔形状不一，有的虫种口腔较大，形成口囊（buccal capsule）。咽管圆柱形，下段常有膨大部分，其形状是重要的分类特征。咽管腔的横切面呈三角形。咽管与中肠相接处常有三叶活瓣，以控制食物的流向。多数线虫的咽管壁肌肉内有 3 个咽管腺，背咽管腺一个，开口于口腔；亚腹咽管腺 2 个，开口于咽管腔。腺体细胞分泌多种含有帮助消化食物的酶，如蛋白酶、淀粉酶、纤维素酶及乙酰胆碱酯酶等。肠管为非肌性结构，肠壁由单层柱状上皮细胞构成，内缘具微绒毛，外缘为基膜。肠细胞内含有丰富的线粒体、糖原颗粒、内质网及核蛋白体等，以吸收和输送营养物质。雄虫的直肠通入泄殖腔开口于体外，雌虫的肛门通常位于虫体末端的腹面。

（3）生殖系统：雄虫的生殖系统属单管型，由睾丸、储精囊、输精管、射精管及交配附器组成。睾丸末端通入输精管进入储精囊。射精管开口于泄殖腔。有些虫种在射精管处有一对腺体，能分泌黏性物质，交配后栓塞雌虫阴门。雄虫尾端几乎均具有 1 个或 1 对角质交合刺，由引带和神经控制，可以自由伸缩。雌虫多有 2 套生殖系统，称双管型，一般包括卵巢、输卵管、子宫、排卵管、阴道和阴门等部分。多数虫种在输卵管近端有一受精囊，远端与子宫相连。卵母细胞在受精囊内与精子结合受精。两个排卵管汇合通入阴道，开口于虫体腹面的阴门。阴门的位置依虫种而异，但均在肛门之前。

（4）神经系统：咽部神经环是神经系统的中枢。由此向前 3 对神经干、向后发出 3～4 对纵行的神经干，均位于背索和腹索中，各神经干之间尚有神经连合，控制虫体感觉和运动。感觉器官主要是分布在头部和尾部的乳突、头感器和尾感器。乳突主要分布在口孔周围和虫体末端，具有触觉功能；感器的基本结构是神经细胞和支持细胞，有些虫种的感器尚与腺体细胞相通，除具有使虫体对机械的或化学的刺激做出反应的功能外，并能调节腺体的分泌作用。有些虫种缺尾感器。

（5）排泄系统：线虫的排泄系统有腺型和管型两种。无尾感器亚纲的虫种为腺型，有尾感器亚纲的虫种为管型结构。管型的基本结构是一对长排泄管，由一短横管相连，在横管中央腹面有一小管，经排泄孔通向体外。有些虫种尚有一对排泄腺与横管相通，其分泌物与虫体的脱鞘有关。腺型则只有一个排泄细胞，位于肠管前端，开口于咽部神经环附近的腹面。

线虫内部结构参见图 12-3。

2. 虫卵　线虫的虫卵一般为卵圆形，淡黄色、棕黄色或无色。卵壳主要是由三层组成：外层较薄，来源于受精卵母细胞的卵膜，称卵黄膜或受精膜；中层较厚，称为壳质层（chitinous layer），或几丁质（chitin）层，具有一定硬度，能抵抗外界的机械压力，是卵壳的主要组成部分；内层薄，称脂层或蛔甙层（ascaroside），具有调节渗透作用的重要功能，既能防止水溶性物质渗入卵内，也能防止卵内物质向外漏出。有些虫卵，如蛔虫卵，卵壳除了以上 3 层外，外面还附有一层由子宫壁分泌物形成的较厚的蛋白质膜层。此层对虫卵水分的保持，防止过快干枯死亡

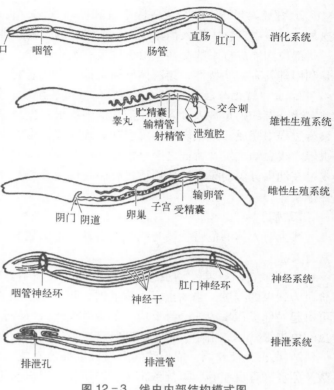

图 12-3　线虫内部结构模式图

有一定的作用。自人体内排出时，虫卵内细胞发育的程度因虫种而异，有的线虫卵内的细胞尚未分裂，如受精蛔虫卵；有的已分裂为数个细胞，如钩虫卵；有的则已发育为蝌蚪期胚，如蛲虫卵；有的虫种，虫卵内的胚胎在子宫内即发育成熟，自阴门排出时已为幼虫阶段，如旋毛虫、丝虫。

【生活史】

线虫的基本发育过程分为虫卵、幼虫和成虫三个阶段。根据线虫生活史中是否需要中间宿主，可将其分成两大类。

1. 土源性线虫　生活史中无中间宿主者，称为直接发育型（简称直接型）。其过程较简单，感染性虫卵或幼虫可直接进入人体发育，寄生肠道的线虫多属此型，如蛔虫、钩虫等。

2. 生物源性线虫　生活史中有中间宿主者，称为间接发育型（简称间接型），其过程较复杂，幼虫需在中间宿主体内发育到感染期幼虫后，再经口或皮肤感染人体，寄生组织的线虫多属于此型，如丝虫。

自然环境因素对线虫发育具有影响。线虫卵和幼虫一般需要在温暖、潮湿和荫蔽的环境中生长发育，在不适宜的温度、湿度和阳光直射的环境中，虫卵或幼虫的发育都会受到影响，甚至导致死亡。外环境因素也可通过对中间宿主生长、发育、生殖和种群数量的影响而间接影响生物源性线虫的生长发育。

【生理】

1. 营养与代谢　线虫营养食物来源于其所寄生环境。寄生在肠腔中的线虫，多以肠内容物为食，如蛔虫。有些虫种可咬破肠黏膜，以血液或黏膜物质为食，如钩虫。寄生在组织、器官内的线虫，以体液或组织液为食，如丝虫。多数成虫主要是通过糖类代谢，从中获取能量维持生存。此类线虫体内都具有三羧酸循环所需的酶，在氧充分时，均能通过三羧酸循环获取足够的能量。少数线虫（如蛔虫）由于长期适应肠腔的低氧环境，多通过糖酵解及替代途径，从无氧代谢中获得较多的能量。

氨基酸及蛋白代谢在线虫生长、繁殖、产卵等过程中广泛存在，其代谢产物主要是氨，它能改变细胞的 pH，影响通透性。游离氨的排出主要是通过体表扩散，离子状态氨则是通过肠道排出，而不是通过排泄系统。多数线虫的幼虫期是以活跃的脂代谢获取能量。

2. **呼吸与渗透**　线虫无呼吸系统和循环系统，氧大多是通过体壁吸收并扩散到体内各组织中。有的虫种，氧是由食物中摄入消化道的。在线虫的吸收与排泄过程中，水的渗透作用是很重要的，体表及其他一些部位均能进行水的交换。由于体表有类脂成分，易于某些亲脂分子渗入体内。如有机磷等杀虫剂，就是利用其具有亲脂特性，穿透体壁而发挥杀虫效能的。

3. **虫卵孵化与幼虫蜕皮**　在适宜的温度、湿度、氧含量条件下，有些虫卵能在外界环境中发育成熟并孵化。有的则是被人食入，在消化道内孵出幼虫。寄生于人体的部分线虫，其幼虫发育是在人体内不断移行过程中完成，组织内移行可引起病理损害，出现不同的临床表现，如蛔虫、钩虫、粪类圆线虫、旋毛虫等。线虫幼虫发育特征之一是蜕皮（ecdysis，molt），次数一般为4次，完成4次蜕皮后发育为成虫。蜕皮是在幼虫分泌的蜕皮液作用下进行，蜕皮液又是一种重要的变应原，可诱发宿主产生超敏反应，如蛔虫性哮喘。

【致病】

线虫对人体的危害程度与线虫的虫种、寄生数量、发育阶段、寄生部位及人体的营养和免疫状态等因素有关。

1. **幼虫阶段致病**　幼虫进入宿主体内并在宿主体内移行过程中可造成相应的组织或器官损害。感染阶段为幼虫的线虫，当幼虫侵入皮肤时，可以引起皮炎，如钩虫；当幼虫在体内移行或寄生于组织内时，可引起局部炎症反应或全身反应，如旋毛虫幼虫可侵犯心肌，引起心肌炎。一些寄生于其他哺乳动物的线虫幼虫进入人体，由于人不是其适宜宿主，这些幼虫可引起皮肤或内脏幼虫移行症。

2. **成虫阶段致病**　成虫致病多与寄生部位有关。成虫在寄生部位摄取营养、机械性损害和化学性刺激及免疫病理反应等，可导致宿主营养不良、组织损伤、出血、炎症、细胞增生等病变。若成虫异位寄生时，对人体也会造成判断困难的各种各样的临床症状。一般寄生于组织内的线虫比寄生于肠道内的线虫致病性强。

【分类】

我国常见的寄生人体的线虫，属线虫纲，根据尾感器的有无划分为两个亚纲，其分类见表12-1。

表12-1　我国常见的寄生人体线虫分类

纲	目	科	属	种
小杆纲 Rhabditea	小杆目 Rhabditida	类圆科 Strongyloididae	类圆线虫属 *Shrongyloides*	粪类圆线虫 *S. stercoralis*
	圆线目 Strongylida	钩口科 Ancylostomidae	钩口线虫属 *Ancylostoma*	十二指肠钩口线虫 *A. duodenale*
			板口线虫属 *Necator*	美洲板口线虫 *N. americanus*
		毛圆科 Trichostrongylidae	毛圆线虫属 *Trichostrongylus*	东方毛圆线虫 *T. orientalis*
		管圆科 Angiostrongylidae	管圆线虫属 *Angiostrongylus*	广州管圆线虫 *A. cantonensis*
	蛔目 Ascaridida	蛔科 Ascarididae	蛔线虫属 *Ascaris*	似蚓蛔线虫 *A. lumbricoides*
		弓首科 Toxocaridae	弓首线虫属 *Toxocara*	犬弓首线虫 *T. canis*
	尖尾目 Oxyurida	尖尾科 Oxyuridae	住肠线虫属 *Enterobius*	蠕形住肠线虫 *E. vermicularis*
	旋尾目 Spirurida	颚口科 Gnathostomatidae	颚口线虫属 *Gnathostoma*	棘颚口线虫 *G. spinigerum*
		筒线科 Gongylonematidae	筒线虫属 *Gongylonema*	美丽筒线虫 *G. pulchrum*

续表

纲	目	科	属	种
		吸吮科 Thelaziidae	吸吮线虫属 *Thelazia*	结膜吸吮线虫 *T. callipaeda*
	丝虫目 Filariidea	盖头虫科 Dipetalonmatidae	吴策线虫属 *Wuchereria*	班氏吴策线虫 *W. bancrofti*
			布鲁线虫属 *Brugia*	马来布鲁线虫 *B. malayi*
无尾感器纲 Aphasmidea	鞭尾目 Trichurida	毛形虫科 Trichinellidae	旋毛形线虫属 *Trichinella*	旋毛形线虫 *T. spiralis*
		鞭虫科 Trichuridae	鞭虫属 *Trichuris*	毛首鞭形线虫 *T. trichiura*
	彭结目 Dioctophymatida	膨结科 Dioctophymatidae	膨结线虫属 *Dioctophyme*	肾膨结线虫 *D. renale*

（杨尚君）

第二节 似蚓蛔线虫

似蚓蛔线虫（*Ascaris Lumbricoides*, Linnaeus, 1758）简称蛔虫（round worm）或人蛔虫，隶属于线虫动物门、线虫纲、蛔目、蛔科，是人体内最常见的消化道寄生虫之一。成虫寄生于小肠，引起蛔虫病（ascarisis）。除夺取营养外，还可引起肠梗阻、肠穿孔、胆道感染和阻塞及阑尾炎等并发症。蛔虫呈世界性分布，估计全球有约 10 亿人感染。据第三次全国人体重要寄生虫病现状调查，我国人群感染率平均为 1.36%。

【形态】

1. 成虫 虫体呈长圆柱形，形似蚯蚓，为人体肠道线虫体型最大者。活虫呈粉红色或微黄色，死后呈灰白色，头部较尖细，尾部较钝圆。雌虫长 20~35 cm，最宽处直径为 3~6 mm，尾端钝圆；雄虫长 15~31 cm，最宽处直径为 2~4 mm，尾端向腹面卷曲。体表可见有细横纹和两条明显的侧索。口孔位于虫体顶端，其周有 3 个呈品字形排列的唇瓣。1 个较大的背唇瓣和 2 个略小的亚腹唇瓣。唇瓣内缘有细齿，外缘有乳突和头感器。直肠短，雌虫消化道末端开口于肛门，雄虫则通入泄殖腔。雌性生殖系统为双管型，盘绕在虫体后 2/3 部分的原体腔内，阴门位于虫体腹面中部之前。雄性生殖系统为单管型，盘绕在虫体后半部的原体腔内。末端具有 1 对象牙状交合刺。

2. 虫卵 随人体粪便排出的蛔虫卵，有受精卵（fertilized egg）和未受精卵（unfertilized egg）2 种。受精卵呈宽卵圆形，大小为（45~75）μm×（35~50）μm，卵壳由外向内分为 3 层：受精膜、壳质层和蛔甙层。壳质层较厚，另两层极薄，在普通显微镜下难以分清。卵壳内有一个大而圆的卵细胞，在其两端与卵壳间常见有新月形空隙。卵壳外有一层由虫体子宫分泌形成的蛋白质膜，表面凹凸不平，在肠道内被胆汁染成棕黄色。未受精卵多呈长椭圆形，大小为（88~94）μm×（39~44）μm，壳质层与蛋白质膜均较受精蛔虫卵薄，无蛔甙层，卵内充满许多大小不等的折光性颗粒（图 12-4）。

【生活史】

蛔虫生活史不需要中间宿主，属于土源性线虫，其发育过程包括虫卵在外界土壤中的发育和虫体在人体内发育的两个阶段。

成虫寄生于人体的小肠中，以宿主半消化的食物为食，雌、雄成虫交配后产出的多为受精卵。虫卵随宿主粪便排出体外，在潮湿、荫蔽、氧充足土壤中，于适宜温度（21~30℃）条件下，经 5~10 天，受精

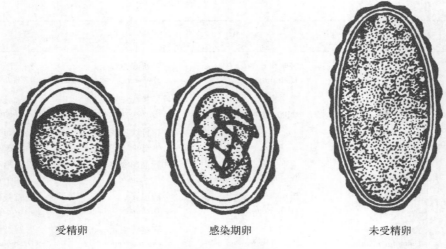

| 受精卵 | 感染期卵 | 未受精卵 |

图 12-4 蛔虫卵模式图

卵内的细胞发育为一期幼虫。再经过 1 周，幼虫进行第 1 次蜕皮后变为二期幼虫，此发育阶段虫卵称为感染期卵（图 12-4）。人经口误食被感染期卵污染的食物或水后，在小肠内孵出二期幼虫，幼虫侵入小肠黏膜和黏膜下层，并钻入肠壁小静脉或淋巴管，经门静脉系统到肝，再经右心到肺，幼虫穿过肺毛细血管进入肺泡，经过第 2 次及第 3 次蜕皮，发育为四期幼虫。然后，四期幼虫沿支气管、气管逆行到咽，随吞咽动作而回到消化道，在小肠内，经第 4 次蜕皮后变为童虫，数周后发育为成虫（图 12-5）。自人体感染到雌虫产卵需 60~75 天。一条雌虫每天排卵可多达 24 万个，成虫在人体内的寿命一般为 1 年左右。

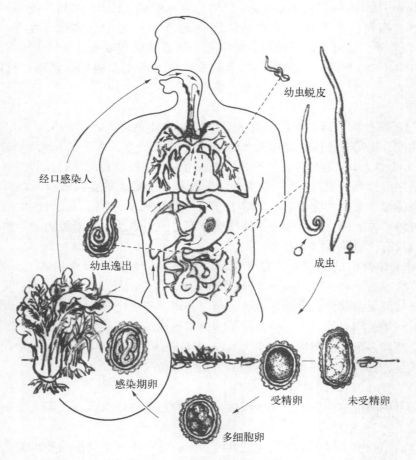

图 12-5 蛔虫生活史示意图

【致病】

蛔虫幼虫和成虫对人体均有致病作用，主要表现为机械性损伤、变态反应、营养不良、肠功能紊乱及系列并发症。

1. **幼虫致病** 主要导致蛔虫性肺炎和蛔虫性哮喘。轻度感染患者无明显症状，但大量幼虫移行至肺，可使细支气管上皮细胞脱落，肺部点状出血，引起蛔虫性支气管肺炎、支气管哮喘或嗜酸性粒细胞增多症。潜伏期一般为1~9天，患者出现发热、咳嗽、哮喘、血痰等一过性呼吸系统症状。患者肺部X线检查，可见肺门阴影增深，肺纹理增粗，有点状、絮状或片状阴影，多在1~2周内可自行消散。重度感染时，幼虫也可侵入甲状腺、脾、脑、肾等器官，引起异位损害。甚至有幼虫通过胎盘进入胎儿体内寄生的报道。

2. **成虫致病** 成虫是蛔虫的主要致病阶段，表现如下。

（1）掠夺营养与影响吸收：成虫在小肠内以人体半消化物为食，不但掠夺营养，而且还损伤肠黏膜，造成食物的消化和吸收障碍，导致营养不良。患者常有食欲缺乏、恶心、呕吐，以及间歇性脐周疼痛等表现。儿童患者还常伴有神经精神症状，如惊厥、夜惊、磨牙等。重度感染的儿童，甚至可引起发育障碍。

（2）变态反应：患者可出现荨麻疹、皮肤瘙痒、血管神经性水肿，以及结膜炎等症状。这可能是由于蛔虫变应原被人体吸收后，引起IgE介导的变态反应所致。

（3）并发症：蛔虫有钻孔习性，当寄生环境发生改变，如人体发热、胃肠病变、食入过多辛辣食物，以及不适当的驱虫治疗时，可刺激虫体钻入开口于肠壁上的各种管道，如胆道、胰管、阑尾等，甚至钻入肝，不仅可引起胆道蛔虫症、蛔虫性胰腺炎或阑尾炎以及肝蛔虫病，甚至可上窜阻塞气管、支气管，造成窒息，也可引起尿道和生殖道器官及其他组织的蛔虫病。在蛔虫引起的并发症中，最常见的是胆道蛔虫症。虫体侵入部位多为胆总管，主要症状是放射性右上腹疼痛。疼痛呈间歇性加剧，伴有恶心、呕吐等。肠梗阻也是常见的并发症，肠梗阻原因是大量成虫纽结成团，堵塞肠管。临床表现为脐周或右下腹突发间歇性疼痛，并有呕吐、腹胀等，在患者腹部可触及条索状移动团块。个别患者甚至出现蛔虫性肠穿孔，引起局限性或弥漫性腹膜炎，病死率较高。严重并发症多见于重度感染儿童。

【诊断】

结合临床从患者粪便中检查出虫卵或虫体，即可确诊。由于蛔虫产卵量大，常采用生理盐水直接涂片法，1张涂片的检出率为80%，3张涂片阳性率可达95%，也可采用沉淀集卵法或饱和盐水浮聚法，检出率更高。

【流行】

蛔虫病呈世界性分布，主要流行于温暖、潮湿和卫生条件差的热带及亚热带地区。经济、卫生相对欠发达的非洲和亚洲地区人群感染率较高。我国蛔虫的流行特点是：农村高于城市，儿童高于成人。

造成蛔虫普遍感染的主要原因为：① 生活史简单；② 雌虫产卵量大；③ 不良的生活习惯，即用未经处理的人粪施肥和随地大便，使蛔虫卵广泛污染土壤和环境；④ 人的不良卫生行为和缺乏完善的卫生设施；⑤ 蛔虫卵对外界环境抵抗力强。在荫蔽的土壤中或蔬菜上，一般可活数月至数年。食用醋、酱油或腌菜、泡菜的盐水均不能将虫卵杀死。由于卵壳蛔甙层的保护作用，蛔虫卵对一些化学品也具有抵抗力，如10%的硫酸、盐酸、硝酸或磷酸溶液均不能影响虫卵内幼虫的发育，而对于能溶解或透过蛔甙层的有机溶剂或气体，如氯仿、乙醚、乙醇和苯等有机溶剂，以及氰化氢、氨、溴甲烷和一氧化碳等气体则很敏感，卵细胞或幼虫皆可被杀死。另外，蛔虫的普遍感染与广泛流行，还与经济条件、生产方式、文化生活水平和卫生习惯等社会因素密切相关。因此，发展经济、提高文化水平和养成良好的卫生习惯，就会使人群蛔虫的感染率大为降低。

【防治】

对蛔虫病的防治，应采取综合性措施，包括加强健康教育，查治患者和带虫者，合理处理粪便、管好水源。

1. **预防** 防止粪便污染环境是切断蛔虫传播途径的重要措施。人粪做肥料，应无害化处理后使用。建立无害化粪池，通过厌氧发酵和粪水中游离氨的作用杀灭虫卵。加强对儿童宣传教育，普及卫生知识，注意饮食卫生和个人卫生，做到饭前、便后洗手，不生食未洗净的蔬菜及瓜果，不饮生水。消灭苍蝇和蟑蝇也是防止蛔虫卵污染食物和水源的重要措施。

2. 治疗　目前常用的驱虫药有阿苯达唑（albendazole）、甲苯达唑及伊维菌素等。驱虫时间一般在感染高峰期后的秋、冬季节。流行区应每隔半年或一年进行一次驱虫治疗。蛔虫引起的并发症主要靠外科手术治疗。

（杨尚君）

第三节　毛首鞭形线虫

毛首鞭形线虫（*Trichuris trichiura* Linnaeus，1771）属鞭尾目、鞭虫科、鞭虫属，简称鞭虫，是人体常见的肠道寄生线虫之一。成虫主要寄生于盲肠，可引起鞭虫病（trichuriasis）。鞭虫病发病率高，全球感染人数达 8 亿。

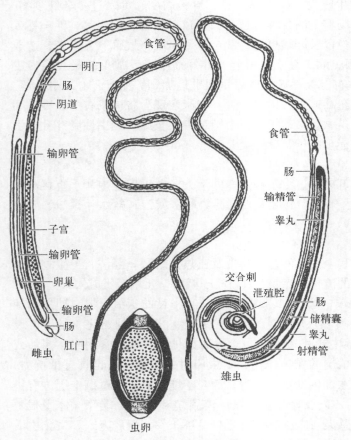

图 12-6　鞭虫成虫和虫卵模式图

【形态】

1. 成虫　外形似马鞭，故而得名（图 12-6）。虫体前 3/5 呈细线状，后 2/5 粗如鞭柄。雄虫长 30~45 mm，尾端向腹面呈环状卷曲，有交合刺 1 根，外有交合刺鞘；雌虫长 35~50 mm，尾端钝圆，阴门位于虫体粗大部前方的腹面。两性成虫的生殖系统均为单管型。消化系统包括口腔、咽管、肠及肛门。口腔极小，具有 2 个半月形唇瓣，在两唇瓣间具一长 7~10 μm 的口矛。口矛前端呈尖刀状，后端固着于咽管壁，当虫体活动时可从口腔伸出。咽管细长，前段为肌性，后段为腺性，管外有杆状体包绕，杆状体由串珠状排列的杆细胞组成，杆细胞能分泌消化宿主组织的酶，具有抗原性。

2. 虫卵　虫卵呈纺锤形或橄榄形，被胆汁染成棕黄色，大小为（50~54）μm×（22~23）μm。卵壳较厚（图 12-6）。卵壳两端各具一透明塞状突起，称为盖塞。虫卵自人体排出时，卵壳内的卵细胞尚未分裂。偶可在人粪便中见到变形或变大的虫卵。

【生活史】

成虫主要寄生于人体盲肠，严重感染时也可寄生于结肠、直肠甚至回肠下段。虫卵随粪便排出体外，在温暖（20~30℃）、潮湿的土壤中，约经 3 周即可发育为含幼虫的感染期卵。感染期卵随被污染的食物或饮水进入人体小肠，感染后约 1 h，幼虫自卵内孵出，钻入肠上皮内摄取营养，进行生长发育，经 8~10 天后再返回到肠腔，然后移行到盲肠发育为成虫。虫体纤细的前端钻入肠黏膜内，粗大的后端则留在肠腔中。自误食感染期卵到成虫发育成熟产卵需 1~2 个月，成虫寿命为 3~5 年。

【致病】

成虫以其细长的前端侵入黏膜层、黏膜下层乃至肌层，以组织液和血液为食。由于虫体的机械性损伤和分泌物的刺激作用，可引起肠黏膜充血、水肿或点状出血、炎症或溃疡。少数患者肠壁增厚或形成肉芽肿。如直肠受累，可因腹泻、直肠套叠而出现直肠脱垂。另外，由于鞭虫吸血和损伤肠黏膜渗血，重度感染者可致慢性失血（图12-7）。

一般轻度感染者多无明显症状，只是在粪便中查虫卵。严重感染者可出现头晕、食欲减退、腹痛、慢性腹泻、便血、消瘦及贫血等，甚至可并发阑尾炎、腹膜炎、肠套叠等。重度感染的儿童可出现发育迟缓、水肿和营养不良，也可因大量虫体缠结成团导致急性肠梗阻。少数患者可出现发热、荨麻疹、嗜酸性粒细胞增多、四肢水肿等全身反应。

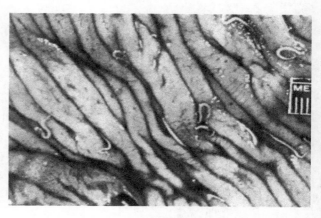

图12-7 鞭虫寄生于肠黏膜

【诊断】

临床上鞭虫病常被忽视。当出现严重症状或并发症时往往不能及时正确诊断，常被误诊为溃疡病、钩虫病、结肠癌、阿米巴病等。因此，当患者有贫血、消化道出血、腹痛等症状，并伴有消化道症状时应考虑本病可能。鞭虫病的诊断以检获虫卵为依据，可采用粪便直接涂片法、沉淀集卵法、饱和盐水浮聚法及改良加藤法等。因鞭虫卵较小，容易漏检，需反复检查，以提高检出率。对于临床疑似本病而反复粪便检查阴性者，可行纤维结肠镜检查。临床常有因其他疾病行结肠镜检查时发现鞭虫的报道。

【流行与防治】

鞭虫广泛分布在温暖、潮湿的热带、亚热带及温带地区，常与蛔虫的分布相一致，但感染率一般不及蛔虫高。据2001~2004年全国调查，人群的平均感染率为4.63%，儿童的鞭虫感染率高于成人，这可能与儿童卫生习惯较差、接触感染期虫卵机会较多有关。由于鞭虫卵对低温、干燥的抵抗力不及蛔虫卵强，因此，在我国南方人群的鞭虫感染率明显高于北方干旱地区。由于我国经济发展和人民群众卫生知识的普及，我国鞭虫感染率下降到2013年的0.42%。

人是本病唯一的传染源，防治原则与蛔虫基本相同。应加强粪便管理、个人卫生和饮食卫生，并注意保护水源和环境卫生。对患者和带虫者应驱虫治疗，常见的药物有甲苯达唑、阿苯达唑等。

（王　昕）

第四节　蠕形住肠线虫

蠕形住肠线虫（*Enterobius vermicularis* Linnaeus，1758）属尖尾目、尖尾科、住肠线虫属，简称蛲虫。成虫主要寄生于人体盲肠、结肠和回肠下段，可引起蛲虫病（enterobiasis）。蛲虫病呈世界性分布，是儿童常见的寄生虫病，常在家庭、幼儿园、小学等儿童集居的群体中传播。

【形态】

1. 成虫　虫体细小，乳白色，呈线头状（图12-8）。虫体角皮具横纹，头部周围的角皮膨大形成头翼。口孔位于虫体前端顶部，与咽管相连，咽管末端膨大呈球形，称咽管球。雌虫长8~13 mm，头尾尖细，中部膨大，尾端直而尖细，最宽处为0.3~0.5 mm，其尖细部分约为虫体长的1/3；生殖系统为双管型，前后两个子宫汇合与阴道相通，阴门开口于虫体腹面前、中1/3处。雄虫长2~5 mm，宽0.1~0.2 mm，体后端向腹面卷曲；生殖系统为单管型，有交合刺1根，长约70 μm，雄虫在交配后即死亡，一般不易见到。

2. 虫卵　大小为（50~60）μm×（20~30）μm，无色透明，两侧不对称，一侧扁平，一侧稍凸，呈近似椭圆形的不等面三角体，形似英文字母的"D"字形。卵壳较厚，卵自虫体排出时，部分卵已发育至蝌蚪期（图12-8）。

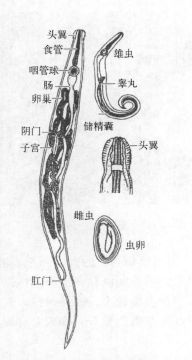

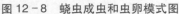

图 12-8　蛲虫成虫和虫卵模式图

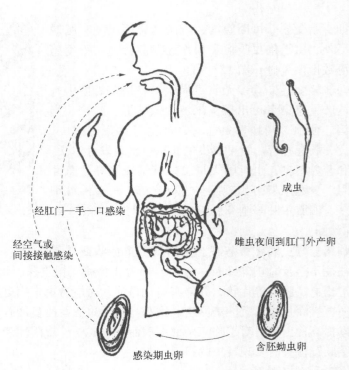

图 12-9　蛲虫生活史示意图

【生活史】

成虫寄生于人体的盲肠、结肠、直肠及回肠下段，严重感染时也可寄生在小肠上段、胃及食管等部位。虫体游离于肠腔或借助头翼、唇瓣和咽管球的收缩作用而附着于肠黏膜上，以肠内容物、组织或血液为食。雌、雄虫交配后，雄虫很快死亡并被排出，雌虫子宫内充满虫卵，由于子宫内虫卵压迫食管而脱离宿主肠壁，游离于肠腔中，并随肠内容物下移至直肠。在肠道内温度和低氧压的条件下，雌虫一般不排卵或排少量卵。当宿主睡眠后，肛门括约肌松弛，部分雌虫爬出肛门外，因受温度和湿度的改变及氧的刺激，便在肛门周围大量排卵。平均每条雌虫可产卵万余个，雌虫排卵后大多干枯死亡，少数雌虫可再爬回肛门或爬入阴道、子宫、输卵管、尿道或腹腔、盆腔等处，引起异位寄生。

黏附于人体肛周的虫卵在适宜的温度（34~36℃）和湿度（90%~100%）及氧气充足的条件下，约经6 h，卵内胚胎很快发育为幼虫，并在卵内蜕皮 1 次，发育为感染期卵。雌虫在肛周蠕动、产卵刺激使肛周发痒，当患儿用手抓痒时，感染期卵污染手指，儿童常用吃手指、咬指甲的行为，则通过肛门—手—口途径形成自体外感染；感染期虫卵还可以通过污染玩具、食物和衣裤被褥，经口使自身或他人感染；虫卵还可因叠被、清扫床铺而飞扬，经口吸入，黏附在咽部，随吞咽进入消化道而感染（图 12-9）。有些虫卵在肛周周围孵化，幼虫经肛门侵入肠道，造成宿主逆行感染。

虫卵在十二指肠内孵出幼虫，幼虫沿小肠下行，经 2 次蜕皮，到达结肠，再蜕皮 1 次后发育为成虫。从感染期卵进入人体至虫体发育成熟并产卵需 2~6 周。雌虫寿命一般不超过 2 个月。然而，儿童常因自体外感染、食物和环境的污染而出现持续的再感染，使蛲虫病迁延不愈。

【致病】

成虫寄生于人体肠道内，由于虫体附着处肠黏膜轻度损伤，可引起消化道功能紊乱或慢性炎症，但一般无明显症状。蛲虫病的主要症状是雌虫夜间在肛门周围产卵时产生的局部刺激，引起肛门及会阴部皮肤瘙痒和炎症。患者常表现为烦躁不安、失眠、食欲减退、消瘦、夜间磨牙及夜惊等症状，婴幼儿患者常表现为睡不安宁、反复哭闹。长期反复感染，会影响儿童的身心健康。

蛲虫虽不是组织内寄生虫，但有异位寄生现象。成虫寄生在回盲部，容易钻入阑尾引起炎症，据13 522 例儿童阑尾炎术后病理检查显示，由蛲虫引起的阑尾炎约占 3.7% 或更高。另外，雌虫侵入女性生殖道后，可引起阴道炎、子宫内膜炎和输卵管炎等；蛲虫刺激尿道可导致遗尿症；侵入泌尿系统可导致尿道、膀胱、输尿管的感染，出现尿频、尿急、尿痛等症状；侵入肝、肺、脾、肾、腹腔、腹膜、盆腔、肠壁组织等部位，可引起以虫体或虫卵为中心的肉芽肿病变，出现相应症状。

【诊断】

由于蛲虫不在肠道产卵，故粪便中很难找到虫卵。根据蛲虫有夜间肛周产卵的习性，宜用透明胶纸法或棉签拭子法进行病原学检查。检查宜在患者清晨解便前或沐浴前进行。透明胶纸法操作简便，检出率高，1次检出率为50%，3次检出率可达90%，5次检出率高达99%。故若首次检查阴性，应连续检查2~3天。雌虫常于夜间爬出肛门产卵，可在患者熟睡后检查肛门周围，如发现白色小虫，用镊子夹入盛有70%酒精的小瓶内送检诊断。

【流行与防治】

蛲虫的感染呈世界性分布，估计全球有5亿人感染蛲虫。其感染率与国家、地区的社会经济发展无密切关系。发达国家蛲虫感染也较常见。寒带和温带地区的流行较热带地区高，城市高于农村，儿童高于成人，集居儿童大于散居儿童，并且有家庭聚集性。我国近年来由于农村集体生活的儿童明显增多，出现农村儿童感染率高于城市的现象。个别乡村幼儿园中儿童感染率高达63.33%。感染者是唯一的传染源，但因蛲虫虫卵发育极为迅速，虫卵抵抗力强（在适宜的外界条件下可存活20天），生活史简单、可以发生自体外感染等因素造成了蛲虫病流行广泛，感染者常反复感染、迁延不愈。根据全国22个监测点数据显示，2013年蛲虫感染率为6.78%。

蛲虫的感染方式多样，极易反复感染，其感染方式主要有：① 肛门—手—口直接感染，这是儿童自体外重复感染的主要途径；② 间接接触感染，通过接触被虫卵污染的物品，经口感染；③ 吸入感染，虫卵可飞扬在空气中，经吸入至咽部再进入消化道而感染；④ 逆行感染，蛲虫卵可在肛门附近孵出幼虫，幼虫经肛门进入肠内发育为成虫并产卵。

防治蛲虫病应采取综合性措施，预防为主，以防止相互感染和自身重复感染。讲究环境卫生、家庭卫生和个人卫生，教育儿童养成饭前便后洗手、勤剪指甲、不吸吮手指的好习惯，定期对衣服、被褥进行烫洗，玩具、家具、器物可采用0.5%的碘液涂擦5 min，或0.05%的碘液浸泡1 h的方法杀灭虫卵，以切断传播途径。幼儿尽早地不穿开裆裤，是防治蛲虫的重要措施。

目前治疗蛲虫病常用的药物有：阿苯达唑和甲苯达唑，噻嘧啶可外用。肛门瘙痒者用蛲虫膏、2%氧化氨基汞软膏等涂在肛门周围，有止痒和杀虫作用。

（王　昕）

第五节　十二指肠钩口线虫和美洲板口线虫

钩虫（hookworm）是钩口科（Ancylostomatidae）线虫的总称，至少包括17属，约100种。国内已报道有7属，其中大多数寄生于哺乳动物。寄生于人体的钩虫主要为十二指肠钩口线虫（*Ancylostoma duodenale* Dubini, 1834，简称十二指肠钩虫）和美洲板口线虫（*Necator americanus* Stiles, 1902，简称美洲钩虫）。锡兰钩口线虫（*Ancylostoma ceylanicum*）、犬钩口线虫（*Ancylostoma caninum*）、巴西钩口线虫（*Ancylostoma braziliense*）偶可侵入人体，引起皮肤幼虫移行症，出现线状的匍形疹，但它们在人体内一般不能发育为成虫。钩虫主要寄生于人体小肠，在小肠内咬附肠黏膜吸血，引起肠黏膜损害，造成人体慢性失血。目前，钩虫病仍是严重危害人类健康的重要寄生虫病之一。

【形态】

1. 成虫　虫体细长，体长约1 cm，肉红色，死后呈灰白色。虫体前端较细，顶端有一发达的角质口囊，呈圆形或椭圆形。其腹面具有2对钩齿或1对板齿，因虫种而异（图12-10）。口囊与咽管相接，咽管较长，约为体长的1/6，后端膨大与肠支连接，咽管肌肉发达，肌细胞呈放射形与环形排列，并交替收

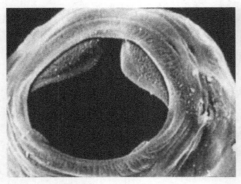
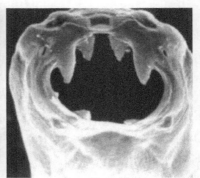

美洲钩虫口囊(1对板齿)　　　　十二指肠钩虫口囊(2对钩齿)

图 12－10　两种人体钩虫成虫口囊扫描电镜图

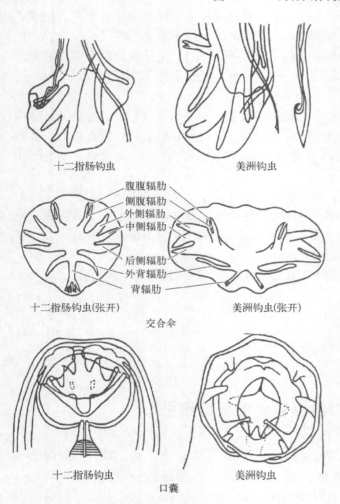

十二指肠钩虫　　　　　　美洲钩虫

腹腹辐肋
侧腹辐肋
外侧辐肋
中侧辐肋
后侧辐肋
外背辐肋
背辐肋

十二指肠钩虫(张开)　　　　美洲钩虫(张开)

交合伞

十二指肠钩虫　　　　　　美洲钩虫

口囊

图 12－11　两种人体钩虫成虫口囊及交合伞模式图

缩与松弛，使咽管具有唧筒作用，有利于虫体吸取宿主血液并迅速挤入肠道。虫体前端有三组单细胞腺体，分别为：①头腺1对，位于虫体两侧，前端与头感器相连，开口于口囊两侧的头感器孔，主要分泌抗凝素及乙酰胆碱酯酶。抗凝素具有抗凝血酶原作用，以阻止宿主肠壁伤口血液凝固，有利于钩虫的吸血。②咽腺3个，位于咽管壁内，包括1个背咽腺，2个亚腹咽腺，主要分泌乙酰胆碱酯酶、蛋白酶及胶原酶。乙酰胆碱酯酶可破坏乙酰胆碱，从而影响神经介质的传递作用，降低宿主肠壁的蠕动，有利于虫体的附着。③排泄腺1对，呈囊状，游离于原体腔的亚腹侧，长可达到虫体后1/3交界处，与排泄系统相连，分泌物主要为蛋白酶，能抑制宿主血液凝固。

雌虫较雄虫略粗长，尾端呈圆锥形，生殖系统为双管型，两个子宫末端合成一个阴道，开口于虫体腹面中部的阴门，有的虫种雌虫有尾刺。雄虫略细小，生殖系统为单管型，雄虫有1对交合刺，雄虫尾端角皮扩张膨大形成膜质交合伞。交合伞由2个侧叶和1个背叶组成，其内有肌性指状辐肋，依其部位分别称为背辐肋、侧辐肋和腹辐肋。背辐肋的分支特点是鉴别虫种的重要依据之一（图12－11）。

虫体外形、口囊特点，雄虫交合伞外形及其背辐肋分支、交合刺形状，雌虫阴门的位置及有无尾刺等，是十二指肠钩虫与美洲钩虫的成虫形态鉴别要点（表12－2）。

表 12－2　两种人体钩虫成虫的鉴别

鉴别要点	十二指肠钩虫	美洲钩虫
大小（mm）		
♀	(10~13) ×0.6	(9~11) ×0.4
♂	(8~11) × (0.4~0.5)	(7~9) ×0.3

续表

鉴别要点	十二指肠钩虫	美 洲 钩 虫
体形	头端与尾端均向背面弯曲，呈"C"形	头端向背面弯曲，尾端向腹面弯曲，呈"S"形
口囊	腹侧前缘有2对钩齿	腹侧前缘有1对板齿
交合伞	撑开时略呈圆形	撑开时略呈扁圆形
背辐肋支	远端分2支，每支再分3小支	基部先分2支，每支再分2小支
交合刺	两刺呈长鬃状，末端分开	一刺末端呈钩状，常包套于另一刺的凹槽内
阴门	位于体中部略后	位于体中部略前
尾刺	有	无

2. **幼虫** 亦称钩蚴，分为杆状蚴（rhabditiform larva）和丝状蚴（filariform larva）两个阶段。① 杆状蚴：自虫卵内刚孵出的为第一期杆状蚴，虫体透明，前端钝圆，后端尖细而较短。口腔细长，有口孔，咽管前段较粗，中段狭长，后段呈球形。第一期杆状蚴蜕皮后发育为第二期杆状蚴，形态与第一期杆状蚴相似，大小为 0.4 mm×0.029 mm。第二期杆状蚴蜕皮发育为丝状蚴。② 丝状蚴：大小为（0.5～0.7）mm×0.025 mm，口腔封闭，与咽管连接处口腔的背、腹面各有一角质矛状结构，称为口矛。口矛有助于虫体的穿刺作用，可作为鉴别虫种的重要依据。丝状蚴具有感染能力，故又称为感染期蚴。

3. **虫卵** 椭圆形，卵壳薄，无色透明。大小为（56～76）μm×（36～40）μm，随粪便排出时，卵内细胞多为2～4个，卵壳与卵细胞间有明显的空隙。若患者便秘或粪便放置过久，卵内细胞可继续分裂为多细胞期。十二指肠钩虫卵与美洲钩虫卵形态极为相似，不易区别，统称钩虫卵。

【生活史】

十二指肠钩虫与美洲钩虫的生活史基本相同（图12-12）。

成虫寄生于人体小肠上段，雌雄成虫交配后产卵，虫卵随粪便排出体外。虫卵在温暖（25～30℃）、潮湿（相对湿度为60%～80%）、荫蔽、氧充足、富含有机物的疏松土壤中，卵内细胞不断分裂，经24 h，第一期杆状蚴自卵内孵出。此期幼虫以土壤中的细菌及有机物为食，生长很快，在48 h内进行第1次蜕皮，发育为第二期杆状蚴。此后，虫体继续增长，并可将摄取的食物储存于肠细胞内，再经5～6天，虫体口腔封闭，停止摄食，咽管变长，进行第2次蜕皮后发育为丝状蚴，即具有感染宿主能力的感染期蚴。

丝状蚴的活动与生存受温度、湿度、溶解物质的含量、酸碱度、疏松度、黏性等因素的影响，与温度的关系尤为密切。由于丝状蚴不再进食，维持其活动和基础代谢的能源全靠原先储存在体内的营养物质，故存活时间有限。丝状蚴在气候适宜时可存活15周或更久。温度高时，丝状蚴活动增强，营养消耗多，死亡加快，45℃时丝状蚴只能存活50 min。温度过低时，丝状蚴呈僵直状态，也不利于存

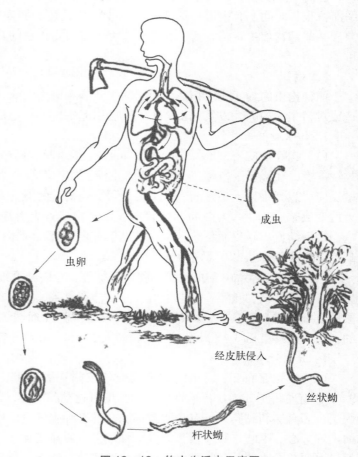

图12-12 钩虫生活史示意图

活，-12~-10℃时，存活时间不超过 4 h。丝状蚴多生存于距地面约 6 cm 深的土层中，常呈聚集性活动，在污染较重的一小块土中，有时常可聚集数千条幼虫，明显增加了接触感染宿主的机会。丝状蚴的运动和移行，需借助覆盖体表水膜的表面张力，可沿植物根茎或草枝向上爬行，最高可达 22 cm。丝状蚴具有明显的向温性，当与人体皮肤接触时，受到体温的刺激后，虫体活动力显著增强，可经毛囊、汗腺口或皮肤破损处主动钻入人体，时间需 30~60 min。丝状蚴侵入皮肤，除主要依靠虫体活跃的穿刺能力外，还与虫体分泌的蛋白酶和透明质酸酶等破坏宿主组织有关。其中一类重要的幼虫分泌物被称为钩虫分泌蛋白（ancylostoma secreted protein，ASP），它们对幼虫的发育至关重要，约占其分泌蛋白的三分之一。

丝状蚴钻入宿主皮肤后，在皮下组织移行并进入小静脉和淋巴管，随血流经右心和肺动脉至肺，穿破肺毛细血管进入肺泡。此时幼虫的穿刺能力逐渐消失，只能沿湿润的胞膜表面，向阻力最小的方向移行，即借助于宿主呼吸道上皮细胞纤毛的运动，沿毛细支气管、小支气管、支气管和气管上行至咽，再随宿主的吞咽活动，经食管、胃到达小肠。幼虫在小肠内迅速发育，并在感染后的第 3~4 天进行第 3 次蜕皮，形成口囊，咬附肠壁，摄取营养，再经 10 天左右，进行第 4 次蜕皮后逐渐发育为成虫。成虫借口囊内钩齿（或板齿）咬附在肠黏膜上，以血液、组织液、肠黏膜为食。自幼虫侵入至发育为成虫产卵，十二指肠钩虫约需 5 周，美洲钩虫为 8 周左右。雌虫产卵数因虫种、虫数、虫龄而不同，十二指肠钩虫每条日产卵为 10 000~30 000 个，美洲钩虫为 5 000~10 000 个。十二指肠钩虫在人体的寿命为 1~3 年，美洲钩虫在人体的寿命在 3~5 年，但也有十二指肠钩虫存活 7 年，美洲钩虫存活 15 年的报道。

钩虫主要通过皮肤感染人体，但也存在经口感染的可能性，尤以十二指肠钩虫为多见。自口腔或食管黏膜侵入血管的丝状蚴，仍需经向皮肤感染的途径移行。有学者曾用犬钩蚴经胃管喂入感染，结果获虫率可达 22.2%。此外，国内外已有多例出生后 10~12 d 的新生儿发病的报道，可能是由于母体内的钩蚴经胎盘侵入胎儿体内所致。也有报道从产妇乳汁中检获美洲钩虫丝状蚴，说明通过母乳也有可能受到感染。

已有研究发现，部分十二指肠钩虫幼虫存在迁延移行（persisting migrans）现象，即幼虫可在某些组织滞留很长时间，有报道可达 253 天，才陆续到达肠腔发育为成虫。此外，钩虫在冬季可有暂停排卵现象。某些动物如牛、羊、猪、兔等可作为十二指肠钩虫的转续宿主，人若生食这些动物肉，也有受感染的可能。

【致病】

两种钩虫的致病作用相似，包括幼虫致病和成虫致病两个方面。主要表现为钩虫幼虫侵入皮肤和移行造成对宿主的损害，以及成虫寄生于小肠引起宿主消化道症状和贫血，以成虫对人体的危害为严重。

1. 幼虫致病

（1）钩蚴性皮炎（hookworm dermatitis）：钩虫丝状蚴经皮肤侵入人体后，约经数分钟至 1 h 即可引起钩蚴性皮炎，在流行区俗称"粪毒""着土痒""痒疙瘩"。其致病机制主要是钩蚴的分泌物引起机体 I 型超敏反应。患者手指、足趾间皮肤薄嫩处可有烧灼、针刺、奇痒感，继而出现充血性的小斑点或丘疹，1~2 天后变成脓疱，3~5 天内局部症状消失而自愈。若患者瘙痒抓破皮肤，可造成局部继发性感染，形成脓疮，最后结痂、脱皮而自愈。本病常见于春夏之交，人体接触含丝状蚴的泥土后出现钩蚴性皮炎的发生率高达 88%~100%，以足部多见。

（2）呼吸道症状：钩虫丝状蚴移行至肺部，穿破肺毛细血管进入肺泡时，可引起肺部出血及炎症病变。患者可出现咳嗽、咳痰、痰中带血，并常伴有畏寒、发热、乏力等全身症状。重者可表现剧烈的干咳和嗜酸性粒细胞增多性哮喘。肺部 X 线检查可见两肺纹理增粗，伴有点状阴影。由于幼虫移行至肺为一过性的，故常在感染后 3~5 天出现症状，经数天至 10 余天可自愈，长者可持续 1~2 个月。

2. 成虫致病

（1）消化道病变：成虫以钩齿或板齿咬附在肠壁上，可造成肠黏膜散在出血点及小溃疡，大小 5~9 mm，有时可形成大块出血性瘀斑，深度可达黏膜下层，甚至肌层，可引起消化道出血。显微镜下可见黏膜层、固有层和黏膜下层有嗜酸粒细胞及淋巴细胞浸润。患者在感染初期多表现为上腹部不适或隐痛，继而出现恶心、呕吐、腹痛及腹泻等，食欲可有明显增加。严重感染者大便潜血可呈阳性，甚至可见柏油样便、血便或血水便等。常被误诊为消化道溃疡、痢疾、食管胃底静脉曲张破裂、胃癌及胆石症等，应引起高度重视。个别患者表现出喜食生米、生豆、茶叶、泥土、瓦片、煤渣、墙灰、碎纸及破布等，此现象称为"异食症（pica）"，可能与铁的丢失有关，经补充铁剂后，症状常会自行消失。

（2）贫血：钩虫对人体的主要危害是成虫造成宿主长期慢性失血，引起人体贫血。造成贫血的机制包括：① 钩虫以其钩齿或板齿咬破肠黏膜，损伤小血管引起出血；② 在吸血的同时，头腺分泌抗凝素（主要抑制凝血因子 $VIIa$、Xa 和 XIa），阻止伤口处血液凝固，有利于钩虫吸血，又可造成伤口不断渗血；③ 由于钩虫咽管频繁地收缩与舒张，使吸入的血液迅速流入虫体并从肛门排出，增加了宿主的失血量；④ 虫体不断更换咬附部位，造成新旧伤口同时渗血，其渗血量与虫体的吸血量大致相当。十二指肠钩虫造成的失血量多于美洲钩虫，已知每条美洲钩虫每日所致宿主失血量为 0.02~0.10 mL，十二指肠钩虫为 0.14~0.26 mL。由于长期慢性失血，患者体内铁质和蛋白质不断消耗而导致缺铁性贫血（iron deficiency anemia，IDA），严重时可出现低蛋白血症引起水肿。另外，钩虫对肠道的损伤影响了营养物质的吸收，铁和蛋白质得不到有效的补偿，造成血红蛋白的合成速度比红细胞新生速度慢，致使红细胞体积小、颜色浅，呈小细胞低色素性贫血。轻度感染者可无明显的症状，或仅表现轻微的头晕、眼花、乏力、心悸等；中度感染者皮肤蜡黄、黏膜苍白、可有轻度水肿，明显心悸、气短、四肢乏力、心率加快等；重度感染者上述症状加重，并可出现贫血性心脏病表现，甚至完全丧失劳动力。

（3）婴儿钩虫病：多由十二指肠钩虫引起，目前该病种已经不常见。最突出的临床表现为贫血、黑便、消化功能紊乱、营养不良和生长发育迟缓。婴儿钩虫病一般贫血较严重，预后较差，病死率较高，可高达 3.6%~12%。患儿多因排黑便而就诊，其症状为突发的急性便血性腹泻，大便呈黑色或柏油样，面色很快变得苍白。还可有发热、食欲减退、呕吐、腹胀、精神不振甚至萎靡等症状。心尖区可有收缩期杂音，部分患儿肝、脾轻度肿大，下肢水肿，少数可并发心力衰竭。此外，还常引起继发性支气管炎、支气管肺炎等。

（4）其他症状：除了贫血和低蛋白血症，钩虫感染后最突出的特征是嗜酸性粒细胞增高，美洲钩虫感染后 4 周内可检测到嗜酸性粒细胞增高，6~12 周可达到峰值。此外，儿童如长期患钩虫病，可有生长发育障碍、智力减退、性发育不全、侏儒症等表现。成人则常有闭经、阳痿、性欲减退、不育等。孕妇贫血严重易引起妊娠中毒症、早产、死胎等。

【诊断】

1. 病原学检查　从粪便中检获虫卵或孵出钩蚴即可确诊。常用的实验方法有以下几种。

（1）直接涂片法：是一种简单易行的定性诊断方法，但检出率低，对轻度感染者易漏检。

（2）饱和盐水浮聚法：操作简单，其检出率比直接涂片法提高了 5~6 倍，是检查钩虫卵的首选方法。

（3）改良加藤法：增加了涂片的粪便量，因此显著提高了检出率，并且可以计算虫卵数，评估钩虫感染度，也可用于考核疗效及大规模流行病学调查。

（4）钩蚴培养法：此法用肉眼或放大镜即可判断结果，其检出率可高于饱和盐水浮聚法 12.1%~18.4%，还可鉴别虫种，有利于驱虫治疗时药物选择及疗效考核，也适用于流行病学调查。但检查需培养 3~5 天，时间较长，不太适用于大规模应用。

2. 分子生物学检查　运用 PCR 和实时荧光定量 PCR 从患者粪便中扩增出钩虫特异性的基因片段如 ITS1、ITS2、线粒体细胞色素 C 氧化酶 I（mitochondrial cytochrome C oxidase subunit I，mtCO I）等，可作为辅助诊断的方法，在国内外均有报道。分子生物学技术灵敏度高，检测快速方便，并且可以进行虫株的鉴别。

3. 免疫学检查　目前免疫学检查仅限于实验室，临床上还没有比较可靠的免疫学检查方法。主要是因为钩虫抗原特异性欠佳，难以标准化，且与其他肠道寄生虫病易出现交叉反应。目前实验室常用的免疫学检查包括：ELISA、酶联免疫印记技术、免疫沉淀等。

此外，对于临床上疑似本病而反复粪便检查钩虫卵阴性者，可行胃镜、结肠镜或小肠镜检查成虫。近年来临床上也有经胶囊内镜检查诊断为钩虫病的报道。

【流行】

钩虫感染分布广泛，几乎遍及全球，主要流行于热带、亚热带的发展中国家，以老挝、越南、柬埔寨等国家流行程度最高，据统计全世界钩虫感染者为 5 亿~7 亿。钩虫在我国除少数气候干燥、寒冷的地区外，其他各省均有钩虫感染或流行，以海南、重庆、四川、云南、浙江、广东、广西、福建、江西等地较严重。一般南方高于北方，农村高于城市。北方以十二指肠钩虫感染为主，南方则以美洲钩虫感染为主，多数地区为混合感染。2015年我国人体重点寄生虫病感染调查显示，钩虫的加权感染率为2.62%，估计全国感染人数约为1 697万，比2005年报告的3 930万显著降低，这次报告显示钩虫已超越蛔虫成为感染率最高的土源性线虫。2017年全国土源性线虫感染监测数据显示钩虫感染率为1.00%，2019年监测显示钩虫感染率为0.84%，呈持续下降的趋势，提示可能与我国经济的发展、人民生活水平的提高和卫生条件的改善等因素相关。

钩虫病的流行与经济发展水平、自然环境、生产生活方式及生活条件等因素有关。钩虫患者和带虫者是唯一的传染源，其粪便污染土壤，虫卵在温暖、潮湿的环境条件下，发育为感染期幼虫，人们在生产、生活过程中接触含有钩虫幼虫的泥土或农作物后而感染，也可因生食含有钩虫幼虫的不洁蔬菜、瓜果而受到感染。钩虫卵和幼虫在外界的发育需要适宜的温度和湿度，十二指肠钩虫发育的适宜温度为22~26℃，美洲钩虫发育的适宜温度为31~34.5℃。因此，受温度影响，钩虫病的流行季节在各地有所不同，如广东气候温暖，几乎全年都可感染；四川每年的5、6月为流行高峰。钩虫病的易感者主要为下地劳作的农民。此外，矿工也易感染钩虫病，主要是由于矿井内温度高、湿度大，加之工作条件及卫生条件差，有利于钩虫卵的发育。另外，将婴儿放置在有钩蚴的土壤上，或婴儿尿布、睡袋晾在土壤上受到污染，是造成婴儿钩虫病的主要传播途径。

【防治】

防治钩虫病需采取综合性防治措施，主要包括治疗患者控制传染源、加强粪便管理及无害化处理切断传播途径、加强个人防护和健康教育保护易感人群。

1. 预防

（1）粪便管理：加强粪便管理是切断传播途径的重要措施。改造厕所，对粪便进行无害化处理，采用泥封堆肥、粪尿混合贮存、密封式沼气池等方法杀灭虫卵后再施肥。不在旱地作物施用未经处理的人粪，以减少耕作时接触感染的机会。

（2）个人防护和健康教育：下地劳作时应穿戴防护鞋和手套，尽量减少手、足直接与泥土接触，必要时可使用15%噻苯达唑软膏或1.5%左旋咪唑硼酸酒精涂抹手足皮肤，对预防及杀灭已侵入组织内的幼虫均有作用。另外，广泛宣传钩虫病防治知识，特别关注妇女、青少年、儿童及农村从事劳作的中老年人群，养成良好的卫生习惯，不饮生水，瓜果蔬菜洗净再吃，增强自我防护意识。

2. 治疗　治疗患者及带虫者是控制钩虫病传播的重要环节，应在冬、春季进行为宜。常用的驱虫药物有阿苯达唑每次400 mg，连服3天或甲苯达唑每次100 mg，每天2次，连服3天。此外，噻嘧啶、伊维菌素、三苯双脒等对肠道线虫均有疗效。驱虫的同时应注意对症治疗，纠正患者贫血，及时补充铁剂、蛋白质和维生素等。对于钩蚴性皮炎患者，由于钩蚴钻入皮肤24 h内，大部分停留在局部皮下，可用左旋咪唑涂肤剂涂擦于患处，连续用药2天。或采用皮肤透热疗法，即在感染24 h内，将患处浸入53℃热水中间歇浸泡，持续20 min左右。另外，也可服用阿苯达唑进行钩蚴性皮炎治疗，该药能够显著抑制移行期钩蚴对葡萄糖的吸收，导致虫体糖原耗竭，使幼虫无法存活和繁殖。

（何金蕾　陈建平）

第六节　粪类圆线虫

粪类圆线虫［*Strongyloides stercoralis*（Bavary，1876）Stiles and Hassall，1902］属于杆形目类园科粪类圆线属。该虫是一种兼性寄生虫，生活史包括了在自然环境中的自生世代和在宿主体内的寄生世代。在寄生世代中，成虫主要寄生于人、犬、猫、狐狸等宿主小肠内，幼虫可侵入肺、脑、肝、肾等组织器官，引起粪类圆线虫病（strongyloidiasis）。我国第一例病例是由 Jefferys 和 Day（1908）在上海首次发现。免疫缺陷感染者，因反复自体感染造成严重的播散性粪类圆线虫病，可致患者死亡，因此粪类圆线虫被认为是一种重要的机会致病性线虫。

【形态】

1. 自生世代　在土壤中进行。雌虫大小为（1.0~1.7）mm×（0.05~0.075）mm，尾端尖细，生殖系统为双管型。成熟雌虫子宫内有呈单行排列的各发育期虫卵，数目为 4~16 个，阴门位于虫体腹面中部略后。雄虫大小为（0.7~1.0）mm×（0.04~0.05）mm，尾端向腹面卷曲，具有 2 根交合刺和 1 根引带。

2. 寄生世代　寄生世代主要为雌虫，罕见雄虫。雄虫短小，大小为 0.7 mm×（0.04~0.06）mm。雌虫大小为 2.2 mm×（0.04~0.06）mm，虫体半透明，体表具细横纹，尾尖细，末端略呈锥形，口腔短，咽管细长，为体长的 1/3~2/5。生殖器官为双管型，子宫前后排列，各含虫卵 8~12 个，单行排列。阴门位于距尾端 1/3 处的腹面（图 12-13）。每条雌虫每日可产卵 50 个左右。虫卵略小于自生世代的虫卵，刚产出的虫卵大小约为 70 μm×43 μm，黄色。卵在肠黏膜内经数小时孵出杆状蚴，其头端钝圆，尾端尖细，大小为（0.2~0.25）mm×0.016 mm，具有双球型咽管。杆状蚴自黏膜逸出，随宿主粪便排出，在外界蜕皮 2 次发育为丝状蚴。丝状蚴虫体细长，长 0.6~0.7 mm，咽管约为体长的 1/2，尾端有细小分叉，生殖原基位于虫体后部。粪类圆线虫的幼虫和虫卵与钩虫的幼虫和虫卵极为相似，应注意鉴别（表 12-3）。

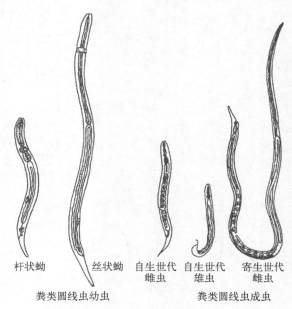

杆状蚴　　丝状蚴　　自生世代　自生世代　寄生世代
　　　　　　　　　　 雌虫　　　雄虫　　　雌虫
粪类圆线虫幼虫　　　　　粪类圆线虫成虫

图 12-13　粪类圆线虫成虫和幼虫模式图

表 12-3　钩虫与粪类圆线虫幼虫和虫卵的鉴别

鉴别要点	钩　虫	粪类圆线虫
幼虫		
杆状蚴		
体长	（0.25~0.3）mm×0.017 mm	（0.2~0.25）mm×0.016 mm
口腔	长，0.020 mm	短，0.010 mm
生殖原基	微小不易见	显著易见
尾	短而锐尖	极短而尖
丝状蚴		
体长	0.5~0.7 mm	0.6~0.7 mm
咽管	为体长的 1/4	为体长的 1/2，咽管球不明显
生殖原基	位虫体中部	位虫体后部
尾	尖细	分叉
虫卵		
颜色	无色透明	黄色
大小	60 μm×40 μm	70 μm×43 μm
内含物	2~4 个细胞	杆状蚴

【生活史】

粪类圆线虫的生活史复杂，包括在土壤中完成的自生世代和在宿主体内完成的寄生世代（图 12-14）。

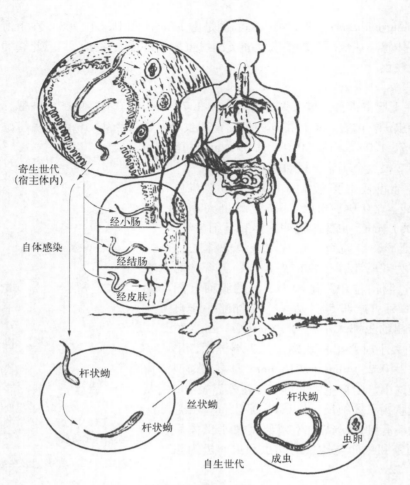

寄生世代
（宿主体内）

自体感染

经小肠

经结肠

经皮肤

杆状蚴

丝状蚴

杆状蚴

杆状蚴

虫卵

自生世代

成虫

图 12-14　粪类圆线虫生活史示意图

这种生活史在感染人体的线虫中是独一无二的。

1. 自生世代　雌雄成虫在温暖、潮湿的土壤中交配后雌虫产卵，数小时内虫卵孵出杆状蚴，杆状蚴在 1~2 天内经 4 次蜕皮后发育为自生世代的雌雄成虫。环境适宜时，自生世代可重复多次，此过程称为间接发育。当外界条件不利于虫体发育时，从卵内孵出的杆状蚴可蜕皮 2 次，发育为具有感染性的丝状蚴。丝状蚴可经皮肤或黏膜感染人体，开始寄生世代，此过程称为直接发育。

2. 寄生世代　丝状蚴侵入人体皮肤后，经静脉系统、右心至肺，穿过肺毛细血管进入肺泡后，大部分幼虫沿支气管、气管逆行至咽部，随宿主的吞咽动作进入消化道，钻入小肠（以十二指肠和空肠多见）黏膜，经 2 次蜕皮，发育为成虫。少数幼虫在肺部和支气管也可发育成熟。在人体内仅能发现粪类圆线虫的雌性成虫，寄生在小肠的雌虫多埋藏于肠黏膜内经孤雌生殖产卵。虫卵发育迅速，数小时后即可孵化出杆状蚴，并从肠黏膜内逸出，进入肠腔，随粪便排出体外。自丝状蚴感染人体至杆状蚴排出，至少需要 17 天。被排出的杆状蚴，既可经 2 次蜕皮直接发育为具有感染性的丝状蚴，也可在外界间接发育为自生世代的成虫。

当宿主机体免疫力低下或发生便秘时，寄生于肠道中的杆状蚴可迅速发育为具感染性的丝状蚴，这些丝状蚴可在小肠下段或结肠经黏膜侵入血循环，引起自体内重复感染。如果丝状蚴在肛门等处发育，则可钻入肛周皮肤，导致自体外重复感染。宿主腹泻严重时，虫卵也可随粪便直接排出体外。

丝状蚴侵入人体皮肤后，还可移行至肺或泌尿生殖系统等组织器官，引起异位寄生和异位损害。寄生肺部时，随痰排出的多为丝状蚴；寄生泌尿系统时，随尿排出的多为杆状蚴。

【致病】

粪类圆线虫感染人体后，主要有三种类型：① 由于机体有效的免疫应答，虫体被清除，无临床症状；② 慢性自身感染，可维持相当长时间，间歇性出现胃肠道症状；③ 播散性粪类圆线虫病（播散性超度感染，

disseminated hyperinfection），导致弥散性组织损伤，严重者可导致死亡。粪类圆线虫病的临床表现与感染轻重及宿主的免疫状态有关，大多数感染者无临床症状或仅有轻微的皮肤及消化道症状，少数感染者会出现严重的临床症状。虫体在人体内移行或定居在不同的组织器官，引起的临床表现各异，常见的损害及表现为：

1. 皮肤损害　丝状蚴侵入皮肤后，可引起小出血点、丘疹，并伴有刺痛和瘙痒感，甚至可出现移行性线状荨麻疹，可持续数周。由于自身感染的原因，病变常可反复出现在肛周、腹股沟、臀部等处皮肤。因幼虫在皮肤内移行较快，故引起的荨麻疹蔓延速度也很快，每小时可达 10 cm 以上。荨麻疹出现的部位及快速蔓延的特点是粪类圆线虫幼虫在皮肤移行的重要诊断依据。

2. 肺部损害　丝状蚴在肺部移行时，可穿破毛细血管，引起肺泡出血，细支气管炎性细胞浸润。轻者可表现出过敏性肺炎或哮喘，重度感染者可出现咳嗽、多痰、持续性哮喘、呼吸困难、嗜酸粒细胞增多等症状。肺部弥漫性感染的病例，可出现高热、肺功能衰竭，对死亡病例尸检可见肺内有大量幼虫，肺泡大量出血。胸部 X 线表现为局限性或弥散性阴影，有时可见肺空洞和胸膜渗出，因此需注意与肺结核进行鉴别。

3. 消化道损害　大多数病例以消化道症状为主。由于虫体的机械性刺激及毒性作用，可引起组织炎症反应，根据病变程度可分为轻、中、重度三种。最常见的为轻度和中度。轻度是以黏膜充血为主的卡他性肠炎，可伴有小出血点及小溃疡，镜下可见散在充血、单核细胞浸润、腺窝中有粪类圆线虫存在。中度是以水肿型肠炎为主，肠壁增厚、水肿、黏膜皱襞减少，镜下可见肠绒毛扩大、黏膜萎缩、黏膜下水肿，肠壁各层均可发现虫体。重度为溃疡性肠炎，由于水肿和纤维化，肠壁增厚或有溃疡，严重时甚至导致肠穿孔，整个增厚的肠壁内均可见到虫体。溃疡可累及胃或结肠，结肠溃疡常常是多发性的，可从盲肠延至直肠。患者常有烧灼样腹痛、烂便、下痢或便秘。重症感染常伴有恶心、呕吐，还可出现血性黏液性腹泻、脂肪泻、黑便、麻痹性肠梗阻、腹胀、电解质紊乱，甚至引起脱水、衰竭等。

4. 播散性粪类圆线虫病　粪类圆线虫病是免疫缺陷患者常发生的最严重的蠕虫病。当宿主的免疫功能低下时，如患有各种重症、极度营养不良、先天性免疫缺陷、肿瘤、器官移植等，特别是艾滋病患者，一旦感染了该虫，杆状蚴可在肠道内迅速发育成具有侵袭力的丝状蚴，丝状蚴可从肠黏膜进入血循环继续发育，或由肛周皮肤反复再次侵入机体，致病力增强，可播散至全身各组织器官，引起播散性粪类圆线虫病（播散性超度感染）。在免疫力低下的人群中粪类圆线虫病的致死率高达 60%～85%。

丝状蚴在自身超度感染者体内，还可移行扩散到肠系膜淋巴结、肝、胆、隔膜、心、胰、肾、脑和卵巢等处引起广泛性的损伤，形成肉芽肿病变。组织学研究证实，重度感染病例淋巴结和脾的胸腺依赖区均缺乏淋巴细胞，宿主对幼虫不能产生有效的炎症反应和免疫应答。由于大量幼虫在体内移行，可造成各种器官的严重损害，并可将肠道细菌带入血流，引起败血症，并伴发强烈的超敏反应，如过敏性肺炎、过敏性关节炎、化脓性脑膜炎等。迄今，由重度粪类圆线虫自身感染致死的报道已有百余例。国内曾报道一例粪类圆线虫重度感染患者，该患者用过大量可的松类药物，检查发现患者每克粪便含幼虫 8 126 条，痰涂片每个低倍视野中可见活幼虫 2～5 条。

【诊断】

1. 病原学检查　主要依靠从新鲜粪便、痰、尿或脑积液中检获杆状蚴或丝状蚴，或培养出丝状蚴为确诊依据。患者腹泻时也可查到虫卵。检查方法有以下几种。

（1）直接涂片法和沉淀法：方法简单易行，由于患者有间歇性排幼虫的现象，故检出率较低（直接涂片法为 62%，沉淀法为 74%），也不适用于轻度感染的患者。

（2）贝氏分离法（Baermann's method）：该法的检出率高于直接涂片法和沉淀法，可达 90% 以上，但操作烦琐费力。

（3）培养法：用活性炭平皿培养法最快 12 h 即可检出丝状蚴。观察虫体时，滴加卢氏碘液，可使幼虫呈现棕黄色，便于鉴别。

2. 免疫学检查　采用鼠粪类圆线虫脱脂抗原作 ELISA 检测患者血清中特异性抗体，阳性率可达 94% 以上。对轻、中度感染者，具有较好的辅助诊断价值。

3. 分子生物学检查　近年来粪类圆线虫的分子生物学检查也得到了发展，可采用 PCR、qPCR 或 LAMP 检测粪便中粪类圆线虫的特异性基因如：*18S rRNA*、*IST1*、*cox1* 等，其敏感性和特异性均较高。

4. 其他检查　血常规显示白细胞总数和嗜酸性粒细胞百分比多在轻、中度感染病例中增高，早期粪类圆线虫感染者，嗜酸粒细胞增多，部分可高达 50%。血清 IgE 水平升高是粪类圆线虫病的另一个常见表现，39%～58% 的病例存在血清 IgE 水平升高。此外，胃和十二指肠液引流查病原体，对胃肠道粪类圆线虫病的诊断价值大于粪检。

【流行与防治】

粪类圆线虫在热带、亚热带和温带流行较广泛，主要包括东南亚、美洲的中部和南部、撒哈拉以南的非洲等，寒冷地区有呈散发病例。估计全球有 3 000 万到 1 亿的人群感染。我国在 1996 年的人体寄生虫分布与调查中首次将粪类圆线虫列入专项调查，结果显示全国有 26 个省（自治区、直辖市）查到粪类圆线虫感染者共 1 083 例，主要集中在东部和南部地区，全国平均感染率为 0.122%，估算当时全国感染人数约为 150 万。2008 年在云南勐海县的调查显示，250 人中检出粪类圆线虫感染 29 人，感染率 11.60%，远高于 1996 年的调查结果。2012 年在广东省惠州市的调查结果显示粪类圆线虫的人群感染率为 0.56%。2016 年在广西百色市周边地区对土壤进行检测时发现 120 份土壤中，有 36 份土壤检测出粪类圆线虫污染，流行情况不容乐观。

人感染粪类圆线虫主要是与土壤中的丝状蚴接触所致，感染率的高低常常与生活环境及卫生习惯有关。粪类圆线虫病在医学上的重要性在于它能够保持长期的临床无症状而不被注意，直到患者的免疫平衡发生改变，从而加速幼虫繁殖，播散至全身各组织器官，最终导致患者死亡。粪类圆线虫的流行因素和防治原则与钩虫相似，除了加强粪便与水源管理以及做好个人防护外，更应注意避免发生自身感染。临床上的一些重症或慢性病患者需要使用类固醇激素药物或免疫抑制剂前，应作粪类圆线虫的常规检查，如发现有感染，应及时给予驱虫治疗。此外，对家养的犬、猫等也应进行检查和治疗。

目前，伊维菌素是治疗粪类圆线虫病的首选药物，200 μg/kg 连服 2 天。由于伊维菌素不能杀灭粪类圆线虫的幼虫，因此需要重复给药。噻苯达唑（25 mg/kg，每天 2 次，连服 2 天）的驱虫效果也好，治愈率可达 95%，但副反应较多，对肝、肾功能不全者应慎用。阿苯达唑（每天 400 mg，2 次分服，连服 3 天）的治愈率可达 90% 以上，但治疗无症状感染者不如伊维菌素有效。噻嘧啶和左旋咪唑也有一定疗效。

（何金蕾　陈建平）

第七节　旋毛形线虫

旋毛形线虫 ［*Trichinella spiralis*（Owen，1835；Railliet，1895）］ 属鞭尾目、毛形虫科、旋毛形线虫属，简称旋毛虫。该虫成虫和幼虫分别寄生于同一宿主的小肠和骨骼肌细胞内，多种哺乳动物可作为其宿主，该虫寄生于人体引起旋毛虫病（trichinellosis），主要因食入含有活幼虫囊包的动物肉类所致，严重感染时可致患者死亡。

根据生物学、遗传学、生物化学和分子生物学研究，毛形线虫属已发现 10 个种：旋毛虫（*T. spiralis*，T1）、乡土旋毛虫（*T. nativa*，T2；又称北方旋毛虫或固有旋毛虫）、布氏旋毛虫（*T. britovi*，T3）、伪旋毛虫（*T. pseudospiralis*，T4）、穆氏旋毛虫（*T. murrelli*，T5）、纳氏旋毛虫（*T. nelsoni*，T7；又称南方旋毛虫）、巴布亚旋毛虫（*T. papuae*，T10）、津巴布韦旋毛虫（*T. zimbabwensis*，T11）、巴塔哥尼亚旋毛虫（*T. patagoniesis*，T12）和 *T. chanchalensis*（T13），以及 3 个分类地位尚未确定的基因型（*Trichinella* T6、T8、T9），其中伪旋毛虫、巴布亚旋毛虫及津巴布韦旋毛虫属于非成囊型（non-encapsulated）旋毛虫。我国已发现旋毛虫和乡土旋毛虫 2 个种。旋毛虫分布广泛，是引起人体旋毛虫病的主要病原体，多数死亡病例是由此虫种所致。我国首次发现旋毛虫是 1881 年于厦门的猪肉内，1964 年首次在西藏林芝地区发现人体感染旋毛虫病例。旋毛虫病是重要的食源性寄生虫病之一。

【形态】

1. 成虫　虫体微小，细线状，乳白色。雄虫大小为（1.0～1.8）mm×（0.03～0.05）mm，雌虫大小为

（2.5~3.5）mm×0.05 mm。咽管较长，占虫体的 1/3~1/2。咽管后段背面有一列圆盘状杆细胞组成的杆状体，其分泌物可排入咽管，具有消化功能和抗原性。两性成虫的生殖器官均为单管型。雌虫子宫较长，中段含虫卵，后段和近阴道处则已发育为幼虫，新生幼虫自阴门产出。雄虫尾部末端有 2 个叶状交配附器，无交合刺。

2. 幼虫 寄生在宿主骨骼肌细胞内的幼虫多卷曲在梭形囊包中，其纵轴与肌纤维平行，囊壁由肌细胞退变以及结缔组织增生形成，幼虫囊包大小为（0.25~0.5）mm×（0.21~0.42）mm，通常 1 个囊包内含 1~2 条幼虫，多时可达 6~7 条（图 12-15）。

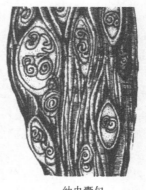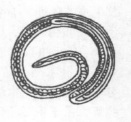

幼虫囊包　　　　　　　　　幼虫

图 12-15　旋毛虫幼虫囊包和幼虫模式图

【生活史】

旋毛虫成虫主要寄生在宿主的十二指肠和空肠上段，幼虫则寄生在同一宿主的骨骼肌细胞内，在骨骼肌内形成具有感染性的幼虫囊包。旋毛虫在完成生活史过程中不需要在外界发育，但必须转换宿主才能继续下一代生活史，被旋毛虫寄生的宿主既是终宿主，也是中间宿主。人、猪、野猪、猫、犬、鼠以及多种野生动物和食草动物均可作为本虫的宿主。

宿主食入含有活幼虫囊包的肉类后，在消化酶的作用下，幼虫在胃中自囊包内逸出，钻入十二指肠及空肠上段的肠黏膜内，经过一段时间发育再返回肠腔，在感染后 48 h 内，幼虫经 4 次蜕皮发育为成虫。少数虫体可侵入腹腔或肠系膜淋巴结寄生。雌雄虫交配后，多数雄虫死亡。雌虫子宫内的虫卵发育为幼虫，在感染后 5~7 天开始产出。每条雌虫一生可产幼虫 1 500~2 000 条，雌虫产幼虫期可持续 4~16 周或更长。雌虫寿命一般为 1~2 个月，长者 3~4 个月。产于肠黏膜内的新生幼虫侵入局部淋巴管或小静脉，随淋巴和血循环到达各组织、器官或体腔，但只有到达骨骼肌的幼虫才能进一步发育，并以膈肌、舌肌、咽喉肌、胸肌和腓肠肌等活动频繁、血液供应丰富的部位多见。幼虫刺激肌细胞，其周围出现炎性细胞浸润，纤维组织增生，在感染后 26 天形成囊包。囊包若无机会进入新的宿主，多在半年后钙化，少数钙化囊包内的幼虫可存活数年，在人体内幼虫最长可存活 30 年，在其他哺乳动物体内幼虫则可生存到动物死亡（图 12-16）。

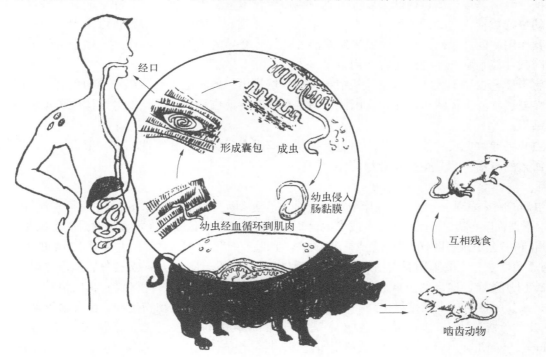

图 12-16　旋毛虫生活史示意图

【致病】

旋毛虫的主要致病阶段是幼虫。其致病程度与食入幼虫的数量、活力和新生幼虫侵入部位以及人体对旋毛虫的免疫力等诸多因素有关。轻度感染者无明显症状，重度感染者，其临床表现复杂多样，若未及时治疗，可在发病后数周内死亡。该病死亡率较高，国外为 6%～30%，国内约为 3%，暴发流行时可高达10%。旋毛虫致病过程可分为 3 个时期。

1. 侵入期（约 1 周）　脱囊幼虫和成虫侵入肠黏膜，尤其是成虫以肠绒毛为食，加之虫体的排泄物、分泌物及大量新生幼虫的刺激，导致肠黏膜炎症反应，病变局部充血、水肿、灶性出血，甚至出现表浅溃疡等，由于主要病变部位在十二指肠和空肠，故又称肠道期。患者可出现恶心、呕吐、腹痛、腹泻等急性胃肠道症状，同时可伴有厌食、乏力、低热等全身性反应。此时极易被误诊为其他胃肠道疾病。

2. 幼虫移行期（2～3 周）　即新生幼虫随淋巴、血循环到达各器官及侵入骨骼肌内发育，导致全身性血管炎和肌炎的过程。主要病变部位在骨骼肌内，故又称为肌肉期。患者的典型临床表现为持续性高热（38～40℃）、水肿（以眼、面部多见）、过敏性皮疹、血中嗜酸性粒细胞增多等。

幼虫侵入骨骼肌后，引起肌纤维变性、肿胀、排列紊乱、横纹消失、肌细胞坏死、崩解、肌间质轻度水肿并有炎性细胞浸润。患者全身肌肉酸痛、压痛，尤以腓肠肌、肱二头肌、肱三头肌疼痛最为明显。咽喉部肌受累时，可出现吞咽困难和语言障碍。

幼虫移行至心脏时可导致心肌炎，严重时可致患者死亡。移行至肺部时可导致肺部局限性或广泛性出血、肺炎、支气管炎及胸膜炎等。若累及中枢神经系统，由于幼虫的滞留或移行，可致非化脓性脑膜脑炎和颅内高压。此期病情变化较快，严重者可因心力衰竭、败血症、呼吸道并发症而死亡。

3. 囊包形成期（4～16 周）　随着幼虫长大并卷曲，寄生部位的肌细胞逐渐膨大呈纺锤状，形成梭形肌腔包绕幼虫。伴随囊包的形成，外周的炎症细胞浸润逐渐消退，患者全身症状相应减轻或消失，但肌痛仍可持续数月。

【免疫】

旋毛虫抗原包括虫体抗原、表面抗原、排泄-分泌抗原及杆细胞颗粒相关抗原。旋毛虫成虫、新生幼虫及肌幼虫抗原均具有其特异性。杆细胞中的 α 和 β 颗粒具有高度抗原性，是旋毛虫功能性抗原的重要来源。

动物实验证明，除先天无胸腺的裸鼠外，宿主感染旋毛虫后均可产生一定的免疫力，对再感染可产生较显著的抵抗力，表现为肠道内幼虫发育障碍，成虫发育不全、生殖能力减弱和早期肠道排虫反应，从而减少肌内幼虫的数量。这种保护性免疫力的产生依赖于 T 细胞。嗜酸性粒细胞也可作为免疫效应细胞而发挥作用，其作用主要针对幼虫期。实验表明嗜酸性粒细胞介导的杀伤幼虫的作用依赖于抗体的存在，即抗体依赖的嗜酸性粒细胞介导的细胞毒作用。

动物感染旋毛虫后不久，部分虫体从宿主肠道自然排出，可能是 T 细胞依赖性的免疫反应引起的。另外，抗体参与了减弱虫体活力的作用。因此，宿主在感染旋毛虫后产生的免疫力是体液免疫和细胞免疫协同作用的结果。

旋毛虫病可导致免疫功能下降，产生免疫抑制，如患者对病毒的易感性增高，值得关注。临床上出现因旋毛虫所致的肾损害，是免疫复合物的作用。

【诊断】

旋毛虫病的临床表现十分复杂，临床上难以及时、正确诊断。因此，在诊断过程中应注重流行病学调查和病史询问。根据临床症状，询问有无生食或半生食动物肉类史有助于诊断，在本病暴发时同批患者常能追溯到聚餐史。当同一个家庭或社区有 2 个以上成员出现发热、眼睑或面部水肿及肌痛时，应考虑做本病的进一步检查。

1. 病原学检查　主要采用肌肉活组织检查，取患者腓肠肌、肱二头肌或三角肌摘取米粒大小的肌肉进行压片或切片镜检，检出幼虫囊包为确诊依据。由于取样的范围及数量有限，肌肉活检的检出率仅为50% 左右，故其阴性结果不能排除该病。对患者所食剩余肉类作镜检或动物接种，也有助于确诊。

2. 免疫学检查　检测血清特异性抗体是目前诊断本病的主要方法，常用方法有免疫荧光试验（immunofluoresecent test，IFT）、ELISA 及免疫印迹等，特异性抗体检出率在90% 以上。其中以应用肌幼虫 ES抗原的 ELISA 敏感性最高，是目前国内外诊断旋毛虫病最常用的检查方法。

3. 血液学检查　外周血中嗜酸粒细胞增多是诊断旋毛虫病的重要线索，感染后第 2 周，嗜酸性粒细胞开始增多，3~4 周时可达到高峰，占白细胞总数的 10%~40%，甚至高达 90%。

【流行】

旋毛虫病呈世界性分布，以前曾在欧洲及北美国家严重流行，通过严格的猪肉检疫发病率已明显下降。目前，旋毛虫病在俄罗斯及东欧国家、墨西哥、智利、阿根廷及泰国等地仍严重流行，现已将其列入再现疾病（re-emerging disease）。我国云南、西藏、四川、广西、湖北、河南、山西、北京、辽宁、吉林、黑龙江等地先后发生数百起旋毛虫病暴发。旋毛虫病的流行具有地方性、群体性和食源性等特点。1964~2009 年，在我国的云南、西藏、四川、广西、河南、湖北、山西、吉林、辽宁、黑龙江、北京、河北、台湾 13 个省（自治区、直辖市）发生过 581 起本病暴发，发病人数 25 227 例，死亡 251 人，而在 17 个省（自治区、直辖市）有散发病例报道。我国人体旋毛虫病的流行区主要有 3 个区域，即西南地区（云南、西藏、广西、四川）、中原地区（湖北、河南）和东北三省（辽宁、吉林和黑龙江）。死亡病例主要发生在西南地区。据 2001~2004 年全国人体重要寄生虫病现状调查，10 个省（自治区、直辖市）的人群旋毛虫血清抗体阳性率为 3.31%，最高的为云南（8.26%），估计全国感染人数超过 4 000 万。云南等少数民族地区有吃生皮、生肉或"剁生"的习惯，可致感染；北方地区居民多吃"涮猪肉""涮羊肉"、爆炒猪肉片或未煮熟的肉馅饺子所致；散发病例多因家庭生熟刀砧不分、尝生肉馅等所致。

旋毛虫病是一种动物源性寄生虫病，目前已知猪、野猪、犬、鼠等 150 多种动物自然感染有旋毛虫，这些动物因互相残杀吞食或摄食尸肉而相互传播。猪的感染主要是由于吞食含有旋毛虫幼虫的肉屑（泔水或垃圾）、鼠类或污染的食料。我国除海南以外的省（自治区、直辖市）均有动物感染旋毛虫的报道，其中以西南、中原及东北地区猪的旋毛虫感染率较高，河南个别乡镇屠宰猪群中旋毛虫检出率曾达 50.4%。人体感染主要是因生食或半生食含幼虫囊包的猪肉及肉制品引起。近年来随着居民饮食习惯的改变，已发生多起因食羊肉、马肉、犬肉及野猪肉等引起的本病暴发，应予以高度重视。

【防治】

1. 预防

（1）改变不良的饮食习惯：预防该病的关键在于开展健康教育，改变不良的饮食习惯，不生食或半生食猪肉或其他动物肉类及肉制品，以杜绝感染。旋毛虫幼虫囊包的抵抗力较强，耐低温，在 -15℃ 下可存活 20 天，腐肉中可存活 2~3 个月，一般熏、烤、腌制和暴晒等方式不能杀死幼虫。旋毛虫幼虫不耐热，在肉块中心温度达到 71℃ 时，即可杀死囊包内的幼虫。

（2）加强肉类检疫：严格进行肉类检疫，未经检疫的肉类严禁上市销售。

（3）改善养猪的方法：提倡圈养，管好粪便，保持猪舍清洁卫生，饲料应煮沸 30 min，以防猪的感染。消灭鼠类。

2. 治疗　阿苯达唑为治疗本病的首选药物，不仅能驱除肠内早期脱囊幼虫和成虫以及抑制雌虫产幼虫，还可杀死移行期幼虫和肌肉中幼虫。

（崔　晶）

第八节　丝　虫

丝虫（filaira）属于旋尾目、盘尾科，是由吸血昆虫传播的寄生性线虫，因虫体细长形似丝线而得名。丝虫幼虫寄生于蚊、蚋、虻、蠓等吸血昆虫，成虫寄生于两栖类、禽类、哺乳动物和人类。目前已知寄生人体的丝虫共有 8 种，包括班氏吴策线虫（*Wuchereria bancrofti* Cobbold, 1877，班氏丝虫）、马来布鲁线虫（*Brugia malayi* Brug, 1927，马来丝虫）、帝汶布鲁线虫（*Brugia timori* Davie et edeson, 1964，帝汶丝虫）、旋盘尾线虫（*Onchocerca volvulus* Leukart, 1893，盘尾丝虫）、罗阿罗阿线虫（*Loa loa* Cobbold, 1864，罗阿丝虫）、链尾唇棘线虫（*Dipetalonema streptocercum* Macfie and Corsin，1922，链尾丝虫）、常现唇棘线虫（*Dipetalonema perstans* Manson，1981，常现丝虫）和奥氏曼森线虫（*Mansonella ozzardi* Manson，1892，奥氏丝虫）。它们的寄生部位、传播媒介、致病性及地理分布见表12-4。其中，班氏丝虫、马来丝虫和盘尾丝虫引起的损害较大，是世界范围内严重危害人类健康的丝虫。我国仅有班氏丝虫和马来丝虫流行。近年来，有非洲、美洲回国人员感染阿罗丝虫或盘尾丝虫的报道。

表12-4 寄生人体丝虫的传播媒介、致病性与地理分布

虫　种	寄生部位	传播媒介	致　病　性	地　理　分　布
班氏丝虫	淋巴系统	蚊	淋巴结淋巴管炎、鞘膜积液、乳糜尿、象皮肿	世界性、北纬40°至南纬28°
马来丝虫	淋巴系统	蚊	淋巴结淋巴管炎、象皮肿	亚洲东部和东南部
帝汶丝虫	淋巴系统	蚊	淋巴结淋巴管炎、象皮肿	帝汶岛和小巽他群岛
盘尾丝虫	皮下组织	蚋	皮肤结节、失明	非洲、中美和南美
罗阿丝虫	皮下组织	斑虻	皮肤肿块	西非和中非
链尾丝虫	皮下组织	库蠓	常无致病性	西非和中非
常现丝虫	胸腔、腹腔	库蠓	无明显致病性	非洲、中美和南美
奥氏丝虫	腹腔	库蠓	无明显致病性	中美和南美

一、班氏吴策线虫和马来布鲁线虫

班氏吴策线虫（简称班氏丝虫）和马来布鲁线虫（简称马来丝虫）成虫均寄生于人体淋巴系统，因而也称为淋巴丝虫，蚊是其传播媒介。所致疾病是淋巴丝虫病，该病在我国流行历史悠久。

【形态】

1. 成虫 两种丝虫成虫的形态及内部结构相似。虫体呈细线状，乳白色，表皮光滑，雌雄异体。班氏丝虫体形大于马来丝虫，雌虫大于雄虫。虫体头端略膨大，呈椭圆形或球形，虫体向后端逐渐变细。口周排布有两圈乳突。食管较长，与肠管分界处有瓣膜相隔。肠管细长，沿虫体一侧下行，肛门开口于尾端腹侧。雌虫尾部钝圆，略向腹面弯曲。雄虫尾端向腹面螺旋状卷曲半圈至3圈。雄虫生殖器官为单管型，睾丸起始于虫体前部，下接输精管、储精囊和射精管，通过泄殖孔通向外界。虫体尾端具有2根交合刺，长短不一；雌虫生殖系统为双管型，卵巢起于虫体后部，子宫粗大，内含大量虫卵，进行卵胎生，成熟虫卵卵壳薄而透明，内含卷曲的幼虫。在向生殖孔移动的过程中，卵壳逐渐伸展形成鞘膜（sheath），包被于幼虫体表，产出的幼虫称微丝蚴（micrifilaria），丝虫的生殖方式成为卵胎生。

2. 幼虫

（1）微丝蚴：细长，呈杆状，直径近似红细胞大小，在新鲜血片上，虫体作蛇样运动，经吉姆萨或瑞氏染色后，光镜下可见虫体头端钝圆，尾端尖细，外被薄层鞘膜，虫体体表光滑，有环纹，体内有许多圆形或椭圆形的体核（body cell nucleus），头端无核区为头间隙（cephalic space），虫体前1/5处为神经环，尾端有或无尾核。虫体的体态及各结构的形态、大小、长宽比例因虫种而异，可作为鉴别虫种的依据。班氏微丝蚴和马来微线蚴的形态主要区别见图12-17和表12-5。

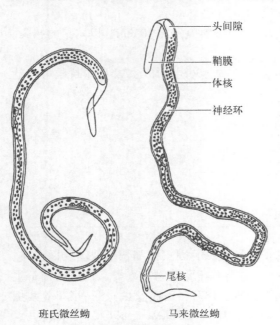

头间隙
鞘膜
体核
神经环

尾核

班氏微丝蚴　　　马来微丝蚴

图12-17 班氏微丝蚴和马来微丝蚴模式图

表 12 - 5 班氏微丝蚴和马来微丝蚴形态鉴别

鉴别要点	班 氏 微 丝 蚴	马 来 微 丝 蚴
大小（μm）	(244~296) × (5.3~7.0)	(177~230) × (5~6)
体态	柔和，弯曲较大	硬直，大弯上有小弯
头间隙（长∶宽）	较短（1∶1 或 1∶2）	较长（2∶1）
体核	圆形或椭圆形，各核分开，排列整齐，清晰可数	椭圆形，大小不等，排列紧密，常互相重叠，不易分清
尾核	无	有 2 个，前后排列，尾核处角皮略膨大

（2）丝状蚴：又称感染期幼虫。虫体细长，班氏丝状蚴平均长度为 1.62 mm，马来丝状蚴为 1.3 mm。具有完整的消化道，尾端有 3 个乳突，背面 1 个，腹面 2 个，两种丝状蚴的乳突形态可以用于鉴别虫种。

【生活史】

班氏丝虫和马来丝虫的生活史基本相似，都需要经过两个发育阶段，即幼虫在中间宿主蚊体内发育及成虫在终宿主人体内发育（图 12 - 18）。但两种丝虫在人体内的寄生部位、对中间宿主的选择性、微丝蚴在末梢血中出现的时间及幼虫的发育时间等方面存在差异。

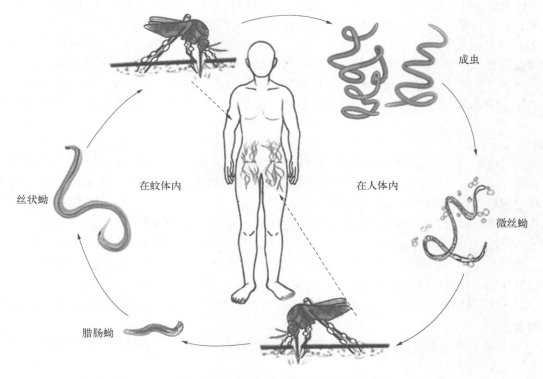

成虫

在蚊体内

在人体内

丝状蚴

微丝蚴

腊肠蚴

图 12 - 18 丝虫生活史示意图（赵娟绘图）

1. 在蚊体内的发育 当蚊叮吸微丝蚴血症者的血液时，微丝蚴随血液进入蚊胃，经 1~7 h，脱去鞘膜，穿过胃壁经血腔侵入胸肌。胸肌内的幼虫活动减弱，缩短变粗，1~4 天发育为形似腊肠的腊肠期幼虫（第 1 期幼虫）。其后虫体逐渐变长，内部组织器官分化，消化道形成，体腔出现，经 2 次蜕皮发育为丝状蚴（又称感染期幼虫或第 3 期幼虫）。丝状蚴活动力强，大多数由蚊胸肌进入血腔，经血淋巴移行至头部蚊喙中，少数移行至蚊腹腔或其他部位。幼虫在蚊体内只发育不繁殖，其发育时间与周围环境的温度和湿度条件有关，温度在 25~30℃，相对湿度 75%~90% 时，最适宜丝虫幼虫的发育。温度高于 35℃ 或低于 10℃，则不利于幼虫在蚊体内的发育。丝状蚴侵入人体时，也需较高的温度和湿度。

2. 在人体内的发育和生殖　当含有丝状蚴的雌蚊叮吸人血时，丝状蚴自蚊下唇逸出，经蚊吸血的皮肤伤口进入人体。一般认为幼虫迅速侵入附近的淋巴管，并移行至大淋巴管及淋巴结内寄生，经 2 次蜕皮发育为成虫。感染后 3 个月可在人体淋巴结查见班氏丝虫成虫。成虫常互相缠绕，以淋巴液为食。雌、雄成虫成熟交配后，雌虫产出微丝蚴。微丝蚴除部分停留于淋巴液中，多数随淋巴循环进入血液循环系统。微丝蚴亦可异位出现在乳糜尿、乳糜胸腔积液、心包积液和骨髓内，丝虫成虫寿命较长，一般为 4~10 年，个别可达 40 年。丝状蚴寿命一般为 2~3 个月，少数可达 2 年。

两种丝虫在人体淋巴系统的寄生部位各不相同。班氏丝虫除少数寄生于浅部淋巴系统外，多数寄生于人体深部淋巴系统中，主要见于下肢、阴囊、精索、腹股沟、腹腔、肾盂等处。马来丝虫多寄生于人体上、下肢浅部淋巴系统，主要以下肢为多见。两种丝虫均可出现异位寄生，如眼前房、乳房、肺、脾、心包等处，以班氏丝虫较多见。

人是班氏丝虫唯一的终宿主，而马来丝虫的终宿主除人以外，还有多种脊椎动物。在国外，已发现能自然感染亚周期型马来丝虫的动物，如长尾猴、黑叶猴、群叶猴、叶猴，以及家猫、豹猫、野猫、狸猫、麝猫、穿山甲等，其中叶猴感染率可达 70%。在国内，已有周期型马来丝虫接种长爪沙鼠获得成功的报道。马来丝虫引起的丝虫病已成为重要的人兽共患寄生虫病。

人体内寄生的微丝蚴，一般白天滞留于肺毛细血管中，夜晚则出现于外周血液，微丝蚴的这种在外周血液中夜多昼少的现象称为夜现周期性（nocturnal periodicity）。根据微丝蚴出现于外周血液的时间，可将丝虫分为 3 种类型：周期型、亚周期型和无周期型。我国流行的班氏丝虫与马来丝虫均属于夜现周期型。两种微丝蚴在外周血液中出现夜现高峰的时间略有不同，班氏微丝蚴为晚上 10 时至次晨 2 时，马来微丝蚴为晚上 8 时至次晨 4 时。目前，人们尚不能完全解释微丝蚴在宿主体内出现夜现周期性的机制。有人认为与微血管舒缩、氧气吸入量、大脑皮质的兴奋和抑制、人的睡眠活动、人体体温变化有关。更有人认为它是一种生物学的节律，微丝蚴的夜现周期性既与宿主的因素有关，又与微丝蚴自身的生物学特性有关。总之，微丝蚴周期性产生的原因是复杂的，这是寄生虫与宿主之间长期互相影响及相互适应的结果。

【致病】

丝虫的致病包括虫体寄生及其分泌物对淋巴组织的机械性损伤和化学刺激，宿主对虫体产生的炎性反应和免疫应答。丝虫病的发生、发展取决于机体的免疫状态、感染程度、有否重复感染、虫体侵犯部位及是否存在继发感染等。丝虫的成虫、感染期幼虫、微丝蚴对人体均有致病作用，其主要致病阶段为成虫。丝虫病的临床表现大致分为微丝蚴血症、急性淋巴丝虫病、慢性淋巴丝虫病和隐性淋巴丝虫病。

1. 微丝蚴血症（microfilaraemia）　丝状蚴侵入人体至血液中出现微丝蚴的时间即为潜伏期。例如，班氏丝虫一般经过 7~8 个月的潜伏期，最长 16 个月，外周血中可出现微丝蚴，而且数量逐渐增多，达到一定密度后微丝蚴的数量可保持相对恒定。此时患者的症状并不明显，少数可出现淋巴系统炎症和偶尔发热的症状，2~3 天后症状可自行消退，如不治疗，微丝蚴血症可持续数年或终生。流行区大多数患者都表现为微丝蚴血症。

2. 急性淋巴丝虫病　虫体的代谢产物、分泌物、幼虫蜕皮液、蜕下的外皮及死虫的崩解物等均可刺激机体产生局部及全身性反应。

（1）急性淋巴结炎和淋巴管炎：急性淋巴结炎主要好发部位是腹股沟和股部淋巴结，腋下和肘部淋巴结较少受累。发作时患者一般有畏寒和局部淋巴结不适等先兆症状，随即出现肿大、柔软、有触痛的淋巴结，并伴有淋巴管炎和患肢远端浅表毛细淋巴管炎（即丹毒样皮炎），局部红肿、疼痛，有灼热感。淋巴管炎的特点是从淋巴结炎开始，呈离心性，与细菌感染引起的淋巴管炎通常从感染病灶开始呈向心性者不同。发作时常伴有发热、头痛等全身症状，严重者体温升至 39℃ 以上（丝虫热），病程一般 3~5 天，每年发作 1~2 次。

（2）精索炎、附睾炎、睾丸炎：是班氏丝虫病急性期病变的主要临床表现。起病突然，出现寒战、高热、单或双侧的腹股沟或阴囊持续性疼痛，阵发性加剧，疼痛可向附近器官和腹部放射，易被误诊为急腹症。精索增粗、附睾和睾丸肿大，精索、附睾、睾丸表面出现肿块。病程一般 3~5 天。随炎症消退，肿块变硬，缩小成黄豆或绿豆大小的坚韧结节。结节 1 个至数个不等，有的精索因此呈串珠样，结节可随炎症反复发作而增大。

3. 慢性淋巴丝虫病　随着急性期炎症反应的反复发作，以及以死亡成虫和微丝蚴、嗜酸性粒细胞为中心，周围有纤维结缔组织包绕及大量浆细胞、巨噬细胞、淋巴细胞聚集，形成的肉芽肿，最终导致淋巴管栓塞。阻塞部位远端的淋巴管内压力增高而发生淋巴管曲张或破裂，淋巴液流入周围组织，导致产生各种阻塞性丝虫病的临床表现。

（1）淋巴水肿（lymphedema）和象皮肿（elephantiasis）：多见于下肢和阴囊和阴茎，女性阴唇、阴蒂和乳房等处也可发生，是晚期丝虫病最常见的体征。淋巴水肿和象皮肿是在急性淋巴结炎和淋巴管炎反复发作的基础上逐渐形成的。在发病初期，淋巴水肿可随急性炎症的消退而消失，如急性炎症反复发作，则局部淋巴水肿持续不消，由于淋巴液蛋白含量高，刺激纤维组织增生，局部组织及皮下组织显著增厚，变粗变硬而发展成象皮肿。局部血液循环受阻，皮肤汗腺、皮脂腺、毛囊的代谢功能受损，引起继发感染，发生急性或慢性炎症。感染和炎症反应加剧淋巴管阻塞和纤维结缔组织增生，促进象皮肿的发展。肢体淋巴水肿和象皮肿可单侧或双侧，但不对称。阴囊象皮肿轻者皮肤增厚变粗，严重者皮肤粗糙、有疣状增生，有沉重感，阴茎常内缩（图 12-19）。阴茎象皮肿的阴茎异常增粗增长或呈屈曲畸形。上、下肢象皮肿可见于两种丝虫病，而生殖系统象皮肿仅见于班氏丝虫病。象皮肿患者的血中常不易查到微丝蚴。

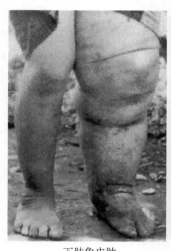 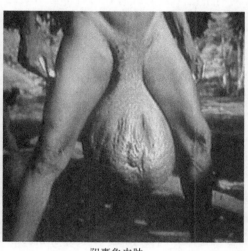

下肢象皮肿　　　　　　　　　　阴囊象皮肿

图 12-19　象皮肿患者图片

（2）睾丸鞘膜积液（hydrocele testis）：多见于班氏丝虫病。阻塞发生于精索、睾丸淋巴管时，淋巴液可流入鞘膜腔内，引起睾丸鞘膜积液。病变多为一侧，轻者无明显症状，积液多时可有坠胀沉重感，阴囊明显肿大，阴茎常陷入阴囊内。穿刺抽出的积液中有时可查见微丝蚴。

（3）乳糜尿（chyluria）：仅见于班氏丝虫病。阻塞发生于主动脉前淋巴结或肠干淋巴结时，从小肠吸收的乳糜液经侧支流入肾淋巴管，若肾淋巴管曲张破裂，乳糜液即流入肾盂、输尿管及膀胱内，混于尿中排出。患者不定期间歇性排出乳糜尿，单纯性乳糜尿呈乳白色，混有血液时呈粉红色。乳糜尿含有大量的蛋白质和脂肪，静置后不久可分为 3 层：上层为脂肪，呈胶状凝块浮于液体之上；中层为白色较清亮的液体，常混悬有小凝块；下层为沉淀物，含红细胞和白细胞。少数患者可从积液中查见微丝蚴。另外，临床上还见女性乳房丝虫结节、眼丝虫病、丝虫性心包炎、乳糜胸腔积液、乳糜血痰，以及脾、胸、背、颈、臂等部位的丝虫性肉芽肿。有时可在患者的骨髓、前列腺液或宫颈阴道涂片中查到微丝蚴。

4. 隐性淋巴丝虫病　也称热带肺嗜酸粒细胞增多症（tropical pulmonary eosinophinia，TPE），约占丝虫患者的 1%。临床表现为长期阵发性咳嗽、哮喘、呼吸困难，夜间症状加重，持续性血中嗜酸粒细胞超度增多和 IgE 及特异性丝虫抗体水平显著升高，胸部 X 线可见中下肺弥漫性粟粒样阴影，在肺和淋巴结活检而非外周血中可查见微丝蚴。其机制主要是微丝蚴寄居于宿主肺部毛细血管引起的 I 型超敏反应。

【诊断】

1. 病原学检查　丝虫病的确诊依据为查出微丝蚴或成虫。常用的实验方法有以下几种。

（1）血检微丝蚴：外周血查微丝蚴是病原学检查的主要方法。根据微丝蚴具有夜现周期性的特点选取采血时间，如班氏取血时间以晚上 10 时至次晨 2 时，马来微丝蚴为晚上 8 时至次晨 4 时为宜。常用的方法有：① 厚血膜法。从指尖或耳垂取末梢血 3 大滴（60 μL）涂成 2.5 cm×1.5 cm 厚血膜，晾干后溶血，再次自然晾干后染色镜检。此法可鉴别虫种和定量计数微丝蚴，检出率高，是最常用的方法。② 新鲜血滴法。取末梢血 1 大滴于载玻片上，加盖玻片后镜检，观察微丝蚴的活动情况，可见微丝蚴在血中作蛇样运动，此法可证明丝虫感染，但不能鉴别虫种。③ 浓集法。取静脉血 1~2 mL，经溶血后离心沉淀，取沉渣涂片染色镜检，此法可提高检出率，也可鉴别虫种。④ 乙胺嗪（海群生，hetrazan）白天诱出法。白天给患者口服乙胺嗪 2~6 mg/kg 体重，于服药后 30~60 min 间采血，染色后检查。此法适用于夜间取血不便者，但对低度感染者易漏诊。

（2）体液和尿液检查微丝蚴：微丝蚴亦可见于体液和尿液中，故可对患者的鞘膜积液、淋巴液、腹水、胸腔积液、心包积液和乳糜尿等作离心沉淀涂片染色镜检微丝蚴。

（3）检查成虫：对有淋巴结肿大或有乳房等部位可疑结节的患者可采用活组织检查，利用组织切除物作病理切片查成虫。

2. 免疫学检查　对轻度感染者或有阻塞性病变的患者，往往不易从其血液中检查到微丝蚴，常采用免疫学方法检查抗原或抗体做辅助诊断。方法有 IFAT、IEST、ELISA 和 McAb ELISA，以及目前 WHO 推荐应用的免疫层析法。近年研究表明，抗丝虫 IgG4 抗体是检测淋巴丝虫现症感染的一个指标，采用马来丝虫重组抗原 BmR1 和 BmSXP 能快速检测丝虫特异 IgG4 抗体，具有高度的敏感性和特异性。

【流行】

班氏丝虫病呈世界性分布，主要流行于热带和亚热带；马来丝虫病仅分布于亚洲，主要流行于东南亚。根据 WHO 2020 年报告，全球有 72 个国家有丝虫病流行，感染人数约 5.14 亿人。我国曾是全球丝虫病流行最严重的国家之一，丝虫病被列入我国五大寄生虫病之一，17 个省（自治区、直辖市）有丝虫病的流行，除山东、海南及台湾省仅有班氏丝虫病流行外，其余流行区两种丝虫病均有。新中国成立以来，经过长期有效的综合防控，2006 年我国所有丝虫病流行区都已达到消灭丝虫病的标准。2007 年经 WHO 批准，我国成为全球第一个宣布消除淋巴丝虫病的国家。

【防治】

1. 预防　普查普治和防蚊灭蚊是防治丝虫病的两项重要措施。目前，我国丝虫病防治重点已放到监测管理上。监测工作内容主要是进行流行区人群病原学、血清学和蚊媒的监测。在确保监测工作质量的同时，对遗留的象皮肿、乳糜尿等慢性阻塞性丝虫病患者进行治疗及人文关怀，以提高淋巴丝虫病的防治效果。另外，在人口流动的背景下，对输入性传染源也要监测，防止丝虫病再度传播。而由我国创立的以消灭传染源为主导和采用大面积应用枸橼酸乙胺嗪的防治丝虫病策略已作为宝贵的防治经验，由 WHO 向全球丝虫病流行的国家和地区推荐。

2. 治疗　对微丝蚴血症者，治疗药物首选乙胺嗪，为了减少乙胺嗪的副反应，国内曾在流行区广泛采用了乙胺嗪药盐。随着淋巴丝虫病防治工作的进展，WHO 目前提出了防治丝虫病的群体化疗方案：① 服用阿苯达唑 600 mg+乙胺嗪 6 mg/kg，每年 1 次，连续 5 年；② 在严重流行区采用 0.2%~0.4% 乙胺嗪药盐连服 1 年。对急性淋巴结炎、淋巴管炎患者，一般应用 1% 肾上腺素皮下注射，或口服消炎镇痛药。合并细菌感染者，加用抗菌药物治疗。对淋巴水肿和象皮肿患者，可采用烘绑疗法或桑叶注射液加烘绑疗法，即以 10% 桑叶注射液 5 mL 肌肉注射，每天 1~2 次，15~21 天为 1 个疗程，第 3 天后开始绑扎患肢。对鞘膜积液患者，采用抽液及鞘膜外翻手术治疗效果良好。对乳糜尿患者，应长期坚持严格的低脂高蛋白饮食，多饮水，并注意休息，轻症乳糜尿患者经卧床休息后多可自愈。

二、旋盘尾线虫

旋盘尾线虫（*Onchocerca volvulus* LeuKart, 1893）属于旋尾目、盘尾科、盘尾线虫属，简称盘尾丝虫。该虫寄生于人体皮下组织，蚋为其传播媒介，引起盘尾丝虫病（onchocerciasis）。本病最早发现于 18 世纪的非洲黑人，主要流行于河流附近，严重者可致失明，所以又称河盲症（river blindness），在拉丁美洲，本病又称为 Robles 症。

【形态与生活史】

成虫呈丝线状，乳白色，半透明，两端渐细而钝圆，角皮层具有明显横纹，外有螺旋状增厚部分使横纹更为明显。雌虫大小为（33.5～50）mm×（0.27～0.40）mm，雄虫大小为（19～42）mm×（0.13～0.21）mm。雄虫生殖系统为单管型，雌虫生殖系统为双管型。微丝蚴无鞘，大小为（220～360）μm×（5～9）μm，头端略大于尾端，头间隙长宽相等，尾端尖细而无核，无核处长 10～16 μm。

本虫的中间宿主为蚋，终宿主为人，亦有蛛猴和大猩猩自然感染的报道。

成虫寄生于人体皮下组织的纤维结节内，雌虫产出微丝蚴，微丝蚴主要寄生于成虫结节附近的结缔组织和皮肤的淋巴管内，也可在眼组织和尿液中出现，微丝蚴在皮下结缔组织中的出现无明显周期性。当雌蚋叮人吸血时，微丝蚴随组织液进入蚋的支囊，通过中肠，经血腔到达胸肌，经 2 次蜕皮，6～8 天发育为感染期幼虫，并移行至蚋的下唇。当蚋再次叮吸人血时，感染期幼虫自蚋下唇逸出，进入人体皮肤而导致人感染。幼虫在蚋体内发育的最适宜温度是 24℃，从微丝蚴进入蚋体到发育为感染期幼虫需 6～7 天。成虫寿命可长达 15 年，每条雌虫可在 9～10 年中产出数百万条微丝蚴。

【致病与诊断】

盘尾丝虫的成虫和微丝蚴对人体均可致病，但以后者为主。微丝蚴的致病作用包括眼部损害、皮肤损害和淋巴结病变等。

成虫寄生于人体皮下组织，早期虫体在皮下自由活动不引起明显的组织反应，以后由于虫体抗原引起的迟发型超敏反应，纤维组织增生，形成包围虫体的盘尾丝虫型纤维结节。结节中心的炎症细胞以淋巴细胞和单核巨噬细胞为主，虫体周围还有上皮样细胞和巨细胞聚集。结节直径为 0.5～5 cm，偶尔形成脓肿。死亡的虫体钙化后，结节的硬度可增加。

眼部损害是盘尾丝虫病最严重的危害。微丝蚴可从皮肤进入角膜，或经血流或神经鞘进入眼后部。微丝蚴进入眼部可引起眼部的机械性损伤并引起继发的免疫病理反应，是许多热带国家致盲的主要原因。微丝蚴可损伤角膜、结膜、虹膜、睫状体、视网膜、脉络膜或视神经，影响视力甚至失明。

皮肤损害是由死亡微丝蚴所引起的炎症反应、微丝蚴抗原引起的超敏反应和产生的溶胶原蛋白酶共同作用所致。在所有症状中，皮肤瘙痒最多见。若皮肤被抓破可继发细菌感染常伴有大小不等的色素沉着或色素消失区及苔藓样变，外观形似豹皮，故又称豹皮症。病程较长者，皮肤内纤维结缔组织增厚，皮肤增厚变硬，故又称为厚皮症。在非洲某些地区，患者皮肤失去弹性，引起腹股沟下垂形成悬垂囊。在也门，皮肤病变常表现为一种慢性超敏反应性局限性的皮炎，称为 Sowda。Sowda 型患者常有皮肤奇痒、出现皮疹、棕色痂皮等临床表现。

淋巴结病变是盘尾丝虫病的典型特征。淋巴结肿大而坚实，无痛，淋巴结内含大量微丝蚴，淋巴组织增生，最后呈弥漫性纤维性变。在非洲淋巴结病变常见于腹股沟区，在中美洲亦可见于腋部和颈部。此外，也可引起阴囊鞘膜积液，外生殖器官象皮肿和股疝。

当流行区居民有皮肤瘙痒、豹皮症、皮下结节、视力下降、淋巴结病变等症状和体征者，应考虑到盘尾丝虫病。从皮肤、眼部、尿液和痰液以及淋巴结等处检出微丝蚴或成虫是确诊本病的依据。免疫学和分子生物学方法亦有助于本病的诊断。

【流行与防治】

盘尾丝虫病主要流行于非洲中西部、中南美洲和西亚的苏丹、也门等国家，非洲的西部和中部流行最为严重。据报道，全世界受感染者 1 800 万，从国外归国人员中已发现盘尾丝虫感染者。防治本病的主要措施是普查普治和防蚋灭蚋。伊维菌素对微丝蚴具有显著的杀灭作用，是目前治疗盘尾丝虫病的首选药物，能迅速控制临床症状且安全性高。口服本药单剂量为 150 μg/kg，每年 1 次。此外，甲苯达唑、阿苯达唑和阿莫卡嗪等也具有一定的疗效。乙胺嗪因毒副反应较严重，目前已不主张用于盘尾丝虫病的治疗。蚋的防制采用杀灭蚋的幼虫最为有效，为防止抗药性的出现，应多种药物轮换使用。

三、罗阿罗阿线虫

罗阿罗阿线虫（*Loa loa* Cobbold，1864）属于旋尾目、盘尾科、罗阿线虫属，简称罗阿丝虫，也叫"非洲眼虫"。该虫成虫寄生于人体皮下组织，引起罗阿丝虫病（loiasis），亦称游走性肿块或卡拉巴丝虫性肿块（Calabar swelling）。

【形态与生活史】

成虫呈白色线状，雌虫大小为（45~55）mm×（0.45~0.55）mm，雄虫大小为（25~35）mm×（0.30~0.40）mm。虫体头端略细，口周围有 1 对侧乳突和 2 对亚中线乳突，均小而无蒂。体中部角皮层有小圆顶状的角质突起，雌虫的突起为多。微丝蚴具鞘，大小为（250~300）μm×（6~8.5）μm，头间隙长宽相等，尾部钝圆，体核分布至尾端，尾尖处有一较大的核。

本虫的中间宿主为斑虻，终宿主为人。成虫寄生于人体皮下组织，虫体可在皮下及深部结缔组织内自由移动，雌虫在移动过程中间歇性产出微丝蚴。微丝蚴在外周血中呈昼现周期性。当雌虻叮人吸血时，微丝蚴随血液进入虻中肠脱鞘后大部分移行至虻腹部脂肪体，少部分达到胸部或头部脂肪体。28~30℃条件下，7 d 内完成 2 次蜕皮发育为感染期幼虫并移行至虻喙。当虻再次叮人吸血时，感染期幼虫自虻喙逸出进入人体皮肤而感染。成虫可存活 17 年，感染期幼虫侵入人体约需 1 年发育为成虫。

【致病与诊断】

罗阿丝虫的主要致病阶段是成虫，虫体在皮下组织移行过程中，虫体的机械性损伤及其代谢产物可引起皮下结缔组织的炎症反应，迅速发展为局部皮下游走性肿块或肿胀并伴有剧痛，亦称卡拉巴丝虫性肿块，肿块以腕部、踝部多见，患者有皮肤瘙痒和蚁走感等症状。虫体离去后肿块随之消失。成虫可从皮下爬出体外或侵入内脏器官，若侵入、肾、膀胱等组织，可引起蛋白尿、血尿、肾病综合征及肾衰竭等。若侵犯眼部，可导致结膜炎、眼睑水肿、眼球突出、球结膜肉芽肿，患者表现为眼部奇痒，有异物感，数日后症状可自行消退。若侵入心脏，则可引起心包炎、心肌炎及心内膜炎。此外，本虫还可引起高度嗜酸粒细胞增多症、脑膜脑炎、肺部损害、淋巴管炎、鞘膜积液等。

当流行区居民有游走性皮下肿块伴有皮肤瘙痒、典型的眼部症状、球结膜下或皮下可见到虫体蠕动、外周血嗜酸性粒细胞增多者，应考虑到罗阿丝虫病。白天从外周血中检获微丝蚴，根据其形态特征即可确诊。也可从尿液和痰液、子宫颈及阴道分泌物、骨髓、脑脊液等检出微丝蚴或从眼、皮下肿块检出成虫确诊。免疫学和分子生物学方法亦有助于本病的诊断。

【流行与防治】

本病仅流行于非洲的热带雨林地区，北纬 100° 至南纬 5° 之间，估计有 200 万~300 万患者。近年来，随着国际交往频繁，在世界各地均有罗阿丝虫病例报道。我国从非洲回国的援外、务工人员和在非洲留学的学生中亦发现有本病患者。

防治本病的主要措施是普查普治和防虻灭虻。乙胺嗪对微丝蚴和成虫具有显著的杀灭作用，是目前最常用的抗罗阿丝虫病的化疗药物，但该药的副反应较多，一般从小剂量开始。伊维菌素、阿苯达唑具有一定的疗效。当虫体出现在眼睛或皮肤时，可采用外科手术取出虫体。在皮肤上涂驱避剂（如邻苯二甲酸二甲酯），可预防斑虻叮刺，预防罗阿罗啊线虫感染。斑虻的防制可采用喷洒杀虫剂，清除杂草的方法，减少斑虻的数量。

（陈　熙　贾雪梅）

第九节　广州管圆线虫

广州管圆线虫 [*Angiostrongylus cantonensis*（Chen，1935）Dougherty，1946] 属于圆线目、管圆科、管圆线虫属。成虫寄生于鼠类肺部血管，其幼虫可侵入人体，通常滞留于人体中枢神经系统内，人是本虫的非适宜宿主，引起嗜酸性粒细胞增多性脑膜脑炎或脑膜炎。Nomura 和 Lin 于 1944 年在中国台湾省发现人体首例广州管圆线虫病。

【形态】

1. 成虫　细长，呈线状，体表角皮透明光滑，具微细环状横纹。头端钝圆，头顶中央有一口孔，咽管较短，肠管内充满血液，呈红色或褐色，肛孔位于虫体末端。雄虫大小为（11~26）mm×（0.21~0.53）mm，尾端略向腹面卷曲，交合伞对称，呈肾形，具交合刺 2 根。雌虫大小为（17~45）mm×（0.3~0.66）mm，尾端呈斜锥形，子宫白色，双管形，与肠管缠绕成红、白相间的螺旋纹，阴门开口于肛孔之前。

2. 虫卵　椭圆形，卵壳薄而透明，大小为（33~64）μm×（54~97）μm，雌虫体内虫卵多为单细胞期，鼠肺内的虫卵为多细胞期，或发育为含蚴卵。

3. 幼虫

（1）第三期幼虫：呈细杆状，大小为（462~525）μm×（22~27）μm，无色半透明，体表具有两层鞘。头端稍圆，尾顶端变尖细，可见食管、肠、肛门、排泄孔和生殖原基等内部结构（图 12-20）。

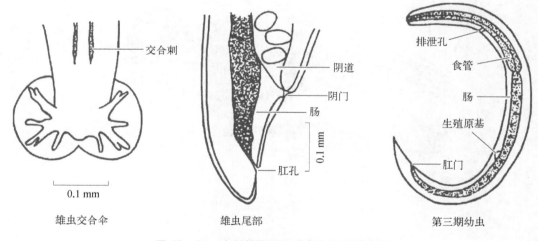

雄虫交合伞　　　　　　　雄虫尾部　　　　　　　第三期幼虫

图 12-20　广州管圆线虫成虫和幼虫模式图

（2）第四期幼虫：幼虫的两倍，可区分出雌雄虫。雌虫前端子宫呈双管状，阴道止于虫体末端的肛孔处。雄虫体内有发育中的单管型生殖管位于虫体后 1/3 处，交合刺和交合囊位于泄殖腔背面，虫体后端略膨大。虫体肠内具有折光颗粒。

（3）第五期幼虫：体形比第四期幼虫增大。雌虫生殖器官位于虫体后半部分，已形成阴门。雄虫已形成小交合伞，交合刺和交合囊清晰可见，泄殖腔已形成。

【生活史】

广州管圆线虫的生活史包括成虫、卵和幼虫 3 个发育阶段。

成虫寄生于终宿主鼠类的肺动脉内，也可寄生于右心。雌虫在血液中产出虫卵，孵化为第一期幼虫。第一期幼虫随血流移行，穿过肺毛细血管进入肺泡，经支气管上行至咽，再随吞咽动作侵入消化道，最终随宿主粪便排出体外。排出体外的第一期幼虫在外界湿润或有水的环境中可存活 2~3 周，当其被中间宿主螺类或蛞蝓吞入体内，幼虫进入宿主的血液、内脏或肌肉内，约经 1 周蜕皮发育为第二期幼虫，2 周后再蜕皮一次发育为第三期幼虫，即感染期幼虫。鼠类等终宿主因吞入含第三期幼虫的中间宿主或转需宿主以及被第三期幼虫污染的食物或水而感染。进入鼠消化道内的第三期幼虫在胃内脱鞘，侵入肠壁血管进入血液循环，随血流可到达全身各器官，但多数虫体沿颈总动脉到达脑部，在蛛网膜下腔经2次蜕皮发育为第五期幼虫，虫体通过血-脑屏障，从脑静脉系统经右心移行到肺动脉发育为成虫。鼠从感染第三期幼虫到粪便中出现第一期幼虫需6~7周，1条雌虫平均每日产卵约15 000个。

终宿主以褐家鼠和黑家鼠较多见。常见的中间宿主有褐云玛瑙螺、福寿螺和蛞蝓，黑眶蟾蜍、虎皮蛙、金线蛙、蜗牛蟹、淡水蟹和鱼等都是广州管圆线虫的转续宿主。人是其非适宜宿主，因生食或半生食含第三期幼虫的中间宿主或转续宿主而感染，生食被幼虫污染的蔬菜、瓜果或喝生水亦可感染。虫体在人体中枢神经系统内寄生，停留在第四期幼虫或第五期幼虫阶段（图12-21）。个别尸检报道显示，广州管圆线虫也可在幼儿肺动脉内发育为成虫。

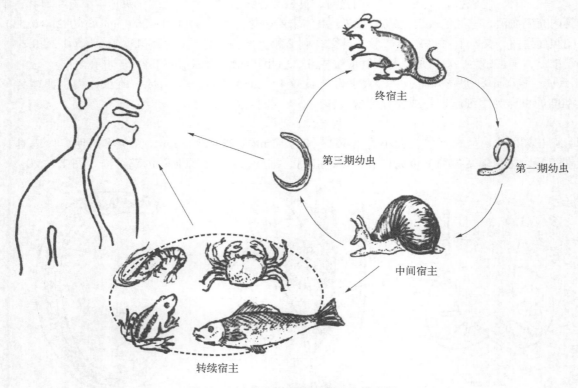

图12-21　广州管圆线虫生活史模式图

【致病】

广州管圆线虫经口食入，侵扰消化道、穿过肠壁，最终移行到脑。第三期幼虫移行过程中可导致肠壁、肝脏、肺及脑组织机械性病理损伤及炎症反应。最严重的危害是幼虫侵犯中枢神经系统，引起的嗜酸性粒细胞增多性脑膜脑炎或脑膜炎，以脑脊液嗜酸性粒细胞数目显著升高为特征。病变集中在脑组织，除大脑和脑膜外，病理损伤还可波及小脑、脑干、脊髓及眼等处。此外，虫体在脑部的移行引起脑组织机械性损伤，虫体死亡后引起肉芽肿性炎症反应。常见的病理表现为：脑部血管扩张，脑组织充血、出血、损伤；虫体周围大量嗜酸性粒细胞浸润；死亡虫体周围巨噬细胞、淋巴细胞、浆细胞聚集形成肉芽肿。

【临床表现】

感染患者的临床症状主要为：急性剧烈头痛，呈针刺样或触电样，难以忍受，发病初期为阵发性，以后发作间期逐渐缩短，发作持续时间延长，直至出现持续性头痛；持续性或间歇性低或中度发热，发病数日后体温可降至正常；恶心、呕吐、颈项强直等脑膜脑炎的表现以及肌肉痛、视力障碍及皮肤触觉异常等等。多数患者为轻症，病变自限，严重感染者可出现瘫痪、嗜睡、昏迷，甚至死亡。对温州47例患者临床表现分析表明，广州管圆线虫病潜伏期1~27天，平均为10.25天。主要症状有躯体疼痛（93.6%）、头痛（91.5%）、触摸痛（63.8%）、发热（57.4%）、皮肤瘙痒（27.7%）、皮疹（21.3%）、恶心呕吐（19.1%）、乏力（14.9%）、咳嗽（8.5%）和嗜睡（8.5%）。

【诊断】

依据流行病学史、临床表现和临床辅助检查来综合诊断。临床诊断主要依据近期（2个月内）有无接触或吞食广州管圆线虫中间宿主或转续宿主史，有无吃被幼虫污染的瓜果、蔬菜或喝被幼虫污染的水等流行病学史。并具有剧烈头痛、恶心、喷射样呕吐、颈项强直等典型的临床表现。

确诊本病的病原学检查主要是从脑脊液、眼、肺或其他部位检获幼虫，但检出率仅为4.8%。免疫学检查及分子生物学检查具有重要的辅助诊断价值。常用的有ELISA、IFAT、外周血虫体microRNA检测等。脑脊液性状观察也有一定的参考意义，广州管圆线虫病患者脑脊液外观混浊或乳白色，压力升高，白细胞总数高达500~2 000/mm^3，其中嗜酸性粒细胞超过10%，多数在20%~70%。另外结合头颅CT、MRI显示斑片状、线状异常信号也提示本病。

【流行】

广州管圆线虫主要分布于热带、亚热带地区，南纬23°至北纬23°之间，包括泰国、马来西亚、越南、老挝和柬埔寨等国家。迄今全世界已有3 000多例临床病例报道。在我国多为散在分布，广东、广西、海南、云南、辽宁、黑龙江、福建、浙江、上海、北京、香港、台湾等地均有报道，我国累计报告病例370余例。2006年，北京发生因误食含活的第三期幼虫的福寿螺而导致广州管圆线虫病暴发事件，患者人数几乎占我国已报道病例数的一半。广州管圆线虫病是人兽共患寄生虫病，终宿主主要是鼠类，人是非适宜宿主。除此之外，还可寄生于几十种哺乳动物，包括啮齿类、犬类、猫类及食虫类。其中鼠类是主要的传染源。

【防治】

1. 预防

（1）防鼠灭鼠：捕杀野鼠，减少传染源。灭鼠以消灭传染源对预防本病有重要意义。

（2）加强卫生宣传教育：不吃生的或半生的螺、蛙、蜗牛、鱼、虾、蟹、蛞蝓等中间宿主和转续宿主，不吃生菜，不喝生水，增强群众的自我保护意识。实验证明，幼虫可经损伤或完整皮肤侵入机体，因此，应预防在加工螺蛳过程中受感染。此外还应倡导不用青蛙等生肉敷贴伤口。

2. 治疗 目前仍无治疗本病的特效药，一般采用对症及支持疗法。若能得到及时的诊断与治疗，本病预后佳。阿苯咪唑和甲苯达唑对本病有良好的杀虫效果，但需同时服用抗炎药，以防虫体崩解诱发严重的炎症反应。药物治疗时需注意，眼部有虫患者，需先经眼科医生手术治疗，再行杀虫治疗；颅内压过高患者应先行降低颅内压治疗。

（陈 熙 贾雪梅）

第十节 其他人体寄生的线虫

一、东方毛圆线虫

毛圆线虫属（*Trichostrongylus*）是一类动物消化道寄生线虫。寄生人体的毛圆线虫有东方毛圆线虫（*Trichostrongylus orientalis* Jimbo, 1914）、蛇行毛圆线虫（*T. colubriformis*）、艾氏毛圆线虫（*T. axei*）和枪形毛圆线虫（*T. probolurus*）。我国以东方毛圆线虫为主，主要寄生于绵羊、骆驼、马、牛等食草动物的胃和小肠，偶可寄生于人，引起毛圆线虫病（Trichostrongyliasis）。

【形态与生活史】

1. 成虫 虫体无色透明，纤细，角皮具有不明显的横纹，头端钝圆，口囊不明显或无，咽管为圆柱状，

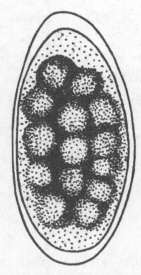

图12-22　东方毛圆线虫虫卵模式图

短小，占体长的1/7~1/6，排泄孔距头端约0.17 mm。雄虫大小为（3.8~5.5）mm×（0.072~0.079）mm，尾端具有由左右两叶所组成的交合伞和粗短的交合刺1对，交合刺末端有小钩，交合伞分2叶，腹腹肋细小，侧腹肋、外腹肋及中腹肋均较粗大，以侧腹肋最大。后侧肋狭长，外背肋略呈"S"状，背肋单一，末端分为2小支。雌虫略大于雄虫，大小为（5.5~6.5）mm×0.07 mm，尾端呈锥形，虫体最宽处在阴门区，阴门位于虫体后端1/6处，产卵能力弱，子宫内含5~16个虫卵。

2. 虫卵　无色透明，呈长椭圆形，两侧多不对称，一端较钝，另一端较尖，横径最宽处偏于钝端，卵的一侧稍隆起，直径一般为横径的2倍以上。其大小为（80~100）μm×（40~47）μm，卵壳薄而光滑，卵膜与卵壳两端间可见较为明显的距离，形成新月形空隙，新鲜粪便中的虫卵内一般含10~20个分裂的卵细胞。东方毛圆线虫虫卵外形与钩虫卵相似，但略长（图12-22）。

东方毛圆线虫生活史属于直接发育型。成虫寄生于绵羊、骆驼、兔、马、牛等食草动物的胃和小肠，也可寄生于人。虫卵随宿主粪便排出体外，在外界温暖潮湿的土壤中孵出杆状蚴，经过2次蜕皮发育成丝状蚴（感染期幼虫），人因误食被感染期幼虫污染的蔬菜或饮用含有丝状蚴的水源而感染。感染期幼虫进入肠腔，进行第3次蜕皮后，侵入宿主小肠黏膜，随后钻入肠黏膜，数日后从黏膜内逸出，返回肠腔并在此进行第4次蜕皮，虫体以前端插入肠黏膜，附着于肠壁发育为成虫。感染期幼虫也可经皮肤感染人。从感染期幼虫侵入人体到雌虫成熟产卵，经口感染需16~36天，经皮肤感染需28~36天。

【致病与诊断】

东方毛圆线虫侵犯宿主小肠上皮细胞，使上皮细胞脱落，引起卡他性肠炎，虫体分泌的物质可能会影响消化功能。所致的临床表现与感染程度与宿主的营养状况、免疫状态有关。成虫寄生于消化道引起一系列消化道症状，轻者可无明显症状或出现轻微肠炎。重度感染者可有腹痛、腹泻、食欲不振、头痛、失眠，部分患者有贫血表现，以及由虫体代谢产物引起的毒性反应。腹痛较钩虫病引起的腹痛较重。血液检查显示嗜酸性粒细胞增多。东方毛圆线虫病所引起的症状与钩虫病相似，且两者常出现混合感染现象，故临床上难以鉴别。

确诊该虫感染以粪便中查见虫卵。必要时可考虑用十二指肠引流法检查虫卵。粪检方法常采用饱和盐水浮聚法，亦可用培养法查丝状蚴。但应注意与钩虫卵和粪类圆线虫丝状蚴相鉴别。由于东方毛圆线虫虫卵小，并且产卵量小，应反复多次检查以防漏诊。

【流行与防治】

东方毛圆线虫呈世界性分布，农村和牧区相对多见，有一定的地方性。国外伊朗、土耳其、朝鲜、日本和智利有过人体病例报道。国内流行于江西、浙江、海南等18个省（自治区、直辖市），其中以海南感染率（0.729%）最高，江西、浙江、云南、青海、福建、贵州的感染率均超出了全国平均感染率（0.026%）。其他偶可寄生于人体的毛圆线虫属还有蛇行毛圆线虫、艾氏毛圆线虫和枪形毛圆线虫，在我国人群中的感染率为0.033%，以西藏、广东、安徽、湖北等省（自治区、直辖市）感染率较高。

患者、带虫者和病畜均是此病的传染源。人体感染东方毛圆线虫主要是误食被感染期幼虫污染的食物和水，或接触了被污染的土壤而引起。本病防治原则同钩虫病和粪类圆线虫病，注意个人卫生及饮食卫生，治疗药物有阿苯达唑和伊维菌素等。

二、美丽筒线虫

筒线虫属于旋尾目、筒线科、筒线虫属，是寄生于鸟和哺乳动物消化道的一类寄生虫。筒线虫属有34个种，其中寄生于鼠体的是瘤筒线虫（*G. neoplasticum*）和东方筒线虫（*G. orientale*），有学者认为二者是同种异名（synonym）。偶可寄生在人体的是美丽筒线虫（*Gongylonema pulchrum* Molin, 1857）。美丽筒线虫亦称食管蠕虫（gullet worm），为反刍动物、猪、猴、熊等动物和鸟类口腔、食道黏膜和黏膜下层的寄生线虫，偶可在人体口腔咽喉或食管等的黏膜及黏膜下层寄生，引起美丽筒线虫病（gongylonemiasis），该病呈世界性分布，是一种人兽共患寄生虫。人体寄生的最早病例是由 Leidy（1850）在美国费城及 Pane（1864）在意大利分别发现的。

【形态与生活史】

1. 成虫　乳白色，略透明，细长，体表具有纤细横纹。寄生在不同宿主体内的虫体大小差异明显，寄生于反刍动物体内的虫体较大，寄生于人体中的虫体稍小，而寄生于鼠类体内的虫体则更小。雄虫大小为（21.5~62）mm×（0.10~0.36）mm，雌虫大小为（32~150）mm×（0.2~0.53）mm。虫体前段表皮具有明显丛行排列、大小不等、数目不同的花缘状表皮突，在背、腹面各具有 4 纵行排列，延至近侧翼（呈波浪状的角质突）处增为 8 行。口小，位于前端中央，呈漏斗形口缘，其两侧具分 3 叶的侧唇，在两侧唇间的背侧和腹侧各有间唇 1 个，唇外围有领环，在领环外的左右各有 1 个头感器。虫体前端两侧各有一个分节呈波浪状的颈翼。距头端 0.1~0.2 mm 处的两侧各有一个颈乳突，形似纽扣，表面凹陷，位于神经环前缘两体侧，正中有神经末梢。在外圈具有 4 个亚中双乳突。口中侧部具口瓣，故口可关闭。口孔连接细长的咽管，咽管向下为食管，食管分为肌质和腺质两部分，肌质圆柱形，腺质较粗。神经环位于食管肌质部的中部，肌质段和腺质段中间连接处为排泄孔，排泄孔位于虫体的腹面。雄虫尾部有明显的膜状尾翼，两侧不对称，左侧长于右侧，交合刺 1 对，左刺较细长，右刺较短，尾部肛门前后有成对乳突。雌虫尾端短钝，呈锥形，不对称，略向腹侧弯曲。阴门位于肛门稍前方，略隆起。阴道细长部伸至体中部，阴唇分为前后两部，前唇较后唇大，唇壁隆起。雌虫生殖系统为双管型，子宫粗大，其内充满大量含幼虫的虫卵，阴道内也有少量虫卵（图 12-23）。

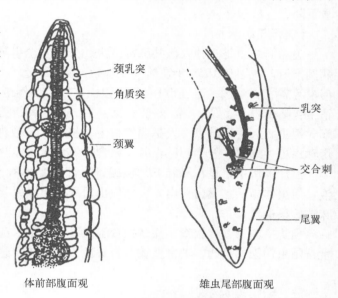

体前部腹面观　　　　　雄虫尾部腹面观

图 12-23　美丽筒线虫成虫模式图

2. 虫卵　椭圆形，无色，大小为（50~70）μm×（25~42）μm，卵壳厚而透明，两端较钝，表面光滑，卵内含有 1 条已发育的幼虫。自实验感染动物体内获得的雌虫所含的虫卵较自然感染宿主体内的略小。从感染本虫的人体排出的虫卵比较少见。雌虫在人体虽常能发育成熟，但其内所含的虫卵常未受孕，或仅部分病例体内的雌虫已含有具发育期幼虫的虫卵。

美丽筒线虫生活史需要经历在终宿主（牛、羊、马、骡、驴、骆驼、猪、猴、猿、熊、兔、刺猬、鹿等动物）和中间宿主（如粪甲虫和蜚蠊）体内发育和繁殖。牛、羊、猪为其专性终宿主，人偶可成为终宿主。成虫寄生于终宿主的口腔、咽和食道的黏膜及黏膜下层。虫体在黏膜下可自由移动，头部呈钟摆式活动划破黏膜获取食物。虫体在黏膜下发育成熟后，雌虫产出含幼虫的虫卵从黏膜破溃处进入消化道并随粪便排出体外，被中间宿主金龟子、天牛等甲虫和蝗虫、蜚蠊等吞食，卵内幼虫在昆虫食管内孵出，穿过肠壁进入昆虫血体腔，经 2 次蜕皮后，发育为第三期幼虫。第三期幼虫在血体腔内成囊，发育为感染期幼虫。终宿主误食含有感染期幼虫（成囊幼虫）的粪甲虫等而感染，在胃内幼虫即破囊而出，侵入胃或十二指肠黏膜内，再向上移行至食道、咽或口腔等处黏膜内寄生，约 2 个月后发育为成虫。饮用被感染期幼虫污染的水或食物也可感染。因为人是本虫的非适宜宿主，成虫在人体寄生一般不产卵。在寄生部位移动速度较快，不固定，时隐时现，可自由更换位置。寄生虫体数量可为 1 条至数十条不等，自吞食成囊幼虫到发育为成虫约需两个月，成虫在人体寄生期多为 1 年左右，有的可长达 10 年及以上。

【致病与诊断】

美丽简线虫在人体主要寄生于上下唇、颊部、舌下、舌系带下、齿龈、硬软腭、扁桃体等口腔、咽喉或食管黏膜下层，亦可出现在鼻腔内或鼻唇沟等处，对人体的损害是由于虫体可自由移行及寄生时对局部刺激所致。寄生的虫体在黏膜及黏膜下层自由移动，可引起寄生部位出现白色的线状隆起，患者可出现轻重不一的症状，如虫体蠕动感、异物感、发痒等，有的感到有麻木感、肿胀和刺痛。寄生局部黏膜粗糙，可出现水疱或血疱，浅表黏膜溃疡，引起出血。重者舌颊麻木僵硬、活动不便，影响说话，声音嘶哑或吞咽困难等。有的患者可表现神经过敏、精神不安、失眠恐惧等精神症状，而被误诊为精神病患者。患者一般寄生虫数为 1~3 条，有的可达 10 多条。

因成虫在人体内一般不产卵，故患者的粪便及唾液中找不到虫卵，检查虫卵毫无诊断意义。根据患者口腔或食道部位有虫样移动感的症状、体征和既往病史可做出初步诊断，检查口腔内有无小疱或隆起的可移动的白线，如有，用针挑破虫体移行处的黏膜，取出虫体作虫种鉴定是确诊本病的依据。外周血嗜酸性粒细胞增多，可占白细胞总数的 20%，对于嗜酸性粒细胞增多的患者，将虫体取出后嗜酸性粒细胞即可明显下降，症状减轻。

【流行与防治】

美丽筒线虫是一种人兽共患寄生虫，分布于全世界，包括美国、意大利和德国在内的 10 多个国家有病例报道。我国从 1955 年在河南发现第 1 例后，迄今已报告 110 多例，呈散在分布。分布在山东、山西、河南等省（自治区、直辖市）。其中以山东报告病例最多，其次是山西。美丽筒线虫感染的宿主广泛，终宿主包括牛、羊、马、骡、骆驼、猪、猴、熊、犬、猫、鼠等哺乳动物。中间宿主包括粪甲虫、蜚蠊、螳螂、蝗虫、天牛等昆虫。人是偶然宿主，患者大多数为青壮年，最小感染者 6 岁，最大感染者 62 岁。因烤食蝗虫、螳螂、天牛等昆虫时，误食未熟含囊状体的感染期幼虫而致感染。

治疗本病主要是在局麻下，挑破寄生部位黏膜取出虫体即可，也可在成虫寄生部位涂以普鲁卡因溶液，使虫体易从黏膜内移出。虫体取出后局部涂以甲紫或用消毒液漱口，症状即可消失。治疗药物以左旋咪唑效果最佳。

预防措施为宣传教育，注意饮食卫生，不喝生水和不吃不洁的蔬菜等。注意个人卫生，环境卫生，不食被昆虫污染的食物，禁食蜚蠊等有关昆虫，以防止感染。

三、结膜吸吮线虫

结膜吸吮线虫（*Thelazia callipaeda* Raillet and Henry，1910）属于分肠纲（Secernentea）、旋尾目（Spirurida）、吸吮科（Thelaziidae），其种类较多，是一种主要寄生于犬、猫、兔等家养动物的泪管或结膜囊内的线虫，也可感染狐狸、狼、野生猫科动物等食肉动物以及人类，引起人兽共患结膜吸吮线虫病（thelaziasis）。人眼结膜吸吮线虫病例最早发现于北京（Stuckey，1917）和福州（Trimble，1917），故曾称华裔吸吮线虫。因其首次在我国人体发现，且分布于亚洲居多，因而该病又称华裔吸吮线虫病或"东方眼虫病"之称。另一种可寄生于人眼的是加利福尼亚吸吮线虫（*T. californiensis* Rofoidard Williams，1915），主要见于美国加利福尼亚州。我国人体感染仅见于前者。

【形态与生活史】

1. 成虫　细长线状，两端较细，在眼结膜囊内寄生时为淡红色，离体后呈白色半透明，经固定后虫体变成乳白色。虫体体表除头尾两端光滑外，均布满边缘锐利的环形褶皱，侧面观呈细锯齿形。头端钝圆，口囊外观呈圆形角质性，六边形。外周具两圈乳突，有内环乳突 6 个，位于口孔各边外侧，外环乳突 4 对，每对乳突大小各 1 个，对称排列于亚背侧和亚腹侧。无唇瓣。口囊底部为圆孔状的咽，下接食道及肠道。食管为圆柱形，其横切面呈三角形。神经环位于食管中部。虫体前部两侧各有一侧线，其上各有 1 个颈乳突。雄虫大小为（4.5~17.0）mm×（0.2~0.8）mm，尾端向腹面弯曲，肛门前后共有乳突 12~14 对，其中肛前 8~10 对，个别有缺失；肛后有恒定的 4 对乳突，此为虫种鉴定的依据。由泄殖腔伸出交合刺两根，长短不一，形状各异，短刺粗短，腹面有一纵向的凹槽，长刺细长，从短刺凹槽内伸出。活体时可见交合刺从泄殖腔伸出，虫体死亡时长交合刺缩回虫体内。雌虫大小为（6.2~23.0）mm×（0.30~0.85）mm。无肛前乳突、肛后乳突，虫体腹面尾端有肛门，食管与肠结合处的腹面有阴门，阴门位于体前端食管与肠支连接处的前方。雌、雄虫均有 1 对尾感器。生殖器官为双管型，生殖方式为卵胎生（图 12-24）。

2. 虫卵　为圆形或椭圆形，无色透明，卵壳薄而透明。雌虫虫体后段子宫内的有大量大小不等的虫卵，内含蝌蚪期胚胎，发育成熟的雌虫接近虫体阴门段子宫内呈盘曲状的幼虫顺序排列，卵壳则演变成包被幼虫的鞘膜，幼虫经阴门直接产出。雌虫为卵胎生方式生殖，产出的幼虫称为初产蚴（newbornlarva），大小为（350～414）μm×（13～19）μm，盘曲状，外被鞘膜，尾部连接膨大的鞘膜囊。

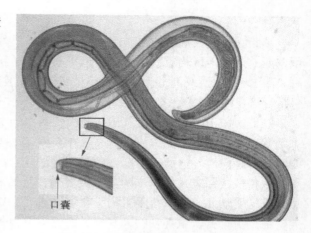

图 12-24　结膜吸吮线虫成虫模式图

结膜吸吮线虫完成生活史需要经历两个宿主，终宿主主要是猫、犬、猪等家养动物和狐狸、狼、野生猫科动物等食肉动物，中间宿主或传播媒介为冈田绕眼果蝇（Amiotaokadai Maca，1979）。人偶尔可成为结膜吸吮线虫的终宿主。成虫寄生于终宿主的眼结膜囊及泪管内，在人体多侵犯单侧眼，少数患者感染可累及双眼。雌虫在宿主眼结膜囊内产出具有鞘膜的初产蚴，当中间宿主果蝇舐吸终宿主眼部分泌物时，初产蚴随眼分泌物进入果蝇的消化道，经 24 h 后，初产蚴在果蝇中肠内脱去鞘膜，2～3 天后，穿过胃壁侵入雄蝇睾丸表层及雌蝇血腔膜组织内，发育为腊肠期蚴，随着虫体发育，在虫体周围形成虫囊泡。腊肠期蚴经 2 次蜕皮发育为感染期幼虫，最终幼虫穿破囊壁游离于果蝇血腔，经胸、颈和头部到达果蝇的口器。当感染的果蝇再舐食人或其他动物眼部时，感染期幼虫自蝇喙逸出，进入终宿主眼部继续发育，在 15～20 天内再经 2 次蜕皮发育为成虫。从感染期幼虫进入终宿主至发育为成虫开始产出幼虫，需 1～2 个月。产卵所需的时间为 35～50 天。成虫寿命可达 30 个月以上。从感染期幼虫发育至成虫雌虫日产蚴 1～202 条不等，约有 24 个月生殖期，其后产蚴量减少。成虫寿命可达两年半以上。

【致病与诊断】

成虫寄生于人眼结膜囊内，以上下睑穹窿内多见，也可寄生于泪小管、泪腺、结膜下和皮脂腺管内，亦可见在玻璃体内和眼前房内的病例报道。多侵犯一侧眼，少数病例可双眼感染。寄居虫数 1 条至数条，最多可达 30 余条。由于虫体体表锐利的横纹摩擦、头端坚硬的口囊吸附作用以及排泄分泌物的刺激作用而引起，导致炎症反应或肉芽肿形成。当含有结膜吸吮线虫感染期蚴的冈田绕眼果蝇叮咬人眼部后，症状即可出现。患者的症状、体征与虫体在眼部寄生的不同部位、虫体数量以及个体反应性差异等因素有关。成虫的致病机制主要是由于其体表的环纹具有锐利的游离喙，当虫体在眼部蠕动时，可刺激或划伤结膜、角膜组织；虫体依靠发达的口囊吸附在结膜组织上，对组织产生机械性刺激，导致炎症的发生；虫体产生的分泌物和代谢产物形成化学刺激，也导致眼部出现炎症反应。早期和轻者可无明显症状，后期可有眼部异物感、痒感、流泪、畏光、分泌物增多等临床表现，一般无视力障碍。婴幼儿有不敢睁眼，用手抓眼的动作，家长可发现患儿结膜内有白色线状小虫爬行。严重感染者可发生结膜充血，局部溃疡，角膜混浊、眼眶肌麻痹及眼睑外翻等表现。如寄生在眼前房，可有丝状阴影移动感，伴有眼睑水肿、睫状体充血、房水混浊、眼压升高、瞳孔扩大。视力下降，可继发青光眼，甚至可以引起失明。泪小管肿胀时可出现泪点外翻。临床上曾有过玻璃体内结膜吸吮线虫的病例报道。虫体到达球结膜或睑结膜下可致肉芽肿。当虫体被全部取出后，症状即可明显减轻或消失，成虫寄生的数目一般为 1～10 条，最多的报道病例达 21 条。

结膜吸吮线虫病诊断首先需详细询问病史，如患者主述眼部不适长达 40 天以上者，可取眼内眦处分泌物，压片镜检查到卷曲的初产蚴便能确诊，或诊断时采取提起眼睑部暴露结膜囊，仔细观察结膜囊内有无活动的虫体或卷曲的虫体，若查见疑似虫体，用眼科镊或棉签取出，置于生理盐水平皿中，清楚观察虫体形态，在显微镜下观察虫体特征也可明确诊断。或用无菌洗耳球，吸满生理盐水，冲洗患眼结膜囊，收集洗眼液，离心取沉淀物镜检，发现成虫或初产蚴的形态来确诊。

对于幼儿，可在眼内滴入 2% 可卡因或 1% 地卡因，5 min 后，虫体受药物作用，随药液或泪液溢出，用镊子取下虫体置于显微镜下检查确诊。本病应与眼蝇蛆病、眼曼氏裂头蚴病以及沙眼、眼内异物等相区别。

【流行与防治】

结膜吸吮线虫病主要分布于亚洲，在日本、韩国、缅甸、菲律宾、泰国、印度、印度尼西亚、中国和俄罗斯的远东地区均有病例报告，近年来，除了新增越南、孟加拉国等亚洲国家有病例外，在欧洲的意大利、法国、西班牙等地也出现人体感染病例。我国1917年首次报道人体感染，迄今已报告500多例，分布于包括台湾在内的29个省（自治区、直辖市）。其中以山东、湖北、江苏、河南、安徽等地的病例较多。

已证实冈田绕眼果蝇是我国结膜吸吮线虫的中间宿主和传播媒介。结膜吸吮线虫感染流行与冈田绕眼果蝇生殖活动季节有关，故流行高峰在6~9月，与蝇类季节消长一致。该果蝇具有喜食水果且对人眼具有绕眼飞行趋向性并进而停落取食分泌物及泪液的特性，故可传播结膜吸吮线虫病。雌雄两性冈田绕眼果蝇均以生物性传播方式传播本病。感染者不分年龄和性别，从3个月至88岁均有报道，农村多于城市。多见于农村婴幼儿。冈田绕眼果蝇只在室外活动，幼儿在室外玩耍时眼部易被果蝇叮咬而感染。保虫宿主有犬、猫、兔、猴、鼠等动物，其中犬的感染更为普遍。家犬的普遍存在，传播媒介果蝇的广泛分布，以及幼童不洁的眼部卫生，均是结膜吸吮线虫病流行的主要因素。

预防本病的关键是搞好环境卫生，防蝇、灭蝇，及时清除果类垃圾，消除果蝇滋生场所；加强犬、猫等动物管理，控制好家犬的感染；避免在室外睡眠等。注意个人眼部卫生，保持面部清洁，特别是幼儿，应保持眼部清洁。不要随意揉搓眼部；防止蝇舐吸眼部，是预防感染的主要措施。

治疗方法简单易行，可用1%丁卡因、4%可卡因或2%普鲁卡因滴眼，使虫体在滴眼液刺激下自行从眼角爬出，或翻开患者眼睑用棉签、眼科镊将虫取出即可，然后用3%硼酸水冲洗结膜囊，并点滴抗生素，若虫体寄生在前房可行角膜缘切开取虫，术后应作抗炎等处理。虫体较多者，常须多次治疗。治疗后应及时随访，确定虫体是否清除彻底。

四、艾氏小杆线虫

艾氏小杆线虫［*Rhabditis*（*Rhabditella*）*axei*（Cobbold, 1884）Dougherty, 1955］亦称艾氏同小杆线虫，属小杆总科的小杆科（Rhabdita）。本虫属营自生生活的线虫，常出现于污水及腐败的植物中，偶可寄生于人体消化系统和泌尿系统引起艾氏小杆线虫病（rhabditeliasis axei）。

【形态与生活史】

1. 成虫 虫体纤细，细线圆柱状，乳白色，体表光滑。口孔近圆筒形，前端有6片等大的唇片，唇片上有乳突2个。口腔较深长，咽呈圆柱形，食管呈杆棒状，前后各具有1个食管球，神经环位于两个食管球之间。有头感器2个。尾部细长，末端如针状。雄虫大小为（1.18~2.30）mm×（30~40）μm，尾部细长，有交合伞，狭小，尾刺引带呈船形。雄虫有一管状生殖腺，睾丸弯曲于虫体的后端，等长分开的交合刺1对，尾部有乳突9对，3对位于肛前，5对位于肛后，1对与肛平。雌虫大小（1.38~1.83）mm×（40~43）μm，尾部尖细而长，生殖器官为双管型，子宫内有4~8个虫卵，虫体中横线稍前有一明显的生殖孔（图12-25）。

2. 虫卵 长椭圆形，与钩虫卵相似但略小。无色透明，大小为（48~52）μm×（28~32）μm，卵壳薄而光滑，与卵细胞之间有明显的间隙，成熟虫卵内见一卷曲的幼虫（图12-25）。

3. 幼虫 体长约0.21mm，虫体大小不等，杆状的食

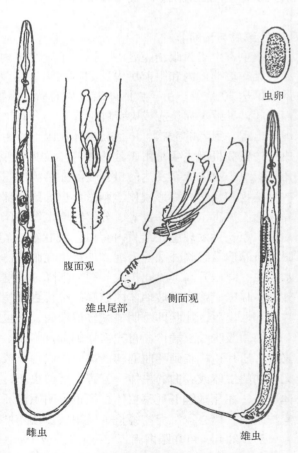

虫卵

腹面观

雄虫尾部　侧面观

雌虫　　　　雄虫

图12-25 艾氏小杆线虫成虫和虫卵模式图

管较长，具有 2 个明显的食管球，肠管不明显，常有颗粒状物，尾部长而尖细。艾氏小杆线虫营自生生活，雌雄交配后产卵，卵孵化出杆状蚴，杆状蚴经摄食、生长、蜕皮（4 次）、发育至自生生活的成虫，常生活在污水或腐败的有机物中。偶尔可以感染人体。适宜条件下，艾氏小杆线虫从孵化到成虫死亡为 10～22 天，平均 14.6 天，雌虫平均产卵 94.8 个。虫体的生长速度因温度而异，一般在 25℃约 4 天完全成熟。

【致病与诊断】

人感染艾氏小杆线虫的途径可能是幼虫经口进入消化道或经泌尿系统上行感染，如误饮污水或通过游泳、下水捕鱼而接触污水，使幼虫有机会侵入人体。虫体可侵犯人体消化系统和泌尿系统。虫体侵入消化系统时一般无明显的症状和体征，少数患者可有间断性腹痛、腹泻与便秘交替出现等症状。侵入泌尿系统时可引起发热、腰痛、血尿、尿频、尿急、尿痛或水肿等症状。当肾实质受累时可出现下肢水肿、阴囊水肿、乳糜尿、蛋白尿或脓尿；尿液检查有红细胞、白细胞和管型、出现低比重尿和氮质血症，易误诊为肾炎。有病例报道可能伴有神经系统症状，如神志不清、肢体瘫痪等症状。

诊断本病的依据是在患者尿沉渣或从粪便中发现虫体或虫卵。但艾氏小杆线虫虫卵与钩虫卵相似，成虫与粪类圆线虫及钩虫幼虫相似，容易混淆，诊断时应注意鉴别。成虫的鉴别可用小试管培养法镜检成虫。

【流行与防治】

艾氏小杆线虫在国外分布于日本、墨西哥、以色列等国家。我国最早在 1950 年报道人体感染，迄今全国共发现 165 例，分布在湖北、湖南、贵州、河南、广东、海南、云南、新疆、西藏、浙江等 17 个省（自治区、直辖市）。本虫曾在兔、犬、猴、鼠等动物粪便中检获。人体感染很有可能是经口感染或经泌尿道逆行感染，在污水中游泳、捕捞水产品而接触污水或误饮污水为幼虫侵入人体提供了机会。

研究证明，各期虫体对人工肠液（pH 8.4）有较高的耐受性；在人工胃液（pH 1.4）内虫卵可存活 24 h，成虫和幼虫能存活 10 min；在正常人尿中存活时间不长，短时间内即死亡；在冷开水中可存活 3 天，且雌虫能在其中产卵。但在患肾炎、肾病或乳糜尿患者的尿中能生长发育。

预防本病关键要注意个人卫生，避免饮用污水或接触污水及腐败植物。治疗以广谱驱虫药阿苯达唑、左旋咪唑等效果好。泌尿系统感染可采取利尿抗炎然后再进行驱虫治疗。

五、麦地那龙线虫

麦地那龙线虫 ［*Dracunculus medinensis*（Linnaeus，1758）Gallandant，1773］属旋尾目（Spirurata）龙线虫科（Dracunculidae）、龙线虫属（*Dracunculus*），又称几内亚龙线虫（*Guinea worm*），是龙线虫属的一种主要虫种，其成虫寄生人体及多种哺乳动物组织内，引起麦地那龙线虫病（dracunculiasis，dracontiasis），又称几内亚虫病（Guinea worm disease）。人或动物因误食含麦地那龙线虫感染期幼虫的剑水蚤而感染。

【形态与生活史】

1. 成虫　虫体较大粗线状，乳白色。头端钝圆，尾端弯曲。虫体体表光滑，镜下可见细密环纹。雌虫大小为（60～120）cm×（0.9～2.0）mm，生殖系统双管型，位于虫体的前后部。妊娠后期的雌虫，阴门萎缩、卵巢退化，假体腔被前、后两支子宫充满，子宫内含大量第一期幼虫（杆状蚴），属卵胎生。雄虫大小为（12～40）mm×0.4 mm，尾部向腹面卷曲 1 至数圈，交合刺 2 根。

2. 幼虫（第一期杆状蚴）　国外描述其大小为（550～760）μm×（15～30）μm，我国人体杆状蚴大小为（625～670）μm×（14.9～22.3）μm，体表具有明显的纤细环纹，头端钝圆，后端呈长鬃状，尾端细长且由粗变细，约占体长 1/3。高倍镜下可见肛门后方的两侧有尾感器 1 对。

成虫寄生在终宿主（人和哺乳动物）腹股沟、腋窝等组织内，并可在宿主组织中缓慢移行，约经 3 个月发育至性成熟。雌雄虫交配后，雄虫在数月内逐渐死亡裂解。雌虫发育成熟受精后逐渐自寄生部位移行至宿主四肢、腹部、背部等皮下组织，头端伸向皮肤。此时子宫内含有成千上万的幼虫使虫体内压力增高，以及虫体发生自溶现象，最终导致子宫破裂，释放出大量极为活跃的第一期幼虫（杆状蚴）。这些幼虫可引起宿主强烈的超敏反应，在局部皮肤形成水泡继而出现破溃。当宿主进入水中，溃破部位接触到冷水时，虫体受冷水刺激，伸缩能力增强，致使虫体与其子宫自宿主皮肤溃破处伸出，大量幼虫自子宫内产出后，伸出的子宫与体壁部分崩解，剩下的虫体则缩回皮下组织内。如此不断将幼虫排入水中，每次释出幼虫可多达 50 万条以上。当破溃部位再次与水接触时，又重复上述过程，直至雌虫及虫体内的幼虫全部排出，雌虫产幼虫后自然死亡，并被组织吸收，伤口亦即愈合。

杆状蚴在水中较为活跃，若被中间宿主剑水蚤吞食，在适宜温度下经 12~14 天，经历 2 次蜕皮后，在其体内发育为感染期幼虫。当人或哺乳动物在饮水时，误食含感染期幼虫的剑水蚤后，幼虫在十二指肠内逸出，钻入肠壁，经肠系膜、胸腹肌移行至皮下结缔组织寄生发育为雌、雄成虫。约 3 个月后，雌、雄虫穿过皮下结缔组织到达腋窝和腹股沟区，交配后，雄虫在数月内死亡。成熟的雌虫于感染后第 8~10 个月内移行至终宿主肢端的皮肤，此时子宫内幼虫已完全成熟。

【致病与诊断】

感染期幼虫在体内移行及发育时，患者无明显表现。雄虫交配后在皮下组织内死亡，除虫体周围发生纤维变性外，并无其他明显病变。麦地那龙线虫的致病作用主要是成熟后的孕雌虫移行至皮肤，使皮肤出现条索状硬结和肿块，以及释放的大量幼虫和代谢产物引起宿主组织强烈的超敏反应。虫体在宿主体内移行至皮下组织时，可使皮肤出现条索状硬结或肿块。雌虫释放的幼虫及大量代谢产物，可引起宿主组织强烈的超敏反应。释放的幼虫可引起丘疹、水疱、脓疱、蜂窝组织炎、脓肿、溃疡等症状。水疱内为黄色无菌性液体，镜下见大量巨噬细胞、嗜酸性粒细胞和淋巴细胞。溃疡如果继发感染可致脓肿，愈合后留下永久性瘢痕或肌肉损伤。雌虫释放的代谢产物可引起荨麻疹、血管性水肿、发热、头晕、恶心、腹泻等全身症状、血中嗜酸性粒细胞增高。当雌虫产完幼虫后破溃虫体重新缩回组织内，也可造成继发细菌感染。虫体可侵犯中枢神经系统引起瘫痪，亦可引起眼部、心脏及泌尿生殖系统的病变；寄生在子宫胎盘可致大出血。寄生在体内深部组织中的雌虫死亡后逐渐钙化，常见并发症有急性脓肿、淋巴结炎、关节炎、蜂窝织炎、滑膜炎、关节强直和患肢萎缩等，影响活动。变性的虫体可释放出大量抗原，诱发无菌性囊液性脓肿（fluid-filled abcess）。雄虫死亡后除其周围可出现纤维化变性外，不引起其他明显病变。

本虫感染后潜伏期较长，一般为 8~12 个月，此期内诊断比较困难。诊断本病以病原学诊断为主。最可靠的是从破溃皮肤处检获伸出的虫体或从雌虫伸出端涂片以及从伤口表面分泌物涂片检出杆状蚴。对于出现典型水疱的患者，当水疱溃破后，用少许水置于伤口上，取伤口表面的液体至载玻片上，在低倍镜下检查发现运动活跃的第一期幼虫（杆状蚴）即可确诊。对于皮下肿块和深部脓肿可进行试验性穿刺，取肿块内坏死组织涂片检出杆状蚴也可确诊（图 12-26）。

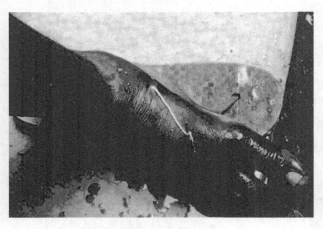

图 12-26　自皮肤逸出的麦地那龙线虫

X 线可辅助用于宿主体内钙化虫体的诊断。血常规检查时常见嗜酸性粒细胞增多；免疫学检查如 IFA 或 ELISA 等可作为辅助诊断。部分患者在潜伏期后期，可在皮下触摸到细绳样虫体或皮内索状虫体，此种情况诊断时应注意与皮下裂头蚴病相鉴别。

【流行与防治】

麦地那龙线虫病是一种人兽共患寄生虫病，是 WHO 重点控制的目标疾病。在世界各地分布广泛，主要流行于热带和亚热带地区，特别是印度、巴基斯坦、西南亚及非洲国家流行较为严重。在这些严重流行的国家，该病对人体尤其是对青少年的身体健康危害很大。在南美有轻度流行，在日本和朝鲜，人体感染仅有少数病例报告。在我国，动物感染的报告较多，人体病例至今仅有王增贤（1995）报告的安徽 1 例 12 岁男童病例，其病变在左侧腹壁皮下肿块内取出 1 条长约 16.6 cm 麦地那龙线虫雌虫。人的感染主要是误饮含剑水蚤的生水及患者与不洁水体接触。有报道认为，亦可因生食泥鳅引起。本病感染多在经济较落后的农村，感染年龄多在 14~40 岁，以 5~9 月发病最多。一般 1 只剑水蚤感染 1 条虫体，若感染虫体超过 5~6 条则导致剑水蚤死亡。在 19℃ 以下时，幼虫停止发育。但幼虫被保存 -78℃ 条件 6~40 个月，仍对剑水蚤具有感染性并发育为感染期幼虫。

防治麦地那龙线虫病最重要环节是预防感染。治疗采用小棒卷虫法，具体步骤是每日用冷水置于暴露在伤口外的虫体上，发现有虫体自皮肤逸出时，用一根小棒卷出虫体，每天一次向外拉出数厘米，约经 3 周即可将全虫取出。此过程操作须小心谨慎，勿将虫体拉断。否则幼虫逸出可致严重的炎症反应；对在深部脓肿和皮下肿块内的虫体，可用手术取虫。也可采用线拉法，逐日进行直到将全虫拉出。治疗药物有尼立达唑（硝唑咪）、甲硝唑、噻苯达唑等。甲苯达唑有杀虫作用，可破坏虫体组织，使虫体变为片段从破溃处排出。预防本病的措施是开展卫生宣教，不饮生水，不到沟塘中游泳等，防止食入含有感染期幼虫的剑水蚤，不生食泥鳅，以避免感染。

六、棘颚口线虫

棘颚口线虫（*Gnathostoma spinigerum* Owen，1836）归类为旋尾目（Spirurida）、颚口科（Gnathostomatidae），已确定的共有 10 种，其中有 5 种在东南亚报道过，在我国发现的有棘颚口线虫、刚刺颚口线虫（*G. hispidium*）和杜氏颚口线虫（*G. doloresi*）。人体颚口线虫病（gnathostomiasis）的报道，均由棘颚口线虫和刚棘颚口线虫所引起。我国已报道的 36 例颚口线虫病中，1 例由刚棘颚口线虫引起，其余 35 例均由棘颚口线虫引起。棘颚口线虫的主要终宿主是犬、猫，此外也可寄生于虎、狮、豹等野生动物，成虫寄生在终宿主的胃、食管、肝和肾，幼虫偶可寄生于人体，引起人体皮肤和内脏颚口线虫病。

【形态与生活史】

1. 成虫 虫体圆柱形，短粗，活时呈鲜红色，略透明，两端稍向腹面弯曲。体表前半部和近尾端处披有很多体棘，体棘的大小和形状在不同的身体部位各异，在分类学上有重要意义。虫体头端为球形，称头球，其上有 8~11 圈小倒钩。顶部中央有口，口周围有 1 对肥厚的唇。唇呈肉质状，每个唇上各有 2 个乳突。颈部狭窄。消化器官由食管、肠和直肠构成，食管长度几乎为虫体的 1/2，两侧有 2 对颈囊，最终

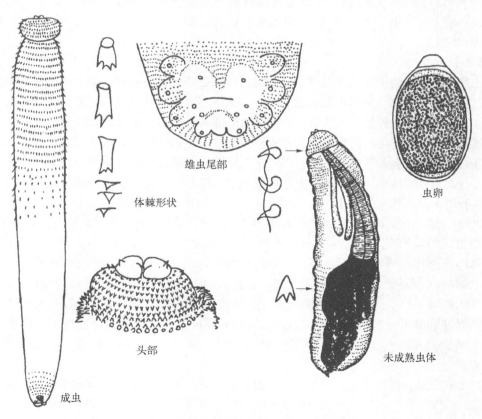

图 12-27 棘颚口线虫成虫和虫卵模式图

汇合开口于唇部。雄虫长 11~25 mm，末端膨大成假交合伞，有交合刺 1 对，不等长，左刺长于右刺。泄殖腔周围有一无棘区，呈"Y"形。尾端有 4 对小乳突和 4 对大的柄乳突。雌虫长 25~54 mm，雌虫阴门在虫体中部稍后方（图 12-27）。

2. 虫卵　椭圆形，大小为（62~79）μm×（36~42）μm，在子宫内的虫卵无色透明，落入肠腔染成黄色或棕色，卵壳表面粗糙不平，颗粒状，一端有帽状透明塞，形如卵盖，内含 1~2 个卵细胞（图 12-27）。

3. 幼虫（第三期幼虫）　盘曲呈"6"形，长约 4 mm，头顶部具唇，头球上都具 4 圈小钩，小钩的形状和数量不同，由前向后逐渐增多，具有鉴别虫种的重要意义。头球和全身被有 200 列以上的单齿皮棘，体前部的棘长 10 μm，排列紧密，往后逐渐变小，变稀，食管分为肌性和腺性两段，食管周围的前 1/4 处的 4 个肌质的颈囊呈管状，各自开口于头球内的气室内，开口不汇合，囊内含有囊液，这 4 个颈囊对头球的膨胀和收缩具有重要意义。

成虫寄生于终宿主（犬、猫等动物）胃壁肿块中，具有洞穴的特征，有一个小孔和胃腔相通，成虫产出的虫卵经小孔进入胃腔，随宿主的食物残渣一起排到体外。在适宜条件的水中（27~31℃），虫卵内受精卵经 7 天发育为第一期幼虫，蜕皮后形成第二期幼虫，第二期幼虫被第一中间宿主剑水蚤吞食后，幼虫穿过肠壁进入血体腔，发育为早期第三期幼虫。含有早期第三期幼虫的剑水蚤被第二中间宿主（多为淡水鱼类）吞食后，大部分幼虫穿过胃和肠壁移行至肝和肌肉，发育成为晚期第三期幼虫。含有晚期第三期幼虫的鱼、蛙被犬、猫、虎、豹等终宿主吞食，幼虫进入终宿主体内，脱囊，穿过胃、肠壁到达肝或在肌肉和结缔组织内移行，蜕皮 1 次后在肝脏内发育为第四期幼虫，最后又返回胃壁，在胃壁黏膜下形成特殊的肿块，逐渐发育为成虫，成虫前端埋入其内寄生。每个宿主胃壁上一般只有 1 个肿块，个别患者有 2 个或更多个。一个肿块中常有 1~2 条，甚至 10 多条虫体。自宿主感染到在粪便中可查到虫卵需要 100~150 天。有些动物如蛙、蛇、龟、蟹、鸡、猪、鸭及多种灵长类等动物吞食含有晚期第 3 期幼虫的鱼后，幼虫在其体内不再继续发育，而是形成结囊幼虫，使这些动物成为转续宿主。当终宿主食入转续宿主后，幼虫在终宿主体内继续发育为成虫。

人是本虫的非适宜宿主，人感染常常是通过生食或半生食含第三期幼虫的淡水鱼类或转续宿主而引起。在人体组织内寄生的虫体，停留在第三期幼虫或性未成熟的成虫早期阶段，幼虫在人体内可存活数年，长者可达 10 年以上。

【致病与诊断】

致病作用主要是第三期幼虫在人体组织中移行的机械性运动，虫体毒素（如类乙酰胆碱、含透明质酸酶的扩散因子蛋白水解酶和溶血物质等）和代谢产物等的刺激，引起皮肤幼虫移行症和内脏幼虫移行症，损害部位极为广泛，几乎遍及全身各处。皮肤颚口线虫病幼虫进入人体后，穿过胃肠壁进入肝，短暂停留后可在肌肉或皮肤出现，身体各部分逐渐出现条索状或圆形肿块。虫体在表皮和真皮之间游走时，可形成隧道引起皮肤幼虫移行症，患者开始有食欲减退、恶心、呕吐，特别是上腹部疼痛等前驱症状，随后出现移动性肿块并伴有红肿、疼痛。虫体如接近体表，则可出现皮肤硬结、线状疹、匐形疹或间歇出现皮下游走性包块，伴有剧痛。移动性肿块由蚕豆到鸡蛋大小，可出现在包括额、面颊、枕、颈、胸、腹、腋下、手臂、手指头及乳房等部位，以胸、腹、背部多见。局部皮肤表面稍红，有时有灼热感和水肿，可有痒感，疼痛不明显。

内脏颚口线虫病的临床表现随寄生部位的不同而异，除出现间歇性移行性肿块、局部水肿和疼痛外，一般损害部位常出现急性和慢性炎症，并有大量嗜酸性粒细胞、浆细胞、中性粒细胞和淋巴细胞积聚。幼虫进入人眼部、脑部的比例极高，并可引起严重的后果。幼虫进入眼部可引起眼睑肿胀、结膜充血、畏光疼痛和瘙痒，进入眼球，可引起创伤性视网膜穿孔、玻璃体出血或虹膜穿孔，患者可出现视力障碍，甚至失明。幼虫进入脊髓和脑可引起嗜酸性粒细胞增多性脑脊髓炎，导致严重的神经根痛，四肢麻痹，后果严重的可致死亡。幼虫侵入消化道、肺部、气管、咽喉、胸、唇、舌眼、耳、尿道、膀胱、子宫、阴茎、胆道等出现相应症状。

从病变组织中取出虫体作镜检是皮肤型颚口线虫病最可靠的确诊方法，但检出率低。对无明显体表损害者的可疑表现者，应依靠询问病史尤其是生食或半生食淡水鱼或转续宿主史、结合临床症状体征、血液嗜酸性粒细胞和血清免疫学检查等进行综合判断。对于内脏型颚口线虫病及部分未能经手术取出虫体的皮肤型颚口线虫病，采用免疫技术（皮内试验、沉淀反应、ELISA、CIEP、IFA 等）进行诊断，并辅以询问饮食习惯，血液检查嗜酸性粒细胞。免疫学检查应注意该虫常与多种线虫存在交叉反应。在临床上应注意与钩蚴性皮炎、钩蚴移行症、犬钩虫匐行疹、裂头蚴病、猪囊尾蚴病、肺吸虫病、蝇蛆病，甚至各脏器肿瘤相鉴别。

【流行与防治】

本病是一种人兽共患寄生虫病，在世界各地呈上升趋势。主要分布于亚洲和中南美洲，以泰国、日本、越南和墨西哥最为严重。棘颚口线虫在我国分布广泛，以猫、犬感染严重，人体病例较少。棘颚口线虫病是典型的食源性寄生虫病，人体感染主要是生食或半生食含有感染期幼虫的第二中间宿主或转续宿主的肉，也有经皮肤或胎盘感染的报道，病例呈散在分布。避免生食鱼、禽类等肉制品是防止感染的基本措施。实验表明，鱼体内的颚口线虫在 70℃ 5 min 或在浓醋中渍浸 5.5 h 可被杀死，故在烹调时可采用相应的方法以保证安全食用。

人体颚口线虫病目前尚无有效的治疗药物，阿苯达唑、噻苯达唑和伊维菌素有一定作用。对皮肤型患者可通过手术取出虫体。

防治的关键是加强宣传教育，不食生的或半生的淡水鱼类、蛙类、禽鸟类、两栖类、爬行类和哺乳类等肉类。注意个人卫生，不喝生水，避免切鱼所用的刀具、砧板、餐具及手的污染。此外，加强猫、犬的普查与管理。

七、兽比翼线虫

兽比翼线虫（*Mammomonogamus* Ryjikov, 1948）属于圆线目（Strongylida）、比翼科（Syngamidae）兽比翼线虫属，已知的虫种有十余种，是一类主要寄生于虎、猫、牛、羊、河马等哺乳动物，以及鸟类和禽类的气管、咽喉、中耳等部位的线虫。其中喉兽比翼线虫（*M. laryngeus* Railliet 1899）和港归兽比翼线虫（*M. gangguiensis sp. nov* Li, 1998）偶可在人体咽喉部、气管、支气管等部位寄生，引起人体兽比翼线虫病（human mammomonogamosis）或比翼线虫病（syngamosis），本病为人兽共患寄生虫病。

【形态与生活史】

1. 成虫　喉兽比翼线虫成虫为鲜红色，角皮薄而透明，可清楚地见到其体内弯曲的生殖器官和消化道浸在红色的体液中，体液从食管膨大处到虫体后末端。雌雄虫交配后，大多数交连在一起而呈"Y"字形。长粗的一侧是雌虫，短细的一侧为雄虫。雌虫体长 8.7~23.5 mm，前端具有发达口囊，口囊壁有粗厚角质环，底部有 8 个呈辐射状排列的脊状齿，食管紧接口囊后部，向后逐渐膨大，呈棒球棍状，尾部圆锥形，末端尖削；雄虫体长 3.0~6.3 mm，交合伞宽短，交合刺 1 根。港归兽比翼线虫成虫的主要不同之处是虫体前端具唇瓣 6 片，雄虫具交合伞外边缘带，缺交合刺。

2. 虫卵　两种兽比翼线虫卵与钩虫卵相似，呈椭圆形，无色透明，大小为（75~80）μm×（45~60）μm，内含多个胚细胞或幼胚。

人体兽比翼线虫病的主要病原体为喉兽比翼线虫，其生活史过程尚未研究清楚。根据已报道的临床病例，并结合同类寄生虫的生物学资料分析认为，成虫寄生在终宿主（牛、羊或鸟类）的气道、喉头内，虫卵随口腔分泌物或粪便排出体外，发育为感染期虫卵，当人和动物误食被此期虫卵污染的水或食物时受到感染。食入的感染期虫卵在消化道孵出幼虫，继而侵入肠黏膜，穿过肠壁，经血流到达肺部。穿过肺泡上行至气管，定居于支气管、气管和咽喉部发育为成虫。当人生食或半生食龟蛋及龟和鳖的肝、胆、血时也可感染，自经口食入感染期虫卵至其发育为成虫产卵需 70 天左右。龟和鳖可能是其转续宿主或中间宿主，幼虫寄生在其肝胆、肌肉等部位。

【致病与诊断】

感染患者的临床表现主要为发热、咳嗽、哮喘及咯血等呼吸道症状，伴有血中嗜酸性粒细胞增多。早期肺部 X 线检查显示可有短暂的浸润性炎症，此为虫体在移行过程中经过肺部引起，随后发展为气管炎表现。若虫体寄生在咽喉部，可出现搔爬刺激感和阵发性干咳，有时出现咯血和声嘶，有的患者可出现严重的哮喘和呼吸困难。用抗生素治疗，症状不能得到明显改善。患者咳出的痰中，偶可带有红色条状血样物

（即虫体）的痰，有的经支气管内窥镜检可发现支气管壁上附有活动的血红色虫体或囊状包块。

诊断以病原学诊断为主，从患者痰液、支气管镜检物、肺泡灌洗液中查到虫体或虫卵是确诊本病的重要依据。患者痰内如发现鲜红色血丝状物，应仔细辨认，有可能即是该虫成虫；若感染虫体量少，可采用支气管肺泡灌洗液浓集，镜检查找虫卵；粪便或痰液涂片镜检，也可查见虫卵。虫卵与钩虫卵相似，应注意鉴别。

多数患者有嗜酸性粒细胞增多。早期胸部 X 线检查时应与链球菌肺炎、支原体肺炎、支气管炎和钩虫感染相鉴别。由于本病临床表现与一般呼吸道疾病的症状非常相似，极易混淆，轻度感染患者往往又可自行排出虫体而痊愈，可能导致临床有不少漏诊或误诊，纤维支气管镜查虫体是本病的主要检查手段。

【流行与防治】

本病属人兽共患病，食草动物是该虫保虫宿主。全世界有 100 多例病例报道，大多发生在南美及加勒比海群岛。我国最早的病例记载在 1997 年，分别报道了在上海发现的 1 例患者和在广东发现的 3 例患者。迄今报道的 13 例，除 1 例为港归兽比翼线虫病外，其余 12 例均为喉兽比翼线虫病，分布在广州、吉林、上海和江苏。在这 13 例患者中，3 例因食入未煮熟的龟血及内脏而感染，3 例在生吃鳖的肝、胆 20 天后发病。

治疗可用支气管镜取出虫体，虫体排出或取出后病可自愈，严重感染病例应及时确诊并用阿苯哒唑或甲苯哒唑等抗线虫药物治疗。预防本病的主要措施是要加强卫生知识宣传，搞好环境卫生，注意饮食和饮水卫生，不生食龟蛋、龟血和龟肝，不生食鳖肝或鳖胆，不生食和半生食蚯蚓、蛞蝓、蜗牛、淡水螺、昆虫等各种动物和未洗净的蔬菜，不喝生水等。在有不良饮食习惯或处在不良生活环境的情况下，对本病的流行与扩散应予重视。

八、肾膨结线虫

肾膨结线虫 ［*Dioctophyma renale*（Goeze，1782）Stiles，1901］ 俗称巨肾虫（the giant kidney worm），是一种大型寄生线虫，属膨结目（Dioctophymatida），膨结科（Dioctophymatidae），膨结线虫属（*Dioctophyme*）。本虫在世界各地分布广泛，通常寄生于犬、水貂、狼、褐家鼠等 20 多种动物的肾脏及腹腔内，偶尔感染人，引起肾膨结膨线虫病（dioctophymiasis renale）。

【形态与生活史】

1. 成虫 虫体活时呈血红色，圆柱形，前端略细，后端钝圆，体表具横纹；口孔位于顶端，其周围有两圈乳突；虫体两侧各有一行乳突，由前至后乳突排列由疏松到紧密。雄虫长（14～45）cm×（0.4～0.6）cm，尾部有钟罩形无肋的交合伞，又称为生殖盘或泄殖腔周围囊，交合伞中间有一锥形隆起。锥形隆头端部的泄殖孔中伸出交合刺 1 根，表面光滑（图 12－28）。雌虫长（20～100）cm×（0.5～1.2）cm，阴门开口于体前食道之后的腹面中线上。肛门卵圆形位于尾端。在不同宿主体内，虫体大小可有差别，寄生在人体的虫体发育较差，雄虫为（9.8～10.3）cm×（0.12～0.18）cm，雌虫为（16～22）cm×（0.21～0.28）cm。

2. 虫卵 椭圆形，棕黄色，大小为（60～80）μm×（39～46）μm，卵壳厚，除两端外，表面凹凸不平。两端略突出，有透明栓样结构，两端的卵壳与卵细胞之间有半月形空隙。卵内含有 1～2 个卵细胞（图 12－28）。

成虫主要寄生在终宿主（犬、狼、褐家鼠等）的肾脏，虫卵经尿液排出体外入水，受精卵在 14～30℃

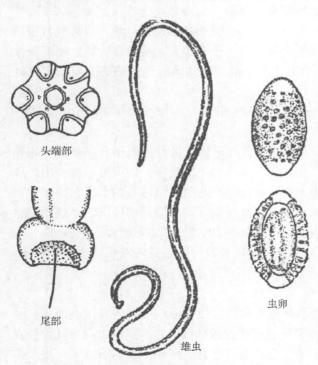

头端部

尾部

雄虫

虫卵

图 12－28　肾膨结线虫成虫和虫卵模式图

经 15~102 天发育为含有第一期幼虫的卵（含蚴卵）。含蚴卵被中间宿主寡毛类环节动物（如水蚯蚓，俗称红线虫）吞食，穿过宿主的肠壁，进入腹部血管继续发育。20℃下感染后约 50 天和 100 天进行两次蜕皮，发育为第二期、第三期幼虫。鱼、蛙等捕食含有第二期幼虫的寡毛类环节动物而感染，感染期幼虫不能进一步发育而成为转续宿主。人的感染一般是因生食或半生食含有第三期幼虫的蛙或鱼类而引起，亦可因吞食了生水中的或水生植物上的含有感染期幼虫的寡毛类环节动物获得感染。幼虫进入人体消化道后，穿过肠壁随血流移行至肾盂发育为成虫，并产卵。虫体亦可在膀胱、卵巢、子宫、肝脏、腹腔和乳腺等部位寄生。寄生虫数一般 1~8 条，完成一代生活史需 8.5~9 个月，成虫寿命为 1~3 年。

【致病与诊断】

肾膨结线虫寄生于肾脏中，导致肾脏显著增大，约 70% 的感染者在肾盂背部有骨质板形成，骨质板边缘有透明软骨样物，大多数肾小球和肾盂黏膜乳头变性。肾盂腔中有大量的红细胞、白细胞或有脓液。病变后期，感染肾萎缩，未感染肾因代偿而肥大。由于虫卵表面的黏稠物易凝成块，加上虫体死亡后的表皮残存，可能构成结石的核心。

患者有腰部钝痛、肾绞痛、反复血尿、尿频，可并发肾盂肾炎、肾结石、肾功能障碍和恐惧焦虑等。也可见尿中排出活的或死的，甚至残缺不全的虫体，引起尿路阻塞、急性尿中毒症状。当虫自尿道逸出时可引起尿路阻塞，亦有急性尿中毒症状，虫体排出后症状随即缓解。除肾脏外，本虫也可寄生于腹腔、偶可寄生于肝、卵巢、子宫、乳腺和膀胱，引起腹膜炎、肝周围炎以及相应部位的病变和表现。

若有生食或半生食鱼、蛙史，并具有反复出现肾盂肾炎症状且久治不愈者应考虑本病的可能。从尿液中发现虫体或查见虫卵、手术探查或活检时发现虫体是确诊本病的依据。对无症状仅出现有蛋白尿、血尿、脓尿而用通常方法治疗无效者也应怀疑本病。但若虫体寄生于泌尿系统以外的部位，或只有雄虫感染寄生或发生输尿管阻塞的病例，尿液检查为阴性，此种情况尿道造影、B 超或 CT 检查可有助于诊断。患者常有血沉快、嗜酸性粒细胞增多、发热等。若排除泌尿系统炎症、结核、结石、肿瘤等情况，结合患者的饮食习惯，可采用阿苯达唑诊断性治疗。

【流行与防治】

肾膨结线虫呈世界性分布，成虫主要寄生在貂和犬，也可寄生在狼、猎豹、獾、虎、水獭、鼬、熊、猫、猪、牛、马等动物体内。在欧洲，特别是意大利、波兰及北美等地较为常见。至今人体病例国外报道有 20 例。我国最早由张森康（1981）报道 4 例发生在宜昌的人体感染病例，Sun 等（1986）在国外报道 1 例亦为中国人，其他分布在湖北、广东、江苏、河南、四川、宁夏、山东、黑龙江、辽宁和台湾 10 个省。偶尔寄生人体，人可能是非适宜宿主。中间宿主为寡毛类环节动物（如水蚯蚓，俗称红线虫），转续宿主是淡水鱼类（如狗鱼、鲈鱼等）和蛙类（如湖蛙等）。

预防本病的主要措施为加强宣传教育，不生食或半生食鱼肉、蛙肉及生菜，不饮生水。虫体寄生在肾盂者，行肾盂切开取虫为最佳的治疗办法，但手术治疗在必要时才采用。药物治疗可以选用阿苯达唑和噻嘧啶，但需反复多个疗程用药。有时虫体可自动从输尿管排出。

九、肝毛细线虫

肝毛细线虫 [*Capillaria hepatica* (Bancroft, 1893) Travassos, 1915] 属于鞭尾目、毛细虫科、毛细线虫属。该虫是一种鼠类、家兔和多种哺乳动物常见的寄生虫，人体感染较少。成虫寄生于肝，虫卵在肝沉积，使肝实质发生肉芽肿病变，引起肝毛细线虫病（hepatic capillariasis），人体感染大多数为儿童，持续发热、肝大、嗜酸性粒细胞显著增加为该病特点。预后不良。

【形态与生活史】

1. 成虫　虫体纤细，食道占体长的 1/2（雌虫）和 1/3（雄虫）。雌虫大小为（53~78）mm×（0.11~0.20）mm，尾端呈钝锥形，生殖孔位于体前 1/4 处。雄虫大小为（24~37）mm×（0.07~0.1）mm，尾端有 1 交合刺被突出的鞘膜所包裹（图 12-29）。

2. 虫卵　外形与鞭虫卵相似，但较大，呈纺锤状，大小为（50~65）μm×（25~30）μm，卵壳厚，分两层，外层有明显的凹窝，两层之间有许多放射状纹。两端各有黏液状透明塞状物，不凸出于膜外。卵内含 1 个未分裂的卵细胞。扫描电镜示虫卵表面呈凹凸不平的细纹状，其上布满大小不等的孔洞，两端的栓塞孔略向内凹。

　　成虫寄生于肝实质组织，产出的虫卵不能排出，也不能发育，直至宿主死亡。只有当宿主的肝脏被食肉动物食入，肝脏被消化，虫卵才可随食肉动物的粪便排出；或宿主死后，尸体腐烂，肝中的虫卵释放到外界。虫卵在土壤适合的温度、湿度下，经 3~7 周发育为感染期虫卵（含蚴卵）。人因食入被感染期虫卵污染的食物或饮水而感染。感染 24 h 后，虫卵在盲肠孵化出第一期幼虫，在 6 h 内侵入肠黏膜，经肠系膜静脉、门静脉入肝，感染后的 3~4 天开始在肝内蜕皮，经 4 次蜕皮后发育为成虫。虫体可异位寄生在其他组织器官。雄虫寿命约 40 天，雌虫约 59 天。

　　虫卵从肝中排至外界一般有 3 个途径：① 感染鼠、兽的尸体腐烂和分解，大量虫卵被释放。② 同类相残。许多调查说明幼鼠的感染率特别高，在巴尔的摩观察到幼鼠的感染率为 22.7%~70.8%，冬季鼠类的食物不足，而幼鼠在春季都呈现感染率特别高的现象，表明在鼠穴内虫卵的释放是通过同类相残。③ 食肉行为。例如猫、狮、豹、熊、野猪、红狐、猫头鹰、浣熊等捕食野鼠后，未发育的虫卵通过它们的消化道排至外界。

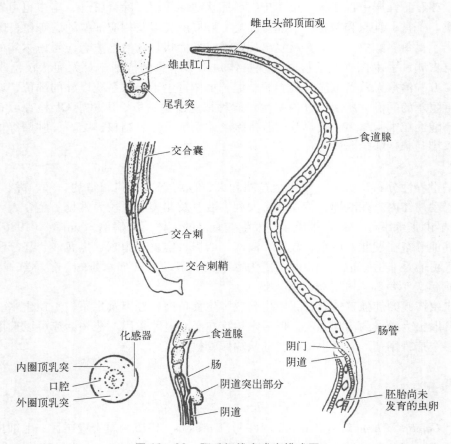

图 12-29　肝毛细线虫成虫模式图

【致病与诊断】

　　肝毛细线虫寄生于肝脏，产卵于肝实质中，形成肉芽肿样病变和脓肿样病变。肉芽肿样病变主要是虫卵沉积于肝实质中，虫卵周围有多核巨噬细胞，有的虫卵中心有钙化。肉芽肿可以单个扩大，也可以相互融合。肉芽肿之间为完整的肝实质。肝小静脉扩张、充血、纤维化。肉眼可见肝表面有许多点状珍珠样白色颗粒，或灰色小结节，其大小为 0.1~0.2 cm。脓肿中心由成虫、虫卵、坏死组织组成，周围绕以嗜酸性粒细胞、浆细胞、巨噬细胞及嗜酸性物质。肉芽肿样病变及脓肿样病变可引起肝功能的改变，从而引起肝酶学的改变。

轻度感染者无明显的临床症状；中度和重度感染者起病较急，临床表现严重，可出现发热、肝脾大、嗜酸性粒细胞和白细胞增多，高丙种球蛋白血症和低血红蛋白贫血。患者以儿童多见，可出现异食症，有畏食、恶心呕吐、营养不良，严重者可表现嗜睡、脱水、发热等，以致死亡。肝脾大的程度与感染程度呈正相关。虫体侵袭肺可表现为咳嗽和少量痰，X 线显示支气管和肺门阴影增加，以及肺部病灶。

人食入生的或者未煮熟的含肝毛细线虫卵的鼠肝或兔肝，肝脏被消化，虫卵散出并随粪便排出，人并未获得感染，出现假性感染（spuriousinfection）。而真性感染（genuine infection）是人感染肝毛细线虫后，粪便中无虫卵排出。

肝毛细线虫病诊断相当困难，确诊依据是肝组织活检压片查找虫卵。肝病患者伴有嗜酸性粒细胞增多性肉芽肿有助于诊断。需注意与曼氏血吸虫病相鉴别。临床上肝脾大、嗜酸性粒细胞增多者可考虑用免疫学方法作进一步检查。本病的特点是伴有嗜酸性粒细胞增多的肝炎，须注意与犬弓首线虫中所引起的内脏幼虫移行症、阿米巴肝脓肿等疾病相鉴别（图 12-30）。

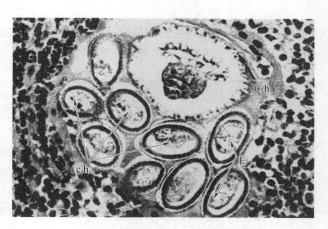

图 12-30　肝毛细线虫在肝内
c. h：虫卵；C. h：虫体

【流行与防治】

肝毛细线虫病是种人兽共患寄生虫病，呈世界性分布，迄今为止确诊为肝毛细线虫病的患者年龄在 14 个月～60 岁，以低龄儿童感染为最多，可能与个人卫生差、吃脏东西、居住条件差、屋内有鼠有关。我国报道有 3 例，大多数肝毛细线虫病可引起死亡，应予以注意。除肝毛细线虫病的报道外，在海南（10 例、1992 年）、广东（3 例、1992 年）、四川（1 例、1992 年）和台湾（1 例、1995 年）还发现肝毛细线虫假性感染病例。

宿主已知 70 多种，以鼠类为主，鼠类是主要的传染源。报道病例虽不多，但报道病例大多数死亡，应予注意。预防措施为搞好居住环境卫生，注意个人卫生和饮食卫生；治疗药物阿苯哒唑（片剂或乳剂），推荐使用甲苯哒唑用于人体感染治疗。预防的关键是搞好居住环境卫生，提倡灭鼠防鼠。讲究个人卫生和饮食卫生，不生吃保虫宿主的肝脏等。

十、异尖线虫

异尖线虫（Anisakis）属于蛔目（Ascaridida），异尖科（Anisakidae），成虫寄生于海洋哺乳动物或鳍足类动物消化道内，如鲸、海豚、海狮、海豹、海狗等，幼虫寄生于某些海洋鱼类。人可因生吃或半生吃含有异尖线虫幼虫的鱼肉而感染，侵犯胃肠壁和其他脏器或组织，引起以急腹症为主要临床表现的人体异尖线虫病（anisakiasis）。可致人体异尖线虫病的虫种已发现有简单异尖线虫（Anisakis simplex）、典型异尖线虫（A. typica）、抹香鲸异尖线虫（A. physeteris）、拟地新线虫（Pseudoterranova decipiens）、对盲囊线虫（Contracaccum spp.）和宫脂线虫（Hysterothylacium spp.）。其中以简单异尖线虫对人体感染最为常见。

【形态与生活史】

在人体寄生的虫体均为第三期幼虫，幼虫无色微透明，呈纺锤形，头部较尾部尖细，胃部为黄白色，在水中游动似蚯蚓。虫体长 13.5～30 mm，中肠部体宽 430～550 μm，其长度、宽度、尾长、食管长度均因虫种而异。虫体两端较细，尤以头端为甚。头部为融合的唇块，唇瓣尚未分化，在腹侧有一明显的钻齿，其后可见排泄管开口。表皮为 3 层，无侧翼。体壁肌层较厚。食管与肠管间有一胃室，肠管粗大、发达，肠壁由圆柱状上皮构成，较肥厚，肠管侧索横断面其内腔呈"Y"形的结构。尾部很短，末端正中有一小突起。

以简单异尖线虫为例简述生活史。简单异尖线虫的生活史过程需海洋哺乳动物（如海豚、鲸类、海狮和海豹等）作为终宿主，以浮游类和甲壳类动物（如磷虾）作为第一中间宿主，海鱼和某些软体动物充当其第二中间宿主。人是该虫的非正常宿主。

成虫寄生在终宿主海洋哺乳类动物胃内，尖细的头部钻入宿主的胃壁，雌虫产出的虫卵随宿主粪便排入海水。在适宜海水温度（10℃）下，卵内发育成第一期幼虫，蜕皮 1 次发育为第二期幼虫。第二期幼虫从卵中孵出，在海水中自由游动，被第一中间宿主浮游甲壳类（如磷虾）吞食，虫体寄生于肌肉等组织中

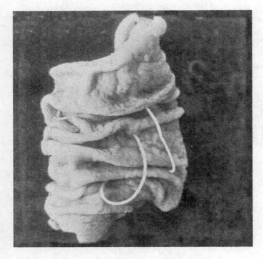

图 12 - 31　胃壁上的简单异尖线虫

发育为第三期幼虫。含第三期幼虫的浮游甲壳类动物被海洋中各种鱼类和软体动物（如鱿鱼）等摄食，第三期幼虫穿过这些宿主的消化管到达腹腔，并在腹腔内上下移行到肠系膜、卵巢、肝、胰等各种脏器的表面和肌肉内形成白色半透明或不透明的囊包或呈游离状态寄生于腹腔或脏器表面，幼虫几乎不再进一步发育，这些动物成为转续宿主。海洋哺乳类动物或鳍足类动物捕食鱿鱼等转续宿主可被感染，在其内发育为成虫。当含有第三期幼虫的甲壳纲动物及吞食了含第三期幼虫的鱼类或软体动物被海栖哺乳动物捕食后，第三期幼虫在终宿主体内发育为成虫。人是异尖线虫的非适宜宿主，人体感染是通过食入了含幼虫的海鱼，如大马哈鱼、鳕鱼、比目鱼、鲭鱼、鲱鱼或乌贼等，当地居民喜吃腌海鱼，或用生拌海鱼片、鱼肝、鱼子或乌贼作佐酒佳肴，由此感染。人食入含有幼虫的海生浮游甲壳类动物也可获得感染。幼虫可寄生于人体的消化道各部位，且以胃肠壁为主，可引起内脏幼虫移行症（图 12 - 31）。

【致病】

人体感染异尖线虫后，主要寄生于胃和肠壁组织，常侵犯肠黏膜，也可侵入肠外组织，引起寄生部位组织病变。胃镜或手术中可见胃黏膜水肿出血糜烂、溃疡，晚期患者可见胃肠壁上有肿瘤样物。病理特点是以大量嗜酸性粒细胞浸润为主的肉芽肿或出血性脓肿，或瘤样肿物形成。除在胃肠外，虫体可在腹腔、泌尿系统、皮下组织等处形成肿物。根据病变损害程度，可将其分为异物性蜂窝组织炎型、脓肿型、脓肿肉芽型和肉芽肿型 4 类。此外，虫体的代谢分泌物是一种强烈的过敏原，常引起宿主出现严重的超敏反应。

本病的临床表现与感染虫体的数量、侵犯部位和宿主的反应性有关。轻者仅有胃肠不适，急性病例发病急骤，常表现进食海鱼和海产软体动物后数小时出现上腹部突发剧痛，伴恶心呕吐、腹泻、腹胀等症状，酷似外科急腹症，常致临床误诊。

异尖线虫幼虫进入人体后，可寄生在消化道的各个部位，但以寄生在胃部为主。患者临床表现根据幼虫钻入位置不同而异，一般在食入海鱼 2~20 h 内发病，根据虫体寄生部位和致病表现的不同可将其分为胃异尖线虫病、肠异尖线虫病、食道异尖线虫病、消化道外异尖线虫病和异尖线虫过敏症等。其中较常见的是胃异尖线虫病和肠异尖线虫病。

胃异尖线虫病多发生在吃鱼后 1~5 天，主要症状多为不同程度的上腹部剧痛，由肿胀感逐渐变为绞痛，疼痛有间歇性加剧的特点，常伴有恶心呕吐、少数有背部痛、下腹痛、甚至呼吸困难，有时吐血。慢性病例呈顽固性腹部疼痛，伴恶心和呕吐，可持续数周或更长。肠异尖线虫病病变部位遍及整个肠道，后腹部剧烈疼痛，在右下腹及脐部可有压痛，伴有恶心、呕吐、低热、腹胀继而出现便秘腹泻、柏油样黏液便。食管异尖线虫病可有心窝部疼痛、胸骨下部刺痛、喘气等。消化道外异尖线虫病也称异位异尖线虫病，虫体可侵入肺、肝、胰、大网膜、肠系膜、卵巢、腹壁、腹股沟、咽喉部、口腔黏膜和扁桃体等处异位寄生引起内脏幼虫移行症，但较少见。临床上易与消化性溃疡、胆囊炎、阑尾炎、肠梗阻或其他一些疾病混淆，应注意鉴别。经纤维胃镜检查可见胃黏膜水肿、出血、糜烂、溃疡，晚期患者可见胃肠壁上有肿瘤样物，病理检查为以黏膜下层为中心的伴有大量嗜酸性粒细胞浸润的脓肿或肿瘤样物，肿物内可见虫体

的碎片、角皮或肠管等物质。少数情况下，可引起自发性脾出血，但机理尚不明确。异尖线虫过敏症主要表现有哮喘、荨麻疹、血管性水肿、皮炎、皮肤干燥瘙痒、口腔炎、过敏性结膜炎或唇炎等症状，以荨麻疹最常见，最严重的是过敏性休克；亦可见急性肺水肿和多关节炎，在反复感染病例中还可出现Ⅲ型超敏反应。

【诊断】

诊断本病，主要依据需结合胃肠道症状及有无生食海鱼和海产软体动物等病史。确诊和治疗胃异尖线虫病主要通过纤维内镜或手术查获虫体，虫体多在胃大弯侧发现。对于肠外异尖线虫病需做组织检查发现虫体才可确诊。

1. 病原学检查 异尖线虫病依靠患者临床症状和发病前生食鱼（片）病史等可做出初步诊断，确诊则需检获到虫体。目前应用纤维内窥镜检测方法是诊断胃或食道异尖线虫病最有效的方法之一，本方法不但可直接摘出虫体做出诊断，同时，还可观察寄生部位胃黏膜水肿、出血、糜烂或溃疡。纤维内镜检查的优点是可以取出虫体，确诊的同时即达到治疗的目的。

2. 免疫学检查 如 IFAT、ELISA 等血清学检查，用于慢性异尖线虫病的辅助诊断。用体外培养的幼虫分泌排泄物作抗原检测患者血清中特异性抗体，是对慢性期患者诊断的重要辅助方法，对肠异尖线虫病和消化道外异尖线虫病具有更重要的诊断意义。

异尖线虫病与其他寄生虫病一样，亲缘种间有明显的交叉反应，因此，还有待于进一步探讨更加敏感、特异性强的血清学诊断方法。

3. 分子生物学检测 这类方法可以用于鉴定人和动物体内的异尖线虫病，并可为其生活史、传播方式和种群结构提供有效的研究工具。在近期的研究中，根据简单异尖线虫、对盲囊线虫及宫脂线虫的核糖体 DNA 片段不同，来建立基于聚合酶链反应-限制性酶切片段长度多态性（polymerase chain reaction-restriction fragment length polymorphism，PCR－RFLP）和单链构型多态性（single strand conformation polymorphism，SSCP）方法，可用于人和动物体内异尖线虫病的诊断和鉴别。

4. 其他检查

（1）血常规检查：在感染后 8 天，感染者外周血中的嗜酸性粒细胞常升高。

（2）X 线检查：可见 80% 的胃异尖线虫病患者出现纵向胃壁皱褶肿胀，有时可见线形虫体样阴影。对肠异尖线虫病患者结合钡剂作 X 线检查可观察到患部呈锯齿状或短棒状阴影，滞留的钡剂呈颗粒状阴影。在急性期取胃液和粪便作潜血试验常为阳性。

（3）X 线钡餐造影检查：对于内镜难以查到的肠异尖线虫效果较好，配合纤维镜检查，可提高诊断的准确性。活组织检查可发现虫体加以确诊。

在临床做出诊断时，本病应注意与消化道肿瘤、胃息肉、十二指肠溃疡、胆石症、胆囊炎、急性阑尾炎、肠梗阻和急性胃肠炎等疾病相鉴别。该病常被误诊为其他急腹症而进行手术，从而造成患者健康及经济损失，应注意与外科急腹症相鉴别。压痛范围广并呈游走性，无腹肌紧张，少有发热和白细胞升高，慢性患者有 IgE 的上升是主要的鉴别依据。

【流行与防治】

异尖线虫病是一种重要的食源性及海洋自然疫源性和人兽共患寄生虫病。人体最早病例由荷兰的 Van Thile（1960）报道，继后有大量病例在日本、韩国、那维亚半岛、美国、法国和印尼等地出现，现有中国在内的 30 多个国家有异尖线虫病报道，其中主要病例来自日本，每年大约有 2 000 多例报道，其次，美国每年大约有 50 例病例报道，欧洲大陆每年大约有 500 例病例出现。我国于 2013 年报道了首例异尖线虫病。异尖线虫的中间宿主和终宿主广泛存在，本虫感染流行主要是因生食或半生食含有异尖线虫幼虫的海洋鱼类或海产软体动物引起，发病率增加的原因除了与进食生鱼有关外，许多鱼类的烹饪方法都被认为是异尖线虫病的高风险，其中包括日本寿司和刺身，菲律宾的发酵鱼酱，荷兰的盐腌或熏制鲱鱼，那维亚的渍鲑鱼片，西班牙的腌制凤尾鱼等，有些国家居民喜吃腌海鱼，或喜吃生拌海鱼片、鱼肝、鱼子或乌贼，盐渍腌制及 40℃ 的烟熏等方法难以杀灭异尖线虫。在我国原发病例报告较少，可能因为我国居民多喜熟食鱼类，但尚不能排除误诊或漏诊病例。在国内市售海鱼中，发现若干种鱼类如鲐鱼、小黄鱼、带鱼等小型鱼体肌肉或器官组织内的异尖线虫幼虫感染率高达100%，感染度高达401条/尾鱼；从东海和黄海获得的30种鱼和2种软体动物中发现带幼虫率为84%，南海及渤海的结果分别为60%和55%。可见我国人群感染异尖线虫病的潜在危险性很大。有报道表明，人有可能成为该虫的潜在终宿主。目前，异尖线虫病在全球呈增多和扩散趋势，对人类健康的潜在威胁越来越凸显，因而受到越来越多的重视。

目前尚无特效治疗异尖线虫病的药物。唯一有效治疗的方法是对确诊病例尽早用纤维内镜取出虫体。对难以找到虫体或取虫困难时，可用阿苯达唑保守治疗，并辅以抗感染、抗过敏药物，同时加强观察。

预防异尖线虫病的关键在于做好宣传教育，积极倡导健康卫生的饮食习惯，不生吃或半生吃海洋鱼类、淡水鱼及软体动物。由于虫体对抗低温和酸抵抗力强，可在胃内活动窜扰，而对热的抵抗力较弱，故将食物充分加热或-20℃以下冷冻7天再食用，可减少或避免感染。

小　结

寄生线虫是一类对人体健康危害较大的蠕虫。根据生活史中是否需要中间宿主，将寄生线虫分成土源性线虫和生物源性线虫；根据在人体的寄生部位，又将线虫分成肠道内线虫和血液或组织内寄生线虫。重要的肠道内线虫有蛔虫、钩虫、鞭虫、蛲虫和粪类圆线虫，它们寄生人体肠道，主要引起消化道症状，其诊断主要通过粪检查到虫卵或幼虫而确诊，偶尔也可在粪便中发现成虫。另一类就是血管或组织器官内寄生的线虫，常见的种类有丝虫、麦地那龙线虫和旋毛虫等，临床表现因虫种和寄生部位而异，诊断主要通过血液或组织活检发现幼虫或成虫而确诊。一些动物性线虫，如巴西钩口线虫、犬钩口线虫，其幼虫侵入人体后常不能发育为成虫，幼虫在人体组织器官内移行引起幼虫移行症，另一些线虫，如丝虫、麦地那龙线虫可以通过节肢动物传播。

寄生线虫主要通过掠夺营养、机械性损伤和毒性与免疫损伤对人体产生危害，通常情况下，组织器官内寄生线虫比肠道寄生线虫对人体的危害大。

【复习思考题】

（1）蛔虫与钩虫的生活史有何异同？二者在防治原则上有何不同？

（2）根据蛔虫形态和生活史的特点，说明为什么蛔虫会成为人体最常见的肠道寄生虫？

（3）感染钩虫为什么会出现贫血？其严重程度和哪些因素有关？

（4）大多数寄生虫病主要流行于农村，为什么蛲虫病流行城市高于农村？

（5）丝虫病对人体的危害有哪些？如何诊断丝虫病？

（6）若生吃或半生吃动物肉类，主要感染哪些线虫？为什么？

（张　莉）

······ ※ 第十二章课件 ······

第十三章

猪巨吻棘头虫

━━━━━━━ 学习要点 ━━━━━━━

掌握 猪巨吻棘头虫的生活史、致病及实验诊断。
熟悉 猪巨吻棘头虫病的防治原则。
了解 猪巨吻棘头虫的形态。

　　猪巨吻棘头虫 [*Macracanthorhynchus hirudinaceus* (Pallas, 1781) Travassos, 1916] 是一种寄生在猪、野猪肠道内的大型蠕虫，人偶因生食或误食含活感染性棘头体的甲虫而引起以外科急腹症为主要临床表现的人体巨吻棘头虫病 (macracanthorhynchosis)，此病属人兽共患寄生虫病。

　　棘头虫的种类多，与医学有关的已发现两种：一种是寄生在鼠肠道内的念珠棘头虫 [*Moniliformis moniliformis* (Bremser, 1811) Travassos, 1915]，中间宿主为蟑螂，全球仅有数例人体病例报道；另一种是寄生在猪肠道内的猪巨吻棘头虫，中间宿主为甲虫（鞘翅目昆虫）。猪巨吻棘头虫最早由 Pallas 于 1776 年发现，1916 年 Travassos 建立吻棘头虫属而确认其学名。猪巨吻棘头虫隶属于棘头动物门 (Phylum Acanthocephala)，后棘头虫纲 (Class Metacathocephala)，原棘头虫目 (Order Archiacanthocephala)，稀棘棘头虫科 (Family Oligacanthorhynchidae)，巨吻棘头虫属 (*Genus Macracanthorhynchus*, Travassos 1916)，生物学地位是一类因有特殊形态、生活史和生理功能而形成的介于线虫和绦虫之间的蠕虫。我国首例猪巨吻棘头虫人体感染病例由冯兰滨（1964）报道，继后有 16 个省（自治区、直辖市）报道了人体感染病例。我国首例念珠棘头虫病病例报道于台湾省（Matsumoto, 1941）。

【形态】

　　猪巨吻棘头虫的生活史阶段包括有成虫、虫卵、棘头蚴 (acanthor)、棘头体 (acanthella) 和感染性棘头体 (cystacanth) 5 个阶段，后 3 个阶段在中间宿主体内发育，侵入终宿主和人体的阶段是感染性棘头体。

　　1. 成虫　活体时呈乳白色或淡红色，固定后为圆柱形，背腹略扁平，稍微向腹侧弯曲，体表有明显的环状横皱纹呈假体节，尤以体前部为甚。虫体由吻突 (proboscis)、颈部和体部三部分组成。体前端细短类圆球形可伸缩的是吻突，直径 0.05~0.10 cm，其周围有 5~6 排尖锐而透明的吻钩，每排 5~6 个，呈螺旋间交错排列，中部的钩最大，顶端的次之，下部较小，具有钻入宿主肠壁组织的作用。吻突下端紧接短的颈部，与吻鞘相连，吻突可伸缩入吻鞘内。吻鞘的两侧各有一个乳白色、扁平细长囊带状的吻腺悬挂原体腔，其表面包一层薄膜，电镜高倍率可见无数微孔，利于吸收营养液，横断面可见有不规则海绵状腔腺结构，既能贮存液体，又能分泌液体，使吻突变硬，利于钻入宿主肠壁组织。颈部之后为体部，前部较粗长，中段向后渐细，尾端钝圆。虫体有假体腔，内充满液体，具有吸收、输送营养物质功能。体内有韧带从吻鞘底部发出连接生殖系统。无口腔及消化系统，营养自体表吸收。虫体壁包括皮层 (cuticle)、皮下层 (hypodermis) 及肌纤维层 (muscle)。皮层表面有嵴和微孔。皮下层包括海绵层和栅栏层，具有一定管壁形的管网系统，内含营养液，通过微孔吸收，肌纤维层包括环肌和纵肌，使虫体具伸缩运动功能。排泄系统由一对原肾和排泄囊组成。原肾和排泄囊相邻位于雌（雄）生殖系统的背面两侧。神经系统简单，一个脑神经节埋于吻鞘囊壁的背面，从此发出神经感觉乳突到吻突、吻鞘囊、全身体壁及生殖器官。雄虫较小，大小为（5~10）cm×（0.3~0.5）cm，由睾丸、输精管、雄茎、生殖孔组成，生殖孔呈圆形，尾端有一个钟形交合伞；雌虫较大，大小为（20~65）cm×（0.4~1.0）cm，包括分裂卵巢、子宫钟、子宫、阴道和生殖孔，生殖孔为裂隙状，尾端钝圆（图13-1）。

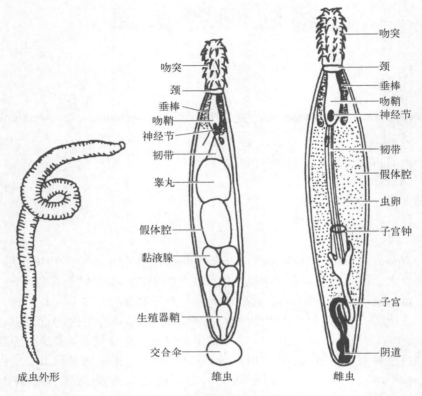

图13-1 猪巨吻棘头虫成虫模式图

2. 虫卵　在雌虫子宫内的虫卵呈现出大量大小不等的乳白色颗粒状物。成熟虫卵呈椭圆形，棕褐色，大小为（67~110）μm×（40~65）μm，卵壳厚，由三层构成，内层和外层薄而透明，中层厚，一端闭合不全，呈透明状，隆脊的嵌接处易破裂。成熟卵内含1个具有小钩的幼虫，称棘头蚴，孵化时从嵌接处逸出。

3. 幼虫（感染性棘头体）　虫体乳白色，前端较宽，后端较窄，呈芝麻状。虫体表面有一层似囊状白色的膜，形成皱褶横纹。虫体大小为（2.4~3.9）mm×（1.6~2.0）mm×（0.24~0.34）mm。体前端中央因吻突缩入吻鞘内而稍显凹陷。假体腔内含有缩入的吻鞘、两个囊状的吻腺和雏形的生殖器。

【生活史】

猪巨吻棘头虫完成生活史需经历终宿主（猪或猫、犬等）和中间宿主（甲虫）。其主要终宿主是猪和野猪，偶尔寄生于人、犬、猫体内。中间宿主为鞘翅目昆虫，包括多种天牛和金龟子。成虫寄生在终宿主小肠内，以吻突固着在肠壁上方，一条雌虫每日产虫卵57.5万~68万个，虫卵随终宿主粪便排出，散落在土壤中，虫卵抵抗力强，在土壤中可存活数月至数年。当虫卵被甲虫的幼虫吞食后，棘头蚴逸出，经肠壁进入甲虫血腔，经3~51个月由棘头体发育为感染性棘头体。感染性棘头体不受甲虫变态发育的影响，在甲虫的幼虫、蛹、成虫各阶段体内均可保持侵袭能力，存活2~3年。当猪等动物吞食含感染性棘头体的甲虫后，感染性棘头体在猪的小肠内，吻突伸出，固定于肠壁，经1~3个月发育为成虫。感染后第10周可从终宿主粪便中查见棘头虫卵。人误食含感染性棘头体的甲虫也可以感染，但人不是棘头虫的适宜宿主，所以猪巨吻棘头虫在人体内极少能发育成熟、产卵。

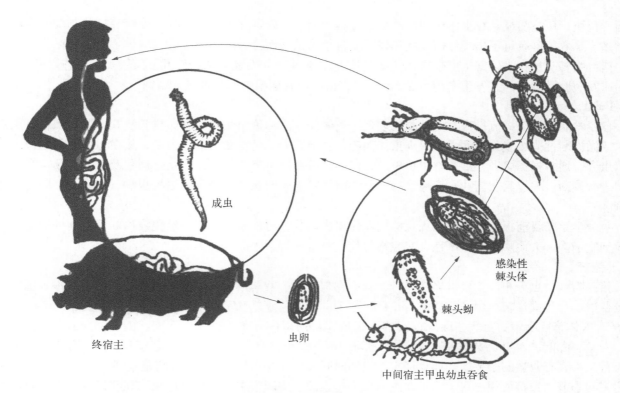

图 13-2　猪巨吻棘头虫生活史示意图

【致病】

本病属于食源性寄生虫病，人体感染是因食入含活感染性棘头体的甲虫。人是本虫非适宜宿主，棘头虫在人体内很少发育成熟和产卵，在粪便中很少查见虫卵。猪巨吻棘头虫多寄生于人回肠的中下部，一般为 1~3 条，最多的一例为 21 条。虫体以吻突上尖锐的吻钩固着于肠黏膜上，造成黏膜的机械性损伤，使肠黏膜出现组织充血和出血、坏死。同时虫体吻腺所分泌的毒素，使肠黏膜局部组织充血、水肿、中性粒细胞和嗜酸性粒细胞浸润、肌层出血，产生坏死性炎症，形成溃疡。随着炎症消退，局部出现纤维结缔组织增生，形成直径约为 0.7~1.0 cm 大小的棘头虫结节。棘头虫结节常突向肠壁浆膜面上，外观呈灰白色，圆形或椭圆形的隆起。周围充血呈暗红色，触及质硬，显微镜下见结节中央为凝固性坏死，中心有虫体的吻突或吻突侵入所造成的空隙，外层为嗜酸性粒细胞或浆细胞组成的炎性肉芽肿。溃疡深及浆膜，浆膜面常有纤维素渗出，多数结节可与大网膜、邻近的肠管、肠系膜等粘连形成包块。肠系膜淋巴结明显肿大，且有大量嗜酸性粒细胞浸润。虫体常常更换附着部位，使肠壁多处受累，引起肠壁深浅不一的病灶或多处受损。当虫体侵入肠壁浆膜层时，可穿破肠壁造成肠穿孔，导致局限性腹膜炎及腹腔脓肿等严重后果。亦可因肠粘连出现肠梗阻，部分患者可发生浆液性腹水或长期的腹胀。儿童患者可因虫体所致大网膜与肠管炎性粘连或腹膜炎而出现"大肚子"样体征。

在显微镜下结节呈嗜酸性肉芽肿改变，中央部分为凝固性坏死区，肠组织及细胞均溶解坏死，均匀一片，形态结构消失，吻突位于坏死区的中心部，坏死范围较广，呈椭圆形或圆形。其周边可见大量崩解或碎屑的嗜酸性粒细胞残骸。在坏死区周围有一较宽的肉芽组织带，内有大量的嗜酸性粒细胞及纤维细胞，间有少量的单核细胞及淋巴细胞。肉芽肿周围的肠组织有充血及水肿，浆膜的炎症反应亦很明显常有纤维素渗出。

患者在感染早期症状不明显，一般常于感染后 1~3 个月发病，出现腹痛、恶心、呕吐、消化不良、饮食减退、腹泻和黑便等症状，久病未治患者可出现营养不良、消瘦、贫血，严重者常出现外科并发症。患者的腹痛开始表现为阵发性，随着病情发展，可呈阵发性加重或持续性腹痛，并伴有发热、腹泻和黑便等症状。阵发性腹痛部位以右下腹部最为常见，且在腹部明显压痛处常可触及单个或多个大小不一的圆形或卵圆形包块，压痛明显。在虫体的代谢产物或毒素作用下，患者亦可出现失眠、夜惊等症状和嗜酸性粒细胞增多。少数感染者可不出现任何症状和体征，自动排虫后而自愈。

猪巨吻棘头虫在人体寄生所带来的主要危害是引起外科并发症，如肠穿孔、腹膜炎、粘连性肠梗阻、肠出血及腹腔脓肿等。其发生率约占病例的 3/4。据国内临床报告，半数以上病例会发生肠穿孔。

【诊断】

诊断本病主要根据流行病学史及临床表现，以粪便厚涂片透明法镜检虫卵或肠镜观察及组织检查到虫体，或做诊断性驱虫或经急症手术发现虫体而确诊。但因人不是本虫的适宜宿主，故在患者粪便内极少能查出虫卵。通常根据患者年龄、吃甲虫史及发病的地区性、季节性的特点，结合病程及急慢性肠穿孔临床症状进行诊断。并以其腹痛和腹部包块特征与嗜酸性粒细胞明显增高等与肠道蛔虫病、阑尾炎、肠梗阻作鉴别。

免疫学诊断目前报道较少，如用虫卵抗原作皮内试验，对诊断本病有一定免疫诊断价值。外周血嗜酸性粒细胞增多、大便隐血试验阳性、腹腔影像检查异常亦有助于诊断。

【流行】

猪巨吻棘头虫分布广，呈世界性流行，其中在匈牙利、罗马尼亚、北美、南美、印度、日本等国猪感染较普遍。在我国辽宁、山东、吉林等 21 个省（自治区、直辖市）均发现本虫，猪的感染率为 1.4%~3.0%。人体猪巨吻棘头虫病在国外仅有数例报道，目前国内分布于辽宁、河南、山东、河北、天津、吉林、安徽、海南、四川、内蒙古、西藏、江苏等 16 个省（自治区、直辖市）。辽宁和山东部分地区呈地方性流行。本病有明显的季节性，如在辽宁，发病时间集中在 9~11 月，在山东则是 6~8 月，这一特点与中间宿主的季节消长特征相一致。猪是本虫的重要传染源。中间宿主为鞘翅目昆虫，在我国现已发现有 9 科 42 种，其中以大牙锯天牛、曲牙锯天牛、棕色鳃金龟、灰粉鳃金龟、铜绿丽金龟、蒙古丽金龟和拟异丽金龟感染率最高。甲虫体内本虫的感染率为 0.8%~6.0%，一个甲虫感染棘头虫体可多达 178 个，是人和猪感染猪巨吻棘头虫的重要传播媒介。

人感染棘头虫主要与生食或半生食甲虫的习惯有密切关系。在流行区，人们有捕食天牛和金龟子的习惯，将天牛或某些金龟子捕获后用沸水烫吃、烤吃、甚至生吃，从而因食入未熟的棘头体而感染。一般的加工不能将甲虫体内的棘头体全部杀死。患者以学龄儿童和青少年为多。

【防治】

1. 预防　预防本病主要是加强对儿童的宣传教育，不捕食甲虫；加强猪饲养管理、提倡圈养，猪粪的无害化处理；及时发现感染者给予早期治疗，出现并发症者，应及时手术治疗。

2. 治疗　目前，对本病的治疗尚无特效的驱虫药。据临床观察，服用阿苯达唑和甲苯达唑有一定疗效。由于人体被本虫感染后，常引起外科并发症，故在临床上对其治疗常采用外科方法，依据病情和并发症不同，采用相应手术治疗方法，但在术后恢复消化功能时仍需作驱虫治疗。

（张　莉）

※ 第十三章课件

第四篇

医学节肢动物学

第十四章

医学节肢动物学概述

学习要点

掌握 ① 医学节肢动物、传播媒介和虫媒病的概念；② 医学节肢动物对人体的危害。

熟悉 ① 节肢动物的主要形态特征；② 主要医学节肢动物类群及其主要特征。

了解 ① 医学节肢动物生态，媒介节肢动物的判定；② 医学节肢动物的防制原则与主要方法；③ 医学节肢动物学、医学昆虫学和媒介生物学 3 个概念之间的联系和区别。

节肢动物（arthropod）是无脊椎动物（invertebrate）的节肢动物门（Phylum arthropoda）所有动物的总称，因虫体形态具有躯体两侧对称且分节，每个体节常有一对分节的附肢（如足、触角、触须等），故称为"节肢动物"。其种类繁多（100 万种以上），约占整个动物界的 80% 以上，是地球上最繁茂的一类动物；节肢动物分布广泛，可存在于海水、淡水、陆地等各种环境，对环境适应性强，几乎占据整个生物圈；与人类关系密切，涉及农业、林业、土壤、仓储、畜牧业及医学等多个领域，在日常生活中，人们所熟悉的蝴蝶、飞蛾、蜜蜂、蝗虫、蝉、天牛、虾和蟹等都属于节肢动物的范畴。

节肢动物的主要特征是：① 躯体两侧对称，具有分节的附肢（appendage）；② 具有由几丁质（chitin）及醌单宁蛋白（quinone tanned protein）组成的坚硬外骨骼（exoskeleton）；③ 开放式循环系统与体腔［又称血腔（hemocele）］相通，血腔内含无色或不同颜色的血淋巴；④ 发育史大多经历蜕皮（ecdysis，molt）和变态（metamorphosis）。

医学节肢动物（medical arthropod）是指节肢动物中能够直接或间接危害人类健康的节肢动物。研究医学节肢动物形态、分类、生活史、生态、传病及防制等方面的学科称为医学节肢动物学（medical arthropodology），其中最重要的是昆虫纲和蛛形纲的动物，常又狭义地被称为医学昆虫学（medical entomology）。医学节肢动物学是人体寄生虫学、传染病学、流行病学和公共卫生学的重要组成部分，它本身又是一门独立的学科。

第一节　医学节肢动物的主要类群

节肢动物门常分为 13 个纲，因其种类繁多而分类鉴定十分复杂，通常需要借助"检索表"才能完成，检索表是生物分类学家根据各种生物的外部形态特征所编制的特有鉴定工具，其功能类似"字典"。而医学节肢动物在整个节肢动物领域只占很小的一部分。

【主要类群】

与医学有关的节肢动物主要分布在昆虫纲（Insecta）、蛛形纲（Arachnida）、甲壳纲（Crustacea）、唇足纲（Chilopoda）和倍足纲（Diplopoda）5 个纲。在医学上以昆虫纲和蛛形纲最为重要，而昆虫纲最重要的是双翅目，蛛形纲中最重要的是蜱螨亚纲。主要医学节肢动物类群归纳于表 14 - 1。

表 14 - 1 医学节肢动物主要类群一览表

分 类 阶 元			主要类群举例
纲	亚纲	目	
昆虫纲 Insecta		双翅目 Diptera	蚊、蝇、白蛉、蠓、蚋、虻
		蚤目 Siphonaptera	蚤
		虱目 Anoplura	人虱、耻阴虱
		蜚蠊目 Battarria	蜚蠊（蟑螂）
		半翅目 Hemiptera	臭虫、锥蝽
		鳞翅目 Lepidoptera	桑毛虫、松毛虫
		鞘翅目 Coleoptera	毒隐翅虫
蛛形纲 Arachnida	蜱螨亚纲 Acari	寄螨目 Parasitiformes	蜱（硬蜱、软蜱）、革螨
		真螨目 Acariformes	恙螨、疥螨、蠕形螨、尘螨
	蜘蛛亚纲 Araneae		蜘蛛
	蝎亚纲 Scorpiones		蝎子
甲壳纲 Crustacea			淡水蟹、淡水虾、蝲蛄、剑水蚤、镖水蚤
唇足纲 Chilopoda			蜈蚣
倍足纲 Diplopoda			马陆

【鉴别特征】

在节肢动物门中，与医学有关的 5 个纲的主要鉴别特征如下：

1. **昆虫纲** 虫体分头、胸、腹 3 部分，头部有 1 对触角（感觉器官），胸有 3 对胸足（运动器官），有的种类有翅，水生或陆生。重要医学类群有蚊、蝇、白蛉、蚤、蚋、虻、蠓、虱、蜚蠊、臭虫、松毛虫、毒隐翅虫等。

2. **蛛形纲** 虫体分为头胸和腹两部分或头胸腹愈合成一个整体，称为躯体，成虫具足 4 对，无触角，无翅，陆生生活。重要医学类群有蜱（硬蜱、软蜱）、螨（恙螨、革螨、疥螨、蠕形螨、尘螨等）、蜘蛛和蝎子等。

3. **甲壳纲** 体分头胸和腹两部分，触角 2 对着生于头胸部前方，步足 5 对着生于头胸部两侧，无翅，大多营水生生活。重要类群有淡水蟹、淡水虾、蝲蛄、剑水蚤、镖水蚤等。

4. **唇足纲** 虫体窄长，背腹扁平，分为头和躯体两部分，躯体由若干形状相似的体节组成。触角 1 对，每一体节各有足 1 对，第一体节有一对毒爪，螫人时，毒腺排出有毒物质危害人体，无翅，陆生生活，如蜈蚣。

5. **倍足纲** 虫体呈长管形，分为头和躯体两部分，躯体由若干形状相似的体节组成，触角 1 对，除第一节外，每一体节各有足 2 对（倍足），所分泌的物质常引起皮肤过敏，无翅，陆生生活，如马陆。个别种类被证明为寄生虫的中间宿主。

（贾雪梅）

第二节 医学节肢动物对人体的危害

节肢动物可以直接或间接对人体造成危害引起疾病，但间接危害比直接危害更为重要。

【直接危害】

直接危害（direct injury）是指医学节肢动物直接作为病原体或其毒性作用对人体造成的损害。

1. 危害方式

（1）叮刺、吸血和骚扰：如蚊、白蛉、蠓、蚋、虻、蚤、虱、臭虫、革螨、恙螨的叮刺、吸血或骚扰等。也有些节肢动物（如多数蝇类）并不叮刺、吸血，但其活动可骚扰人们正常的工作或睡眠。

（2）毒质损害：某些节肢动物分泌毒汁经接触或叮刺进入人体，导致损害，重者可致死亡。如毒蜘蛛、蝎类、蜈蚣、黄蜂的叮刺或螫刺，或者其毒毛、毒液接触人体肌肤，不仅局部红、肿、痛，有时还有头晕、发热、恶心等全身症状。如松毛虫和桑毛虫的毒毛及毒液可通过接触引起皮炎和结膜炎，松毛虫还可致骨关节疼痛，严重者可致骨关节畸形、功能障碍。毒隐翅虫的毒液接触皮肤可引起隐翅虫皮炎等。硬蜱叮刺后其唾液可使宿主出现蜱瘫痪（tick paralysis）。

（3）过敏反应：有些过敏体质的人被某些节肢动物螫刺后，或接触其分泌的毒液、唾液、分泌物、排泄物和皮壳后，可引起不同程度的超敏反应，如尘螨引起的哮喘、过敏鼻炎；革螨、恙螨、粉螨、蒲螨引起的螨性皮炎（mite dermatitis）等。

（4）直接寄生：有的节肢动物可寄生于人畜体内或体表引起损害，如蝇类幼虫、潜蚤、疥螨和蠕形螨的直接寄生可分别引起蝇蛆病、潜蚤病、疥疮和蠕形螨病，有些螨类寄生还可致肺螨病和肠螨病等。

2. 所致疾病　由医学节肢动物直接危害所导致的疾病称为虫源病（insect-source disease），又称虫源性疾病、节肢动物源性疾病，如蝇蛆病、潜蚤病、疥疮、蠕形螨病、肺螨病和肠螨病等（表14-2）。蝇蛆病是蝇幼虫寄生于人或动物组织和器官而引起的疾病；潜蚤病是蚤类昆虫直接寄生人或动物的皮下所产生的疾病；疥疮是疥螨寄生于皮肤表层所致的传染性皮肤病；蠕形螨病是蠕形螨寄生人体（皮脂腺及毛囊）所致的慢性传染病。肺螨病和肠螨病等是由螨类（如粉螨、跗线螨等）侵入肺部和肠道所致；螨类还可侵入泌尿道或血液引起尿螨病或血螨病。尘螨引起的过敏性损害也属于虫源病的范畴。

表14-2　节肢动物直接危害所引起的常见虫源病一览表

虫源病名称	节肢动物病原体	损伤部位	致病机制
过敏性哮喘或鼻炎	尘螨	呼吸系统	过敏反应（变态反应）
螨病	粉螨等	消化道、呼吸道或泌尿道等	螨类直接寄生
疥疮	疥螨	皮肤	疥螨直接寄生
蠕形螨病	蠕形螨	皮肤或内脏	蠕形螨直接寄生
蜱瘫痪	某些硬蜱	神经系统	毒质损害（神经毒性）
潜蚤病	某些蚤类	皮肤	蚤类成虫直接寄生
蝇蛆病	蝇蛆等幼虫	皮肤、眼及消化道等	双翅目昆虫幼虫直接寄生

【间接危害】

间接危害（indirect injury）是指医学节肢动物作为传病媒介，传播某些病原体导致人体疾病的危害。医学节肢动物的间接危害是对人体危害的主要方面。

1. 传病方式

（1）机械性传播（mechanical transmission）：医学节肢动物在传病过程中仅起携带、输送病原体的作用，病原体在节肢动物体内或体表没有明显形态和数量变化，这种传病方式称为机械性传播。节肢动物在传播中不是必须环节，没有节肢动物参与，疾病仍然可以传播，这类节肢动物主要是蝇类和蟑螂（以蝇类最重要），涉及的病原体主要是病原微生物（如痢疾、伤寒、霍乱等疾病的病原体），其次是一些原虫包囊或蠕虫卵等（如阿米巴包囊、蛔虫卵等）。

（2）生物性传播（biological transmission）：有些节肢动物传病时，病原体在节肢动物体内必须经历发育、繁殖或完成生活史某一阶段后才可感染人体，病原体在节肢动物体内或体表有明显形态和数量变化，这种传病方式称为生物性传播。病原体与节肢动物的关系是特异的，节肢动物是完成其生活史或传播中不可缺少的环节。可根据病原体在节肢动物体内的发育和繁殖情况，把生物性传播分为以下几种。

1）发育式：病原体在节肢动物体内只发育（有形态变化），不增殖（无数量增加，甚至减少）。如丝虫微丝蚴进入蚊胃后，经过脱鞘进入胸肌成为腊肠期幼虫和感染期幼虫，在此发育过程中虫数只会因死亡而减少，不会增加。

2）繁殖式：病原体在节肢动物体内没有发育（无形态变化），但有增殖（数量增加）。如登革热病毒在伊蚊体内、恙虫病东方立克次体在恙螨体内、鼠疫杆菌在蚤体内、回归热螺旋体在虱体内的大量增殖等。

3）发育繁殖式：病原体在节肢动物体内必须同时经历发育和繁殖两个过程，既有形态的变化，又有数量的增加。如按蚊对疟原虫的传播就是典型的发育繁殖式。疟原虫雌、雄配子体在蚊体内形成合子、动合子和卵囊，经孢子增殖，生成数以千计的子孢子，子孢子侵入唾液腺，通过蚊吸血而使人感染。

4）经卵传递式：又称垂直传播，指某些病原体（特别是病毒和立克次体）不仅在节肢动物体内繁殖，而且还可以侵入卵巢，经卵传递到下一代并使之具有感染性，多见于蜱螨类。如恙螨幼虫叮刺恙虫病宿主后，病原体经过雌虫产卵传递给下一代，使大量幼虫具有传病能力。森林脑炎、蜱媒出血热、Q热等病原体均可以在相应媒介节肢动物体内经卵传递。乙型脑炎病毒和登革热病毒在媒介蚊虫体内也可以经卵传递。

2. 所致疾病　节肢动物间接危害所导致的疾病（即由节肢动物传播的疾病）称为虫媒病（arthropod borne disease）或虫媒传染病。病原体涉及微生物（细菌、病毒、立克次体、螺旋体等）与寄生虫（原虫、蠕虫等）两大类。传播虫媒病的节肢动物称为传播媒介。

按照媒介类群的不同，虫媒病可进一步分为蚊媒病（mosquito borne disease）、蝇媒病（fly borne disease）、蛉媒病（sand fly borne disease）、蚤媒病（flea borne disease）、虱媒病（louse borne disease）、蜱媒病（tick borne disease）、螨媒病（mite borne disease）及其他虫媒病等。节肢动物生物性传播的常见虫媒病详见表14－3。

（1）蚊媒病：由蚊传播，主要有疟疾、丝虫病、流行性乙型脑炎、马脑炎、圣路易脑炎、登革热、黄热病及基孔肯亚病等。我国比较重要的蚊媒病是疟疾、丝虫病、流行性乙型脑炎及登革热。

（2）蝇媒病：由蝇类传播的蝇媒病有冈比亚锥虫病（西非锥虫病，流行于非洲中、西部）、罗得西亚锥虫病（东非锥虫病，流行于非洲东部）和结膜吸吮线虫病等。

（3）蛉媒病：由白蛉传播，主要是黑热病、皮肤利什曼病和白蛉热。我国比较重要的蛉媒病是黑热病。

（4）蚤媒病：由蚤类传播，主要是鼠疫及鼠型斑疹伤寒（地方性斑疹伤寒），我国均有流行。

（5）虱媒病：由虱类传播，主要是流行性斑疹伤寒（虱媒斑疹伤寒）、流行性回归热（虱媒回归热）和战壕热。随着卫生条件的改善，虱媒病在许多国家和地区已不复存在。

（6）蜱媒病、螨媒病：由蜱类传播的蜱媒病很多，比较重要的是森林脑炎、新疆出血热、蜱媒回归热、莱姆病、Q热及北亚蜱媒立克次体病等。螨类是个极为庞大的范畴，能作为虫媒病媒介的螨类主要隶属于恙螨和革螨两大类群。由恙螨传播的虫媒病主要是恙虫病，由革螨传播的虫媒病比较多（有许多蜱媒病也可以由革螨传播），主要是立克次体病及流行性出血热等。我国重要的螨媒病是恙虫病和流行性出血热。蜱媒病与螨媒病的划分是相对的，有些疾病既可由蜱类传播，又可由螨类传播，这些疾病有时也被称为"蜱螨媒性疾病"。

（7）其他虫媒病：由虻传播的虻媒病有罗阿丝虫病（流行于非洲）等；由蚋传播的蚋媒病有盘尾丝虫病（流行于非洲、拉丁美洲及西亚）等；由蠓传播的蠓媒病有链尾丝虫病（流行于非洲）、常现丝虫病（流行于拉丁美洲和非洲）和欧氏丝虫病（流行于美洲）等；由锥蝽传播的蝽媒病有美洲锥虫病（恰加斯病，流行于拉丁美洲）等。

表 14-3　节肢动物生物性传播的常见虫媒病一览表

病原体	节肢动物媒介	所导致的虫媒病	受害对象	主要分布
日本脑炎病毒	库蚊、按蚊、伊蚊	流行性乙型脑炎	人、猪等	东亚、东南亚
登革热病毒	伊蚊	登革热、登革出血热	人、猴	东南亚、美洲、澳洲、西非等
黄热病病毒	伊蚊	黄热病	人、猴	非洲、中美洲、南美洲
白蛉热病毒	白蛉	白蛉热	人	非洲、亚洲、欧洲
森林脑炎病毒	硬蜱	森林脑炎	人、野生哺乳类、鸟类	俄罗斯、中国
新疆出血热病毒	硬蜱	新疆出血热	人、家畜、野生动物	非洲、亚洲、欧洲
汉坦病毒	革螨、恙螨	肾综合征出血热	人、啮齿动物	亚洲（中国、朝鲜、日本）、欧洲、北美洲
普氏立克次体	人虱	流行性斑疹伤寒	人	非洲、南美洲、亚洲部分地区
五日立克次体	人虱	战壕热	人	非洲、亚洲、欧洲、中美洲、南美洲
莫氏立克次体	蚤	地方性斑疹伤寒	人、啮齿动物	亚洲、美洲、非洲、欧洲
恙虫立克次体	纤恙螨	恙虫病	人、啮齿动物	东南亚、南太平洋地区
鼠疫杆菌	蚤	鼠疫	人、啮齿动物	全球
回归热螺旋体	人虱	流行性回归热	人	非洲、南美洲、亚洲部分地区
包氏螺旋体	硬蜱	莱姆病	人、其他哺乳动物	美洲、亚洲、非洲、澳洲、欧洲
波斯疏螺旋体	软蜱	地方性回归热	人、啮齿动物	非洲、亚洲、欧洲、北美洲、南美洲
疟原虫	按蚊	疟疾	人	全球
锥虫	舌蝇、锥蝽	锥虫病	人、家畜、野生动物	热带非洲
利什曼原虫	白蛉	利什曼病	人、犬、啮齿动物等	全球
班氏丝虫	库蚊、按蚊、伊蚊	班氏丝虫病	人	全球
马来丝虫	按蚊、伊蚊	马来丝虫病	人、其他哺乳动物	东南亚
盘尾丝虫	蚋	盘尾丝虫病	人	非洲、南美洲
罗阿丝虫	斑虻	罗阿丝虫病	人	非洲
常现丝虫、链尾丝虫、欧氏丝虫	库蠓	常现丝虫病 链尾丝虫病 欧氏丝虫病	人	非洲、南美洲
结膜吸吮线虫	蝇	结膜吸吮线虫病	犬、猫、人等	全球

　　3. 虫媒病的流行特点

　　（1）地域性：因为医学节肢动物在地理分布上大都有其自然地理分布的特点，由其传播的虫媒病就有一定的地域性。如传播非洲锥虫病的采采蝇（舌蝇），其分布局限于非洲的特定区域，所以非洲锥虫病也仅见于非洲的某些地区。值得注意的是，随着国际旅游、商贸等往来的增多，由交通工具、出入境货物集装箱等运载、携带的境外病媒昆虫和其他有害生物入侵的风险与日俱增。已报道的输入性病媒昆虫有蜚蠊、蚊、蝇、螨、蚤、蠓等，打破了某些虫媒病的地域分布局限，使得境外传入的疾病在我国传播流行的机会大大增加，给我国检疫和防制带来了新的挑战。

　　（2）季节性：节肢动物的滋生、发育、栖息活动等受环境条件，尤其是温度、湿度、光照、雨量等因素，影响其种群的发生和数量。通常虫媒病的暴发流行随虫媒数量的增加而增加，两者的季节消长基本一致。先有虫媒种群数量增加，再有虫媒病的出现。不同种类虫媒最适宜的增殖和活动季节不同，其大量传播虫媒病的时间也不同。一般虫媒病急性病症流行的季节性很鲜明，而慢性病症（如黑热病、丝虫病等）流行的季节性则不明显。

（贾雪梅）

第三节 医学节肢动物的生态及媒介判断

医学节肢动物的生态是研究生物及其所生存环境之间相互关系的生态学中的一个很小分支。生物赖以生存的环境称为生态环境。在某个地区对病媒节肢动物的确定，对虫媒病的预防有着重要意义。

【生态】

生态学的研究可以是在细胞层面以下的微观生态学研究，也可以是在种群层次以上的宏观生态学研究，目前以宏观生态学研究最多见。宏观生态学研究一般在个体（individual）、种群（population）、群落（community）及生态系统（ecosystem）几个不同层次进行。个体（individual）是一个具体的、闭合的、有完整界线的生物体，如一个细菌、一株植物和一个动物等都是一个具体的生物个体。种群是在一定时间和空间范围内同种生物不同个体的组合，一个种群包含了许多同一生物种（species）的不同个体。群落是指在特定时间和空间范围内不同生物种群的组合，如一个池塘内的所有生物可以构成"池塘生物群落"，一块稻田内的所有蚊虫种类可以构成"稻田蚊类群"。生态系统是在一定空间范围内所有生物与所处的无机环境之间所形成的一个开放系统，包括了无机环境（非生物环境）及生物群落两部分。从个体、种群、群落到生态系统，是一个从低级到高级、从具体到抽象、从界线明显到界线模糊、从闭合到开放的逐步过渡过程。

在医学节肢动物生态研究中，常涉及以下概念。

1. 生态环境　包括非生物环境（abiotic environment），即气候（如温度、湿度、光照、风力、雨量等）、土壤、岩石及水源等，以及生物环境（biotic environment），即植被、食物及其他生物性因素（如共生或竞争生物、病原微生物、寄生虫、捕食者等）。

2. 滋生与栖息　一般将非成虫期的生活行为叫滋生（breeding），其生活的场所叫滋生地（breeding site）；成虫期的生活行为叫栖息（inhabiting），其生活的场所叫栖息地（inhabiting site）。但蜱螨类由于其成虫和非成虫期的生活行为大多比较相似，往往笼统地称为滋生。

3. 食性　可分为单食性和多食性（杂食性）。多食性有一定限度，通常也有其所偏好的食物，但在食物不足或缺乏的情况下例外。

4. 季节消长和区系　节肢动物种群数量（密度）随季节变化而波动的现象称为季节消长（seasonal fluctuation）；区系是指特定区域内某一类节肢动物的种类组成，如蚊虫区系、蚤区系、革螨区系等。

5. 越冬（冬眠）　节肢动物在寒冷季节生命活动处于一种相对停滞状态，称为越冬（hibernation 冬眠），是一种周期性生理适应现象。

【媒介判断】

判断某种节肢动物是否为某种疾病的有效传播媒介，通常从以下几个方面寻找证据。

1. 生物学依据

（1）所怀疑的媒介与人关系密切，如吸血种类的吸血行为，非吸血种类舐吸入的食物或在食物、饮水中排泄等。

（2）所怀疑的媒介节肢动物种群数量大，往往是当地的优势种。

（3）对生物性传播媒介而言，所怀疑的节肢动物媒介寿命长于病原体在其体内完成发育和增殖的时间。

2. 流行病学依据　怀疑为媒介节肢动物的种类，其地理分布和季节消长分别与虫媒病的流行区及流行季节一致或基本一致。

3. 实验室依据

（1）对生物性传播媒介而言，用人工感染的方法在实验室内证明病原体能够在某种节肢动物体内发育或增殖至具有感染性并能感染易感的实验动物。节肢动物能够被病原体感染的特性称为易感性（susceptibility），所对应的节肢动物称为易感节肢动物，非易感节肢动物不可能成为某种疾病的生物性传播媒介。

（2）在流行区、流行季节采集的可疑节肢动物，在实验室分离到自然感染的病原体（对寄生原虫或蠕虫还需查到感染期虫体），这一指标十分重要。

（贾雪梅）

第四节　医学节肢动物的防制

医学节肢动物的防制主要针对媒介节肢动物，是预防和控制虫媒病的重要手段，包括防制的基本原则和具体方法。

【基本原则】

媒介节肢动物防制的基本原则是综合防制（integrated control or integrated management）。从媒介与生态环境和社会条件的整体观点出发，本着标本兼治、治本为主以及安全（包括对环境无害）、有效、经济和简便的原则，因时因地制宜地对防制对象采取各种合理手段和有效方法，组成一套系统的防制措施，把目标节肢动物的种群数量降低到不足以传播疾病的程度。

【具体方法】

媒介节肢动物的防制方法包括环境治理（environmental management）、物理防制（physical control）、化学防制（chemical control）、生物防制（biological control）、遗传防制（genetic control）及法规防制（control by law）等六方面。在进行系统防制时，可以选择多种方法联合运用。

1. 环境治理　是防制媒介节肢动物治本的措施，主要是清除滋生环境，如建立卫生公厕、及时清理或无害化处理垃圾、治理污水体等，可有效减少蚊及蝇等媒介的滋生。近年来，我国在加强环境卫生和改善公共卫生设施方面成效显著，大大减少了节肢动物媒介的滋生。

2. 物理防制　即利用各种机械、热、光、声、电等手段来捕杀、隔离或驱赶媒介节肢动物，如装纱窗、纱门阻止蚊或蝇等进入室内；挂蚊帐防止蚊叮咬；用高温或低温灭虱；用捕蝇笼或捕蝇纸诱捕蝇等。

3. 化学防制　是目前应用最广泛和最主要的防制方法，即用化学杀虫剂（insecticide）、驱避剂（repellent）等进行媒介防制。最理想的化学杀虫剂应当具有高效速杀、广谱多用、低毒、不易产生抗药性、价格低廉和使用方便等特性，但很少有一种杀虫剂能够达到上述理想的要求。常用的化学杀虫剂有以下几类。

（1）有机氯杀虫剂：如 DDT、六六六、林丹、狄氏剂等，其优点是长效、广谱等，缺点在自然界中降解迟缓、容易污染环境、媒介节肢动物对这类杀虫剂容易产生抗药性等，已逐渐被其他新的杀虫剂所替代。

（2）有机磷杀虫剂：如马拉硫磷（malathion）、辛硫磷（phoxin）、杀螟松（fenitrothion, sumithion）、甲嘧硫磷（pirimiphos methyl）、双硫磷（biothion）、倍硫磷（fenthion, baytex）、敌敌畏（dichlorvos, DDVP）等，其优点不仅广谱、高效、速杀，而且在自然界较易水解或生物降解，因而可减少残留和污染。但有些有机磷杀虫剂对人畜毒性强，有的还可通过体表进入体内引致人畜中毒。

（3）氨基甲酸酯杀虫剂：如混灭威（landrin）、残杀威（propoxur）等，具有高效、低残毒、对目标节肢动物选择性强、环境污染小、有的对有机氯和有机磷杀虫剂具抗药性的害虫也有效等优点，但价格较高且对哺乳动物毒性较强。

（4）拟除虫菊酯类杀虫剂：如丙烯菊酯（allethrin）、胺菊酯（tetramethrin）、苄呋菊酯（resmethrin）、二氯苯醚菊酯（permethrin）、溴氰菊酯（deltamethrin, decamethrin）等，优点是击倒快、毒效高、对哺乳动物毒性低、降解快等。

（5）昆虫生长调节剂：包括保幼激素及其类似物等发育抑制剂，如烯虫酯（methoprene）、灭幼 I 号（dimilin, TH6040）。其通过阻碍或干扰节肢动物的正常发育而致死亡，优点是生物活性高，作用特异性强，对非靶标生物无毒或毒性小。

在化学防制中应重视两个问题：一是化学杀虫剂大多对人体有毒性，在使用中必须注意防护，如戴口罩和穿工作服，室内喷洒时防止药物污染食物、食具，工作完毕用肥皂洗手沐浴等。二是抗药性（简称"抗性"），即对某种杀虫剂原本敏感的节肢动物种群，接触这种杀虫剂一定时期后，对它产生了耐药性或抵抗力。

4. 生物防制　即利用某些生物（天敌）或其代谢物来进行害虫防制的方法。用于生物防制的生物分为捕食性生物及致病性生物两类。前者如鱼、蜻蜓、剑水蚤、水生甲虫等，后者如病毒、细菌、真菌、原虫、线虫、寄生蜂等。生物防制对人畜安全、不污染环境、多数有较长的持续抑制作用，具有较好的发展前景。

5. 遗传防制　即通过改变媒介的遗传学特性来降低其繁殖能力、降低其生存竞争力或者改变其生物学习性（如改变其吸血性或对病原体的敏感性等），最终达到控制媒介种群数量及控制虫媒病的目的。具体方法有雄性不育、胞质不育、染色体易位、性畸变及转基因等。例如，在美国的库拉索岛，曾用释放绝育雄蝇的方法成功地防制了危害牛群的嗜人锥蝇。

6. 法规防制　指通过立法或条例规定对重要媒介实行强制性检疫、卫生监测或监管，以阻止媒介输入或播散。

小　结

节肢动物是一大群具有附肢分节和几丁质外骨骼等特征的无脊椎动物的统称，其种类繁多。医学节肢动物是指能够直接或间接危害人体健康的节肢动物，主要包括昆虫纲和蛛形纲，其对人体的直接危害和间接危害中，以间接危害（传播疾病）最重要。能够传播人类疾病的节肢动物称为媒介节肢动物或传播媒介，由节肢动物为媒介传播的疾病称为虫媒传染病或虫媒病。判定媒介节肢动物需从生物学、流行病学和实验室等几个方面寻找证据。医学节肢动物防制的基本原则是综合防制，具体方法目前以化学防制为主。

【复习思考题】

（1）节肢动物的主要形态特征是什么？在节肢动物门中哪几个纲与医学关系最密切？其主要鉴别特征是什么？

（2）医学节肢动物对人体的危害包括哪几个方面？何谓传播媒介和虫媒病？

（3）怎样进行媒介节肢动物的判断？

（4）医学节肢动物防制原则是什么？有哪些主要的防制方法？

（贾雪梅）

······ ※ 第十四章课件 ······

第十五章

昆虫纲概述

学习要点

掌握 ① 蚊与疾病的关系以及我国最重要的媒介蚊种；② 蝇、白蛉、蚤、虱与疾病的关系。

熟悉 ① 昆虫纲的主要特征，医学昆虫的类群，变态、完全变态、不完全变态的概念；② 蚊、蝇的生活史及其与传播疾病有关的形态和行为习性特征。

了解 ① 白蛉、蠓、虻、蚋、蚤、虱的生活史；② 蜚蠊、蠓、虻、蚋对人类的危害；③ 蚊、蝇、白蛉、蠓、虻、蚋、蚤、虱、蜚蠊等昆虫的形态、生态习性和防制要点。

昆虫纲（insecta）是节肢动物门中种类和数量最多的一纲。成虫期具有六足，故亦称为六足纲。主要特征是：成虫躯体左右对称，体与附肢分节，体分头、胸、腹3部分；头部有触角1对，胸部有足3对；发育需经过变态。

【形态】

昆虫纲的成虫躯体左右对称，分头、胸、腹3部分（图15-1）。

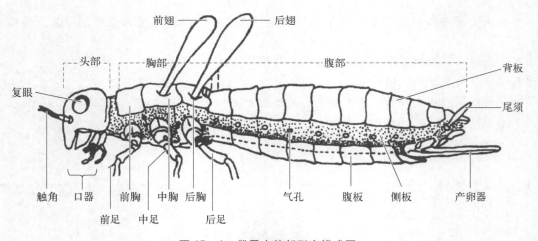

图 15-1　雌昆虫外部形态模式图

1. 头部　头部有触角1对，为感觉器官，司触觉和嗅觉；复眼1对，由许多小眼面组成。头部前下方为口器（mouth part），系摄取食物的器官，通常由上唇（labrum）、上颚（mandible）、舌（hypopharynx）、下颚（maxilla）及下唇（labium）组成。其中下颚及下唇又各具分节的附属结构，分别称为下颚须，又称触须（maxillary palp）和下唇须（labial palp）。根据口器的形状和取食方式，主要分为三种形式：咀嚼式口器（chewing type，如蜚蠊）、刺吸式口器（piercing and sucking type，如蚊）及舐吸式口器（lapping type，如蝇）。

2. 胸部 分前胸（prothorax）、中胸（mesothorax）及后胸（metathorax），每节腹面有一对足，即前足、中足及后足。足分5节，由基节、转节、股节、胫节和跗节组成，跗节又分1~5节，第五跗节末端有爪（claw）。中胸与后胸各有一对翅，即前翅及后翅，在双翅目昆虫其后翅特化为平衡棒。有的昆虫无翅。翅具翅脉，翅脉的排列为翅序，是昆虫的分类依据。

3. 腹部 分11节，第一节多退化或消失，最后数节衍变为外生殖器，故可见节数一般较少。外生殖器形态构造因种而异，特别是雄性外生殖器，是昆虫种类鉴定的重要依据。

【生活史】

典型的昆虫生活史是从受精卵到成虫期。卵孵化时胚胎发育尚不完善，故需经历一个胚后发育阶段，即经幼虫和蛹或者经若虫发育为成虫。期间所经历的外部形态、内部结构、生理功能、生态习性以及行为上的一切变化过程的总和，称为变态（metamorphosis）。发育过程中须经历蛹期的，称为完全变态（complete metamorphosis），其生活史须经历卵、幼虫、蛹、成虫四个时期，各期虫体的形态和生态习性有显著的差别，如蚊、蝇、蚤等。发育过程中不需要经过蛹期的，称为不完全变态（incomplete metamorphosis），其生活史中须经历卵、若虫、成虫三个阶段，若虫与成虫在形态特征及生态习性上差别不大，通常只表现出虫体较小，性器官发育不成熟。

幼虫破卵壳而出的过程称为孵化（eclosion）。幼虫的生长过程需蜕皮几次，在两次蜕皮之间的阶段称为龄期（stadium），两次蜕皮之间的虫态称为龄（instar）。幼虫发育为蛹的过程称为化蛹（pupation）。蛹内成虫破蛹而出的过程称为羽化（emergence）。

昆虫纲中与医学有关的主要有9个目，本章对重要种类如蚊、白蛉、蠓、蚋、虻、蝇、蚤、虱、臭虫、蜚蠊和毒隐翅虫进行分节阐述。

（李金福）

第一节 蚊

蚊（mosquito）属于双翅目（Diptera）、蚊科（Culicidae），是最重要的一类医学昆虫。迄今为止，全世界已记录的蚊共有3亚科，112属，3 500余种，我国已发现18属，近400种。按蚊属、库蚊属、伊蚊属的蚊种与疾病关系最为密切，是重要的传播媒介。

蚊类与其他双翅目昆虫的主要区别是：① 喙细长，为头长的几倍，便于穿刺吸血或吸食液体食物；② 翅脉特殊，被有鳞片；③ 足细长，足及身体其他部分均覆有鳞片。

【形态与结构】

1. 形态 蚊体型微小，体长为0.5~1.5 cm，呈灰褐色、棕褐色或黑色，分头、胸、腹3部分（图15-2）。

（1）头部：略呈球形，有复眼、触角和触须各1对。触角有15~16节。从基部起依次为柄节（第1节）、梗节（第2节）和鞭节（第3~15节或3~16节）。各鞭节生有一圈轮毛。雌蚊轮毛短而稀，雄蚊轮毛长而密。在雌蚊触角鞭节上，除轮毛外，还有另一类短毛，对空气中二氧化碳和湿度的变化比较敏感，在寻找吸血对象时起重要作用。蚊的口器常称为喙（proboscis），为刺吸式口器。由上内唇、下唇、舌、上颚和下颚组成。下唇呈中空长槽形，末端有一对唇瓣（labella），内含6根针状结构，即上内唇、舌、一对上颚和一对下颚。上内唇与舌组成食管，舌中间有唾液管开口于末端。上、下颚末端呈刀状，具有锯齿样结构，用作蚊吸血时切割皮肤之用。当雌蚊吸血时，针状结构刺入皮肤，唇瓣在皮肤外夹住所有刺吸器官，下唇则向后弯曲而留在皮肤外，具有保护与支持刺吸器官的作用（图15-3）。雄蚊口器的上、下颚短小，甚至退化消失，无法刺入皮肤，故不能吸血。触须位于喙的两侧，分5节。多数雄蚊的触须略长于喙或与喙等长，雌蚊的触须短于喙（库蚊属和伊蚊属）或与喙等长（按蚊属）。

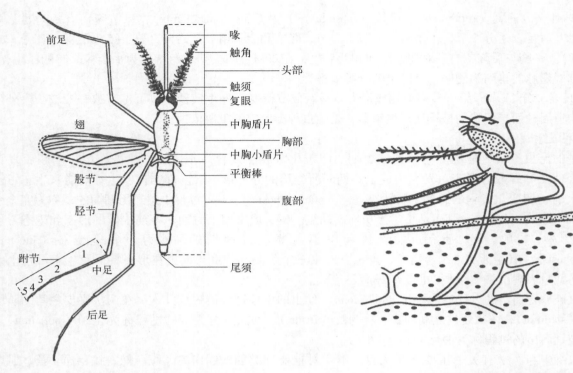

图 15-2 雌蚊成虫模式图　　　　　图 15-3 雌蚊口器刺入皮肤桄式图

（2）胸部：由前胸、中胸和后胸三节构成。各胸节腹面有足一对，分别称为前足、中足和后足。中胸有翅一对及前气门一对，背面有中胸盾片和中胸小盾片；后胸退化，有平衡棒一对及后气门一对。足细长，每足依次分为基节、转节、股节、胫节和跗节。其中，跗节又分 5 小节，跗节 5 末端有 1 对爪，库蚊属蚊除爪外，还有一对发达的爪垫（pulvilli）。蚊翅或足上鳞片形成的麻点、斑点、条纹、环纹等是蚊分类的重要形态特征。

（3）腹部：蚊的腹部由 10 节组成。第 1~7 腹节明显可见，有的蚊种背面具有由淡色鳞片组成的淡色横带、纵条或斑点。最末 2~3 节变为外生殖器，雌蚊末端有尾须 1 对，雄蚊则为钳状抱器，构造复杂，是鉴别蚊种的重要依据。

2. 内部结构　蚊具有消化、排泄、呼吸、循环及生殖等系统，与医学关系密切的主要有消化系统和生殖系统。

（1）消化系统：包括口、咽、食道、中肠（midgut）、后肠（hindgut）、直肠（rectum）、肛门。从口至肛门，呈管状（图 15-4）。中肠又称为胃，是消化道的主要部分，食物的消化和吸收都在此部位。前胸有 1 对唾液腺，每个唾液腺分为 3 叶，各叶发出输出管，进而汇合为唾液腺总管通于舌。如病原体定殖唾液腺后，可随唾液的分泌注入宿主，从而将病原体传播给宿主。唾液中含有多种组分蛋白，包括抗血凝素、溶血素和凝集素等，具有抗凝血、抗炎和免疫调控的功能，在蚊传播疾病上具有重要作用。在中肠与后肠交接处有马氏管（malpighian tube），其数目一般为 4~6 条，游离在体腔内，末端为盲管。马氏管类似蚊的"肾脏"，可滤过血淋巴液并将滤过液分泌进入后肠。血淋巴依赖马氏管的排泄而保持其成分的相对稳定。后肠对离子再吸收具有重要作用。此外，在前肠处还有 3 个憩室的开口（背侧憩室 2 个，腹侧憩室 1 个），憩室是一盲端，主要用于糖液的贮存。

（2）生殖系统：生殖器官在腹部，位于消化器官的背侧。雌蚊有卵巢一对。每个卵巢由若干个卵巢小管组成。卵巢小管和输卵管相连，两侧输卵管在汇成总输卵管前的膨大部称壶腹。总输卵管与阴道相连，开口于阴门，在阴道远端有受精囊及 1 对副腺的开口。每个卵巢小管包括 3 个发育程度不同的卵泡（follicle），顶端为增殖卵泡，中间为幼小卵泡，靠近输卵管的为成卵卵泡（图 15-4）。每排一次卵，就在卵巢小管上留下 1 个膨大部（inflation）。雄蚊有睾丸一对，每一睾丸有一条输精管，两侧的输精管合并成

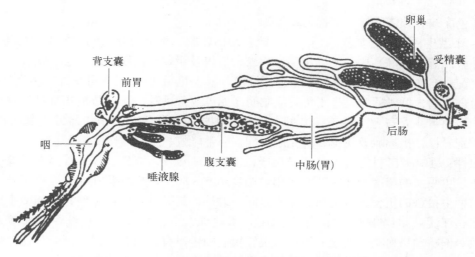

图 15-4 雌蚊消化系统和生殖系统模式图

射精管,有时部分输精管可膨大构成贮精囊,在射精管附近有副腺一对。射精管末端构成阳茎,围绕阳茎通常有复杂的抱器及支持器,是蚊虫分类的重要依据。

【生活史与生态习性】

1. 生活史 蚊的发育属完全变态,生活史分为卵、幼虫、蛹、成虫四个时期,前 3 个时期在水中生活,成虫在陆地生活。

(1)卵:雌蚊产卵于积水中。蚊卵小,长不足 1 mm,多为灰黑色。按蚊卵呈舟形,两侧有浮囊,产出后单个分散或多个聚集呈星状漂浮于大型清洁水体表面;库蚊卵呈圆锥形,无浮囊,产出的卵直立粘在一起形成卵筏浮于污水水体的表面;伊蚊卵一般呈橄榄形,产出后单个沉入小型清洁积水的水底。蚊卵必须在水中才能孵化,在夏天通常经 2~3 天后幼虫孵出。

(2)幼虫:蚊幼虫生活于成蚊产卵的多种水体中,俗称"孑孓"。幼虫共分 4 龄,经 3 次蜕皮后,成为第四龄幼虫,第四龄幼虫为成熟幼虫,体长可是一龄幼虫的 8 倍(一龄幼虫长约 1.5 mm,四龄幼虫长约 12 mm)。幼虫分头、胸、腹三部分,各部着生毛或毛丛。头部有触角、复眼和单眼各 1 对,腹面是咀嚼式口器,两侧为细毛密集的口刷。口刷迅速摆动,使水流进入口内,借以获取水中食物。胸部略呈方形,不分节。腹部细长,可以看到 9 节。前 7 节形状相似,第 8 节背面有气孔器和气门或细长的呼吸管,是蚊幼虫期分类的重要依据。库蚊呼吸管色浅,细长;伊蚊呼吸管色深,粗短;按蚊缺呼吸管,但有气门,各腹节背面有掌状毛(float hair),有漂浮作用。在气温适宜和食物充足的条件下,幼虫期经 5~8 天发育,蜕皮 4 次变为蛹(pupa)。

(3)蛹:侧面观呈逗点状,胸背两侧有 1 对呼吸管,是分属的重要依据。蛹不摄食,以幼虫期贮存的营养物质维持生活。静息时常停留在水面,遇惊扰时迅速下潜入水底。蛹对干燥抵抗力强,在无水情况下,只要保持一定的湿度,仍能发育羽化为成蚊。蛹期较短,受温度的影响较大,夏季通常 2~3 天。

(4)成虫:新羽化的成虫经 1~2 天发育后,即行交配、吸血、产卵。自卵发育到成虫所需时间取决于温度、食物及环境等诸因素,在适宜条件下需 9~15 天,一年可繁殖 7~8 代。

2. 生态习性

(1)滋生习性:蚊幼虫虽然都生长在水中,但不同种类的蚊,往往滋生在不同类型的水体中。了解蚊滋生地对控制由蚊虫传播的疾病具有重要意义。蚊滋生地可分为以下 5 种类型。

1)田塘型:水生植物较多,水面开阔、清洁、静止的大型水体,如水稻田、沼泽、芦苇塘、各类池塘、草塘、湖泊等。主要滋生蚊种有中华按蚊、三带喙库蚊等。

2)缓流型:清洁、缓慢流动的水体,如山涧、溪流、灌溉沟渠、溪床等。主要滋生蚊种有微小按蚊等。

3)丛林型:丛林浓荫下山涧、溪床、泉潭等面积较小的清洁水体。主要滋生蚊种有大劣按蚊。

4)污水型:各种生活污水及自然有机污水,如污水坑、积肥坑、下水道、阴沟、粪池、污水池等。主要滋生蚊种有淡色库蚊、致倦库蚊、骚扰阿蚊等。

5）容器型：小型生活容器（如缸、桶、盆、罐、废旧轮胎、碗、瓶等）和自然形成的容器（如石穴、竹筒、树洞、叶腋、椰子壳等）中积水。主要滋生蚊种有埃及伊蚊、白纹伊蚊。

（2）成蚊交配：雌蚊必须与雄蚊交配才能进行繁殖。蚊羽化后 1~2 天即可交配，多发生在未吸血前。交配是在群舞时进行的，群舞通常发生于黄昏或黎明，无风或微风时，几只乃至几百只、数千只雄蚊成群地在草地上空、屋檐下或人畜上空沿直线来回飞舞。当雌蚊飞入舞群内，由于雌蚊飞舞时振翅频率的差异，雄蚊借此辨别异性，抱握雌蚊飞出舞群完成交配。通常雌蚊一生只需交配一次。

（3）吸血习性：雌蚊多在羽化后 2~3 天开始吸血。温度、湿度、光线、风力等因素对蚊的吸血活动都有影响。最适于蚊虫吸血的温度为 23~25℃，相对湿度 70%~80%。蚊的吸血对象因种而异，与蚊种所在的生态环境、与宿主接触的机会也有关系。即使是同一蚊种，其吸血习性也有差异。如微小按蚊在海南岛嗜吸人血，而在长江流域则偏嗜吸牛血。雷氏按蚊、大劣按蚊、淡色库蚊、白纹伊蚊偏嗜人血。中华按蚊、三带喙库蚊等偏嗜动物血。蚊的吸血习性与虫媒疾病的传播有密切关系，是判断其作为传播媒介的一项重要依据。兼吸人和动物血的蚊种常是人兽共患病的重要媒介。雌蚊根据刺叮时间，分为白昼吸血和夜晚吸血两类。如白纹伊蚊属白昼吸血，致倦库蚊属夜晚吸血。

（4）栖息习性：雌蚊饱血后即寻找阴暗、潮湿、不通风的场所栖息，等待胃血消化，卵巢发育成熟。室内多以蚊帐内、床下、屋角、天花板、门后、墙面及杂物上为栖息地；室外多以草丛、洞穴、树下、人畜房舍附近的农作物为栖息地。根据蚊种类和各种环境因素的不同，大致分为三个类型：① 家栖型。蚊进入人房或畜舍，饱血后仍停留室内，待胃血消化和卵巢发育成熟，才飞离房舍，寻找产卵场所，如淡色库蚊、致倦库蚊和嗜人按蚊等。② 半家栖型。蚊进入人房或畜舍，饱血后稍做停留，仍飞向野外栖息产卵，如中华按蚊。③ 野栖型。蚊吸血和栖息完全在野外，如大劣按蚊。

蚊栖息习性分型并非绝对，即使同一蚊种，因地区、季节或环境的不同，其栖息习性也会改变。蚊的活动和栖息习性是杀虫剂的选择和使用，以及考核防制效果的必要依据。一般来说，滞留喷洒对家栖蚊种的防制效果较好。

（5）生殖营养周期和生理龄期：从成蚊吸血到产出虫卵的全过程，称为一个生殖营养周期（gonotrophic cycle）。包括 3 个阶段：① 雌蚊寻找宿主吸血；② 胃血消化和卵巢发育成熟；③ 寻找滋生地，产出成熟的卵。完成一个生殖营养周期所需时间取决于胃血消化和卵巢发育的速度，还与栖息场所内的温度和湿度条件有关。正常情况下，两次吸血的间隔时间与卵巢周期发育相一致，称为生殖营养协调，通常约为 2 天，但也有个别蚊种需要吸血 2 次以上才使卵巢发育成熟。一般蚊的一生中有生殖营养周期 3~7 次，产卵总数几十个至几百个不等。生理龄期（physiological age）是指雌蚊进行生殖营养周期的次数，即吸血产卵次数，是蚊存活时间长短的一个度量指标。蚊每产卵一次，在卵巢小管上留有一个膨大部，故可根据卵巢小管上膨大部的数目多少，判断雌蚊的生理龄期。生理龄期次数越多，吸血次数越多，传播疾病的机会也越大，故生理龄期的判断在流行病学上具有重要意义。

（6）季节消长：蚊的季节消长与温度、湿度、雨量和光周期等密切相关。我国气候南北悬殊较大，各地蚊虫季节消长也不同。一般来说纬度越低，蚊活动和繁殖时间越长。海南岛因气候炎热，蚊全年活动。蚊的季节消长与其传播的疾病流行季节密切相关。因此，掌握蚊的季节消长情况，对蚊媒病的防制有重要意义。

（7）越冬：越冬是蚊对冬季气候季节性变化而产生的一种生理性适应现象，表现为进入休眠或滞育状态。以成虫越冬的雌蚊，常隐匿于山洞、地窖、墙缝、地下室、暖房等阴暗、潮湿、温暖、不通风的地方，其卵巢停止发育，所食的养料变为脂肪体贮存起来，不食不动，新陈代谢降到最低程度，到次年春暖时复苏。蚊除以成虫越冬外，还可以虫卵、幼虫越冬。伊蚊多以虫卵越冬，微小按蚊以幼虫越冬，淡色库蚊、中华按蚊以成虫越冬。在热带和亚热带地区，我国南方全年月平均温度在 10℃ 以上的地方，蚊终年活动，无越冬现象。

【与疾病的关系】

蚊类不仅直接刺叮、吸血、骚扰，而且可间接传播多种对人类危害严重的疾病。

1. 直接危害　蚊类通过刺叮、吸血骚扰人类。被刺叮皮肤局部可出现红、肿、痒、痛等过敏性炎症表现，常因搔抓引起继发感染。蚊唾液中含有腺苷三磷酸双磷酸酶、葡萄糖苷酶、α-蛋白酶、溶菌酶、抗凝剂、凝集素、组胺等活性物质以稀释血液和防止血液凝固，有利于其吸血，但这些物质也是过敏原，进入人体可引起过敏反应。轻者表现为局部过敏性炎症反应，重者除局部反应外，还有全身性反应。现认为其过敏反应机制主要是与蚊刺叮后引起针对蚊唾液组分的特异性 IgG、IgE 升高以及 T 细胞调适的延迟性细胞反应（即IV型超敏反应）有关。

2. 传播疾病　蚊对人类最主要的危害是传播多种寄生虫或病毒性传染病。近年来，世界范围内或局部地区某些蚊媒病此起彼伏地暴发流行，成为全球重要的公共卫生问题。在我国，蚊主要传播疟疾、丝虫病、流行性乙型脑炎、登革热和登革出血热、基孔肯亚热等。其中疟疾与丝虫病是寄生虫病（详见本书相应章节）。

（1）流行性乙型脑炎：简称"乙脑"，是由乙型脑炎病毒，也称日本脑炎病毒（Japanese encephalitis virus，JEV）所引起的自然疫源性疾病。流行于夏秋季节，主要侵犯大脑，是以高烧、意识障碍、抽搐等中枢神经系统症状为特征的蚊媒病。

乙脑广泛分布于热带、亚热带、温带和中温带地区，东南亚一带发病最多。作为自然疫源性疾病，猪是乙脑最主要的传染源，蚊体内的乙型脑炎病毒主要经蚊叮咬猪、牛、羊、马等家畜或禽类，而在蚊—动物—蚊间循环。人是偶然宿主，若带有乙型脑炎病毒的蚊叮咬人类，则可引起人类感染。蚊感染乙脑病毒呈终生感染，可经卵传递，是主要的传播媒介。在我国，三带喙库蚊是主要传播媒介。人对乙型脑炎病毒普遍易感，但绝大多数是无症状的隐性感染者，少年儿童是主要发病人群。当前，乙型脑炎疫苗在许多省已纳入国家计划免疫行列。

（2）登革热与登革出血热：登革热（dengue fever，DF）和登革出血热（dengue haemorrhagic fever，DHF）是由登革热病毒4个血清型（I~IV）引起的急性传染病。广泛流行于热带和亚热带地区，是分布最广、发病最多、危害较大的一种虫媒病毒性疾病。登革热临床症状较轻，临床特征为高热、肌肉与关节疼痛、皮疹、血细胞减少和淋巴结肿大；登革出血热则为严重疾患，临床特征为高热、出血倾向、肝大，部分患者尚有循环衰竭，称为登革休克综合征（dengue shock syndrome，DSS）。

目前各地区主要以散在暴发或散发为主，并且以输入型病例引发的流行居多。登革热病毒生活史简单，主要是通过蚊在人与人之间的生物性传播过程，因此患者和隐性感染者是主要的传染源。在我国，埃及伊蚊（Aedes aegypti）是主要的传播媒介，白纹伊蚊（Aedes albopictus）是仅次于埃及伊蚊的重要传播媒介。人对登革热病毒普遍易感，但感染后并非都会发病。由于人对不同血清型毒株感染无交叉免疫力，因此可以发生二次感染。

（3）基孔肯亚热：基孔肯亚热（chikungunya fever，CHIK fever）是一种由蚊传播的、以高热、失用性关节疼痛、皮疹和白细胞减少为主要临床特征的传染病。"基孔肯亚"源自非洲斯瓦希里语，意指"弯腰"，因患者会关节肿大疼痛，不得不弯腰行走。其病原体为基孔肯亚病毒（chikungunya virus，CHIKV），属披膜病毒科（Family Togaviridae）甲病毒属（genus Alphavirus）。

基孔肯亚热主要在撒哈拉沙漠以南的非洲大陆、东南亚地区、印度、斯里兰卡及西太平洋地区的热带或亚热带国家呈地方性流行。病原学证据表明，东南亚基孔肯亚热的流行是由非洲传入的。基孔肯亚病毒在自然界的传播包括两种方式，在非洲地区主要是森林型，传播循环是哺乳动物-蚊-哺乳动物；在亚洲地区是城市型，传播循环是人-蚊-人。传播媒介主要是伊蚊属蚊。在非洲地区，主要是森林型伊蚊作为传播媒介，如非洲伊蚊（Ae. Africanus）、具叉伊蚊（Ae. furcifer）和泰勒伊蚊（Ae. Taylori）；在亚洲地区，埃及伊蚊是主要传播媒介；白纹伊蚊是引起近期印度洋岛屿基孔肯亚热流行的主要媒介。人对基孔肯亚病毒普遍易感，儿童感染后症状一般比成人轻。人群感染基孔肯亚病毒后可获得一定的免疫力，但一段时间后抗体滴度下降。

【重要虫种】

1. 中华按蚊（Anopheles sinensis）　灰褐色，中型蚊种。雌蚊触须上有4个白环，顶端有2个近相等的宽白环，末端2个为近等宽的窄白环。翅前缘上有2个白斑，尖端白斑大。第六纵脉上有2个暗斑。后足跗节1~4节有窄端白环。分布于除新疆和青海以外的全国各省（自治区、直辖市），是广大平原，特别是水稻种植区疟疾和马来丝虫病的重要媒介。尽管不是高效的传播媒介，但由于种群数量大，可引起暴发流行。

2. 嗜人按蚊（*Anopheles anthropophagus*） 灰褐色，中型蚊种。成虫从形态上很难与中华按蚊相区别，可靠与可行的鉴别特征是分子特征。嗜人按蚊在我国主要分布于北纬33°以南地区，但近期报道，在辽宁省也发现了嗜人按蚊的分布。嗜人按蚊嗜吸人血，是疟疾和马来丝虫病的重要媒介，传疟效率高于中华按蚊。

3. 微小按蚊（*Anopheles minimus*） 棕褐色，小型蚊种。触须上有3个白环，翅前缘脉上有4个白斑，第六纵脉上有2个暗斑。该蚊在我国分布于北纬32°以南山地和丘陵地带，是该地区疟疾的主要传播媒介。

4. 大劣按蚊（*Anopheles dirus*） 灰褐色，中型蚊种。雌蚊触须有4个白环，顶端白环最宽。翅前缘脉有6个白斑，第六纵脉有6个黑斑。各足股节及胫节均有白斑，后足胫节和第一跗节关节处有1个宽白环。大劣按蚊是热带丛林型按蚊，在我国主要分布于海南岛以及云南西部和广西南部的少数地区，通常有较高的自然感染率，是海南岛疟疾媒介防制的主要对象。

5. 淡色库蚊（*Culex pipiens pallens*）和致倦库蚊（*Cx. p. quinquefasciatus*） 褐色、红棕色或淡褐色，中型蚊种。是库蚊属尖音库蚊复合组的两个亚种。该复合组成蚊的共同特征是：喙无白环，各足跗节无淡色环。腹部背面有基白带，淡色库蚊基白带下缘平，致倦库蚊基白带下缘呈弧形。在我国，淡色库蚊最南分布为北纬30°，是长江流域及以北地区的优势蚊种。致倦库蚊最北分布在北纬33°（秦岭以东），是南方广大地区的优势蚊种。两种蚊均是家栖型蚊，是城市灭蚊的主要对象之一，也是班氏丝虫病的主要媒介，以及乙脑的传播媒介。

6. 三带喙库蚊（*Culex tritaeniorhynchus*） 棕褐色，小型蚊种。喙中段有一宽白环，中胸盾片有暗褐色鳞片，各足跗节1~4节基部与端部有窄的灰白色环，第2~7腹节背面有基位淡色带。广泛分布于除新疆和西藏以外的全国各省（自治区、直辖市），是绝大多数地区稻田优势蚊种。雌蚊兼吸人畜血液，偏吸猪、牛、马等血液，是我国乙脑的主要媒介。

7. 白纹伊蚊（*Aedes albopictus*） 黑色，中小型蚊种。中胸盾板正中有一明显的银白色纵纹，自盾板前缘向后达盾板的2/3处。后足跗节前4节基部有白环，末节全白。分布较广，北达沈阳，西北至宝鸡，西南至西藏自治区，但以北纬34°以南为常见。该蚊主要滋生于小型容器积水，是我国登革热的主要传播媒介。

8. 埃及伊蚊（*Aedes aegypti*） 深褐色或黑色，中小型蚊种，有银白色或白色斑纹。头顶正中有纵向的白纹，自枕部延伸至两复眼中间。前和中足跗节的第1节、第2节或1~3节以及后足第1~4节有基白环，后足跗节第5节通常全白。分布限于北纬22°以南一些沿海地区，包括海南岛以及广西钦州地区、涠洲岛和广东湛江地区的少数村镇，我国台湾省限于北纬20°50′以南的部分地区，是典型的家栖型蚊种。在我国也是登革热的传播媒介。

【防制原则】

对蚊的防制目的是将目标种群的密度控制到不足以危害人类的水平。以往通常采用化学药物灭蚊的方法，鉴于目前蚊对杀虫剂抗药性愈来愈严重，以及杀虫剂对环境的污染和对生态平衡的影响，过度依赖化学灭蚊的做法已不可取。当前更倾向于采用综合治理的办法，包括环境治理、化学防制、生物防制及法规防制等。

1. 环境治理 环境治理是最早应用的蚊防制方法之一，通过环境改造、环境管理或改善环境条件以防止或减少蚊滋生繁殖或减少人蚊接触机会而避免受其侵害，是蚊综合防制的关键环节。对稻田型滋生地采用间歇灌溉、疏通沟渠、清理岸边杂草、填平坑洼等处理措施；对污水型滋生地可通过疏通下水道和污水沟、改阳沟为暗沟并封闭、填平污水池、污水井加盖等处理措施；对容器型滋生地采用翻缸倒罐、堵树洞、处理竹筒、清除废弃器皿、加强轮胎堆放的管理等措施。

2. 化学防制 化学防制的突出优点是起效快。在出现紧急疫情时，采用化学防制是迅速扑杀媒介昆虫、切断传播的有力手段。杀灭蚊幼虫和成虫的主要药物有双硫磷、倍硫磷、辛硫磷、毒死蜱、杀螟松和溴氰菊酯、拟除虫菊酯类等。常见的灭成蚊方法有下列几种。

（1）室内速杀：通常采用化学药物复方合剂，用喷雾器、气雾罐等器械喷洒室内蚊栖息场所。

（2）室内滞留喷洒：多用于媒介按蚊的防制，是防制疟疾的主要措施之一，对家栖型蚊类有明显效果。

常用的滞留喷洒杀虫剂有 DDT、马拉硫磷、甲嘧硫磷、拟除虫菊酯类等。20 世纪 80 年代起，在我国每年 1~2 次的 DDT 滞留喷洒、使用溴氰菊酯或其他拟除虫菊酯类杀虫剂浸泡蚊帐或喷洒蚊帐，经现场试验，对降低嗜人按蚊、中华按蚊及大劣按蚊密度和控制疟疾发病率效果明显，是抗疟工作中媒介防制的重要措施。目前，WHO 在非洲也推荐使用药物浸泡蚊帐防控疟疾。

（3）室外灭蚊：一般用于蚊媒病的流行区。如登革热或乙型脑炎流行时，进行区域性或患者家室内外及其周围处理。在疫区大面积采用超低容量喷洒法快速灭蚊，在居民点一般用辛硫磷及马拉硫磷合剂；在村庄周围可用马拉硫磷乳油。

3. **生物防制**　生物防制是指直接或间接应用有或无代谢物的天敌，以防制包括人类疾病媒介的有害生物。用于蚊类生物防制的生物包括捕食性动物（如在稻田、荷花池等放养鲤鱼、鲫鱼或观赏鱼等）、微生物（如苏云金杆菌 Bti-14 株、球形芽孢杆菌等）、寄生虫（罗索线虫等）和植物类。

4. **法规防制**　利用法律或行政条例规定，防止媒介蚊类的传入，对蚊类防制进行监督以及强制性地灭蚊等，主要包括对机场、港口等的检疫、强制灭蚊和卫生监督。

（李金福）

第二节　白　蛉

白蛉（sand fly）属于双翅目、毛蛉科（Psychodidae）、白蛉亚科（Phlebotominae）。全世界已知白蛉有 700 余种，我国已报告有 40 余种。白蛉体型小而多毛，通过吸血传播利什曼病、白蛉热等疾病。

【形态与结构】

成虫呈灰黄或浅褐色，长为 1.5~4.0 mm，全身密被细毛。头部球形，复眼大而黑。触角 1 对，细长而明显，分 16 节。触须 1 对，分 5 节，向下后方弯曲。口器为刺吸式，喙与头等长。雌蛉口器发育完善，雄蛉口器发育不全。胸部多毛，背部隆起呈驼背状。有翅一对，狭长，末端尖。停息时两翅不会收拢，仍然向背面竖立，与躯体约 45° 角，呈 "V" 形。腹部 10 节，第 1~6 节背面上密被长毛。这些毛丛有竖立毛、平卧毛和交杂毛 3 类。腹末两节特化为生殖器，雄性外生殖器与雌蛉受精囊（spermatheca）的形态为分类的重要依据（图 15-5）。

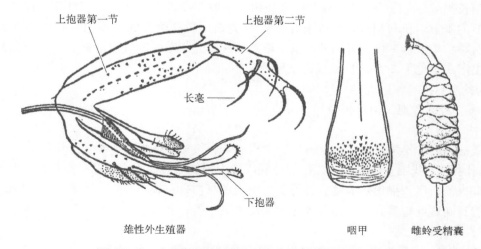

图 15-5　中华白蛉抱握器、咽甲及受精囊结构模式图

【生活史与生态习性】

1. **生活史**　白蛉的发育属于完全变态，生活史包括卵、幼虫、蛹和成虫 4 个时期（图 15-6）。卵呈

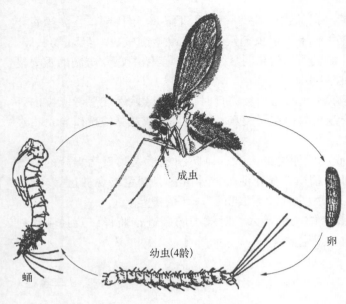

图 15-6　白蛉生活史示意图

棕褐色，近椭圆形，长约 0.4 mm。适宜条件下，卵经 10 天左右孵化出幼虫。幼虫白色，小毛虫状，分 4 龄，4 龄幼虫长约 3 mm。幼虫以土壤中腐烂植物、食草动物粪便或其他有机物为食，一般经 25～30 天后幼虫成熟化蛹。蛹不食不动，适宜气温下经 6～12 天羽化为成虫。成虫羽化后 12～13 h 即可交配（多在吸血前）。雄蛉一生可交配 2～3 次，雌蛉一生仅交配 1 次，但可多次产卵。雌虫受精后产卵于背风、有机质丰富、疏松的泥土、墙缝或树洞内。雄蛉交配后不久死亡，雌蛉可活 1 个月，甚至更长时间。少数白蛉可有无吸血生殖，如我国的中华白蛉。白蛉生活史发育的时间根据不同蛉种以及环境温度、湿度、食物情况而有差异。21～28℃ 是白蛉发育的适宜温度，虫卵发育为成虫需 6～8 周。当气候条件不利时，以 4 龄幼虫滞育，生活史延长（图 15-6）。

2. 生态习性

（1）滋生习性：白蛉各期幼虫均生活在地面以下、深度约 10 cm 的土壤中。滋生地十分广泛，一般在隐蔽、温湿度适宜、土质疏松且富含有机质、不受水旱影响、小气候稳定的场所，都适合白蛉滋生，如人房、畜舍、厕所、洞穴、墙角、墙缝等。在荒漠地区，啮齿动物的洞穴是白蛉主要的吸血、栖息和滋生场所。

（2）食性：雄蛉不吸血，以植物汁液为食。雌蛉羽化 24 h 后开始吸血活动，多在黄昏后进行，午夜以后渐趋停止，有的白天在阴暗场所也可吸血。不同的白蛉种类，其吸血对象可有差异。通常竖毛类白蛉嗜吸人及哺乳动物血，容易传播疾病。平卧毛类白蛉则嗜吸鸟类、爬行类和两栖类动物的血。

（3）栖息与活动：白蛉成虫通常栖息在阴暗、潮湿、避风处，有家栖和野栖两种类型的栖息习性。家栖型蛉种主要栖息于人房和畜舍内，野外很少发现，如平原地区的中华白蛉、长管白蛉。野栖型蛉种主要栖息于野外或荒漠地区各种动物巢穴、山洞、窑洞、枯井等，如吴氏白蛉、四川白蛉。白蛉的活动时间多在夜间，由黄昏开始，至午夜达高峰，以后逐渐下降。白蛉的飞行能力较弱，一般为"跳跃式"飞行，活动范围一般在直径 30 m 以内，野栖型蛉种活动范围较广。

（4）季节消长与越冬：白蛉每年出现的时间较短，一般 3～5 个月，具有明显的季节性，因虫种和地区略有差异。白蛉的季节消长与温度、湿度和雨量都有关系。活动季节的平均温度在 18～30℃，高峰时为 25℃。大多数白蛉一年繁殖一代，有的种类也可繁殖两代。当冬季来临气温降低，不适合白蛉生活时，白蛉即以 4 龄幼虫潜藏于地下 2.5～10 cm 浅表土层处越冬。

【与疾病的关系】

1. 直接危害　叮人吸血，但危害较轻。

2. 传播疾病

（1）利什曼病：该病分为内脏利什曼病、皮肤利什曼病和皮肤黏膜利什曼病三种类型。

1）内脏利什曼病：我国主要流行，亦称黑热病。新中国成立后经大力防制，黑热病在我国已达到基本消灭。在我国广大流行区传播黑热病的白蛉种类主要为中华白蛉；在新疆塔里木和内蒙古额济纳旗等荒漠地区为吴氏白蛉；新疆吐鲁番和甘肃西部地区为亚历山大白蛉；新疆南部平原地区为长管白蛉；四川西部山区为四川白蛉。

2）皮肤利什曼病：主要流行于地中海盆地、西南亚和中亚细亚，我国偶见于新疆西部。患者可出现皮肤丘疹和溃疡，病原体是热带利什曼原虫、墨西哥利什曼原虫等。皮肤黏膜利什曼病分布于南美洲，可引起皮肤和鼻咽部黏膜溃疡、坏死，造成局部组织严重破坏，病原体为巴西利什曼原虫等，传播媒介为中间白蛉、帕氏白蛉等。

（2）白蛉热（sandfly fever）：病原体为病毒，主要流行于地中海、亚洲南部印度一带以及中国南部和部分南美洲国家。

（3）巴尔通体病（bartonellosis）：亦称卡里翁病（Carrion disease），病原体为杆状巴尔通体菌（*Bartonella bacilliformis*）。该病分布于中、南美洲一些国家，主要产生疣状皮肤损害。

【重要虫种】

在我国，与传播疾病有关的重要白蛉种类有中华白蛉（*Phlebotomus chinensis*）、长管白蛉（*P. longiductus*）、吴氏白蛉（*P. wui*）、亚历山大白蛉（*P. alexandri*）、四川白蛉（*P. sichuanensis*）等。

【防制原则】

以化学药物杀灭成蛉为防制为主要措施，结合环境治理、物理防制进行综合防制。

1. 环境治理　改善室内、畜舍等处的环境卫生，清除垃圾，以消除幼虫滋生场所，对降低白蛉密度，具有积极作用。

2. 化学防制　用有机磷类、拟除虫菊酯类杀虫剂对居住环境内部滞留喷洒，均有较好的杀蛉效果。

3. 物理防制　可安装纱门、纱窗，涂擦驱避剂（避蚊胺、驱蚊露等）或用艾蒿烟熏等，防止被白蛉叮咬。

（李金福）

第三节　蠓

蠓（midge）属于双翅目蠓科（Ceratopogonidae），俗称墨蚊、小咬，是一种分布广泛，体型微小的昆虫。全世界已知103属，约5 540种，我国已报告有410余种。具有医学意义的吸血蠓主要有：铗蠓属（Forcipomyia）、库蠓属（Culicoides）、细蠓属（Leptoconops）、澳蠓属（Austroconops）的一些虫种。除澳蠓属局限分布在澳大利亚西南部外，其余3属均为全球性广泛分布。

【形态与结构】

成虫呈黑色或深褐色，刺吸式口器，体长1～6 mm。头部近球形，复眼发达，雄蠓两复眼相邻接，雌蠓两复眼邻接或分离。触角一对，分15节，触角基部后方有单眼1对。口器较短，与头等长，为刺吸式。触须分5节。胸部背面呈圆形隆起，翅较短宽，末端钝圆，翅上常有微毛和形状位置不同的明、暗斑，或无斑。翅脉和翅斑为蠓类鉴别的重要特征。足三对，细长。腹部由10节组成，第9～10节为雌雄虫的外生殖器，是蠓种鉴别的重要特征。

【生活史与生态习性】

1. 生活史　为完全变态，雌蠓羽化后不久即可群舞、交配然后吸血，多数蠓种具有群舞现象。雌蠓于3～6 d后卵巢发育成熟产卵。通常一生产卵2次，一次产卵5～150粒不等。雌虫产卵于接触水或土壤的树叶、茎和根部或近水潮湿的石头、湿而松的泥土等处，在适宜的条件下，约5天孵化。幼虫生活于水中泥层表面，或富有苔藓、藻类、真菌等陆地潮湿处。幼虫为杂食性，以藻类、真菌、鞭毛虫等为食。在适宜温度下22～38天化蛹，蛹于5～7天羽化（图15－7）。

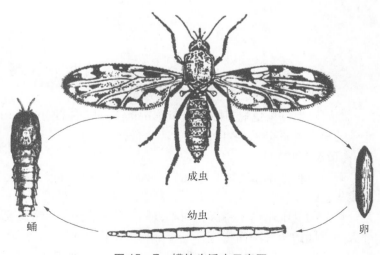

成虫

蛹　　　　　幼虫　　　　卵

图15－7　蠓的生活史示意图

（1）滋生习性：可分为水生、陆生及半水生3种类型。水生的类群主要是库蠓幼虫，在各种水体底部泥层表面挖洞，穴居生活。陆生以铗蠓幼虫为代表，在阴暗、潮湿、有机质丰富的地表生活。半水生如细蠓，主要滋生于潮湿的土壤，也可见于荒漠地区。蠓幼虫孵出后钻入土壤内，4龄幼虫成熟后爬至表面化蛹。成虫多栖息于树丛、竹林、杂草、洞穴等避风、避光处。当温度、光照适合且无风时，成虫即成群飞出，其活动范围多限于栖息地周围。

（2）交配、产卵及食性：吸血蠓类交配前多有群舞现象，雌蠓可1次完成产卵，也可分数次产卵，有些库蠓有孤雌生殖。雄蠓以植物汁液或花蜜为食，雌蠓吸食血液和植物汁液。雌蠓吸血对象较广，不同的蠓类有一定的倾向性。有的种类嗜吸人血，有的种类嗜吸禽类、畜类或野生动物血。

（3）栖息、活动和寿命：活动范围限于滋生地周围，飞行距离和宿主的存在与否密切相关，多在200~500 m，雌蠓一般可存活1个月。

（4）季节消长和越冬：冻土带有些库蠓需两年才能完成一代，温寒带一年1~2代，热带一年多代。多数蠓类以幼虫越冬，细蠓以卵和幼虫越冬。

【与疾病关系】

蠓叮吸人血时，可出现局部炎症反应和奇痒，表现为红斑、丘疹、小结、肿胀及水疱和渗出，甚至引起全身性过敏反应。少数有淋巴管炎、淋巴结肿大等症状。蠓作为重要的传播媒介，可传播多种人畜寄生虫，如欧氏曼森线虫、颈盘尾丝虫等。此外，蠓还可传播奥罗普格病毒、裂谷热病毒、舒尼病毒等多种病毒。蠓类可能传播与人类疾病有关的病毒，如在福建和广东，曾在自然捕获的台湾铗蠓体内分离出流行性乙型脑炎病毒，但是否可作为传播媒介，尚有待证实。

【重要虫种与防制原则】

我国分布最广的是同体库蠓（*Culicoides homotomus*），其次是许氏库蠓（*C. schultzei*）。而地理生态位宽度最大的是荒漠库蠓（*C. arakawae*），其次是台湾铗蠓（*Forcipmyia taiwana*）。

防制采取综合防制措施。

1. 环境防制　搞好环境卫生，消除杂草、填平洼地水坑，清除蠓的滋生地。

2. 化学防制　对成蠓出入的人房、畜圈和幼虫滋生地的沟、塘、水坑等环境用马拉硫磷或溴氰菊酯等进行滞留喷洒，兼灭成虫和幼虫。

3. 物理防制　在有吸血蠓类地区野外作业的人员，应做好个人防护，可使用纱巾、头网等包裹头部。在暴露皮肤上涂擦驱避剂防蠓叮咬，也可燃点艾草、树枝等，以烟驱蠓。被叮咬出现局部肿痒时，可用10%碱水、氨水或清凉油涂擦。

（周燕蓉）

第四节　蚋

蚋属双翅目长角亚目蚋科（Simuliidae），俗称黑蝇（blackfly），又有"鸡蚊子""挖背"等称谓。全世界已知2 000多种，我国已报告270余种。

【形态与结构】

蚋是一种小型粗壮的吸血昆虫，长为1.2~5.5 mm。体呈暗黑或棕褐色，某些可呈红棕色、橙色、黄色或灰色。成虫头小，呈椭圆形，刺吸式口器。头部有复眼一对，雄蚋复眼大，两眼相接近，与胸背约等宽；雌蚋的复眼略窄于胸部，两眼被额部明显分开。雌蚋复眼由数百个大小近似的小眼组成；雄蚋复眼则由大小不同的两种眼面构成，上半部为大眼面，下半部为小眼面。蚋胸部分前、中、后3节，胸背明显隆起如驼背状，翅宽阔透明，纵脉发达，通常具有细刺毛。后胸具有一对平衡棒。足短，腹部11节，有的种类腹部背面有银色闪光斑点，最后两节演化为外生殖器，是分类的重要依据。

【生活史与生态习性】

1. 生活史　为完全变态，卵、幼虫和蛹称为水生期，成虫为陆生。成虫羽化后不久即交配，一般在吸血前。雌虫产卵于水中植物上，在 20～25℃水中约 5 天孵化。幼虫孵化后附着在水中的水草、树枝等植物或岩石上。在蚋分布地区清澈流动的水体中，一段长约 30 cm 的水草上，可密集地附着成千上万只幼虫。幼虫通过头扇（cephalic fan）取食水中微生物，通常 3～10 周发育成熟。蛹期 1～4 周或更久，依温度而定。成虫羽化破茧而出，随气泡浮到水面。羽化时，通常是雄蚋先于雌蚋。从卵发育到成虫的时间，根据蚋种和水温而不同，整个生活史一般为 2～3 个月（图15-8）。

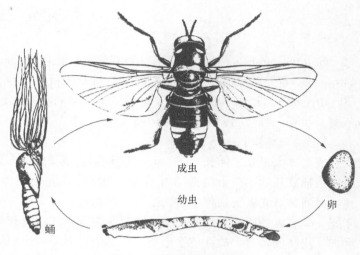

成虫

幼虫

卵

蛹

图 15-8　蚋生活史示意图

2. 生态习性　蚋滋生、产卵于水中，幼虫及蛹喜欢生活在水流清澈的小溪等急流中（污水、温泉等不适合蚋生长）。雄蚋不吸血，交配后几天即死亡。雌蚋交配后开始吸血，寿命约 2 个月，个别达 3～4 个月。雌蚋嗜吸畜、禽血，兼吸人血，吸血活动多在白天进行。雌蚋的吸血活动受温度、光照、风力和气候的影响。人初被蚋叮咬吸血时不觉疼痛，经 1 min 后渐有感觉。皮肤被蚋的口器割伤，被叮咬处可出现一个小血珠，是被蚋叮刺的特征。蚋均为野栖，成虫栖息草丛及河边灌木丛。多数蚋种白天在室外活动，飞行距离达 2～10 km 或更远。蚋一般出现于春、夏、秋三季，6～7 月份为活动高峰。高纬度地区，蚋出现于 3～11 月份，中纬度地区全年出现（如福建）。蚋一年可繁殖 6～7 代。以卵或幼虫在水下越冬。

【与疾病关系】

蚋是医学昆虫的重要种群，不但吸血骚扰，而且还是人畜多种疾病病原体的传播媒介。人被蚋刺叮后，常引起局部红肿、发炎，甚至溃烂，影响人们的正常工作和休息。蚋可造成超敏反应，严重者引起过敏性休克。蚋还可传播盘尾丝虫病、欧氏曼森线虫病等寄生虫病及水泡型口腔炎等病毒性疾病。但在我国蚋与人体疾病的关系还不十分清楚。

【重要虫种与防制原则】

蚋分布全球，种类繁多。重要的吸血蚋有 3 个属：蚋属（Simulium）、原蚋属（Prosimulium）和澳蚋属（Austrosimulium）。

我国重要种类有：斑布蚋（Simulium maculatum）、黄足纺蚋（S. aureohirtum）、宽足纺蚋（S. vernum）、双齿蚋（S. bidentatum）、北蚋（S. subvariegatum）、毛足原蚋（Prosimulium hirtipes）等。

采用综合防制措施效果较好。

1. 环境防制　以蚋生态学为基础，采用改造环境条件、处理环境卫生，如尽量清除滋生地的水草、枯枝败叶、淤泥和石块，以防止或减少蚋的滋生繁殖。

2. 化学防制　使用天然或合成药物，涂擦驱避剂进行个人防护；或用药物喷洒畜禽圈舍杀灭成虫。近年来，昆虫激素的研究进展较快，已引入一些昆虫生长调节剂来对蚋进行防制。

3. 生物防制　利用蚋的天敌或致病源灭成虫或幼虫来限制其种群数量。捕食性天敌如鸟类、鱼类、水蛭和某些昆虫等以及一些致病源如病毒、真菌、微孢子虫和索虫科线虫等，对控制蚋种群有一定作用。目前已开发利用的是苏云金杆菌以色列变种（B.t.i），该制剂杀蚋幼虫有明显的效果。

（周燕蓉）

第五节　虻

虻（tabanidfly）俗称"牛虻"，属双翅目，虻科（Tabanidae），全世界已知约4 300多种，我国已报告440余种。重要的吸血虻有5属：斑虻属（Chrysops）、麻虻属（Haematopota）、瘤虻属（Hybomitra）、黄虻属（Atylotus）、虻属（Tabanus）。虻是一类大型的吸血双翅目昆虫。它不仅叮刺吸血，给人、畜造成直接危害，而且一些种类还可以间接传播疾病。

【形态与结构】

成虫体型粗壮，体长6~30 mm，呈棕褐色或黑色，多数有鲜艳色斑和光泽，体表多细毛，多具金属光泽，被捕获死后不久金属光泽可消失。头部宽大呈半球型，一对复眼很大，雄虻两眼相接，雌虻两眼分离。额通常有光裸突出似瘤状物的胛。触角短，分3节，第3节有2~7个环节。雌虻吸血，口器外形类似于蝇，具有大的唇瓣，向头的下方突出，为刮舐式，具有刺吸式和舐吸式口器的综合特点。由于虻口器粗和伸入皮肤的特点，故在皮下形成血池，借助唇瓣的作用将血液吸入体内。雄虻口器退化，故不吸血。虻胸部粗壮，前、中、后胸的界限不清。后胸有一对平衡棒，由柄部和球部组成。翅宽而透明，有的具有横带，有的具有云雾斑。足三对，粗短多毛。腹部呈椭圆形，较宽扁，覆以软毛，可见7节，8~11节为外生殖器，通常隐蔽；但雄虫的尾须外露。腹部背板和腹板常见有横带或纵带，有的则在背板上有大小不同的三角斑、斜形或圆形侧斑（图15-9）。

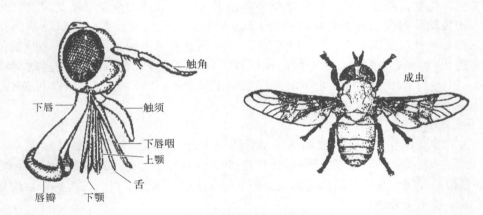

图15-9　虻形态结构模式图

【生活史与生态习性】

1. **生活史**　为完全变态（图15-10）。虻的生活史多数种类不清楚，生活史的长短因种而异。多数种类的雌虻需交配、吸血才能产卵。卵产出时常以200~500粒聚集成堆或成块，多见于稻田、沼泽、池塘边的草叶或小枝上，通常在1周内孵化。幼虫孵化后落入地面湿土壤或水中，以有机物为营养。发育时间一般需数月甚至1年以上。成熟幼虫无论在水中还是在土壤中都可移至土壤表面化蛹，蛹1~3周后羽化，大部分种类一年繁殖1代。

2. **生态习性**　滋生地可归为以下3类。

（1）水生：幼虫滋生在小河、湖泊、池塘等淡

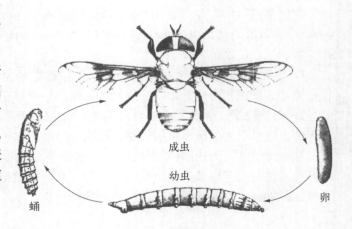

图15-10　虻的生活史示意图

水和咸水滩及河底泥沙中；

（2）半水生：水边渗漏地带、洼地、沼泽地，土壤内有腐殖质，如稻田等。

（3）陆生：牧场的牛栏、灌木丛、花园、森林被落叶覆盖的土壤。

成虫栖息在草丛、树林中或河边植被上，喜欢白天活动，以阳光强烈的中午吸血活动最活跃。虻飞行力很强，一般每小时可飞 5~12 km，最高可达 50 km。虻有喜欢追逐和攻击移动的人畜来叮刺吸血的习性。雌虻刺吸牛、马等大型家畜的血，常在多个动物体表往返吸血，这种习性对传播疾病有重要意义。影响虻类活动的主要因素是光照和温度。虻类在热带全年活动，随纬度的上升而活动季节缩短。我国北方虻的活动季节在 5 月中旬至 8 月下旬之间，7 月为高峰。同时深色物体和二氧化碳也有诱虻作用。虻一年繁殖 1 代，少数两年 1 代，有些更长。雄虻寿命仅数天，雌虻可存活 2~3 个月。虻多以成熟幼虫在土壤内越冬，常见于堤岸 22~25 cm 深的土层中。

【与疾病关系】

虻作为人畜疾病的传播媒介，既可吸血骚扰人体，叮刺人体可引起荨麻疹样皮炎及全身症状；又可生物性传播疾病（斑虻属和虻属还可传播人类疾病），如罗阿丝虫病、锥虫病、炭疽、野兔热、马传染性贫血病和土拉菌病（tularemia）等。

虻对家畜的危害也很大，是炭疽病、锥虫病及马传染性贫血的传播媒介，为我国畜牧业的重要害虫。锥虫病是世界流行的原虫病。在我国，主要是伊凡锥虫在牛、马、骆驼等动物间流行，其主要的传播媒介可能是北方的骚扰黄虻、高额麻虻和南方的断纹虻。

虻类还可传播人和猴的罗阿丝虫病，传播媒介是几种斑虻。我国罹患者主要是援外人员，但未造成流行。

【重要虫种与防制原则】

我国重要种类有：常见的主要种类有中华斑虻（*Chrysops sinensis*）、断纹虻（*Tabanus striatus*）、中华麻虻（*Haematopoata sinesis*）、四裂斑虻（*C. vanderwulpi*）、华虻（*Tabanus mandarinus*）、骚扰黄虻（*Atylotus miser*）、华广原虻（*T. signatipenis*）等。

防制原则：虻幼虫滋生地分散，成虫多在野外吸血，防制相对困难。坚持环境治理和个人防护为主的综合防制原则。主要防制方法有土壤改良，填补洼地，排水，清除虻滋生地。药物灭虫，皮肤涂擦驱避剂。物理灭虻可以在灯下接水盆诱虻或使用诱虫灯吸引雌雄虻，还可用深色物体诱虻。化学防制主要利用二氧化碳诱虻杀虻。可生物防制，如真菌感染可引起虻死亡，黑卵蜂、赤眼蜂产卵于虻卵内，可破坏其发育。虻区野外作业时，工作人员可穿防护服，戴防蚊帽，或用趋避剂。牲畜可用防护围裙，或喷洒氯菊酯等低毒杀虫剂。

（周燕蓉）

第六节　蝇

蝇（fly）属于双翅目，环裂亚目（Gyclorrhapha），种类很多，分布非常广泛。全世界已知 34 000 余种，我国已记录有 4 200 余种。与人类疾病有关的蝇类多属蝇科（Muscidae）、丽蝇科（Calliphoridae）、麻蝇科（Sarcophagidae）、厕蝇科（Fanniidae）、狂蝇科（Oestridae）和皮蝇科（Hypodermatidae）等。

【形态与结构】

1. 成虫　体长 4~14 mm，呈灰、黑、褐色，有些种类带有蓝绿、青、紫等金属光泽，全身被有鬃毛（bristle）。

（1）头部：半球形，复眼 1 对。雄虫两复眼间距离窄或相接，雌虫两复眼间距离较宽。头顶部有单眼 3 个，排列呈三角形，对光线敏感。触角 1 对，分为 3 节，触角第三节基部外侧有触角芒（antennal arista）

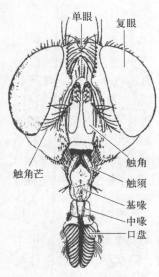

图 15-11　蝇成虫头部
结构模式图

1根。非吸血蝇类为舐吸式口器，由基喙（rostrum）、中喙（haustellum）和口盘（oraldisc，含1对唇瓣）组成，基喙上有1对单节触须（图 15-11）。口器可伸缩折叠，以口盘直接舐吸食物。吸血蝇类为刺吸式口器。

（2）胸部：前胸和后胸退化，中胸特别发达。翅1对，有6条不分支的纵行翅脉。中胸背板和侧板上的鬃毛、斑纹、翅脉曲折弯度等特征，常可作为分类的依据。足3对，跗节5节，末端有爪及爪垫（pulvillus）各1对，中间有1个爪间突（empodium）。爪垫发达，肉质，可分泌黏液，黏附携带病原体（图 15-12）。

（3）腹部：一般仅可见前5节，其余特化为外生殖器，其形态是虫种分类鉴定的重要依据。消化系统的结构和生理特性，与疾病的传播有密切关系。

2. 虫卵　乳白色，椭圆形或香蕉形，长约1mm。常数十粒或数百粒堆积成块状。在夏季气温较高时，虫卵产出1天即可孵化。

3. 幼虫　俗称蛆（maggot），多为乳白色，圆锥形，前尖后钝，无足无眼。幼虫分3个龄期，有后气门1对，是幼虫的呼吸通道，其形状是幼虫分类的主要依据。常见蝇成虫及其幼虫后气门结构见图 15-13。

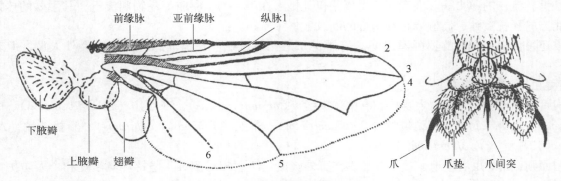

图 15-12　蝇翅及蝇足端部结构模式图

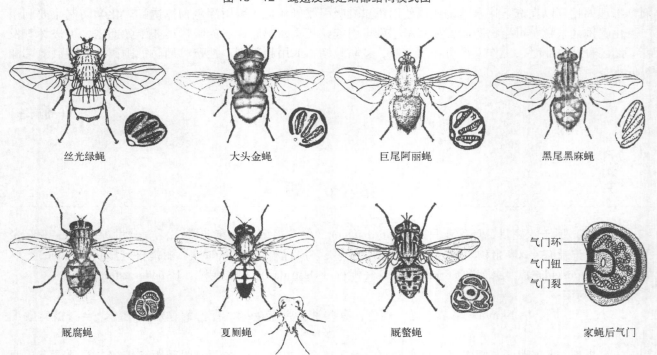

图 15-13　常见蝇成虫及其幼虫后气门结构模式图

4. 蛹　起初为黄白色，后转呈棕褐色或黑色，圆筒状，长 5~8 mm。体表被有硬化形成的蛹壳。在夏秋季节，蛹一般 3~6 天即可羽化为成虫。

【生活史与生态习性】

1. 生活史　蝇的发育属完全变态，生活史包括卵、幼虫、蛹和成虫 4 个时期（图 15-14）。多数蝇种为卵生，少数为卵胎生（如狂蝇、舌蝇、多数麻蝇等），可直接产出幼虫。成蝇羽化 2~3 天后即可交配，一般一生仅交配 1 次，数天后雌蝇产卵。雌蝇一生产卵 3~8 次，每次产卵几十到几百粒，堆积成块。在夏季 8~12 h 即可孵化，但气温超过 42.8℃ 以上则不能孵化。幼虫孵出后钻入营养物中取食，并在几天内长大。经两次蜕皮后变为三龄幼虫，钻入较干燥、疏松的土壤或滋生物中化蛹，一般 3~6 天羽化为成蝇。在适宜条件下，蝇完成生活史需 7~30 天，成蝇寿命一般为 1~2个月。

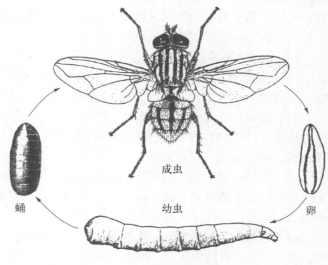

图 15-14　蝇生活史示意图

2. 生态习性

（1）滋生习性：蝇幼虫的生长发育必须以滋生地的有机物为食，根据滋生物（地）性质的不同，常分为 5 种类型。

1）粪类：人畜粪便，以麻蝇最多，其次为大头金蝇、巨尾阿丽蝇、家蝇等。

2）腐败动物类：在动物的尸体、毛皮及腌腊肉类中滋生。主要有丝光绿蝇、麻蝇、丽蝇、酪蝇、铜绿蝇等。

3）腐败植物类：如青饲料猪食、酒糟、酱菜等，主要有舍蝇、厩腐蝇、厕蝇、麻蝇。

4）垃圾类：常见丝光绿蝇、舍蝇、厩腐蝇、厕蝇、小金蝇等。

5）寄生类：蝇幼虫生活在宿主组织中，如胃蝇科的幼虫寄生在马胃中；皮蝇科、狂蝇科的幼虫寄生在人、牛、羊等的皮下及鼻腔内。

（2）食性：成蝇的食性分为三类。① 不食蝇类的口器退化，不能取食，成虫羽化后交配产卵很快死亡，如狂蝇、皮蝇、胃蝇等；② 吸血蝇类为刺吸式口器，以动物和人的血液为食，雌雄均吸血，如厩螫蝇（*Stomoxys calcitrans*）；③ 非吸血蝇类为舐吸式口器，杂食性，以腐败的动植物、人畜的食物和排泄物、分泌物、脓血等为食。此类蝇取食频繁，且有边吃、边吐、边排泄的习性，该习性在其机械性传播疾病方面有重要意义。

（3）活动与栖息：成蝇的活动与栖息场所非常广泛，因种类而异，这一习性对传播疾病很重要。蝇类的活动主要受温度和光线的影响，如家蝇在 20℃ 以上才比较活跃，在 30~35℃ 时最为活跃，在 40℃ 以上或 10℃ 以下时活动减弱。蝇类具有趋光性，白天喜欢在有光亮处活动，夜间活动减弱，常栖息在室内的天花板上、墙上、电线或悬空的绳索上，或室外的树枝、树叶、篱笆等处。蝇善于飞翔，一般在以滋生地为中心的 1~2 km 半径范围内活动、觅食。有时可借助风力或随车、船、飞机等交通工具远距离扩散，这与疾病更广泛地传播有着密切关系。

（4）季节消长：蝇类的发育与繁殖，以及活动受气候的影响很大。一般每年可繁殖 7~8 代，在我国南方可达 10 代以上。蝇通常在 15℃ 以上时比较活跃，低于 10℃ 时即停止活动。根据各类蝇的季节分布，一般可将我国蝇类分为 4 个类型。① 春秋型：如巨尾阿丽蝇、元厕蝇、厩腐蝇等，能适应较低气温，一年之中密度高峰在春季。② 夏型：如厩螫蝇，在炎热的夏季大量繁殖，保持较高密度。③ 夏秋型：如大头金蝇、丝光绿蝇和黑尾黑麻蝇，出现时期比较长，在夏秋季节一直保持较多数量。④ 秋型：主要为家蝇，在晚秋以后密度逐渐上升。其中，夏秋型和秋型蝇类的密度上升与夏秋季节肠道传染病的传播流行有着最为密切的关系。

（5）越冬：蝇除卵外的各期都可越冬，越冬虫期因虫种或地区不同而异。多数蝇类以蛹越冬，如金蝇、丽蝇、麻蝇等；少数蝇类以幼虫和成虫越冬，前者如厕蝇、绿蝇等，后者如厩腐蝇、红头丽蝇等。有些蝇种如家蝇，其幼虫、蛹及成虫均可越冬，在不同地区可以不同虫期越冬。越冬的幼虫多在滋生物底层，蛹在滋生地附近的表层土壤中，成虫则在仓库、畜棚、地窖、地下室等温暖隐蔽处。

【与疾病的关系】

1. 直接危害　蝇对人类的直接危害除骚扰、吸血外，某些蝇类的幼虫还可直接寄生于人体组织、创口或腔道内引起蝇蛆病。临床上根据蝇蛆的寄生部位分为以下类型。

（1）胃肠道蝇蛆病：多由家蝇、厕蝇、腐蝇、金蝇、丽蝇等属的蝇种引起。通常因人误食被蝇卵或幼虫污染的食物或饮料而导致寄生，多数患者有食欲不振、恶心、呕吐、腹痛、腹泻等消化道症状，常在呕吐物或粪便中发现蝇蛆而确诊。

（2）口腔、耳、鼻咽蝇蛆病：多由金蝇、绿蝇和麻蝇等属的蝇种引起。当这些器官感染时，患处分泌物气味招致蝇类在此产卵或产幼虫。严重时幼虫可穿透软腭与硬腭，使鼻中隔、咽骨遭受破坏，甚至引起鼻源性脑膜炎。

（3）眼蝇蛆病：多由狂蝇属蝇类的 1 龄幼虫引起，以羊狂蝇最为常见。其雌虫忽然飞来触及眼部即产幼虫，随后眼内即有剧烈疼痛，将幼虫取出后即愈。羊狂蝇幼虫小而透明不易看见，但从它的蠕动可以发现。

（4）泌尿生殖道蝇蛆病：多为金蝇、绿蝇、麻蝇、厕蝇等属的蝇类，可引起尿道炎、膀胱炎与阴道炎等。

（5）皮肤蝇蛆病：多由纹皮蝇（*Hyperderma lineatum*）和牛皮蝇（*H. bovis*）的 1 龄幼虫所引起，主要症状为移行性疼痛，移行部位可有胀痛和瘙痒感，出现幼虫结节或匐行疹。

（6）创伤蝇蛆病：由于创伤出血、伤口化脓所发出的气味吸引蝇来产卵或幼虫，幼虫以伤口腐烂组织为食物而致病。常见的此类蝇蛆病致病蝇类有金蝇、绿蝇、麻蝇、丽蝇等属的蝇种。

2. 传播疾病　蝇是重要的医学昆虫，可通过机械性传播和生物性传播两种方式传播多种疾病。吸血蝇类可通过生物性传病方式传播疾病。

（1）机械性传播疾病：机械性传播是我国蝇类的主要传病方式。蝇的形态结构和生活习性与机械性传播疾病有关，如蝇全身有鬃毛，足末端爪垫能分泌黏液，通过体表接触及黏液黏附可携带大量病原体；多数蝇杂食性，活动范围广泛，频繁往来于食物和污物之间，导致病原体污染食物；蝇摄食时边吃、边吐、边排便的习性，造成食物的反复污染。临床上常把蝇类机械性传播的疾病分为以下几种。

1）消化道疾病：如伤寒、细菌性痢疾、霍乱、肠道原虫病（肠阿米巴病、贾第虫病等）及蠕虫病（蛔虫病、鞭虫病等）等。据研究，伤寒杆菌在蝇体内可生存 23 天；痢疾杆菌在蝇的肠道内可存活 5 天；溶组织阿米巴包囊与蛔虫卵经蝇的粪便排出仍具有感染性。主要媒介为大头金蝇、家蝇、丽蝇、绿蝇、麻蝇等。

2）呼吸道疾病：如肺结核病、肺炎等，主要媒介为家蝇等。

3）眼病：如沙眼、结膜炎等，主要媒介为家蝇等。

4）皮肤病：如雅司病、真菌或细菌性皮炎、破伤风等。主要媒介为蝇科、丽蝇科、麻蝇科等。

5）神经系统疾病：如脊髓灰质炎等，主要媒介为家蝇、大头金蝇等。

（2）生物性传播疾病：某些病原体可在蝇体内发育、繁殖后再传播给人类引起疾病。

1）睡眠病：又叫非洲锥虫病（african trypanosomiasis），主要是由舌蝇（采采蝇，*Glossina* spp.）传播。

2）线虫病：冈田绕眼果蝇（*Amiotaokadai*）是结膜吸吮线虫的中间宿主，传播结膜吸吮线虫病。

目前，对蝇的研究不仅局限于其对人类致病方面，通过对蝇蛆的深入研究，使人们认识到，蝇蛆可以作为饲料蛋白质的来源，其体内富含的各种氨基酸、蝇蛆油、壳聚糖、抗菌肽等可以作为食品、保健品或医疗产品的组成成分，这些对于蝇蛆养殖产业化，节约蛋白质饲料，开发出新一代的饲料添加剂、药品及保健品等均有重要的意义。

【重要虫种】

1. 家蝇（舍蝇，*Musca domestica*）　体长 5~8 mm，灰褐色。胸部背面有 4 条黑色纵纹；翅第 4 纵脉末端向上急弯成折角，梢端与第 3 纵脉靠近；腹部橙黄色，并具有黑色纵条（图 15-13）。幼虫主要滋生于腐败的植物、畜粪和垃圾中，成虫常出入住室、厨房和食堂等处。

2. 丝光绿蝇（*Lucilia sericata*）　体长 5~10 mm，呈绿色金属光泽，颊部银白色，胸背部鬃毛发达（图 15-13），腋瓣上无毛。幼虫主要滋生于腐败的动物质中，成蝇喜在腥臭腐烂的动物质和垃圾等处活动，在繁殖盛期也常飞入住室或食品店及菜市场。

3. 大头金蝇（*Chrysomyia megacephala*）　体长 8~11 mm，躯体肥大，头宽于胸，体呈青绿色金属光泽。复眼深红色，颊部橘黄色（图 15-13）。幼虫主要滋生在半稀人畜粪便、禽粪、垃圾和腐肉中。成虫活动于腐烂的瓜果、蔬菜及粪便周围，在繁殖盛期也能侵入室内。

4. 巨尾阿丽蝇（*Aldrichina grahami*）　体长 5~12 mm，颊部黑色，胸部暗青灰色，胸背前部中央有 3 条短黑色纵纹，中央的 1 条较宽，腹部背面有深蓝色金属光泽（图 15-13）。幼虫主要滋生在半稀人粪中，也可在腐败的动物质和垃圾中，成蝇主要在室外活动，出没在垃圾、厕所、动物尸体及人的食物等处。

5. 黑尾黑麻蝇（*Helicophagela melanura*）　体长 6~12 mm，暗灰色，胸背面有 3 条黑色纵纹，腹部背面有黑白相间的棋盘状斑（图 15-13）。幼虫滋生在人畜粪便中，成虫活动于室外，也可飞入室内。

6. 厩腐蝇（*Muscina stabulans*）　体长 6~9 mm，胸部背面有 4 条暗黑色条纹，中央 2 条较明显，翅第 4 纵脉末端呈弧形。腹部具或浓或淡的斑（图 15-13）。幼虫主要滋生在人畜粪便、腐败植物及垃圾中。成虫见于室内外，春夏季常侵入室内。

7. 夏厕蝇（*Fannia canicularis*）　体长 5~7 mm，灰色。翅第 4 纵脉直，末端与第 3 纵脉有相当距离；腹部第 1、第 2 合背板，第 3、第 4 背板有倒"T"形暗斑，其两侧呈黄色（图 15-13）。幼虫滋生于人畜粪便以及腐烂植物质中。成虫喜入室飞翔，主要分布于北方地区。

8. 厩螫蝇（*Stomoxys calcitrans*）　体长 5~8 mm，暗灰色，形似家蝇，刺吸式口器，胸部背面有 4 条不清晰的黑色纵纹，翅第 4 纵脉末端呈弧形弯曲（图 15-13）。

【防制原则】

采取综合措施，根据蝇的生态及生活习性，对越冬虫期、早春第一代和秋末最后一代成蝇进行灭杀，可收到事半功倍的防制效果。

1. 环境防制　灭蝇的基本环节是搞好环境卫生，及时清理垃圾、粪便、腐殖质及食品行业的下脚料和废弃物等有机物，清除蝇的滋生地。

2. 物理防制　用粘蝇纸粘捕、诱蝇笼或诱蝇灯诱捕、直接拍打或使用市售的电蚊拍等方法杀灭成蝇。通过淹杀、闷杀、蒸气烫杀、堆肥等方法杀灭幼虫及蛹。将冷却后的消毒植物油封闭在创口表面，蝇蛆可因缺氧自行从创口向外爬出。安装纱门、纱窗，防止成蝇入室。

3. 化学防制　在蝇的活动、栖息场所喷洒药物是一种快速、有效的杀灭蝇幼虫和成虫的方法。常用药物有马拉硫磷、倍硫磷、溴氰菊酯、残杀威等。保幼激素可对蝇幼虫后期的蜕皮起干扰作用，蜕皮激素可干扰成虫表皮的发育，使蛹不能发育为成虫。信息素则是雌、雄蝇相互吸引的化学物质，是一种性激素，与杀虫剂合用来诱杀蝇的成虫。

4. 生物防制　是利用蝇类的天敌和致病生物灭蝇的防制方法。

（李金福）

第七节　蚤

蚤（flea），俗称跳蚤，属于蚤目（Siphonaptera），为哺乳动物和鸟类的体外寄生虫，高度适应寄生生活。全世界已记录 2 500 余种，我国已知有 650 余种，隶属于 10 科。重要传病蚤多属于蚤科（Pulicidae）、角叶蚤科（Ceratophyllidae）、多毛蚤科（Hystrichopsyllidae）和细蚤科（Leptop-syllidae）等。蚤在医学昆虫中十分重要，蚤能传播鼠疫（plague）、鼠型斑疹伤寒等多种重要疾病。

【形态与结构】

成虫侧扁形，体棕黄至深褐色，雌虫长 1~3 mm，雄虫略短。体表有许多向后方生长的鬃（bristle）、刺（spine）、毛（hair）、棘（thorn）、栉（comb）等附属结构，有利其在宿主毛羽中潜行。成虫分头、胸、腹三部分，头部略呈三角形，触角 1 对，藏于触角窝（antennal fossa）内，分 3 节，末端膨大。触角窝将头分为前、后两部分。眼位于触角窝前方，两侧有单眼 1 对，少数种类蚤无眼。触须通常为 4 节。口器为刺吸式，有涎腺一对通入口器。有的蚤颊部边缘有若干成排粗壮的棕色梳状棘刺，称为颊栉（genal comb）。胸部分前、中、后胸 3 节，有些蚤种前胸背板后缘有前胸栉（pronotal comb）。无翅。足 3 对，长而粗壮，以基节最为宽大，善于跳跃；跗节分 5 节，末节有爪 1 对。腹部共 10 节，雄蚤第 8 节、第 9 节和雌蚤第 7~9 节为生殖节（genital segment），特化为外生殖器，第 10 节为肛节（anal segment）。雌蚤尾端钝圆，内具角质的受精囊，受精囊的形状因种而异。雄蚤尾端上翘，具有复杂的尾器，其形状亦因种而异（图 15 - 15）。

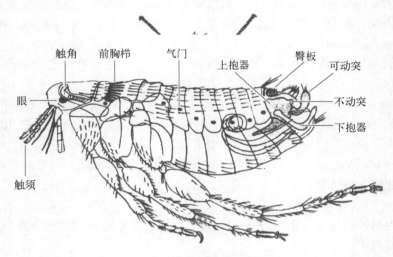

图 15 - 15　蚤成虫形态结构模式图

蚤的内部结构以消化系统与传播疾病的关系最为重要，包括前肠、中肠与后肠 3 部分。前肠又分为口腔、咽、食管及前胃。前胃似漏斗形，内壁有许多角质小刺，具有活瓣的作用，可以防止食物由中肠反流回食管，也是鼠疫杆菌适宜的繁殖场所。中肠是消化道最大的部分，呈袋状，可以储存吸入的血液，是血液消化吸收的主要场所。中肠与后肠连接处有马氏管 4 条，与肠腔相连接。后肠是消化道的最后部分，食物残渣由肛门排至体外（图 15 - 16）。

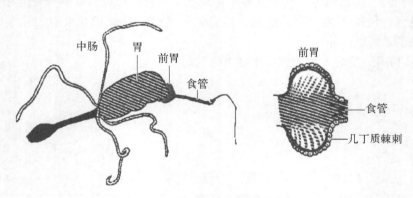

图 15 - 16　蚤消化系统模式图

【生活史与生态习性】

1. 生活史　蚤的发育属于完全变态，生活史包括卵、幼虫、蛹和成虫 4 个时期（图 15 - 17）。卵椭圆形，长 0.4~2.0 mm，暗黄色，表面光滑，没有黏性，在宿主活动时散落在巢穴、人类住宅等各处。在适宜的温、湿度条件下，卵 3~7 天可孵化出幼虫。孵化时间受温度影响，11~15℃时需 14 天；17~23℃时需 7~9 天；若温度达 35~37℃时，卵的发育反而受到抑制。幼虫有 3 个龄期，蛆形，白色或淡黄色，头部有咀嚼式口器和触角 1 对，以栖息环境中的有机物、成虫血便、宿主的皮屑等为食。幼虫发育时间与温度、湿度、氧含量等有关，一般需 2~3 周。幼虫成熟后吐丝作茧，在茧内第 3 次蜕皮、化蛹。蛹期的长短主要受温度和湿度的影响，一般需 1~2 周，有时可达 1 年。蛹羽化为成虫需受外界刺激，如空气的震动、温度升高、动物走近等，成虫羽化后吸血、交配，并在 1~2 天后产卵于寄主身上或巢穴内。蚤的寿命短者为 2~3 个月，长者可达 1~2 年。

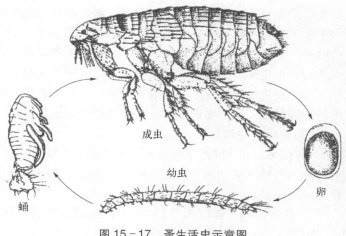

图 15-17　蚤生活史示意图

2. 生态习性

（1）滋生与栖息：蚤类一般喜阴暗、潮湿的环境，多选择鼠洞、畜禽舍、猫犬窝、鸟巢、屋角、墙缝、床下、土坑，甚至室外树荫、草地等荫蔽地方作为其滋生和活动的场所。在一般情况下，蚤类栖息活动范围取决于宿主的活动，主要通过宿主携带的方式散播。当宿主因病体温升高或死后体温降低，成蚤就会离开，寻找新的宿主。宿主动物间的蚤类转移，特别是啮齿动物因染鼠疫，死鼠洞穴的蚤类转移或更换宿主，在流行病学上具有重要意义。

（2）吸血与产卵：雌雄蚤均吸血，每天需吸血数次，每次 2~10 min，一只成蚤每天吸血量相当于自身体重的 15 倍。吸血对蚤类的生存、交配、繁殖和寿命均有决定性的意义。一般吸血的机会愈多其寿命愈长，多次吸血的蚤类较一次吸血的蚤存活时间要长。其吸血的频率，常因蚤种、性别、气候和宿主不同而异。蚤类对吸血宿主的选择不很严格，在找不到自然宿主的情况下，饥蚤侵袭其他动物而吸血相当普遍。既吸人血又吸其他动物血的蚤，可将疾病传播给人类。此外，蚤常常边吸血边排便，这一习性也与传播疾病有关。雌蚤每产一次卵，需要吸血一次。每次产卵 2~10 粒，一生可产卵数百粒至上千粒。

（3）季节消长与越冬：蚤生活史各期对温度依赖都很大，低温可使卵孵化、幼虫蜕皮及化蛹延迟。寄生于动物体表的蚤类在一年中出现的数量常有季节变化，不同蚤种可出现不同的季节高峰。媒介蚤种季节性密度变化，与其所传播的疾病发病率有密切的关系。特别是在受鼠疫威胁的地区，了解媒介蚤种的季节消长动态，适时地进行灭蚤处理，降低媒介蚤的密度，是预防鼠疫发生的重要措施。鼠蚤的密度可用鼠蚤指数来表示。根据过去国内外许多疫区的经验，印鼠客蚤的指数高低与鼠疫流行关系密切，其密度高峰季节，往往是鼠疫暴发流行的季节。蚤类以不同形式越冬，在温暖地区，宿主不冬眠的，蚤可继续发育和繁殖；在寒冷地区，宿主冬眠的，蚤则以成虫和蛹越冬。

（4）蚤与宿主的关系：根据蚤依附宿主的时间长短和吸血的频繁程度，将蚤的寄生方式分为 3 种类型。

1）游离型：这一类型占绝大多数，包括毛蚤和巢蚤两个类型。毛蚤栖息于宿主体表，要求较高的温度，吸血比较频繁，耐饥力较差，如印鼠客蚤、猫栉首蚤等。巢蚤则留在宿主巢穴内，等待宿主归来吸血。此类蚤对温度要求低，活动范围小，吸血间隔期长，耐饥力较强，如二齿新蚤（*Neopsylla bideniatiformis*）。

2）半固定型：雌蚤可将口器长时间固定于宿主皮下吸血，雄蚤则游离，营自由生活，如兔蚤、绵羊蠕形蚤、鸡冠蚤（*Echidnophaga gallinacea*）等。

3）固定型：雌蚤钻入宿主皮内，终身营固定寄生生活，皮上只保留一小孔，借以呼吸、排泄和产卵。雄蚤则游离，营自由生活，在体表与皮内的雌虫交配，如穿皮潜蚤（*Tunga caecigena*）。

蚤类寄生习性的差别，在流行病学上的意义完全不同。游离型蚤类对保存和延续疫源地，对蚤媒病的扩散传播起着重要作用，而半固定型、固定型蚤类在疾病传播上无重要性。

蚤类的宿主非常广泛，如人、猿、猴、猪、羊、猫、犬、鼠、蝙蝠及鸟类等体表，均可有蚤类寄生。有些蚤对宿主有严格的选择性。例如，长须山蚤只寄生在旱獭体上，蝠蚤科的蚤类专性寄生在蝙蝠体表。有些蚤的宿主种类则比较广泛，当失去正常宿主的时候，可转移至其他种类的宿主体表寄生吸血。例如，当鼠群中发生鼠疫流行时，病鼠大量死亡，原来在病鼠体上寄生的蚤类，可以转移至人体上寄生，通过蚤类宿主的转换，就可将鼠群中流行的鼠疫扩散至人群中，是鼠疫传播流行的重要途径。

【与疾病的关系】

1. 直接危害　成蚤叮刺宿主，使局部皮肤瘙痒、出现红斑或丘疹等，影响休息或因瘙痒而继发感染。有的种类可潜入动物或人的皮下寄生，如潜蚤，引起潜蚤病，该病多见于中南美洲和非洲，我国在山东也曾报道过 1 例。

2. 传播疾病　蚤可感染 140 多种病原体，传播多种人兽共患病。

（1）鼠疫：病原体为鼠疫耶尔森菌（*Yersinia pestis*），是一种烈性传染病，死亡率极高。在自然界中，鼠疫可不依赖于人而长期存在于自然疫源地内，在啮齿动物之间传播。当人类、家栖鼠类或家畜进入疫源地内活动，接触带菌的啮齿动物或被带出的蚤类叮咬而感染得病，从而传入乡村或城市，造成家栖鼠类和人间鼠疫的流行。印鼠客蚤、谢氏山蚤、黄鼠蚤和人蚤等为主要传播媒介。

（2）鼠型斑疹伤寒：又称地方性斑疹伤寒（endemic typhus），是由莫氏立克次体（*Rickettsia mooseri*）引起的急性传染病，病原体在蚤粪中可保持感染性长达数年。人、鼠感染是由于含病原体的蚤粪污染被叮刺所致的伤口而引起。该病主要在热带和温带鼠类，特别是家栖鼠中传播。人群多为散发，偶可暴发流行。印鼠客蚤、缓慢细蚤为主要传播媒介。

（3）绦虫病：猫栉首蚤、犬栉首蚤、人蚤等可作为犬复孔绦虫的中间宿主；犬栉首蚤、缓慢细蚤、人蚤等可作为缩小膜壳绦虫的中间宿主；印鼠客蚤、犬栉首蚤、人蚤等可作为微小膜壳绦虫的中间宿主，从而传播这些绦虫病。

【重要虫种】

在我国，与传播疾病有关的重要蚤种类有以下 4 种：印鼠客蚤（*Xenopsylla cheopis*）、谢氏山蚤（*Oropsylla silantiewi*）、方形黄鼠蚤松江亚种（*Citellbphillus tesquorum sungaris*）和人蚤（*Pulex irritans*）。

【防制原则】

蚤的防制采用综合防制措施。具体包括：

1. 环境治理　消除滋生场所，搞好居室和周围畜圈清洁卫生，以及加强猫、犬等家养动物管理，经常清扫其窝圈。清除鼠窝，堵塞鼠洞。用水泥填抹地面墙缝，保持室内地面墙角光洁。这些为蚤类防制的重要措施。

2. 化学防制　灭蚤：使用敌百虫、敌敌畏乳剂喷雾，倍硫磷、马拉硫磷等药物滞留喷洒室内及畜禽棚圈地面灭蚤，鼠洞可用二二三、六六六或其他药物喷入洞内灭鼠灭蚤。用 1% 敌百虫或 0.02% 氯菊酯乳剂定期给猫、犬药浴灭蚤。

3. 物理防制　个人防护：因工作或野外作业进入疫区，可涂擦驱避剂避免蚤的叮刺，或穿戴防蚤隔离服，防蚤袜、靴，扎紧袖口领口。

（李金福）

第八节　虱

寄生人体的虱（Louse）属虱目（Anoplura）、吸虱亚目（Anoplura），虱科（Pediculidae）和阴虱科（Phthiridae）中的人虱（*Pediculus humanus*）和耻阴虱（*Phthirus pubis*）。人虱有两个亚种：人头虱

（*Pediculus humanus capitis*）和人体虱（*Pediculus humanus corporis*）。

【形态与结构】

1. 人虱　灰白色，背腹扁平，体狭长，雌虫长 2.5~4.2 mm，雄虫略小。头部小略呈菱形，触角分 5 节。眼 1 对，位于触角后方。口器为刺吸式，有管状的吸喙（haustellum），内具小齿。胸部 3 节融合，中胸背面两侧有气门 1 对。足 3 对，末端有 1 个弯曲的爪，与胫节远端内侧的指状胫突合拢形成强有力的攫握器，能紧握宿主的毛发或衣物纤维。腹部可见 8 节，各节侧缘向两侧突出。雌虫末端呈"W"形凹陷，雄虫末端钝圆，呈"V"形，常见 1 交合刺伸出。人头虱与人体虱的形态区别甚微，人头虱的体形略小，体色稍深，触角较粗短。

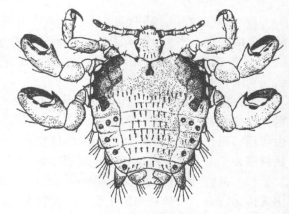

2. 耻阴虱　灰白色，体形宽短似蟹状，雌虫长 1.5~2 mm，雄虫略小。头部短而窄，胸部宽而短。前足及爪细小，中后足胫节和爪明显粗壮。腹部前宽后渐窄，气门 6 对，前 4 节融合，前 3 对气门排成斜列。第 5~8 节侧缘各具 1 对锥形突起，上有刚毛（图 15 - 18）。

图 15 - 18　雌耻阴虱形态模式图

【生活史与生态习性】

1. 生活史　虱的发育属于不完全变态，生活史包括卵、若虫和成虫 3 个时期（图 15 - 19）。卵椭圆形，白色略透明，长 0.8 mm，末端黏附在毛发或衣物纤维上，俗称虮子（nit）。卵经 7~10 天可孵出若虫，若虫与成虫外形相似，体较小，尤以腹部较短。在温度适宜条件下，从卵发育到成虫人虱需 16~25 天，耻阴虱需 34~41 天。一般有 10%~30% 的卵不能孵化。雌雄虱成熟后 12 h 即可交配，1~2 天后产卵，人虱一生平均产卵 150~250 粒，耻阴虱约 30 粒。人头虱雄虫平均寿命 16 天，雌虫 27 天，体虱成虫平均寿命约 30 天，耻阴虱寿命稍短。

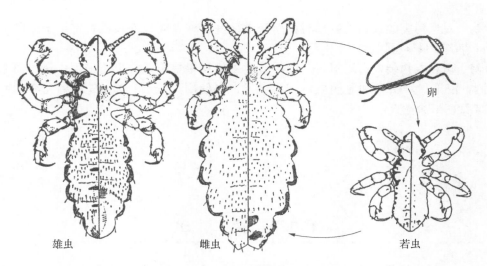

雄虫　　　　　　雌虫　　　　　　　　若虫

图 15 - 19　人虱生活史示意图

2. 生态习性　人虱的寄生部位不太严格。头虱主要寄生于头上长有毛发的部分，产卵于发根。体虱主要生活在贴身内衣的衣缝、皱褶等处，产卵于衣服皱褶的纤维上。耻阴虱寄生于体毛较粗、较稀疏之处，主要在阴毛和肛毛上，也可寄生在眼睫毛上，并可钻入隐匿并于外阴部皮肤表面角质层下，以致洗澡也不能将其除掉。虱无论若虫或雌雄成虫均嗜吸人血，虱耐饥力不强，每日需吸血多次，常边吸血边排便，这一习性可致疾病传播。如吸不到血液，只能生存 2~10 天。人体虱对温度敏感，最适温度 30~32℃。当宿主患病发烧体温升高或死亡后变冷，或运动时体表温度、湿度增高时，都驱使虱迅速离开而寻找新的宿主，此习性对虱的散布和传播疾病具有重要意义。一般来说，人虱的传播是由于卫生不良和人与人之间直接或间接接触引起的，耻阴虱主要是通过性接触传播，冬、春季是虱繁殖和虱媒病传播的季节。

【与疾病关系】

1. 直接危害　虱叮刺吸血后，局部可出现丘疹、斑疹和瘙痒等表现，搔破后可继发感染。寄生于眼睫毛上的耻阴虱多见于婴幼儿，可引起眼睑奇痒、睑缘充血等。

2. 传播疾病　当卫生条件低下、战争或宿主患病时，就会造成虱的散播，虱传播的疾病就可能流行。虱传播的疾病有：

（1）流行性回归热（epidemic relapsing fever）：又称虱媒回归热（louse-borne relapsing fever），是一种世界性流行的疾病，其病原体是回归热疏螺旋体（*Borrelia recurrentis*），人体虱是主要传播媒介。人感染是由于压破虱体后，虱体液中的病原体经皮肤伤口或黏膜侵入而导致感染。该病特征为间断性高热和皮疹，病死率在10%以下。我国已基本消灭本病。

（2）流行性斑疹伤寒（epidemic typhus）：其病原体是普氏立克次体（*Rickettsia prowazecki*），人体虱是主要传播媒介。人体感染的主要方式是含立克次体的虱粪从破损的皮肤伤口侵入，病原体在虱粪变干后几个月内仍具有感染力，也可经呼吸道或眼部黏膜侵入。该病的特征是高热、头痛、恶心、烦躁和昏迷，患者通常有明显的体表暗色斑疹，死亡率曾高达20%。我国仅有少数散发病例。

（3）战壕热（Trench fever）：又称五日热，病原体是五日热罗卡里马体（*Rochalimaea quintana*）。人体感染方式与流行性斑疹伤寒相似。第一次世界大战时约100万人发病，也曾经是第二次世界大战中最流行的疾病。患者起病急，体温可达40℃。患者极度软弱无力，头昏头痛，背及胫骨疼痛，结膜充血，皮肤有淡红色皮疹，脾脏肿大。5~7天后体温恢复正常，间歇5天后体温再次上升，多数于2~3个月内康复。

【防制原则】

1. 个人防护　注重良好卫生习惯、讲究个人卫生，勤洗澡、勤换洗衣物被褥等，以防生虱。洁身自好，预防耻阴虱感染。

2. 物理防制　对虱污染的衣物、被褥等可用开水烫洗、蒸煮或冷冻灭虱。寄生于外阴部皮肤角质层下的耻阴虱，可直接用眼科镊钳出。

3. 化学防制　可将衣物装入密闭塑料袋中用敌敌畏或溴甲烷熏杀。也可采用二氯苯醚菊酯、倍硫磷粉剂或水剂喷洒、浸泡。对头虱和耻阴虱可剃除毛发，再使用灭虱灵、0.01%氯菊酯醇剂或洗剂涂搽清洗，也可用50%百部酊涂搽灭虱。

（李金福）

第九节　臭　虫

臭虫（bed bug）属半翅目（Hemiptera）、臭虫科（Cimicidae），有温带臭虫（*Cimex lectularius*）和热带臭虫（*Cimex hemipterus*）两种，生活在人居室内，吸食人血。臭虫长有一对臭腺能分泌一种奇臭液体，爬过之处可留下难闻的臭味，故名臭虫。

【形态与结构】

成虫体扁，椭圆形，红褐色。大小约为5 mm×3 mm，全身被有粗而短的毛，头两侧有突出的复眼1对。触角1对，分4节，末两节细长。刺吸式口器，不吸血时弯折向腹面，吸血时前伸。中后足基节有新月形臭腺孔。雌虫第5节腹面后缘右侧有个三角形凹陷，称柏氏器（organ of berlese），是精子的入口，作交配用。雄虫腹部末端狭窄而尖，有角质交尾器1个，镰刀形，向左侧弯曲，储于尾器槽中。

两种臭虫形态相似，较明显的区别在于前胸部形态特点：温带臭虫前胸背板前缘凹陷较深，两侧缘向外延伸成薄边；而热带臭虫前胸背板前缘凹陷较浅，两侧缘不外延。

【生活史与生态习性】

1. 生活史 为不完全变态，发育过程为卵、若虫、成虫 3 个时期，完成生活史需 6~8 周。雌雄虫交配，雌虫吸血后数天产卵，卵乳白色，长圆形；虫卵常黏附在成虫活动和隐匿处。雌虫可一次产卵 2 至数枚，一生可产卵 100~200 枚。卵 8 天左右可孵化出若虫，分 5 个龄期，每次蜕皮前均要吸血。在末次蜕皮后翅基出现，发育为成虫。气温低时，通常停止产卵，发育时间亦可延长（图 15-20）。

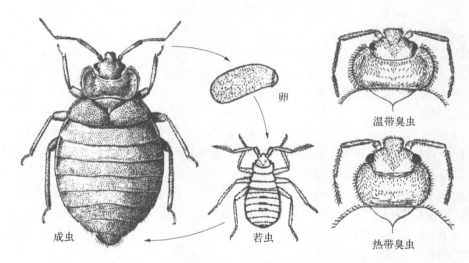

图 15-20 臭虫生活史及两种臭虫外形比较模式图

2. 生态习性 臭虫对宿主无严格的选择性，雌雄成虫、若虫均吸血，一次吸血量可超过其体重的 1~2 倍；除吸食人血外，也吸食啮齿类、兔或家禽血。臭虫生活在人居室及木质床榻的各种缝隙中，如床板、蚊帐、家具、墙壁的缝隙等，有群居习性。白天藏匿，夜晚活动吸血，行动敏捷，不易捕捉。成虫耐饥力很强，可耐饥 6~7 个月，甚至可长达 1 年。若虫耐饥力稍弱，也可达 70 天。在温暖地区适宜条件下臭虫每年可繁殖 6~7 代，成虫寿命可达 9~18 个月。

【与疾病关系】

臭虫对人的危害主要是夜晚骚扰吸血，引起局部红肿、痛痒难忍。臭虫抗原与过敏性哮喘关系密切，严重时造成贫血，神经过敏，失眠。实验条件下可传播鼠疫、钩端螺旋体病、回归热、Q 热、乙型肝炎，但至今尚未证实在自然情况下传播疾病。

【防制原则】

基本方法是环境治理，铲除滋生条件，如填塞室内墙壁、地板、床板缝隙；室内放卫生球等驱避剂，喷洒药物于室内缝隙灭虫；对行李应检查处理，用沸水烫洗衣物、被褥、家具，或在日光下反复暴晒。

（章亚倞）

第十节 蜚 蠊

蜚蠊（cockroach）俗称蟑螂，属昆虫纲（Insecta）、网翅目（Dictyopetera）、蜚蠊亚目（Blattaria），世界已知 5 000 余种，我国记录 200 余种，与人类关系密切的有 6 种，即德国小蠊（*Blattella innaeus*, 1767）；

美洲大蠊（*Periplaneta americana* Linnaeus，1758）；黑胸大蠊（*P. fuliginosa* Serrille，1839）、日本大蠊（*P. japanica* Karny，1908）；澳洲大蠊（*P. australasiae* Fabricius，1775）；褐斑大蠊（*P. brumea* Burmeister，1938）。

【形态与结构】

成虫背腹扁平，长椭圆形，色淡灰、黑褐或棕褐色。体表油亮具光泽，体长者可达 100 mm 左右，小的仅 2 mm，室内常见者为 10~35 mm。

头小，复眼 2 个，呈肾形，有的种类退化或消失；单眼 2 个或退化。触角细长呈丝状，可达 100 余节。口器为咀嚼式。触须 5 节。前胸背板宽扁，略呈扇形，覆盖大部分头部，有的种类表面具有斑纹；中、后胸较小，不能明显区分。翅 2 对，前翅革质，后翅膜质，翅脉分支甚多。有的种类无翅。翅的有无、大小及形状是蜚蠊的分类依据之一。足 3 对，强劲有力，善于疾走；跗节分 5 节，末节具 2 爪和 1 个爪间盘。腹部分 10 节；第 6 节、第 7 节背面有臭腺开口，第 10 节着生尾须 1 对。雄虫末端腹板着生 1 对腹刺，雌虫最末腹板为分叶状构造，具有夹持卵荚的功能。

【生活史与生态习性】

1. **生活史**　生活史为不全变态（图 15-21）。雌虫产卵在特殊的坚硬、暗褐色的卵荚（卵鞘）内。卵成对垂直排列其内。每个卵荚含卵 16~48 粒。有的种类雌虫分泌黏性物质使排出的卵荚黏附于隐蔽场所或物体上，有的种类卵荚一直附在雌虫腹部末端直至孵化（如德国小蠊）。蜚蠊的卵荚形态、数量及其内含卵数为分类的重要依据。卵需 1~3 个月孵化。初孵若虫体小，色淡无翅，外形、生活习性与成虫相似，但性器官尚未发育。若虫经 7~13 次蜕皮发育为成虫。若虫期需 30~450 天。成虫羽化后即可交配，约 10 天后开始产卵荚。雌虫一生可产卵荚几个至几十个，产卵荚间隙 7~28 天。整个生活史约需数月或一年以上。如德国小蠊发育 1 代需 2 个多月，而大蠊属蜚蠊一般 1 年多 1 代。雌虫寿命约半年至 1 年，雄虫稍短。生殖方式多为卵生，有些种类可孤雌生殖。

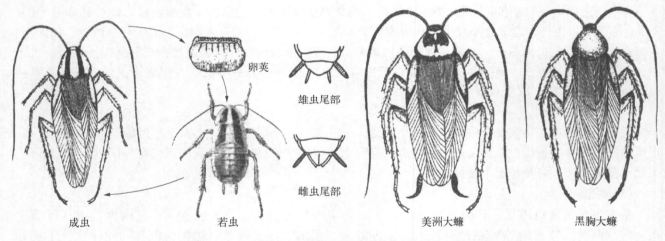

图 15-21　德国小蠊生活史及两种蜚蠊成虫及其尾部模式图

2. **生态习性**

（1）食性：蜚蠊为杂食性昆虫，食物种类非常广泛。以人和动物的各种食物、排泄物、垃圾、布匹、纸张等为食，尤其嗜食糖类和发酵的食物，并需经常饮水。由于蜚蠊到处爬行，吃食时边吃、边吐、边排泄，可沾染多种病原体并传播多种疾病。蜚蠊耐饥不耐渴，如美洲大蠊雌虫，在有食无水的情况下能存活 40 天，在无食有水时能存活 90 天，德国小蠊在无食无水情况下仍可存活 1 周。在过度饥饿时，有时可见蜚蠊残食其同类及卵荚。

（2）栖息与活动：蜚蠊喜群居，昼伏夜出，具有明显的昼夜活动节律。多数栖息于野外，少数栖息于室内，家栖类常栖息于室内温暖、潮湿、阴暗、隐蔽并靠近水源、食物丰富和多缝隙的地方，如家庭、医院、食品行业、旅馆、火车、轮船等处的厨房、碗柜缝隙，垃圾以及下水道沟槽等场所。夜晚四处活动，一般从 21 时至翌晨 5 时，天亮后即隐伏。其活动高峰因种而异，如德国小蠊活动高峰为 21 时，翌晨 2 时为次峰；美洲大蠊活动高峰为 24 时和次晨 1 时；而黑胸大蠊活动高峰为 20 时、23 时和次晨 2 时为次峰。当受惊扰时，会迅速散开。蜚蠊的活动主要靠"足"疾走，飞行能力甚差，飞行范围一般限于室内。蜚蠊活动的最适宜温度为 20~30℃。低于 15℃ 时，绝大多数不动或微动；高于 37℃ 时呈兴奋状。蜚蠊能分泌一种有特殊臭味的棕黄色油状物，因此它所寄居的地方和吃过的食物，都留下一种称为"蟑螂臭"的气味。蜚蠊能分泌聚集信息素和性信息素，可引诱群栖和交配。

（3）季节消长与越冬：蜚蠊的季节消长因地而异，受温度影响。北方地区多在 4 月中、下旬出现，10 月开始越冬，而南方地区多在 3 月上旬出现，12 月开始越冬。蜚蠊的季节高峰多在 7~9 月，季节消长高峰多为单峰型，有的种类为双峰型。当室温低于 7.5℃ 时，便进入越冬状态。各期均可越冬，但以卵荚多见，成虫以雌虫为主。越冬场所与栖息场所基本一致，只是更隐蔽，更不受干扰的地方。海南、广东等地区无越冬现象，在有取暖设备的房间可常年活动。

【与疾病的疾系】

1. 直接危害 蜚蠊的分泌物、排泄物、气味、尸体等，会引起机体过敏反应，是儿童支气管哮喘、变态反应性皮炎和鼻炎的主要过敏原之一，特别是在城市。国外一项研究显示，检测儿童房灰尘中蜚蠊变应原 1（blag1），阳性检出率高达 85.3%，检测水平高于 8 U/g 的高达 50.2%。对我国南京市 248 例哮喘患者皮内试验的一项研究显示，蜚蠊粪抗原皮试阳性率为 63.75%。此外，蜚蠊还对人产生机械骚扰，国内甚至有德国小蠊钻入耳道导致多例病例的报道。

2. 传播疾病

（1）机械性传播疾病：蜚蠊可通过体表或体内（以肠道为主）机械性携带数十种病原体，主要通过污染食物和餐具等传播，是一种重要的潜在媒介。当前已从其体内分离出细菌、病毒、真菌以及蠕虫卵和原虫包囊等。细菌以肠道致病菌为主，呼吸道病菌次之；病毒以肠道病毒为主，有腺病毒、ECHO 病毒等；真菌以曲霉菌检出率最高，其次有青霉菌、酵母等。蜚蠊尚可携带蛔虫、十二指肠钩口线虫、牛肉绦虫、蛲虫、鞭虫等多种蠕虫虫卵；也可以携带多种原虫，如痢疾阿米巴包囊、蓝氏贾第鞭毛虫包囊等。

（2）生物性传播疾病：蜚蠊还可作为美丽筒线虫、东方筒线虫、念珠棘头虫和缩小膜壳绦虫等的中间宿主。

【防制原则】

注意环境卫生，加强宣传教育；妥善贮藏食品，保持隐蔽场所的清洁，及时清除垃圾；及时修复破损的房屋和设施，堵塞所有缝隙；清除柜、箱、橱等缝隙内的卵荚，予以焚烧或烫死。

合理使用化学杀虫剂，常用的化学杀虫剂有二氯苯醚菊酯、顺式氯氰菊酯、溴氰菊酯、美曲膦酯等。杀虫方法有滞留喷洒、胶饵、毒饵、诱捕器等。在密闭室内、下水道使用灭蟑烟雾弹灭蟑。

（章亚惊）

第十一节　毒隐翅虫

毒隐翅虫是属于鞘翅目（Coleoptera）、隐翅虫科（Staphylinidae）、毒隐翅虫属（Paederus）的一类黄褐色小型甲虫。我国有 20 余种，其成虫含有毒素，可致人患隐翅虫皮炎（paederus dermatitis），常见种类有褐足毒隐翅虫（*Paederus fuscipes*）和黑足毒隐翅虫（*P. tamulus*）等。

【形态与结构】

成虫体长 7~8 mm，整个身体由黑黄两色相间构成。头黑色，头部形状与蚂蚁头部相似，头部两侧具复眼 1 对，咀嚼式口器。眼前方有鞭状触角 1 对，由 11 节组成；触角基部黄色，顶部褐色。前胸橙黄色，椭圆形。鞘翅短，其长度接近虫体总长的 1/3，仅覆盖于虫体中胸部。前翅短而坚硬，特化为鞘翅，鞘翅

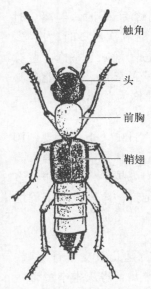

触角
头
前胸
鞘翅

图 15-22 隐翅虫成虫
形态模式图

具有青蓝色金属光泽，镜下观密布刚毛。后翅膜质，长而大，静止时藏于鞘翅内，飞行时展开。腹节大部裸出，紧靠鞘翅后的四个腹节为橙黄色，尾部为蓝黑色。腹部末端数节内缩，变成尾器。足黄褐色，末端黑褐色，粗短而壮，适于迅速行走（图 15-22）。褐足毒隐翅虫（*Paederus fuscipes*）为该属代表。

【生活史与生态性】

隐翅虫的发育属完全变态，经卵、幼虫（两龄）、蛹、成虫四期。虫种分布很广，喜滋生潮湿隐蔽场所，如江岸、河边、田园等隐蔽潮湿的环境内。隐翅虫行动迅速，善于飞翔；白天栖居于杂草、石头下，夜间活动，有明显的趋光性。隐翅虫食性复杂，多食腐败的植物与腐烂动物、菌类、枯叶、树皮等，有的可捕食蚜虫、稻飞虱等小型昆虫及各种农作物害虫，因此被认为是益虫。但从医学昆虫角度考虑，由于它对人体皮肤有损害，所以仍需加以防制。一般 1 年发生 2~3 代，7~9 月为毒隐翅虫大量繁殖的季节，多以成虫在避风、多草、土壤疏松的地方越冬。

【与疾病的关系】

毒隐翅虫常爬行到人们体表暴露部位，如面部、颈部、四肢等处，但并不叮咬人或释放毒液。只有当虫体被拍击或压碎，其体内的强酸性毒液沾染皮肤，才会引起皮肤损害，使人的皮肤产生烧灼痛感，并引起炎症。受损部位开始仅为点、片状或条索状红斑，称线性皮炎。随后红斑上出现密集的丘疹、水疱和脓包，常呈线条状排列。中央呈灰褐色坏死，灼痛明显。皮疹广泛时伴全身不适，严重的可有剧痛及发热、恶心、呕吐等全身症状。1~2 周后脱痂而愈，留有明显的色素沉着。好发部位为头、面、颈部、四肢等，如受害部位为眼睑等皮肤细嫩处，症状尤为严重。此病多见于夏秋雨后闷热天气，虫体活动频繁季节。

【防制原则】

预防本病应注意在夏秋季夜间关好门窗，减少房间照明度，防虫入室。因毒隐翅虫体型小，具有趋光性，可钻过一般家庭纱窗，因此其病损常在人们睡眠中发生。若发现隐翅虫切不可用手拍打或挤捏，如沾染毒液后，应立即用碱性皂液清洗或涂擦 10% 氨水，也可将蛇药片用水或醋调匀外擦。

小 结

昆虫是具有坚硬几丁质外骨骼的一类节肢动物。身体分为头、胸、腹三部分。头部有触角 1 对；胸部有足 3 对，1 对或 2 对翅；腹部有肠道和生殖器官。昆虫的血液通常是无色的，称为血淋巴，通过一根背血管走行在肠道的背面。

昆虫的每一个幼虫期称为龄期。从卵孵化出来为 1 龄幼虫，每蜕皮 1 次成长 1 期，蜕皮 3~4 次即可进入蛹期。家蝇和别的环裂目蝇类昆虫只有 3 期幼虫期，而蚊虫有 4 期幼虫期。

昆虫从卵、幼虫发育到成虫的过程，其形态、生态习性发生的改变被称为变态。完全变态昆虫经历卵、幼虫、蛹、成虫四期；不全变态昆虫仅经历卵、若虫、成虫三期。昆虫可传播疟疾、丝虫病、登革热、利什曼病、鼠疫、脑炎等重要虫媒传染病。

【复习思考题】

（1）从形态结构及生态习性方面简述蚊、蝇对人类的主要危害。

（2）举例说明医学节肢动物生物性传病方式。

（3）蝇机械性传播疾病的构造和习性有哪些？

（章亚惊）

※ 第十五章课件

第十六章

蛛形纲概述

 蛛形纲（Arachnida）与医学有关的是螨亚纲或蜱螨亚纲（Acari）、蝎亚纲（Scorpiones）和蜘蛛亚纲（Araneae），以蜱螨亚纲最重要。蜱螨亚纲已知种类约 5 万种（其中蜱类约 800 种）。蜱螨亚纲的节肢动物简称"蜱螨"，其形态特点有：① 形状呈圆形或卵圆形，虫体分为躯体与颚体。头胸腹融为一体，称为躯体（idiosoma）。颚体（gnathosoma）位于躯体前端或前部腹面，内含口器与躯体相连，亦称假头（capitulum）。② 一般来说，蜱较大，螨较小，小者体长仅 0.1 mm 左右，大者可达 10 mm 以上，最大不超过 40 mm。③ 成虫和若虫腹面有足 4 对，幼虫足 3 对，气门（有或无）位于第 4 对足基节的前或后外侧。生殖孔位于躯体前半部。肛门位于躯体后半部。

 蜱螨生活史可分为卵（egg）、幼虫（larva）、若虫（nymph）和成虫（adult）四个阶段，有些虫种有多个若虫龄期。成熟雌虫可产卵、产幼虫、产若虫，有些种类行孤雌生殖（parthenogenesis）。与医学有关的蜱螨隶属于不同的分类层次和类群（表 16-1）。

表 16-1 蜱螨亚纲中与医学有关类群的分类地位

类 群	目	亚目	总科	科	已知种类
蜱 tick	寄螨目 Parasitiformes	后气门亚目 Metastigmata	蜱总科 Ixodidea	硬蜱科 Ixodidae；软蜱科 Argasidae；纳蜱科 Nuttalliellidae	全球 800 多种（硬蜱科 700 多种，软蜱科 50 种，纳蜱科 1 种）；中国硬蜱约 100 种，软蜱 10 种
恙螨 chigger mite	真螨目 Acariformes	前气门亚目 Prostigmata	绒螨总科 Trombidioidea	恙螨科 Trombiculidae	全球 3 000 多种及亚种；中国 400 多种及亚种。约 50 种可侵袭人体
革螨 gamasidmite	寄螨目	中气门亚目 Mesostigmata	（若干总科）	（许多科）	全球种类不详，中国超过 500 种
疥螨 itch mite	真螨目	无气门亚目 Astigmata	疥螨总科 Sarcoptoidea	疥螨科 Sarcoptidae	28 种和亚种

续表

类 群	目	亚目	总科	科	已知种类
蠕形螨 follicle mite	真螨目	前气门亚目	擒螨总科 Cheyletoidea	蠕形螨科 Demodicidae	140 余种和亚种
尘螨 dust mite	真螨目	无气门亚目	粉螨总科 Acaroidea	蚍螨科 Pyroglyphidae	34 种

（章亚倞）

第一节　蜱

蜱隶属于蛛形纲、蜱螨亚纲、寄螨目。蜱（tick）与医学有关的是硬蜱（hardtick）和软蜱（softtick）两大类，属于专性体表寄生虫。蜱是蜱螨中体型最大的一类，以吸血为生。全世界已发现硬蜱有 700 多种，软蜱有 150 种。

【形态与结构】

1. 硬蜱　硬蜱躯体圆形或长圆形，体长 2~10 mm，雌蜱饱食后可达 20~30 mm。躯体背面有一块角质盾板，颚体位于躯体前端，向前突出。颚体由颚基、螯肢、口下板及须肢组成。螯肢一对，从颚基背面中央伸出，是重要的刺割器。口下板位于螯肢腹面，与螯肢合拢时形成口腔。口下板腹面有倒齿，为吸血时的固定器官（图 16-1）。成虫足 4 对，须肢 1 对位于螯肢两侧，分 4 节，对蜱体有固定作用。足 I 跗节具哈氏器，有嗅觉功能；气门 1 对，位于足 IV 基节后外侧，气门板宽阔。雄蜱背面盾板几乎覆盖整个躯体；雌蜱盾板小，仅占体背前部的一部分（图 16-2）。

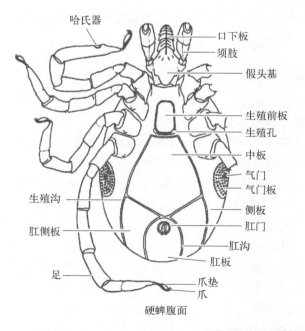

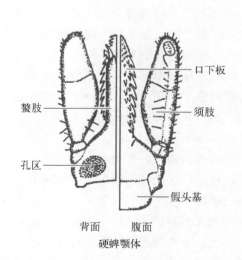

图 16-1　硬蜱腹面及颚体模式图

2. 软蜱　软蜱躯体背面无盾板，颚体位于躯体腹面，从背面看不见。须肢长杆状，各节均可活动。体表多呈颗粒状、皱纹或盘状凹陷。成虫足 4 对，气门板小，位于第 IV 对足前外侧。雌雄两性区别特征不

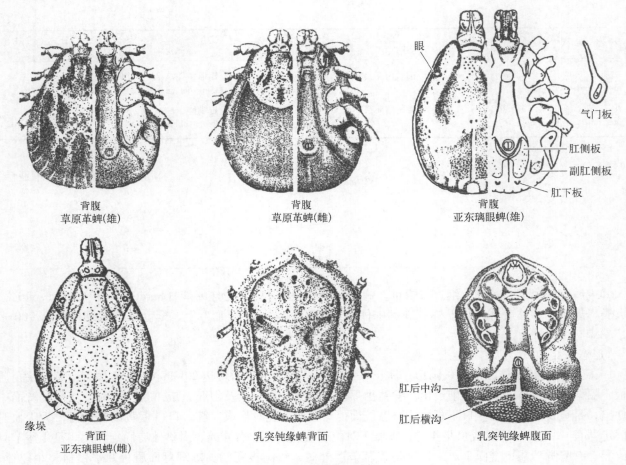

背腹
草原革蜱(雄)

背腹
草原革蜱(雌)

眼

气门板

肛侧板

副肛侧板

肛下板

背腹
亚东璃眼蜱(雄)

缘垛

背面
亚东璃眼蜱(雌)

乳突钝缘蜱背面

肛后中沟

肛后横沟

乳突钝缘蜱腹面

图 16-2　几种蜱成虫模式图

显著。成虫及若虫第Ⅰ、第Ⅱ对足间有基节腺开口。在吸血时，病原体也随基节腺液的分泌污染宿主伤口而造成感染，如钝缘蜱属的一些种类（图16-2）。

【生活史与生态习性】

蜱的生活史过程分为卵、幼虫、若虫和成虫四个时期（图16-3）。硬蜱若虫一期，软蜱若虫1~6期；幼虫足3对，若虫足4对。硬蜱完成一代生活史需数月至3年不等，寿命1个月至数十个月不等；软蜱完成一代生活史需6个月到2年不等，寿命数年至数十年不等。

蜱的活动范围不大，一般为数十米。宿主的活动，特别是候鸟的季节迁移，对蜱类的散播起着重要作用。硬蜱多生活在森林、草原、灌木等处，软蜱多栖息于家畜的圈舍、野生动物的洞穴、鸟巢及人房的缝隙中。雌蜱受精吸血后产卵。硬蜱一生产卵一次，产卵数百至数千个，因种而异。软蜱一生可产卵多次，一次产卵50~200个，总数可达千个。雌蜱产卵后干瘪死亡，雄蜱一生可交配数次。

蜱的嗅觉敏锐，可主动寻觅宿主。宿主广泛，涉及陆生哺乳类、鸟类、爬行类和两栖类。硬蜱侵袭宿主多在白天，吸血时间较长，一般需数天。硬蜱的吸血量很大，饱血后可胀大几倍至几十倍。软蜱侵袭宿主多在夜间，吸血时间较短，一般数分钟到1 h，可多次吸血。吸血多在皮肤较薄、不易被搔抓的部位，如动物或人的颈部、耳后、腋窝、大腿内侧、阴部和腹股沟等处。

蜱生活史各期均需吸血，蜱在生活史中有更换宿主的现象，根据其更换宿主的次数可分为四种类型：① 单宿主蜱：发育各期都在同一个宿主体上，如微小牛蜱（*Boophilus microplus*）；② 二宿主蜱：幼虫与若虫在同一宿主，成虫则寄生另一宿主，如残缘璃眼蜱（*Hyalomma detritum*）；③ 三宿主蜱：幼虫、若虫、成虫分别在三个不同宿主体上寄生，如全沟硬蜱、草原革蜱，90%以上的硬蜱为三宿主蜱，蜱媒病的重要媒介大多数是三宿主蜱；④ 多宿主蜱：幼虫、各龄若虫和成虫以及雌蜱每次产卵前都需寻找宿主寄生吸

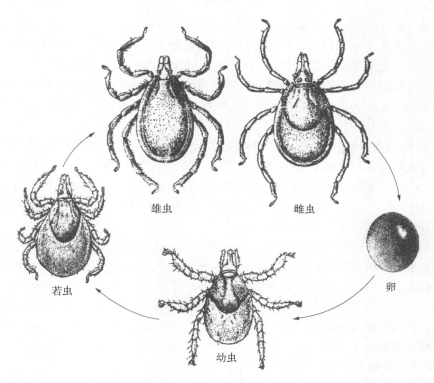

图 16-3　全沟硬蜱生活史示意图

血，每次吸饱血后离去，通常软蜱都属多宿主蜱。蜱的宿主更换使其有可能在不同宿主之间传播虫媒病。影响蜱季节消长的因素较多，因种类不同而不同。多在栖息场所越冬，越冬虫期因种而异。

【与疾病的关系】

1. 直接危害　蜱在叮刺吸血时多无痛感，但由于螯肢、口下板同时刺入宿主皮肤，可导致局部充血、水肿等急性炎症反应，还可造成继发性感染。

有些硬蜱在叮刺吸血过程中唾液分泌的神经毒素可导致宿主运动性纤维的传导障碍，引起上行性肌肉麻痹，可致呼吸衰竭而死亡，称为蜱瘫痪（tick paralysis）。多见于儿童，如能及时发现，将蜱除去，症状可消除。我国东北和山西有人体蜱瘫痪病例报道。

2. 传播疾病

（1）森林脑炎（forest encethalitis）：是一种由森林脑炎病毒引起的神经系统急性传染病，为森林区的自然疫源性疾病。本病是通过硬蜱叮刺吸血传播的，传染源主要为野生脊椎动物（野生啮齿类、鸟类等）。我国主要的病媒蜱种为全沟硬蜱，病毒在蜱体内可长期保存，可经各变态期及经卵传至下一代或第三、四代，并可在蜱体内越冬。本病多发生在 5~8 月，在我国主要分布于黑龙江和吉林两省林区，患者主要是伐木工人。潜伏期一般 7~21 天，起病急，临床上有高热、恶心、呕吐、剧烈头痛、昏迷、肌肉瘫痪等表现，死亡率极高，可在发病后 5~6 天因延髓麻痹、呼吸循环衰竭而死亡。本病临床表现与乙型脑炎相似，应通过实验室检查加以区别。此外，四川、河北、新疆、云南等省（自治区）也有病例发生。

（2）新疆出血热（Xinjiang hemorrhagic fever，XHF）：是一种蜱媒急性传染病，是荒漠牧场的自然疫源性疾病，主要流行于新疆，患者主要是牧民。病原体为一种蜱媒 RNA 病毒。疫区牧场的绵羊及塔里木兔为主要传染源，急性期患者也可传染。传播媒介主要为亚东璃眼蜱，病原体可在蜱体内保存数月，并经卵传递。本病除经蜱传播外，羊血经皮肤伤口，以及医务人员接触急性期患者新鲜血液后，也可感染发病。潜伏期 2~10 天或更长，起病往往较急，以发热、头痛、出血（皮肤黏膜瘀点或瘀斑，呕吐物呈咖啡色、大便柏油样、血尿等）、低血压（重者出现休克）、蛋白尿等为特征，重者可死亡。在我国流行于新疆，患者主要是牧民，发病高峰期为 4~5 月份。该病临床表现与流行性出血热相似，但本病肾功能损害较少、较轻，多无明显少尿及多尿期的病程分期，肝功能损害往往较重，不同于流行性出血热。

（3）蜱媒回归热（tick bornerelapsing fever）：又称地方性回归热，是由钝缘蜱传播的自然疫源性螺旋体病，不规则间歇发热为其主要临床特征。我国新疆有该病流行，其病原体在南疆村镇型的为伊朗包柔氏螺旋体（*Borrelia persica*），乳突钝缘蜱为传播媒介；北疆荒野型的为拉氏包柔氏螺旋体（*B. latyshevyi*），特突钝缘蜱为传播媒介。病原体可以通过唾液腺或基节腺排出体外，经叮刺吸血或基节腺分泌物污染皮肤伤口传播（以前者为主），病原体可经卵传递。乳突钝缘蜱可经卵传递 8 代，并能贮存 14 年。动物传染源主要是鼠类，患者也可作为本病的传染源。

发病多在 4~8 月份，人群普遍易感。潜伏期 2~15 天或更长，起病往往较急，以不规则间歇发热为主要临床特征，往往表现为急性发作的畏寒、寒战、高热（可达 40℃），持续 4~6 天后退热，退热时多伴大汗。间歇期一般 2~10 天，间隙后又再度发作（畏寒、寒战、高热），间歇期与发作期交替进行，发作次数 3~9 次，病程一般持续 5~8 周。发作时常伴有头痛、恶心、呕吐、全身酸痛等症状。本病临床表现与虱媒回归热（流行性回归热）相似，应加以鉴别。

（4）莱姆病（Lymedisea）：我国于 1985 年夏在黑龙江海林市林区首次发现。病原体是伯氏包柔螺旋体（*B. burgdorferi*）。它是一种由硬蜱传播的自然疫源性疾病，好发于春、夏季，人群普遍易感，发病季节为 5~9 月份。临床上有发热、恶寒、头痛、肌肉游走性疼痛、关节痛、关节肿大、淋巴结肿大、跛行、血红蛋白尿，以及皮肤上出现慢性游走性红斑等；还可并发神经系统损害（脑膜炎、脑炎等）、心肌炎、血管炎、肾炎和肺炎等，是多系统受累的传染病。皮肤慢性游走性红斑是本病的特点。我国主要媒介是全沟硬蜱，某些野生小型啮齿动物为贮存宿主。本病分布广泛，在五大洲 20 多个国家都有病例报告。我国已证实有 20 个省（自治区、直辖市）有本病流行。

（5）北亚蜱传立克次体病（North Asia tick born typhus）：又称西伯利亚蜱传斑疹伤寒。病原体为西伯利亚立克次体（*Rickettsia sibirica*）。小型啮齿动物为主要传染源，草原革蜱为其主要媒介，边缘革蜱（*Dermacentor marginatus*）也能传播。人群普遍易感，受染后可获得强而持久的免疫力。发病季节多在 3~11 月之间。临床上有发热、初疮（蜱叮刺处可见棕色焦痂）、局部淋巴结肿大、皮疹等表现，预后大多呈良性经过。病原体可通过蜱的叮刺或蜱粪污染而感染，可经卵传递，病原体在蜱体内可存活 2 年。流行于俄罗斯、蒙古、中国、印度、巴基斯坦及伊朗等国的部分地区，我国新疆、内蒙古、黑龙江有本病存在。

（6）Q 热（Q fever）：病原体为贝氏立克次体（*Coxiella burneti*）。本病临床特点为起病急骤。是我国主要的人兽共患病之一，患者多见于兽医、牧民、屠宰场及皮革厂工人等。家畜（牛、绵羊等）是人体 Q 热的主要传染源，其次是野生哺乳动物。常在野生动物（啮齿类）与家畜之间传播流行，牛、羊为人体 Q 热的主要传染源。感染方式主要由呼吸道吸入，也可通过消化道及蜱的叮咬、粪便污染伤口而感染。病原体能在蜱体内长期存在，并经卵传递，如乳突钝缘蜱可贮存病原体 2~10 年。本病分布遍及世界各地，在我国已有十几个省（自治区、直辖市）证实有 Q 热存在。多种硬蜱和软蜱可作为本病的传播媒介，在流行区已发现微小牛蜱、亚东璃眼蜱和铃头血蜱（*Haemaphysalis companulata*）自然感染。群普遍易感，病后可获得持久免疫力。发病无明显季节性，潜伏期 2~4 周，起病较急，常有发热、头痛、乏力及肌肉疼痛等表现，一般无皮疹出现，常伴有间质性肺炎。

（7）其他疾病：能够通过蜱传播的疾病还有土拉伦菌病（tularemia）及巴贝虫病（babesiosis）等。土拉伦菌病又称野兔热（rabbit fever），病原体是土拉伦菌，临床上有发热、皮肤溃疡、局部淋巴结肿大等表现，可通过皮肤接触、呼吸道吸入、消化道食入、蜱或革螨叮刺进行传播（革螨更重要）。巴贝虫病是一种原虫病，病原体为巴贝虫（Babesia），主要寄生于牛、马、羊等哺乳动物的红细胞内，硬蜱是传播媒介，人偶尔感染，我国云南有报道。蜱能长时间保存一些病原菌，并经卵传递。例如鼠疫杆菌在草原革蜱成虫体内可保存 509 天；兔热杆菌在拉合尔钝缘蜱（*O. lahorensis*）体内可存活 200~700 天，故蜱在保存这些病的自然疫源中起一定作用。

【重要及防治要点】

1. **重要虫种**　我国重要的媒介硬蜱有全沟硬蜱（Ixodes persulcatus）、草原革蜱（Dermacentor nutalli）及亚东璃眼蜱（Hyalomma asiaticum）等，我国重要的媒介软蜱有乳突钝缘蜱（Ornithodoros papillipes）等。

2. **防制要点**　蜱的综合防制以环境防制、化学防制及个人防护为主。

（1）环境防制：草原地带可采用牧场轮换和牧场隔离办法灭蜱。结合垦荒，清除灌木杂草，清理禽畜圈舍，堵洞嵌缝以防蜱类滋生，捕杀啮齿动物等。

（2）化学防制：蜱类栖息及越冬场所可喷洒化学杀虫剂等。牲畜可定期药浴杀蜱。

（3）个人防护：进入有蜱地区要穿五紧服，皮肤外露部位可涂布驱避剂。并要快步走，不停留，定时检查体表并去蜱。

（章亚惊）

第二节　恙　螨

恙螨（chigger mites）属于蛛形纲、蜱螨亚纲、真螨目。成虫和若虫营自生生活，幼虫寄生，全世界已知恙螨种类达 3 000 多种，我国已超过 500 种。

【形态与结构】

由于对多数恙螨种类的若虫与成虫了解不多，恙螨分类以幼虫为主要依据。恙螨幼虫多为椭圆形，红、橙、淡黄或乳白色，初孵出时体长约 0.2 mm，饱食后可达 0.5～1.0 mm 以上。颚体位于躯体前端，有螯肢及须肢各 1 对。躯体背面前端有盾板，形状因种而异，是重要的分类依据。盾板中部有 2 个圆形的感器基，由此生出呈丝状、羽状或球杆状的感器。多数种类在盾板的左右两侧有眼 1～2 对。盾板后方的躯体上有横列的背毛，数目、排列、形状等因种而异。幼虫有足 3 对，分为 6 节或 7 节，末端有爪 1 对和爪间突 1 个（图 16-4）。

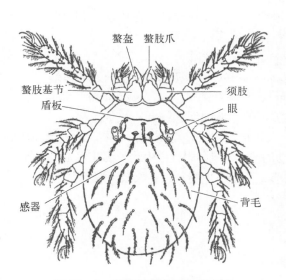

图 16-4　恙螨幼虫背面观模式图

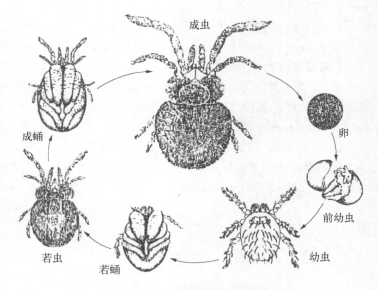

图 16-5　恙螨生活史示意图

【生活史与生态习性】

恙螨生活史较长，需 3 个月至 1 年，发育阶段包括卵、前幼虫、幼虫、若蛹、若虫、成蛹和成虫七个期（图 16-5）。成虫躯体多呈葫芦形，体被密毛；雌雄成虫不直接交配，而是雄虫产精胞以细丝粘于地表，雌螨通过生殖吸盘摄取精胞并在体内受精，属于间接受精。

除幼虫必须寄生外，生活史其他时期都在地面浅表层生活，滋生地多见于土壤湿润、其他小型节肢动物多、鼠类（幼虫宿主）经常出入的场所。恙螨幼虫寄生的宿主很广，包括哺乳类、鸟类、爬行类、两栖类以及无脊椎动物，以鼠类为主。多数恙螨对宿主的选择性不强，多寄生于体表，皮薄而湿润处，如鼠的耳窝、会阴部，鸟类的腹股沟与翼腋下，爬行类的鳞片下，人的腰、腋窝、腹股沟、阴部等处。恙螨成虫和若虫主要以土壤中的小型节肢动物和昆虫卵为食，幼虫靠刺吸啮齿动物、人等宿主体表的组织液和淋巴液为食。幼虫叮刺宿主皮肤时，先以螯肢爪刺入皮肤，然后注入唾液（内含溶组织酶）溶解周围组织、造成凝固性坏死，刺吸过程中一般不更换部位和宿主。

恙螨地理分布广泛，以温暖潮湿地区的种类最多，活动范围很小，在遇到宿主之前，幼虫常聚于一处，点状分布，称为螨岛（mite island）。季节消长受许多因素影响，因种而异，但多有春秋两个季节高峰；洪水、暴雨可促使恙螨扩散。幼虫对宿主的呼吸、气味、体温和颜色等很敏感。

【与疾病的关系】

1. 直接危害　幼虫唾液能够溶解宿主皮下组织，造成周围组织的凝固性坏死。被叮刺处有痒感并出现红色丘疹，继而形成水泡，可在皮肤上特殊的"焦痂"，称为恙螨皮炎（trombidosis）。

2. 传播疾病

（1）恙虫病（tsutsugamushi disease）：恙螨是恙虫病的唯一传播媒介，又名丛林斑疹伤寒（scrubtyphus），病原体是恙虫病东方体。鼠类是主要的传染源和贮存宿主，家兔、家禽及某些鸟类也能感染本病。鼠类感染后多呈隐性感染，但体内保存病原体时间很长，故传染期较长。患者作为传染源的意义不大。在中国黑线姬鼠、黄毛鼠、黄胸鼠等是主要贮存宿主，恙螨幼虫是本病的传播媒介，主要是地理纤恙螨与红纤恙螨等。我国主要发生于浙江、福建、台湾、广东、云南、四川、贵州，江西、新疆、西藏等省（自治区），沿海岛屿为多发地带，江苏、山东、安徽等地有散在流行。发病高峰季节北方 10～11 月份，南方 6～8 月份。潜伏期 4～20 天，临床特征为突然起病、发热、恙螨叮刺处有焦痂、淋巴结肿大及皮疹，发热时可伴有相对缓脉、头痛、全身酸痛、疲乏思睡、食欲缺乏、颜面潮红，结膜充血等症状或体征。幼虫叮刺取食可造成周围组织的凝固性坏死，可在皮肤上形成特殊的"焦痂"，产生炎症性损害，称为恙螨皮炎（trombidosis）。皮肤焦痂是本病的一个特征，焦痂呈褐色或黑色、圆形或椭圆形，局部无痛痒，直径 0.5～1 cm，偶有继发化脓现象。若不及时治疗，易引起多脏器损害，甚至死亡。

（2）肾综合征出血热：又称流行性出血热，病原体属于汉坦病毒（Hantavirus）。在中国以黑线姬鼠为主要贮存宿主，小盾纤恙螨是其体外优势螨种，可经叮咬传播和经卵传递。

【重要虫种及防制要点】

1. 重要虫种　我国重要的媒介恙螨有地理纤恙螨（*Leptotrombidium deliense*）、小板纤恙螨（*L. scutellare*）、红纤恙螨（*L. akamushi*）、微红纤恙螨（*L. rubellum*）、高湖纤恙螨（*L. gaohuense*）、海岛纤恙螨（*L. insularae*）、吉首纤恙螨（*L. jishoum*）等种类，其中最重要的是地理纤恙螨和小板纤恙螨。

2. 防制要点　恙螨的综合防制以环境防制、化学防制及个人防护为主。环境防制：灭鼠、搞好环境卫生、清除杂草与灌木、保持干燥等。化学防制：在人、鼠经常活动的地方及鼠洞附近滋生地喷洒化学杀虫剂等。个人防护：野外工作时衣裤口要扎紧，外露皮肤可涂驱避剂（如邻苯二甲酸二甲酯）或将衣服浸泡驱避剂。

（章亚惊）

第三节　革　螨

革螨（gamasid mite）属于蛛形纲、蜱螨亚纲、寄螨目、中气门亚目。其中，和医学相关的属于皮刺螨总科（Dermanyssoidea）中的皮刺螨科（Dermanyssidae）、巨刺螨科（Macronyssidae）及厉螨科（Laelapidae）。目前全世界已知 800 余种，我国已知 600 余种，我国仅皮刺螨总科的革螨就接近 300 种。革螨对一些动物源性疾病如流行性出血热、森林脑炎、Q 热、鼠疫等病原体起到贮存、传播作用。

【形态与结构】

革螨成虫呈卵圆形，黄褐色，体长一般 0.2～0.5 mm，少数可达 1.5～3.0 mm。虫体分颚体和躯体两部分。颚体位于躯体前端，含有螯肢、须肢及颚基，其中螯肢又由螯杆和螯钳组成，雄虫螯肢演变为导精趾，须肢呈长棒状，其基部与颚基愈合，颚基的形状是革螨分类鉴定的依据，颚基向后紧连躯体。躯体多呈卵圆形或椭圆形，背面有背板 1~2 块，不同虫种背板上刚毛数目和排列的毛序不同。多数种类躯体腹面前缘具叉形胸叉。雌螨腹面有几块骨板，包括胸板、生殖板、腹板和肛板，但有些种类生殖板可与腹板愈合为一块全腹版。雄螨腹面的骨板常愈合为一块全腹板。雌虫生殖孔位于胸板之后，雄虫生殖孔位于胸板前缘。在第Ⅲ、Ⅳ对足基节间的外侧有一对圆孔状气门，向前延伸形成气门沟。足跗节Ⅰ背面亚末端有一跗感器，司嗅觉功能。足各节上的距、刺、刚毛等具有分类意义（图 16-6）。

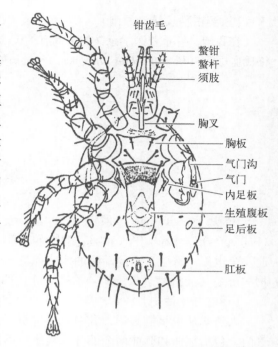

图 16-6　雌格氏血厉螨腹面模式图

【生活史与生态习性】

革螨生活史分为卵、幼虫、前若虫（第一若虫）、后若虫（第二若虫）和成虫五个时期。雌螨直接产卵的称为卵生（oviparity），直接产幼虫或若虫的称为卵胎生（ovoviviparity），有的行孤雌生殖。一般情况下，1~2 周完成生活史。大多数革螨营自生生活，常滋生于枯枝烂叶下、草丛、土壤、畜禽粪堆或仓储物品中，其传病危害意义不大；少数营寄生生活的革螨，刺吸宿主的血液或体液，可传播疾病。营自生生活的革螨分为捕食性和腐食性类群，其中捕食性革螨是益虫，可利用其习性进行害虫的生物防制。寄生革螨多数寄生于宿主体表，食性复杂，有的专性吸血，有的兼性吸血。少数革螨可寄生宿主鼻腔、呼吸道、外耳道、肺部等处，引起相应的危害。多数革螨全年活动，季节消长因虫种而异，其影响因素较为复杂。绝大多数革螨对宿主没有严格的选择性，宿主范围很广，包括以鼠类为主的哺乳类、鸟类、爬行类、两栖类以及无脊椎动物都可寄生，有些种类可侵袭人体。

【与疾病的关系】

1. 直接危害

（1）革螨皮炎：革螨叮刺吸血可造成局部皮肤损害（包括过敏性损害），产生炎症性损害，称为革螨皮炎。

（2）螨病：少数体内寄生革螨偶尔侵入人体，引起各种螨病（螨源性疾病），如肺刺螨属（Pneumonyssus）的革螨寄生肺部可以引起肺螨病等。值得注意的是，引起螨病的螨类组成比较复杂，多数螨病的病原体不是革螨，而是其他螨类（粉螨、跗线螨等）。

2. 传播疾病

（1）肾综合征出血热（hemorrhagic fever with renal syndrome，HFRS）：肾综合征出血热又称为流行性出血热（epidemic hemorrhagic fever，EHF），病原体为汉坦病毒属的各型病毒，流行十分广泛，以欧洲和亚洲为甚，我国绝大多数地方都有流行。患者多见于青壮年。传染源主要是鼠类。本病传播途径复杂，病毒随鼠类排泄物（唾液、尿、粪便等）污染尘埃后可经呼吸道传播，污染食物或水源后可经消化道传播，接触破损皮肤或黏膜后经接触传播，还可通过革螨和恙螨叮刺传播（以革螨最重要）。国内已证实多种革螨可作为本病的传播媒介，病毒在革螨体内可经卵传递。人群普遍易感，一年四季均可发病。潜伏期 8~40 天，起病急，临床上常有发热、出血倾向和肾损害三大表现，典型病例的病程可分为发热期、低血压期、少尿期、多尿期及恢复期。此病死亡率高，患者可死于休克、肾衰竭（尿毒症）及肺水肿等并发症。

（2）立克次体痘（rickettsia pox）：病原体为小蛛立克次体（Rickettsia akari），主要流行于美国东北部，我国可能存在此病。传染源主要是鼠类，本病的主要媒介革螨为血异刺皮螨（Allodermanyssus sanguineus），通过叮刺吸血传播。

（3）其他：革螨尚被怀疑与森林脑炎、Q 热、地方性斑疹伤寒及野兔热等 20 多种疾病的传播有关。

【重要虫种及防治原则】

在我国，有重要医学意义的革螨有柏氏禽刺螨（*Ornithonyssus bacoti*）、鸡皮刺螨（*Dermanyssus gallinae*）、格氏血厉螨（*Haemolaelaps glasgowi*）和毒厉螨（*Laelaps echidninus*）等。其综合防制要点与恙螨防制相似。

（余泽英）

第四节　疥　螨

疥螨（itch mite）属于真螨目、无气门亚目（Astigmata）、疥螨科（Sarcoptidae）、疥螨属（Sarcoptes），可寄生于人和哺乳动物的皮肤表皮角质层内，导致疥疮（scabies），疥疮传染性很强，分布遍及全世界。寄生于不同动物的疥螨种类不同，寄生于人体的疥螨为人疥螨（*Sarcoptes scabiei*），寄生于动物的疥螨（犬疥螨、兔疥螨、羊疥螨等）偶可传播给人，但症状较轻。

【形态与生活史】

人疥螨成虫呈椭圆形，乳白色半透明，体小，雌螨长 0.3~0.5 mm，雄螨长 0.2~0.3 mm。虫体无眼无气门，包括颚体和躯体两个部分。颚体短小，位于前端，由螯肢、须肢及口下板组成。螯肢钳状，尖端有小齿，以此可啮食宿主皮肤的角质层组织。须肢分 3 节。躯体背面有波状横纹、锥凸和圆锥状鳞片，后半部有几对杆状刚毛和长鬃。腹面光滑，仅少数刚毛。4 对足短粗，圆锥形，分 5 节，前两对足与后两对足之间的距离较大。足基部有角质内突。雌、雄螨前 2 对足末端均有吸垫（ambulacrum）；后 2 对足的末端雌、雄不同，雌虫为长刚毛，而雄虫第 4 对足末端为吸垫。雌生殖孔位于后 2 对足之间偏前，雄生殖孔位于第 4 对足之间。躯体后缘正中有肛门（图 16-7）。

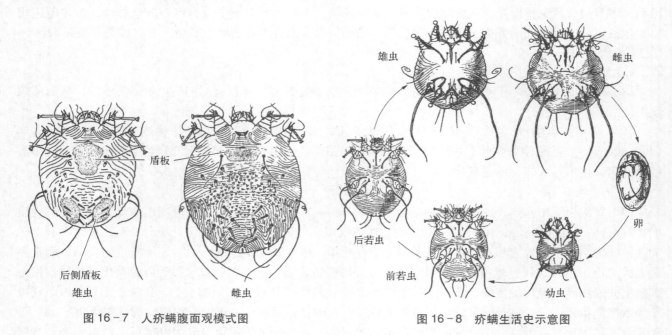

图 16-7　人疥螨腹面观模式图　　　　　　图 16-8　疥螨生活史示意图

疥螨生活史分为卵、幼虫、前若虫、后若虫和成虫五个时期。疥螨寄生在宿主表皮角质层的深处，以角质组织和淋巴液为食，并以螯肢和前足跗节爪挖掘形成一条与皮肤平行的蜿蜒隧道，隧道最长可达 10~15 mm。幼虫足 3 对，若虫足 4 对。疥螨交配多在人体皮肤表面进行。雄虫交配后死亡，雌螨交配受精后最为活跃，最易感染新宿主。雌性后若虫在交配后 20~30 min 内钻入宿主皮内，蜕皮为雌虫，并在隧道内产卵，一生可产卵 40~50 个，雌螨寿命 6~8 周。疥螨若离开宿主，两天即死亡（图 16-8、图 16-9）。

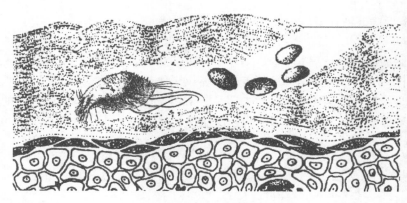

图16-9 疥螨寄生于隧道中模式图

【致病与流行】

疥螨对人体的危害是其直接寄生皮肤导致疥疮，疥疮属于虫源病。疥疮皮损可为丘疹、水疱、脓疱、结节及隧道，病灶多呈对称分布。病变部位常位于皮肤薄嫩部位，多从手指间皮肤开始，随后可蔓延至手背、腕屈侧、肘窝、腋窝前后、脐周、腹股沟、阴囊、阴茎、乳房下等处。儿童皮肤嫩薄，皮疹往往泛及全身，损害多为水疱或丘疹。疥疮丘疹淡红色、针头大小、可稀疏分布，中间皮肤正常；亦可密集成群，但不融合。剧烈瘙痒是疥疮最突出的症状，引发瘙痒的原因是雌螨挖掘隧道时的机械性刺激，以及排泄物、分泌物和死亡虫体崩解物引起的过敏反应。白天瘙痒较轻，夜晚加剧，睡后更甚，可能是由于疥螨夜间在温暖的被褥内活动增强所致，患者睡眠常受影响。由于剧烈瘙痒、搔抓，可引起继发性感染，发生脓疮、毛囊炎或疖肿。

疥疮多发生于学龄前儿童及卫生条件较差的家庭和集体住宿的人群中。传染源主要是患者。感染方式主要是通过接触传播，包括与患者握手、同床睡眠等直接接触（夜间睡眠时，疥螨活动十分活跃，常在宿主皮肤表面爬行和交配，增加了传播机会）以及通过患者被服、手套、鞋袜等间接接触，公共浴室的更衣间、桑拿室的毛巾、旅店的被子是重要的社会传播场所。许多寄生哺乳动物的疥螨偶尔也可感染人体，但症状较轻。

【实验诊断】

根据接触史及临床症状可做出初步诊断。检出疥螨，则可确诊。常用的检查方法有：① 用消毒针尖挑破隧道尽端取出疥螨，或刮取患处皮屑镜检；② 用消毒的矿物油滴于皮肤患处，再用刀片轻刮局部，将刮取物镜检；③ 采用解剖镜直接观察皮损部位，查找隧道取出疥螨。

【防治】

1. 预防 加强卫生宣传，注意个人卫生，避免与患者直接接触，避免使用患者的衣被。发现患者应及时治疗，患者的衣服可采取沸煮或药物消毒处理。

2. 治疗 将外用药物涂擦于患处。常用药物有10%硫黄软膏、10%苯甲酸苄酯搽剂、复方美曲膦酯霜剂、10%优力肤霜及伊维菌素等。用药前应先清洗患处，然后将药剂直接涂擦患处及全身，每晚一次。用药后1周无新皮损出现为痊愈。家中其他患者应同时治疗。

（余泽英）

第五节 蠕形螨

蠕形螨（follicle mite）俗称"毛囊虫"，隶属真螨目（Acariforms），蠕形螨科（Demodicidae）的一类小型螨类，现已知的种和亚种有140余种，大多数寄生于各种哺乳动物的毛囊和皮脂腺内。蠕形螨是一类永久性寄生螨，寄生于人和哺乳动物的毛囊和皮脂腺内。寄生人体仅见两种，即毛囊蠕形螨（*Demodex folliculorum*）和皮脂蠕形螨（*D. brevis*），前者感染率高于后者。

【形态与生活史】

毛囊蠕形螨和皮脂蠕形螨形态基本相似，螨体小，呈蠕虫状，乳白色，半透明。成虫长 0.1~0.4 mm，雌虫略大于雄虫。虫体由颚体和躯体两部分构成。颚体位于前端，宽短梯形，螯肢、须肢各 1 对。躯体分足体和末体两部分，足体腹面具足 4 对，粗短如芽突，末体细长如指状，体表有明显的环状横纹。毛囊蠕形螨末体较长，约占躯体长度的 2/3，末端钝圆；皮脂蠕形螨略短，末体约占躯体长度的 1/2，末端呈锥状（图 16-10）。

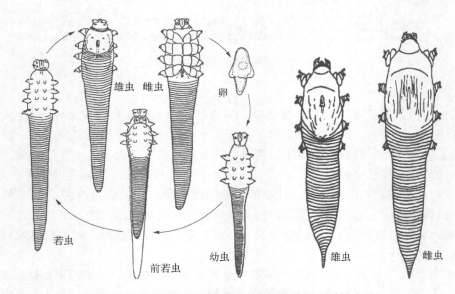

图 16-10　毛囊蠕形螨生活史及皮脂腺蠕形螨模式图

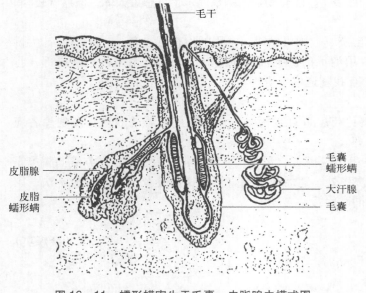

图 16-11　蠕形螨寄生于毛囊、皮脂腺中模式图

人体两种蠕形螨生活史相似，分卵、幼虫、前若虫、若虫和成虫五个阶段。毛囊蠕形螨成虫常 3~6 个虫体群居寄生于毛囊内，皮脂蠕形螨常单个虫体寄生于皮脂腺和毛囊内。雌、雄成虫于毛囊口交配后，雄螨交配后死亡，雌螨则进入毛囊或皮脂腺内产卵（图 16-11），卵经 60 h 左右孵出幼虫，幼虫经 1~2 天后蜕皮为前若虫，若虫形似成虫，唯生殖器官未发育成熟，不食不动，经 60 h 蜕皮为成虫。完成一代生活史约需半个月，雌螨寿命 4 个月以上。蠕形螨主要寄生于人体的额、鼻、鼻唇沟、头皮、颏部、颧部和外耳道，也可寄生于颈、肩背、胸部、乳头、大阴唇、阴茎和肛门等处，以宿主细胞和细胞代谢物、皮脂和皮脂腺分泌物、角质蛋白等为营养来源。蠕形螨对外界不良环境因素有一定的抵抗力，在干燥空气中可存活 1~2 天，在耵聍中可活 4 个月。

【致病与流行】

蠕形螨属于条件性致病寄生虫，多数情况下，蠕形螨感染者无自觉症状，表现为无症状的带虫者。少数情况下，蠕形螨寄生可引起毛囊扩张、上皮变性、角化过度或角化不全、真皮层毛细血管增生扩张以及皮脂腺分泌阻塞等病变，虫体代谢产物可引起变态反应，虫体进出活动携带其他病原生物进入毛囊或皮脂腺可致继发感染。由蠕形螨感染所导致的疾病叫作蠕形螨病（demodicidosis），属于虫源病的范畴。临床上表现为鼻尖、鼻翼两侧、颊、眉间血管扩张，患处皮肤出现潮红、充血，有的出现红色痤疮状丘疹（针尖至粟粒大小不等）、湿疹样红斑、脓疱、结痂及脱屑，皮肤有痒感及烧灼感。另外，蠕形螨感染可能与酒渣鼻、毛囊炎、痤疮、脂溢性皮炎和睑缘炎等皮肤病的发生有关。

人体蠕形螨呈世界性分布，国外学者报告人群感染率为 27%~100%，国内人群感染率也较高，调查显示一般在 20% 以上，最高可达 97.86%。可通过直接接触（贴脸、亲吻、抚摸等行为）和间接接触（共用脸盆、毛巾等生活方式）而感染。

【实验诊断】

常用的蠕形螨检查方法有以下两种。

（1）挤压刮片法：用手挤压或用消毒的各种刮器（痤疮压迫器、弯镊、曲别针等）刮取受检部位皮肤，将挤压或刮取物置于载玻片上，加 1 滴甘油铺开，然后加盖玻片镜检。

（2）透明胶纸法：被检者睡前进行面部清洁后，用透明胶纸于晚上睡前粘贴于面部的额、鼻、鼻唇沟、颧及颏部等处，次晨取下贴于载玻片上镜检。

【防治】

1. 预防　预防蠕形螨要避免与患者直接接触，勤洗被褥，避免共用洗脸用具等。

2. 治疗　外用治疗药物有 2% 甲硝唑霜、10% 硫黄软膏、苯甲酸苄酯乳剂或二氯苯醚菊酯霜剂等；内服药物可用甲硝唑及维生素 B_2，应与外用药联合使用。

（余泽英）

第六节　尘螨、粉螨与蒲螨

尘螨（dust mite）、粉螨（acarid mite）与蒲螨（pyemotid mite）属于 3 大类不同的螨类，每一类均有许多不同的种类。

一、尘螨

尘螨属于蛛形纲、蜱螨亚纲、真螨目。尘螨成虫椭圆形，长 0.2~0.5 mm，主要种类有屋尘螨（*Dermatophagoides pteronyssinus*）、粉尘螨（*D. farinae*）和埋内欧尘螨（*Euroglyphus maynei*）等（图 16-12）。尘螨的生活史分卵、幼虫、第一期若虫、第二期若虫和成虫五个时期。屋尘螨多见于卧室内的枕头、褥被、软垫和家具中，粉尘螨常在面粉厂、棉纺厂、食品仓库、中药仓库等地面大量滋生。常在春秋季节大量繁殖，秋后数量下降，季节消长因地区不同而异。

尘螨及其代谢产物是强烈的过敏原，可引起尘螨哮喘和过敏性鼻炎等外源性变态反应性疾病，属于虫源病，患者往往有家族过敏史或个人过敏史。尘螨性哮喘属于吸入型哮喘（吸入尘螨抗原所致），患者往往在幼年时期开始发病。起病急，常反复发作。发作时出现呼气性呼吸困难，胸闷气急，不能平卧，严重时因缺氧而导致口唇指端发绀。每次发作往往症状重而持续时间短，多见于睡后或晨起。春秋季好发，与环境中的尘螨大量滋生有关。尘螨过敏性鼻炎常在接触尘螨过敏原后突然发作，发病持续时间与接触的时间和尘螨数量有关，表现为鼻塞、鼻内奇痒、连续喷嚏和大量清鼻涕，为阵发性，症状消失也快。

临床上对哮喘和过敏性鼻炎的诊断并不困难，但哮喘和过敏性鼻炎的病因较多（如花粉过敏等），要确定是否为尘螨过敏则相对比较困难，询问病史如个人过敏史、家族过敏史（尘螨性过敏者常有家族史）、发病季节、典型症状及生活的环境是否潮湿多尘等。可结合病史及免疫学检查进行诊断，常用的免疫诊断方法有皮内试验、皮肤挑刺试验、黏膜激发试验、ELISA 等。

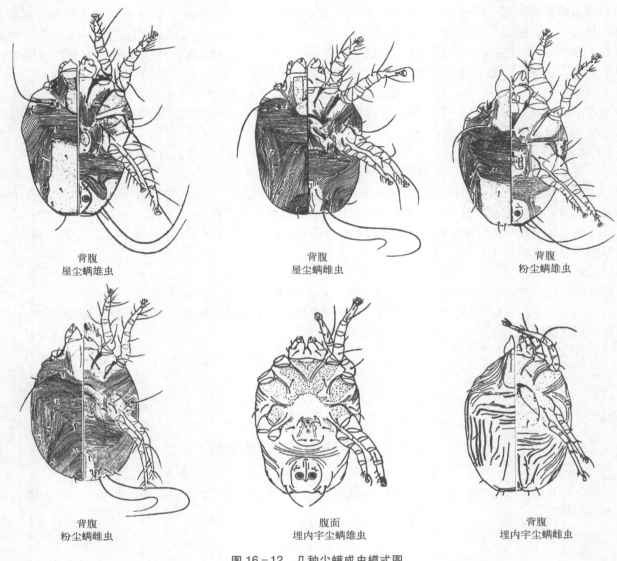

背腹
屋尘螨雄虫

背腹
屋尘螨雌虫

背腹
粉尘螨雄虫

背腹
粉尘螨雌虫

腹面
埋内宇尘螨雄虫

背腹
埋内宇尘螨雌虫

图 16-12　几种尘螨成虫模式图

尘螨分布呈世界性，但是否引起尘螨过敏则涉及许多影响因素，如遗传因素、接触机会、年龄、职业等，儿童尘螨过敏发病率比成人高，且好发春秋两季。防治原则包括：① 清除尘螨滋生，如保持室内清洁和通风干燥、清除尘埃、勤洗衣被床单等；② 药物灭螨，可使用 7% 尼帕净（nipagin）、1% 林丹及虫螨磷等灭螨；③ 治疗患者，包括用尘螨抗原少量多次注射的脱敏疗法，以及用抗过敏药物对症治疗两方面。

二、粉螨与蒲螨

粉螨属真螨目、粉螨亚目、粉满总科（Acaroidea），是螨类中的一大类群，种类多，分布广泛。虫体呈长椭圆形或卵圆形，乳白色，半透明，大小为 0.12~0.5 mm，螨体柔软，由颚体和躯体构成，由关节膜相连。体上背腹具很多光滑的长刚毛（seta），刚毛的长短、数量、位置、形态因种而异，体前端背部有一背沟和一块盾板。腹面有足 4 对。雌雄生殖孔均位于躯体的腹面。粉螨发育过程包括卵、幼虫、第一若虫（前若虫）、第二若虫、第三若虫（后若虫）和成虫等期，其中第二若虫往往在环境不利时静止不动，转化为休眠体，吸附在其他节肢动物体上散布到他处。有时第二若虫可完全消失。在适宜条件下，完成一代发育需 25 天左右。粉螨怕光、畏热，喜温暖、潮湿，阴暗有机物丰富的环境中，可滋生在饲料厂、棉纺厂、中药厂和食品仓库等处，自然适应性强，食性广，常以粮食、花粉、霉菌孢子和植物纤维等为食。最适温度为 25℃ 左右，相对湿度 60%～80%，故粉螨高发于春秋两季。与人类健康有关的主要种类是粉螨科的螨种，如粗脚粉螨（*Acarus siro*）、甜果满（*Carpoglyphus lactis*）、腐食酪螨（*Tyrophagus putrescentiae*）等，可滋生于食糖、坚果、蜜桃干、红枣、杏干、山楂、柿饼、桂圆肉、花生、腊肉、火腿、烟草、中草药等储藏食品中，故粉螨既可严重危害储藏的粮食及其他储藏物的螨类，又可危害人类健康的病原体。

蒲螨属真螨目、跗线螨总科（Tarsonemoidea），种类较多，在农业和医学上具有重要意义。可使人致病的种类主要是球腹蒲螨（*Pyemotes ventricosus*）。球腹蒲螨呈灰黄色，体甚小，狭长，背腹扁平。雌螨未孕时为 0.125 mm×0.075 mm，当妊娠时，螨体末端极度膨大如球状，直径可达 1 mm 以上，状似一洁白小珠，肉眼清晰可见。雄螨较雌螨小，常吸附于雌螨体上。蒲螨为卵胎生，其卵、幼虫、若虫都在母体内发育，直到发育到性成熟成虫才从母体爬出。雄螨刺吸寄生于母体的球形腹部外，雌螨则寄生于五谷害虫的幼虫体上，刺吸体液为食，故在温暖潮湿的季节，当农作物害虫猖獗时，蒲螨数量亦剧增，进入盛发期，约 4 个月。

粉螨和蒲螨均可侵袭皮肤，引起螨性皮炎，俗称谷痒症。若螨体随食物进入肠道，可寄生在肠道，也可侵犯肠壁，导致炎症、坏死和溃疡，称肠螨症，患者可出现恶心、嗳气、腹痛、腹泻、肛门灼感、乏力、消瘦、精神不振等症状。因螨体小而轻，常悬浮于尘埃中，可被吸入呼吸系统，导致肺螨症，患者胸痛、咳嗽，表现慢性支气管炎症状。此外螨体还可侵入泌尿生殖道引起尿螨症。肠螨症、肺螨症、尿螨症临床表现复杂多样，无特异性，疑似患者可分别从粪便、痰液和尿液中查获螨体即可确诊。目前，临床上无特效治疗药，一般可使用卡巴肿、甲硝唑和伊维菌素等，同时进行对症治疗，螨性皮炎可用 10% 的硫黄软膏涂抹患处。

小　结

蛛形纲中与医学关系最密切的是蜱螨亚纲。蜱螨生活史分为卵、幼虫、若虫和成虫 4 个基本时期。蜱的幼虫、若虫、雌雄成虫均吸血，宿主广泛。蜱类传播的疾病较多，以森林脑炎、新疆出血热、蜱媒回归热（地方性回归热）、莱姆病、北亚蜱传立克次体病（西伯利亚蜱传斑疹伤寒）、Q 热、土拉伦菌病（野兔热）及巴贝虫病等比较重要。恙螨生活史复杂，仅幼虫阶段营体表寄生，宿主广泛，以鼠类为主。恙螨是恙虫病的唯一传播媒介，还能传播肾综合征出血热（流行性出血热）。革螨可以传播肾综合征出血热和立克次体痘等疾病。疥螨是永久性体表寄生螨，直接寄生皮肤导致疥疮，疥疮的主要症状是皮肤的疥疮丘疹和剧烈瘙痒，通过接触传播，可外用硫黄软膏治疗。蠕形螨属于条件性致病寄生虫，多数情况下表现为无症状带虫者，可能与酒渣鼻、毛囊炎、痤疮、脂溢性皮炎和睑缘炎等皮肤病的发生有关。尘螨及其代谢产物是强烈的过敏原，可引起尘螨哮喘和过敏性鼻炎等外源性变态反应性疾病。

【复习思考题】
(1) 蛛形纲与昆虫纲的鉴别特征是什么？如何区别？
(2) 蜱、恙螨和革螨主要传播哪些疾病？这些疾病的病原体、主要传染源和传播媒介是什么？
(3) 疥螨、蠕形螨、尘螨、粉螨和蒲螨与哪些疾病有关？

（余泽英）

※ 第十六章课件

第五篇

寄生虫病实验诊断技术及寄生虫病防治和药物

第十七章

寄生虫病实验诊断技术

第一节　病原学诊断技术

一、粪便检查

粪便检查是诊断寄生虫病最基本的方法之一，为了检查结果的准确性，送检标本必须保证新鲜，样本保存时间一般不宜超过 24 h。粪便检查常用的方法有：

（一）直接涂片法（direct smear method）

1. 生理盐水涂片法

（1）操作方法：滴 1 滴生理盐水于洁净的载玻片上，用牙签挑取绿豆大小的粪便块，放置于载玻片的生理盐水中均匀涂抹，涂片的厚度以透过玻片可隐约辨认书上的字迹为宜。一般通过低倍镜进行检查，如需用高倍镜观察，应加盖玻片。虫卵与粪便中的其他异物应注意鉴别。虫卵一般具有规则形状和特定大小，卵壳表面光滑整齐，具固有色泽，虫卵内有卵细胞或幼虫。

（2）注意事项：该法多用以检查蠕虫卵、原虫包囊、卵囊和滋养体。操作简便，连续作 3 次涂片，可提高检出率。粪便不能混有尿液、污水、泥土或药物等，不要从粪坑或野外地面采集粪便，会影响检查结果。盛粪便的容器要干净、保持干燥，若无专用容器，可用洁净的塑料盒、纸盒或油纸等替代。容器外要贴标签纸，注明编号或受检者姓名等。采集的粪便要足量，一般为 5~10 g。为得到准确的检查结果，粪便必须新鲜，送检时间一般不宜超过 24 h。如检查肠内原虫滋养体，最好立即检查，并注意保温保湿，有条件可暂存于 35~37℃保温箱。当天不能送检的标本需保存在 10℃左右。粪便的颜色和性状对于检测结果很重要，如粪便有脓血或黏液则应取该部分检查，否则，应随机选取粪便的不同部位取样检查。检查结束后，要将检查工具彻底消毒，剩余粪便应进行无害化处理。

2. 碘液染色（iodine stain）涂片法

（1）操作方法：滴 1 滴碘液于洁净的载玻片上，用牙签挑取绿豆大小的粪便块，放置于载玻片的碘液中均匀涂抹，涂片的厚度以透过玻片可隐约辨认书上的字迹为宜，盖上盖玻片。如碘液过多，可用吸水纸从盖玻片边缘，轻轻吸去渗出的液体。在高倍镜下寻找包囊，显微镜亮度应适当调高。若需同时检查活的滋养体，碘液染色涂片法可与直接涂片法相结合，即在直接涂片法的基础上，盖上盖玻片，从盖玻片的一侧用吸管加碘液半滴，让碘液自动渗入盖玻片下，涂片染色的一半查包囊；未染色的一半查活的滋养体，临床上常用这种方法进行检查。

碘液配方：碘化钾 4 g、碘 2 g、蒸馏水 100 mL。先将碘化钾完全溶于 80 mL 蒸馏水中，然后加碘和 20 mL 蒸馏水，待完全溶解后，将配好的碘液倒入棕色瓶中备用。

（2）注意事项：该法只适用于检查原虫包囊，碘染后包囊呈浅棕黄色或黄色，糖原泡为棕红色，囊壁、核仁和拟染色体均不着色。碘液和粪便的量要适当，否则影响检查结果。

3. 铁苏木素染色（iron hematoxylin stain）法

（1）操作方法：用牙签挑取绿豆大小的粪便块，按一个方向在洁净载玻片上涂成粪薄膜，立即置入60℃肖丁固定液固定 2 min；依次将玻片放入碘酒、70% 乙醇、50% 乙醇中各固定 2 min，用自来水和蒸馏水各洗 1 次；放入 40℃ 2% 铁明矾溶液 2 min，流水冲洗 2 min；放入 40℃ 0.5% 苏木素溶液染色 5 ～ 10 min，流水冲洗 2 min；放入冷 2% 铁明矾溶液褪色 2 min，然后将湿玻片在显微镜下观察退色效果，退色到核膜和核仁清晰为止，然后流水冲洗 15 ～ 20 min；直至标本呈现蓝色，再用蒸馏水洗 1 次，依次在 50%、70%、80%、90%（2 次）乙醇中逐级脱水各 2 min；二甲苯透明 3 ～ 5 min，最后用中性树胶封片。

（2）注意事项：该法主要应用于阿米巴和蓝氏贾第鞭毛虫的滋养体和包囊的鉴定。染色后，虫体细胞质呈灰褐色，而胞核、包囊内的拟染色体呈黑色，糖原泡则被溶解呈空泡状。

4. 金胺-酚改良抗酸染色法

（1）操作方法：先用金胺-酚染色，再用改良抗酸染色法复染。

① 金胺-酚染色法：滴加 1 g/L 金胺-酚染色液（金胺 0.1 g，苯酚 5.0 g，蒸馏水 100 mL）于干燥的粪膜上，染色 10 ～ 15 min 后水洗；滴加 3% 盐酸酒精（盐酸 3 mL，95% 酒精 97 mL），1 min 后水洗；滴加 5 g/L 高锰酸钾液（高锰酸钾 0.5 g，蒸馏水 100 mL），1 min 后水洗，待干；置于荧光显微镜检查，在低倍荧光镜下卵囊为一圆形小亮点，发出乳白色荧光。高倍镜下卵囊呈乳白或略带绿色，卵囊壁为一薄层，多数卵囊周围深染，中央淡染，呈环状。核深染，结构偏位，有些卵囊全部为深染。但有些标本可出现非特异的荧光颗粒，应注意鉴别。

② 改良抗酸染色法：滴加苯酚复红染色液（碱性复红 4 g，95% 乙醇 20 mL，苯酚 8 mL，蒸馏水 100 mL）于粪膜上，2 ～ 10 min 后水洗；滴加 10% 硫酸溶液（纯硫酸 10 mL，蒸馏水 90 mL，边搅拌边将硫酸慢慢倒入蒸馏水中），1 ～ 10 min 后水洗；滴加 20 g/L 孔雀绿液（20 g/L 孔雀绿原液 1 mL，蒸馏水 9 mL），1 min 后水洗，待干；置显微镜下进行观察。经染色后，卵囊为玫瑰红色，呈现圆形或椭圆形，背景为绿色。4 个子孢子呈月牙形。其他非特异颗粒则染成蓝黑色，容易与卵囊区分。如果染色和脱色时间短，卵囊内子孢子边界不清晰，需要相应延长染色和脱色的时间。

（2）注意事项：该法是检查隐孢子虫卵囊的较优方法，对于新鲜粪便或经 10% 甲醛固定保存（4℃，1个月内）的含卵囊粪便都可用此法进行检查。染色过程是先用金胺-酚染色，再用改良抗酸染色法复染。观察金胺-酚染色效果理论上要求用荧光显微镜，不具备荧光显微镜的实验室，亦可用上述方法染色后，在光镜的低、高倍镜下过筛检查，发现小红点再用油镜观察，可提高检出速度和准确性。

（二）定量透明厚涂片法（改良加藤法，modified Kato's thick smear）

1. 操作方法　将玻璃纸剪成 22 mm×30 mm 大小的长方形，浸于甘油-孔雀绿溶液（纯甘油 100 mL、水 100 mL 和 3% 孔雀绿 1 mL 的水溶液）中，至少浸泡 24 h，至玻璃纸呈现绿色。聚苯乙烯定量板的准备（图 17 - 1）：取大小为 40 mm×30 mm×1 mm，其上模孔为一长圆孔，大小为 4 mm×3 mm×1 mm 的聚苯乙烯定量板一块。模孔两端呈半圆形，可容的平均粪便量为 41.7 mg。将大小为 5 cm×5 cm、80 ～ 100 目（网孔直径约150 μm）的尼龙网覆盖在粪便上，用刮片轻轻压着筛网刮取粪便样本，将刮取的粪便样本置于载玻片上的定量板模孔内，用一手的两指压住定量板的两端，将刮片上的粪便填满模孔，刮去多余的粪便。小心掀起定量板，载玻片上留下一个长圆形粪便块，然后在粪便块上覆盖浸透甘油-孔雀绿溶液的玻璃纸条，展平后加压，让粪便在玻璃纸下铺成长椭圆形。放入 30 ～ 36℃温箱中孵育 30 min 或 25℃环境孵育 60 min，等粪膜透明后置显微镜下计数。

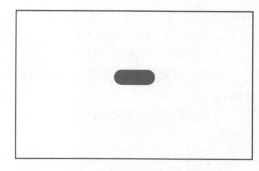

图 17 - 1　聚苯乙烯定量板

2. **注意事项** 该法粪膜透明时间和温度的控制参照定量透明厚涂片法。待粪膜透明后，镜检时需将载玻片上的全部虫卵进行计数。该法主要运用于各种蠕虫卵的检查和计数。既能定性也能定量计算每克粪便虫卵数（eggs per gram，EPG），估算患者感染蠕虫的数量。在大规模流行病学调查中，EPG＝每张载玻片虫卵总数×24；在小范围调查或药物疗效考核中，EPG＝每张载玻片虫卵总数×24×粪便性状系数（成形便系数为1，半成形便系数为1.5，软便系数为2，粥样便系数为3，水泄样便系数为4）。因为儿童粪便总量比成人少，导致儿童每单位体积粪便内含虫卵数比成人多，所以应以成人为标准，按比例减少，即儿童的EPG需按年龄乘以相应系数（1~2岁的乘以0.25，3~4岁的乘以0.50，5~10岁的乘以0.75，11岁以上同成人）。

根据每克粪便虫卵数、每条蠕虫雌虫产卵数（表17-1）可估算出人体内蠕虫感染量。

表17-1 常见蠕虫每条雌虫每日产卵数

虫　名	产卵数/日/条（平均数）	
华支睾吸虫	1 600~4 000（2 400）	
布氏姜片虫	15 000~48 000（25 000）	
卫氏并殖吸虫	10 000~20 000	
日本血吸虫	1 000~3 500	
链状带绦虫	30 000~50 000/孕节	
肥胖带绦虫	97 000~124 000/孕节	
十二指肠钩口线虫	10 000~30 000（24 000）	
美洲板口线虫	5 000~10 000（9 000）	
似蚓蛔线虫	234 000~245 000（240 000）	
毛首鞭形线虫	1 000~7 000（2 000）	

（三）浓集法

1. **重力沉淀法（gravity sedimentation method）** 即自然沉淀法，该法主要用于蠕虫卵的检查。

（1）操作方法：取粪便20~30 g，加水搅匀制成混悬液，用金属筛（40~60目）或2~3层湿纱布过滤，加清水冲洗残渣后，再加清水至杯口3~5 cm处；过滤后的粪液在容器中静置25 min左右，缓慢倒去上层粪液，重新加满清水，以后每隔15~20 min换水1次，总共重复3~4次，直至上层液清晰为止。最后倒去上层液，用长吸管取沉渣作涂片镜检（图17-2）。

（2）注意事项：此法的优点是经水洗后粪渣沉淀清晰、易于检查，缺点是耗时费力，操作繁琐。采集粪便量不宜少于30 g。粪液沉淀时间要因被检寄生虫的不同而异，如检查原虫包囊，换水间隔时间宜延长至约6 h。血吸虫卵内毛蚴在室温高于15℃时易孵化，故用此法检查血吸虫卵时，沉淀时间不宜过长。

2. **离心沉淀法（centrifuge sedimentation method）**

（1）操作方法：将上述重力沉淀法中滤去粗渣的粪液装入离心管，在2 000 r/min转速下离心2 min，倒去上层液，加入清水，再离心，如此反复离心沉淀3~4次，直到上层液澄清为止，最后倒去上层液，取沉淀镜检。

（2）注意事项：离心后倒掉上层液时动作应轻柔，防止沉渣和上层液混合。该法省时、省力，适于临床检查。

3. **醛醚沉淀法（formalin-ether sedimentation method）**

（1）操作方法：取粪便1~2 g置于小容器内，加10~20 mL水搅拌均匀，将粪便混悬液经2层纱布或

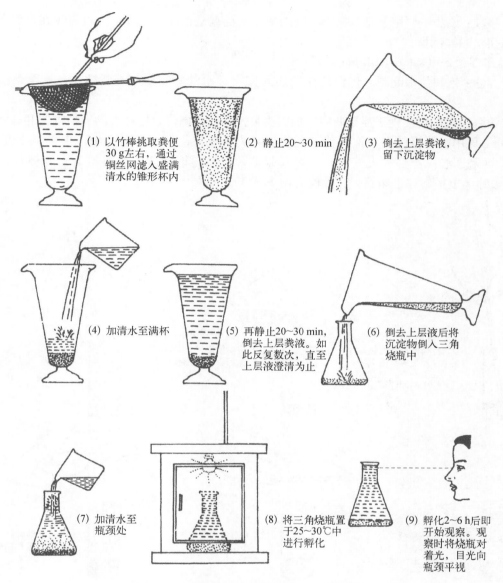

图17－2　粪便自然沉淀法和毛蚴孵化法示意图

（1）以竹棒挑取粪便30 g左右，通过铜丝网滤入盛满清水的锥形杯内

（2）静止20~30 min

（3）倒去上层粪液，留下沉淀物

（4）加清水至满杯

（5）再静止20~30 min，倒去上层粪液。如此反复数次，直至上层液澄清为止

（6）倒去上层液后将沉淀物倒入三角烧瓶中

（7）加清水至瓶颈处

（8）将三角烧瓶置于25~30℃中进行孵化

（9）孵化2~6 h后即开始观察。观察时将烧瓶对着光，目光向瓶颈平视

100 目金属筛网过滤，将过滤后的粪液倒入离心管，在 2 000 r/min 转速下离心 2 min。倒去上层粪液、保留沉渣，加 10 mL 水混匀，2 000 r/min 离心 2 min，倒掉上层液，加入 7 mL 10%甲醛，5 min 后加 3 mL 乙醚，塞紧管口并充分摇匀，取下管口塞，2 000 r/min 离心 2 min，即可见管内自上而下分为 4 层，分别是乙醚层、黄绿色粪渣层、甲醛层、微细粪渣层。倒去上面 3 层，取底层粪渣涂片镜检。如检查原虫包囊，可加卢戈液（碘 5 g，碘化钾 10 g，蒸馏水 100 mL）染色，加盖片镜检。

（2）注意事项：此法适用于含脂肪较多的粪便，浓聚效果好，能够保证蠕虫卵和原虫包囊形态的完整性，易于观察鉴别。但对于布氏嗜碘阿米巴、蓝氏贾第鞭毛虫包囊以及微小膜壳绦虫卵等的检查效果较差。

4. 尼龙袋集卵法

（1）操作方法：取 25 g 左右的粪便放入烧杯，加入适量水搅拌成混悬液，经 60 目金属筛网过滤后，倒入双层尼龙袋的内层，将套在一起的尼龙袋在清水中缓慢上下提动，清洗袋中粪液，或在自来水下缓缓冲洗，直到袋中流出清水为止。将内层尼龙袋提出，取下外层尼龙袋下端的金属夹，将外层尼龙袋内的全部粪渣洗入烧杯内，静置 15 min，倒掉上清液，取沉渣镜检。或将沉渣倒入三角烧瓶内，加适量清水，让血吸虫毛蚴孵化。

（2）注意事项：该法主要用于日本血吸虫卵的浓集，优点是虫卵丢失少，并可避免在自然沉淀过程中孵出的毛蚴在换水时被倒掉。

5. 饱和盐水浮聚法（saturated brine folatation）

（1）操作方法：饱和盐水配制，将食盐徐徐加入盛有沸水的容器内，不断搅动，直至食盐不再溶解为止。

用竹签取黄豆粒大的粪便置于浮聚瓶中，加入少量饱和盐水调匀，用稍大的容器加饱和盐水距浮聚瓶管口约 1 cm 处，再用吸管慢慢加入饱和盐水到液面略高于瓶口，但不溢出为止，在瓶口覆盖一载玻片，注意载玻片下须无气泡，若有较大气泡，应揭开载玻片，加满饱和盐水后再覆盖上载玻片，静置 15 ~ 20 min，将载玻片向上提起并迅速翻转，镜检（图 17 - 3）。

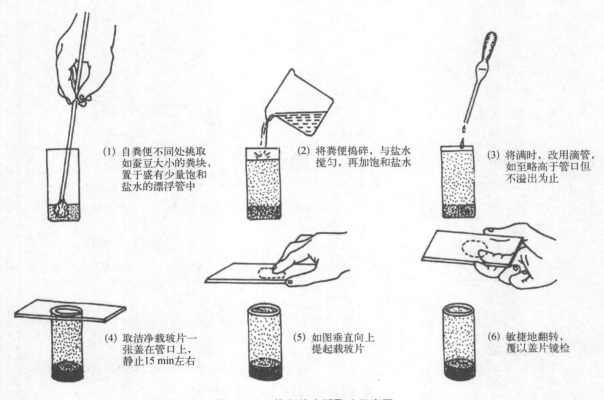

图 17 - 3　饱和盐水浮聚法示意图

（2）注意事项：该法用以检查比重较小的虫卵，尤其检查钩虫卵效果最好，也可检查带绦虫卵。注意载玻片必须经脱脂处理，如将载玻片在 95% 乙醇内浸泡 1 h，然后用干净棉布擦干。此外，载玻片下绝不能有较大气泡；粪液静置时间不宜太长，若超过 1~2 h，有的虫卵则可能会下沉；翻转载玻片要迅速。

6. 硫酸锌液离心浮聚法（zinc-sulfate centrifugal folatation）

（1）操作方法：取粪便约 1 g，加 10 mL 清水，充分搅碎，按离心沉淀法过滤，反复离心 3~4 次，至水清为止，最后倒弃上液，在沉渣中加入 33% 硫酸锌液（溶液比重为 1.18），调匀后再加硫酸锌溶液至距管口约 1 cm 处，离心 1 min，用金属环取表面的粪液置于载玻片上，加碘液 1 滴（查原虫包囊），镜检。

（2）注意事项：此法可用于检查原虫包囊，球虫卵囊和蠕虫卵。离心后应立即取标本镜检，若放置时间超过 1 h，包囊或虫卵会发生变形。用金属环取粪液时应轻轻接触液面，切勿搅动。

（四）肛门拭子法与透明胶纸法

1. 肛门拭子法（anal swab）

（1）操作方法：先将棉签浸泡在生理盐水中，使用时取出棉签挤去过多的盐水，用棉签在肛门周围擦拭，随后将棉签放入盛有饱和盐水的试管中。用力搅动充分后，迅速提起棉签在试管内壁挤干盐水后弃去，再加饱和盐水至管口处，覆盖载玻片，务使其接触液面，5 min 后取载玻片镜检。也可将擦拭肛周的棉签放在盛清水的试管中，经充分浸泡，在试管内壁挤去水分后弃去。试管静置 10 min，或经离心后倒去上液，取沉渣镜检。

（2）注意事项：该法主要用于检查蛲虫卵和牛带绦虫卵。检查蛲虫卵需在清晨大便前取材。

2. 透明胶纸法

（1）操作方法：剪取长约 6 cm 的透明胶纸，将其在粘擦肛门周围皱襞皮肤数次，取下胶纸，将有胶面平贴于玻片上，镜检。透明胶纸的粘胶阴影妨碍观察，可在胶面下加 1 滴二甲苯，压平胶面，可使视野清晰。

（2）注意事项：检查操作人员应戴上塑料或乳胶手套，注意防止感染；检查结束后要对手套、载玻片进行无害化处理。检查蛲虫卵需在清晨大便前取材。

（五）淘虫检查法

1. 操作方法　取患者服药后 24~72 h 的全部粪便，加水搅拌，用金属或尼龙筛（40 目）或 2 层纱布滤出粪渣，经水反复冲洗后，倒在盛有清水的大型玻皿内。检查混杂在粪渣中的较小虫体时应在玻皿下衬以黑纸。发现虫体后用镊子夹取或挑起，较小虫体可用毛笔挑起，放入玻皿保存。

2. 注意事项　该法常用于考核驱虫疗效，检查时要采集患者服药后 24~72 h 的全部粪便。

（六）绦虫孕节检查法

1. 操作方法　将绦虫孕节片用清水洗净，置于两载玻片之间，轻轻压平，对光观察内部结构，并根据子宫分支情况鉴定虫种。也可用注射器从孕节后端正中部插入子宫内，徐徐注射碳素墨汁或卡红，待子宫分支显现后，计数子宫分支。

2. 注意事项　检查操作人员应戴上塑料或乳胶手套，注意防止感染；检查结束后要对手套、载玻片进行无害化处理。应选择较小的注射器针头。

（七）毛蚴孵化法与促孵法

1. 操作方法

（1）孵化法：取粪便约 30 g，先经自然沉淀法浓集处理，将粪便沉渣倒入三角烧瓶，加清水至瓶口，在 20~30℃ 条件下经 4~6 h 孵化后，肉眼或放大镜观察，可见白色点状毛蚴在水面下作直线来回游动，必要时也可用吸管将毛蚴吸出镜检。如无毛蚴，每隔 4~6 h（24 h 内）观察一次。气温高时，毛蚴可在短时间内孵出，因此在夏季要用 1.2% 食盐水或冰水冲洗粪便，最后一次才改用室温清水。

（2）促孵法：将自然沉淀法处理后的粪便沉渣置于三角瓶内，不加水，或将粪渣置于吸水纸上，再放在 20~30℃ 温箱中过液。检查时，加清水 2 h 后就可见到孵出的毛蚴。此法毛蚴孵出时间较一致，数量也较多。

2. 注意事项　该法是据血吸虫卵内的毛蚴在适宜温度的清水中短时间内可孵出的特性而设计的，适用于早期血吸虫病患者的粪检。注意根据毛蚴的形状、颜色、运动方向、运动范围、运动速度等特征鉴别毛蚴与水中的原生动物。毛蚴的形状是针尖大、长椭圆形、大小一致；半透明、灰白色、有折光性；运动方向为直线的斜向及横向，孵化过久时会有摇摆或翻滚现象；运动范围一般在水面下 1~4 cm 处；运动迅速、均匀。

（八）钩蚴培养法

1. 操作方法　加蒸馏水或冷开水 1~2 mL 于洁净试管内，将滤纸剪成与试管等宽，但较试管稍长的 T 字形纸条，用铅笔书写受检者姓名或编号于横条部分。取粪便 0.2~0.4 g，均匀地涂抹在纸条的上部 2/3 处，再将纸条插入试管，下端浸泡在水中，以粪便不接触水面为度。在 20~30℃ 条件下培养。培养期间每天沿试管壁补充蒸馏水或冷开水，以保持水面位置。3 天后肉眼或放大镜检查试管底部水面。钩蚴在水中常作蛇形游动，虫体透明。如未发现钩蚴，应继续培养观察至第 5 天。气温太低时可将培养管放入温水（30℃左右）中数分钟后，再行检查，效果较好（图 17 − 4）。

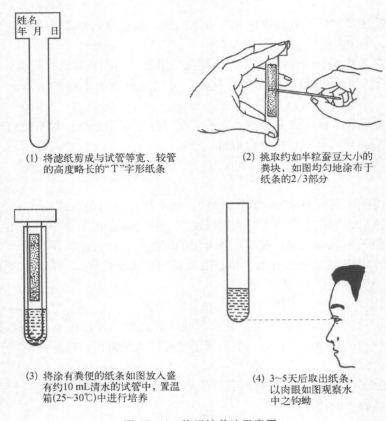

(1) 将滤纸剪成与试管等宽、较管的高度略长的"T"字形纸条

(2) 挑取约如半粒蚕豆大小的粪块，如图均匀地涂布于纸条的 2/3 部分

(3) 将涂有粪便的纸条如图放入盛有约 10 mL 清水的试管中，置温箱(25~30℃)中进行培养

(4) 3~5 天后取出纸条，以肉眼如图观察水中之钩蚴

图 17 − 4 钩蚴培养法示意图

2. **注意事项** 注意不要让滤纸上粪便掉入水中；滤纸要用剪刀剪，不要用刀裁，以免滤纸纤维落入水中与钩蚴混淆；为了使滤纸上的钩蚴向下移动进水中，可将试管置于 40~45℃ 温水浴 20 min，可提高检出率。此外，操作中注意防止感染，用过的试管和滤纸要置于沸水内杀灭钩蚴。

该法是根据钩虫卵在适宜条件下可在短时间内孵出幼虫的原理设计的，亦可用于分离人体肠道内各种阿米巴滋养体及人毛滴虫滋养体，且能提高检出率，但每管粪便量应为 1.0 g，适宜温度为 25~30℃，培养时间为 2~4 天，为了及时发现致病原虫，可在培养 48 h 后镜检。

二、体液检查

（一）血液检查

1. **厚（薄）血膜染色法**

（1）操作方法

1）吉姆萨染液配制：吉姆萨染剂粉 1 g，甲醇 50 mL 纯甘油 50 mL。将吉姆萨染粉置于研钵中（最好用玛瑙研钵），加少量甘油充分研磨，加甘油再磨，直至 50 mL 甘油加完为止，倒入棕色玻瓶中。然后分几次用少量甲醇冲洗钵中的甘油染粉，倒入玻瓶，直至 50 mL 甲醇用完为止，塞紧瓶塞，充分摇匀，放入 65℃ 温箱内 24 h 或室温内 1 周后过滤，备用。

2）瑞氏染液配制：瑞氏染剂粉 0.1~0.5 g，甲醇 97 mL，甘油 3 mL。将瑞氏染剂加入甘油中充分研磨，然后加入少量甲醇，研磨后倒入瓶内，再分几次用甲醇冲洗研钵中的甘油溶液，倒入瓶内，直至用完为止，摇匀，24 h 后过滤待用。一般在 1、2 周后再过滤。

3）血膜制作：① 取血与涂片。用 75% 酒精棉球消毒耳垂，待干后用左手拇指与食指捏着耳垂下方，并使耳垂下侧方皮肤绷紧，右手持取血针、刺破皮肤，挤出血滴。薄、厚血膜可涂制在同 1 张玻片上，但注意要用蜡笔画线分开薄、厚血膜。② 薄血膜制片。在载玻片 1/3 与 2/3 交界处蘸血 1 小滴，以一端缘光滑的载片为推片，将推片的一端置于血滴之前，待血液沿推片端缘扩散后，自右向左推成薄血膜。操作时两载玻片间的角度为 30°~45°，推动速度适宜。理想的薄血膜，应是 1 层均匀分布的血细胞，血细胞间无空隙且涂血膜末端呈扫帚状。③ 厚血膜制片。载玻片的另一端（右）1/3 处蘸血 1 小滴（约 10 mm³），以推片的一角，将血滴自内向外作螺旋形摊开，使之成为直径 0.8~1.0 cm，厚薄均匀的厚血膜。厚血膜为多层血细胞的重叠，约等于 20 倍薄血膜的厚度（图 17-5）。

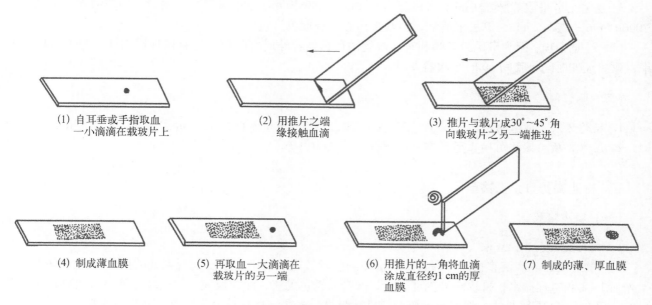

(1) 自耳垂或手指取血一小滴滴在载玻片上

(2) 用推片之端缘接触血滴

(3) 推片与载片成 30°~45° 角向载玻片之另一端推进

(4) 制成薄血膜

(5) 再取血一大滴滴在载玻片的另一端

(6) 用推片的一角将血滴涂成直径约 1 cm 的厚血膜

(7) 制成的薄、厚血膜

图 17-5 厚、薄血膜制作步骤示意图

4）固定：血片必须充分晾干，否则染色时容易脱落。固定时用小玻棒蘸甲醇或无水乙醇在薄血膜上轻轻抹过。如薄、厚血膜在同一玻片上，须注意切勿将固定液带到厚血膜上，因厚血膜固定之前必须先进行溶血。可用滴管滴水于厚血膜上，待血膜呈灰白色时，将水倒去，晾干。

5）染色：在稀释各种染液和冲洗血膜时，如用缓冲液则染色效果更佳。缓冲液的配制（略）。常用的染色方法有吉姆萨染色法、瑞氏染色法。① 吉姆萨染色法：用 pH 7.0~7.2 的缓冲液，将吉姆萨染液稀释；比例为 15~20 份缓冲液加 1 份吉姆萨染液。用蜡笔画出染色范围，将稀释的吉姆萨染液滴于已固定的薄、厚血膜上，染色 30 min，室温，再用上述缓冲液冲洗。血片晾干后镜检。② 快速吉姆萨染色法：吉姆萨染液 1 mL，加缓冲液 5 mL，如前法染色 5 min 后用缓冲液冲洗，晾干后镜检。③ 瑞氏染色法：瑞氏染液含甲醇，薄血膜不需先固定；而厚血膜则需先经溶血，待血膜干后才能染色。染色前先将溶过血的厚血膜和薄血膜一起用蜡笔画好染色范围，以防滴加染液时四溢。滴瑞氏染液使覆盖全部厚、薄血膜上，30~60 s 后用滴管加等量的蒸馏水，轻轻摇动载玻片，使蒸馏水和染液混合均匀，此时出现一层灿铜色浮膜（染色），3~5 min 后用水缓慢地从玻片一端冲洗（注意勿先倒去染液或直对血膜冲洗），晾干后镜检。

（2）注意事项：吉姆萨染色法的染色效果良好，血膜褪色较慢，保存时间较久，但染色需时较长。瑞氏染色法操作简便，适用于临床诊断，但甲醇蒸发甚快，掌握不当时易在血片上发生染液沉淀，并较易褪色，保存时间不长。多用于临时性检验。

附厚血膜检查微丝蚴：厚血膜的制作、溶血、固定与吉姆萨液染色同疟原虫。但需取血 3 滴，也可用德氏（Delafieid）苏木素染色法染色。该染液的配制方法：苏木素 1 g 溶于无水乙醇或 95% 乙醇 10 mL 中，加饱和硫酸铝铵（8%~10%）100 mL，倒入棕色瓶中，瓶口用两层纱布扎紧，在阳光下氧化 2~4 周，过滤，加甘油 25 mL 和甲醇 25 mL，用时稀释 10 倍左右。染色方法：已溶血、固定的厚血膜在德氏苏木素液内染 10~15 min，在 1% 酸酒精中分色 1~2 min，用蒸馏水洗涤 1~5 min，至血膜呈蓝色，再用 1% 伊红染色 0.5~1 min，用水洗涤 2~5 min，晾干后镜检。

2. 离心浓集法检查微丝蚴

（1）操作方法

1）方法一：采取静脉血 1~3 mL，肝素抗凝，加 9 倍的蒸馏水溶血，离心沉淀，吸取沉渣镜检。

2）方法二：在离心管内加蒸馏水半管，加血液 10~12 滴，再加生理盐水混匀，3 000 r/min，离心 3 min，吸取沉渣镜检。

3）方法三：采取静脉血 1 mL，加入盛有 0.1 mL 3.8% 枸橼酸钠的试管内，摇匀，加蒸馏水 9 mL 溶血，3 000 r/min，离心 2 min，倒去上清液，加水再离心，吸取沉渣镜检。

（2）注意事项：因为班氏微丝蚴和马来微丝蚴在感染者外周血的数量具有夜现周期性，为了提高检出率，取血最佳时间是晚间 10 时至次晨 2 时。

（二）脑脊液检查

1. 操作方法 取脑脊液 2 mL，加入离心管，以 2 000 r/min 离心 5 min，弃去上液，取沉淀镜检。

2. 注意事项 该法可检查弓形虫、广州管圆线虫幼虫等。

三、排泄物和分泌物检查

（一）痰液检查

1. 痰液直接涂片检查法

（1）操作方法：痰液直接涂片检查肺吸虫卵。患者晨起后，用力咳出气管深处的痰液。在洁净载玻片上先加 1~2 滴生理盐水，挑取痰液少许，最好选带铁锈色的痰，涂成痰膜，加盖玻片镜检。如未发现肺吸虫卵，但有夏科-雷登晶体，提示患者可能感染肺吸虫，多次涂片检查为阴性者，可改用浓集法。

痰液直接涂片检查溶组织内阿米巴大滋养体。取新鲜痰液涂片，按上述方法进行检查。高倍镜观察，可见其伸出伪足并作定向运动。

（2）注意事项：痰液及肺部病变抽出液中可能查见肺吸虫卵、溶组织内阿米巴滋养体、棘球蚴原头蚴、粪类圆线虫幼虫、蛔蚴、钩蚴、尘螨等。

2. 痰液消化沉淀检查法（浓集法）

1）操作方法：收集患者 24 h 痰液，置于玻璃杯中，加入等量 10% NaOH 溶液，用玻棒搅匀后，放入 37℃ 温箱内，数小时后痰液消化成稀液状。分装稀液于数个离心管内，以 1 500 r/min 离心 5~10 min，倒去上清液，取沉渣涂片检查。

2）注意事项：肺吸虫卵疑似患者若直接涂片法检查为阴性，该法可以提高检出率。棘球蚴原头蚴、粪类圆线虫幼虫、蛔蚴、钩蚴、尘螨等宜用该法检查。

（二）尿液检查

1. 操作方法 收集患者尿液，装入离心管，以 2 000 r/min 离心 5~10 min，弃去上清液，吸取底部尿液镜检。

2. 注意事项 乳糜尿需加等量乙醚，用力振荡，使脂肪溶于乙醚，然后吸去脂肪层，离心镜检。

（三）十二指肠液检查

1. 十二指肠引流液检查法

（1）操作方法：用十二指肠引流管抽取十二指肠液及胆汁，可将各部分十二指肠引流液滴于载玻片上，加盖玻片后直接镜检。为提高寄生虫检出率，常将各部分引流液加生理盐水稀释搅匀后，分装离心管，以2 000 r/min离心5~10 min，吸取沉渣涂片镜检。如引流液过于黏稠，应先加10% NaOH消化后再离心，吸取沉渣镜检。

（2）注意事项：该法可检查蓝氏贾第鞭毛虫滋养体、华支睾吸虫卵、肝片形吸血卵和布氏姜片虫卵等；急性阿米巴肝脓肿患者偶在胆汁中发现大滋养体。引流液中的蓝氏贾第鞭毛虫滋养体常附着在黏液小块上，或虫体聚集成絮片状物。肝片形吸虫卵与姜片虫卵不易鉴别，但前者可出现于胆汁；而后者只见于十二指肠液中。

2. 十二指肠液肠检胶囊法　操作方法：将尼龙线（成人线长140 cm，儿童线长90 cm）装入一粒药用胶囊，尼龙线的一端经胶囊一端的小孔引出。嘱待检者禁食后吞下该胶囊，但尼龙线的囊外端须固定在待检者的牙齿上或口外侧。吞下的胶囊在胃内溶解，尼龙线便自行松开、伸展，随胃肠蠕动到十二指肠或空肠，经12 h后缓慢拉出尼龙线，刮取线上的黏附物，涂片镜检。该法主要用于检查蓝氏贾第鞭毛虫滋养体。

（四）阴道分泌物检查

1. 操作方法

（1）直接涂片法：用消毒棉签在受检查者阴道后穹窿、子宫颈及阴道壁上取分泌物，然后在滴有1~2滴生理盐水的载玻片上作涂片镜检，可发现活动的虫体。

（2）悬滴法：取阴道分泌物置于周围涂抹一薄层凡士林盖片上的生理盐水中，翻转盖片，小心覆盖在具凹孔的载玻片上，稍用力使两片黏合，液滴悬于盖片下面，镜检。

2. 注意事项　该法主要用于检查阴道毛滴虫。天气寒冷时，涂片应注意保温。

（五）前列腺液检查法

1. 操作方法　用前列腺按摩法取前列腺液少许，滴加于载玻片上，加1滴生理盐水，加盖玻片，镜检。

2. 注意事项　该法主要用于检查男性泌尿生殖道的阴道毛滴虫。天气寒冷时，涂片应注意保温。

（六）鞘膜积液内微丝蚴检查

1. 操作方法　阴囊皮肤经碘酒消毒后，用注射器抽取鞘膜积液作直接涂片检查，也可加适量生理盐水稀释离心，取沉渣涂片，染色镜检。

2. 注意事项　该法主要检查鞘膜积液内的班氏微丝蚴。

四、活组织检查

（一）骨髓检查

1. 操作方法　骨髓穿刺一般常选髂骨穿刺，患者侧卧，露出髂骨部位。视年龄大小，选用17~20号带有针芯的干燥无菌穿刺针，从髂骨前上棘后约1 cm处刺入皮下，当针尖触及骨面时，再慢慢地钻入骨内0.5~1.0 cm，即可拔出针芯，接上2 mL的干燥注射器，抽取骨髓液。取少许骨髓液作涂片，甲醇固定，按薄血膜染色法染色，镜检。

2. 注意事项　骨髓穿刺主要用于检查杜氏利什曼原虫，其检出率高于淋巴结穿刺。

（二）淋巴结检查

1. 操作方法　检查利什曼原虫方法：一般选腹股沟部，先将局部皮肤消毒，用左手拇指和食指捏住淋巴结，右手取干燥无菌的6号针头刺入淋巴结，此时淋巴结组织液自能进入针内。稍等片刻，拔出针头，将针头内少量的淋巴结组织液滴于载玻片上作涂片，染色后镜检。也可用摘除的淋巴结的切面作涂片，染色后镜检。检查丝虫成虫方法：可用注射器从可疑的淋巴结节中抽取成虫，或剖检摘除的结节寻找成虫，也可作病理组织切片检查。

2. 注意事项　从淋巴结可检查到利什曼原虫、弓形虫、锥虫、班氏丝虫和马来丝虫成虫等。淋巴结穿刺法检查利什曼原虫的检出率低于骨髓穿刺，但方法简便、安全。

（三）肌肉检查

1. 操作方法　检查旋毛虫幼虫方法：用外科手术从患者的腓肠肌或肱二头肌或股二头肌取米粒大的肌肉块，置于载玻片上，加50%甘油滴盖上另一载玻片，均匀用力压紧，低倍镜下观察。取下肌肉须立即检查，否则幼虫变得模糊，不易检查。

检查猪囊尾蚴方法：摘取肌肉内的结节，剥除外层纤维被膜，在2张载玻片间压平、镜检。也可经组织固定后作切片染色检查。

2. 注意事项　检查猪囊尾蚴方法也可用于检查肌肉内的肺吸虫幼虫、曼氏裂头蚴等蠕虫幼虫。

（四）皮肤及皮下组织检查

1. 操作方法

（1）检查蠕虫幼虫方法：肺吸虫幼虫、猪囊尾蚴、曼氏裂头蚴等蠕虫幼虫可以寄生在人体皮下形成结节或包块，可用手术刀切开肿块，检获虫体，直接观察或制片后鉴定。

（2）检查利什曼原虫方法：选择疑似皮肤型黑热病患者丘疹和结节等皮损较明显处作局部消毒，用干燥灭菌的注射器刺破皮损处，抽取组织液作涂片；或用消毒的锋利小剪刀，从皮损表面剪取一小片皮肤组织，以切面作涂片；也可用无菌解剖刀切一小口，刮取皮肤组织作涂片。以上涂片均用瑞氏或吉姆萨染液染色。如涂片未见原虫，可割取小丘疹或结节，固定后作组织切片染色检查。

（3）检查疥螨方法：用消毒针尖挑破皮下隧道尽端，取出疥螨，镜检。也可用消毒的手术刀片蘸取无菌液状石蜡滴在丘疹表面，平行刮取丘疹处的角质，移至载玻片上的液状石蜡滴内，加盖玻片，镜检。

（4）检查蠕形螨方法：取长约5 cm的透明胶纸于夜晚睡前贴在鼻、额等处，次晨揭下胶纸，贴在载玻片上，镜检。也可用痤疮压迫器、弯镊子等刮压皮肤，取皮脂腺分泌物置于载玻片上，镜检。

2. 注意事项　皮肤及皮下可能感染蠕虫幼虫、疥螨、蠕形螨、利什曼原虫等，应针对不同寄生虫采取适当的检查方法。

（五）结肠与直肠黏膜检查

1. 操作方法

（1）检查日本血吸虫卵方法：用直肠镜自直肠取米粒大小的黏膜一块，经水洗后，放在载玻片上，用另一张载玻片盖上，轻轻压平，镜检。

（2）检查溶组织阿米巴方法：用乙状结肠镜观察溃疡形状，自溃疡边缘或深层刮取溃疡组织，置于载玻片上，加少量生理盐水，盖上盖玻片，轻轻压平，立即镜检。也可取出一小块病变的黏膜组织，固定切片，染色后检查。

2. 注意事项　用直肠镜从直肠黏膜病变组织内可查见日本血吸虫卵及溶组织阿米巴滋养体。检查到的血吸虫卵应做活虫卵与近期变性虫卵、死虫卵（钙化卵）的鉴别（表17-2）。

表17-2　血吸虫卵的鉴别

活　虫　卵	近期变性虫卵	死虫卵（钙化卵）
淡黄色、黄褐色	灰白色	灰褐色、棕红色
卵壳较薄	卵壳薄而不均匀	卵壳厚而不均匀

续表

活　虫　卵	近期变性虫卵	死虫卵（钙化卵）
轮廓清晰	轮廓清晰	轮廓不清晰
卵黄细胞、毛蚴	黑色小点、折光颗粒、萎缩的毛蚴	两极有密集的黑点、含网状结构或块状结构

五、体外培养法

（一）溶组织内阿米巴的培养

1. 操作方法

（1）营养琼脂培养基的配置方法：配制液相部分（氯化钠 8 g，氯化钾 0.2 g，氯化钙 0.2 g，氯化镁 0.01 g，磷酸氢二钠 2 g，磷酸氢二钾 0.3 g，双蒸水 1 000 mL）时，氯化钾和氯化钙各加少量双蒸水分别装瓶，高压灭菌冷却后，再合并在一起。固相部分（牛肉膏 3 g，蛋白胨 5 g，琼脂 15 g，氯化钠 8 g，双蒸水 1 000 mL）的各组分经沸水浴 2~3 h 完全溶解后，趁热分装 5 mL 到试管中加胶塞，121℃、20 min 高压灭菌后，将试管放置成斜面，冷却后放入 4℃备用。使用前每管加液相部分 4.5 mL，灭活胎牛血清 0.5 mL，米粉 20 mg，青链霉素各 1 000 U/mL。

（2）洛克鸡蛋清培养基的配置方法：氯化钠 9.0 g，氯化钙 0.2 g，氯化钾 0.4 g，碳酸氢钠 0.2 g，葡萄糖 2.5 g，双蒸水 1 000 mL，110℃、15 min 高压灭菌。鸡蛋先用肥皂水洗干净，再用 70% 酒精消毒后破壳，将蛋黄和蛋清倒入装有 70 mL 洛克液的烧瓶内，加玻璃珠充分振荡摇匀，每个消毒试管分装 5 mL，将试管倾斜并加热至 70℃，使试管内培养液凝固为斜面，第二天，121℃、20 min 高压灭菌使用前每管加洛克液 4.5 mL，马血清 0.5 mL，无菌米粉 20 mg，青链霉素各 1 000 U/mL。

（3）取新鲜粪便 0.5~1 mL，直接接种于试管内与营养琼脂培养基或洛克鸡蛋清培养基混匀，放入 37℃温箱中培养 24 h、48 h、72 h 后，分别取培养液中的混浊部分涂片镜检，如有虫体被查见即可确诊。

2. 注意事项　营养琼脂培养基固相部分沸水浴溶解后，如有残渣，需经 4 层纱布过滤。接种前加入的米粉，需 180℃烤箱消毒 3 次。

（二）杜氏利什曼原虫的培养

1. 操作方法

（1）三恩培养基（Novy McNeal Nicolle culture medium）的配置方法：将琼脂 14 g、氯化钠 6 g、加入 900 mL 双蒸水中，加热溶解后分装至试管中，每管 3~5 mL，加胶塞塞紧管口，121℃、20 min 高压灭菌，冷却至 48℃时，每管加入培养基 1/3 量的新鲜无菌脱纤兔血，混匀后冷却成斜面，每管加入洛克液 2~3 mL，用胶塞将试管口塞紧，放入 37℃恒温箱中培养 24 h，点样涂片镜检证明无菌后置于 4℃冰箱备用。接种前加青链霉素各 1 000 U/mL。

（2）将骨髓液、淋巴结穿刺液加入三恩培养基试管中，放入 25~27℃人工气候箱中培养 5~7 天后点样涂片镜检，如有运动活泼的前鞭毛体即为阳性。

2. 注意事项　如果在三恩培养基中培养 5~7 天后，点样涂片镜检后若没发现前鞭毛体，继续培养 2~3 周后再检查，若还是阴性结果，则需转种培养 1 个月后再点样涂片镜检。

（三）阴道毛滴虫的培养

1. 操作方法

（1）肝浸汤培养基的配置方法：将 15 g 左右的兔或牛肝脏洗净研碎，加双蒸水 100 mL，混匀后放入 4℃冰箱中 24~48 h 后，加热煮沸 30 min，4 层纱布过滤，补足蒸发的水，得到清亮的肝浸液。在肝浸液中加入蛋白胨 2 g，麦芽糖 1 g，氯化钠 0.5 g，半胱氨酸盐 0.2 g，溶解后调整 pH 至 5.6~5.8，高压灭菌后放入 4℃ 冰箱备用。接种前加灭活胎牛血清、青链霉素各 1 000 U/mL。

（2）取阴道分泌物接种于肝浸汤培养基中，放入 37℃恒温培养箱中培养，48 h~72 h 后点样涂片镜检。

2. 注意事项　此法适用于阴道毛滴虫的检查。

六、动物接种培养法

1. 操作方法

（1）杜氏利什曼原虫动物接种法：取受检者骨髓液、淋巴结穿刺液加入适量生理盐水稀释后，取 0.5 mL 接种于金地鼠等易感动物腹腔内，1~2 个月后将动物安乐死，取肝、脾印片染色镜检，或将肝、脾匀浆后进行体外培养。

（2）刚地弓形虫动物接种法：取受检者体液、脑髓液或淋巴结组织悬液 0.5 mL，注入 BALB/C 小鼠等易感动物腹腔内，3~4 周抽取小鼠腹腔液涂片染色镜检，若检查结果为阴性，可取此鼠肝、脾、脑等组织匀浆，加入适量生理盐水后，再进行第二次接种。如检查结果仍为阴性，可按上述方法进行 3~5 次接种后再检查。

2. 注意事项　动物接种是用寄生虫感染实验动物，使虫体在该动物体内生存或繁殖，这是寄生虫病实验诊断的方法之一。

（郑之琬　李　浇）

第二节　免疫学诊断技术

病原学检查技术虽有其自身的优点，但对早期感染、隐形感染、晚期感染和未治愈的患者常常出现漏诊的情况。免疫学检查是临床诊断寄生虫病的一种重要的辅助诊断方法，能够弥补病原学诊断技术的不足。随着抗原纯化技术的进步、诊断准确性的提高以及标准化的建立，免疫学检查方法已广泛应用于寄生虫病的临床诊断、疗效考核以及流行病学调查。另外，在寄生虫病疫情监测中，免疫学诊断具有较大的应用价值。根据不同的检测原理将免疫学检查方法主要分为皮内试验、抗体检测和抗原检测等方法。常用的寄生虫病免疫诊断为检测血清抗体的方法，故又称为血清学诊断（serodiagnosis）。

一、常规免疫学诊断技术

（一）皮内试验

1. 原理　皮内试验（intradermal test，ID）是利用宿主机体变态反应，通过局部皮肤的表现来检测以前是否感染。如受检者曾感染过某种寄生虫，则其体内存在相应的抗体 IgE。当受检者皮内注入少量的该种寄生虫抗原时，抗原即与皮下肥大细胞表面的相应受体结合，致使机体的纤维蛋白酶、磷脂酶等被激活，导致蛋白质和脂类分解，从而释放出组织胺、五羟色胺和激酶等生物活性物质，在宿主局部皮肤引起毛细血管扩张、血管通透性增高和细胞浸润等，局部皮肤出现红肿现象，即为阳性反应。如受检者未曾感染过该寄生虫，则在皮内注射该种寄生虫抗原后不会引起局部红肿现象，即为阴性反应。皮内试验主要用于蠕虫感染的检测，如血吸虫、肺吸虫、华支睾吸虫、丝虫、包虫等。阳性率较高，但有假阳性，且交叉反应较普遍。此外，阳性反应或抗体在体内可持续较长时间，因此不适合作为疗效考核，可作为一种初筛检查。

2. 注意事项　做皮内试验时，要注意无菌操作，选取 1 mL 注射器。抗原若未注入皮内，则必须另选部位重新注射。如抗原液出现絮状混浊，不能再使用。

（二）间接血凝试验

1. 原理　间接血凝试验（indirect hemagglutination test，IHA）是以红细胞作为可溶性抗原的载体并使之致敏。致敏的红细胞与特异性抗体结合而产生凝集现象，抗原、抗体之间的特异性反应可通过此法进行验证。常用的红细胞为绵羊或 O 型血红细胞。IHA 操作简单，特异性和敏感性均比较强，适合多种寄生虫病的辅助诊断和现场流行病学调查。

2. 注意事项　新鲜红细胞能吸附多糖类抗原，但吸附蛋白质抗原或抗体的能力较差。致敏的新鲜红细胞保存时间短，易变脆、易溶血、易污染，使用时间不宜超过 3 天。醛化红细胞常用的醛类有甲醛、戊二醛、丙酮醛等。红细胞经醛化后体积略有增大，两面突起呈圆盘状，使用两种不同醛类处理红细胞效果更佳。致敏用的抗原或抗体纯度高，并且具有良好的免疫活性。

（三）间接荧光抗体试验

1. 原理　间接荧光抗体试验（indirect fluorescent antibody test，IFAT）是用荧光素标记二抗，利用抗原抗体反应的原理，既能检查抗原又能检查抗体。检测未知抗原时，先用已知未标记的特异抗体（一抗）与抗原样本进行反应，再用标记的二抗与抗原样本反应，形成抗原-抗体复合物。荧光效率高，标记后衰减不明显，荧光色泽与背景色泽对比鲜明，且标记后能保持生物学活性和免疫活性。此法敏感性、特异性和重复性都较好，可用于寄生虫病的快速诊断、流行病学调查和疫情监测，还可用于组织切片中抗原定位，以及在细胞和亚细胞水平上观察和鉴定抗原、抗体和免疫复合物。

2. 注意事项　选用试剂盒时，应注意检测动物样本的类型。

（四）对流免疫电泳

1. 原理　对流免疫电泳（counter immunoelectrophoretic，CIEP）是在琼脂扩散结合电泳技术的基础上，建立的一种快速、简便的方法。抗原抗体在一定的 pH 溶液中一般分别带负电荷和正电荷，在电场的作用下向电极的一端移动。将抗原抗体加入 pH 8.6 的琼脂凝胶中，抗原置于负极，抗体置于正极，电泳后抗原抗体在两孔之间相遇，在比例适中的部位形成明显可见的沉淀线。此法能在短时间内出现结果，一般应用于快速诊断，敏感性比双向扩散技术高 10~15 倍。

2. 注意事项　抗原抗体浓度的比例非常重要，当抗原抗体比例不恰当时，不能出现肉眼可见的沉淀线。为了排除假阳性的情况，应在待测抗原孔的邻近设置一阳性对照组。若待测样品中的抗原与抗体所形成的沉淀线和阳性对照组抗原抗体沉淀线完全融合时，则待测样品中的抗原为特异性抗原。另外，当抗原抗体在同一介质中带相同电荷或迁徙相近时，不可使用对流免疫电泳来检查。

（五）酶联免疫吸附试验

1. 原理　ELISA 法是将抗原或抗体与底物（酶）结合，使其保持免疫反应和酶的活性。把标记的抗原或抗体与包被于固相载体上的配体结合，再使之与相应的无色底物作用而显色，根据显色深浅程度目测或用酶标仪测定 OD 值来判定或计算结果。ELISA 法已广泛用于多种寄生虫感染宿主的血清、脑脊液、尿、乳、粪便等特异性抗体或抗原的检测。

2. 注意事项　底物邻苯二胺应在使用前配制，该底物对光敏感，需现配现用。抗原必须标准化。ELISA 法所用抗原为可溶性抗原，吸附于固体载体后变成不可溶的。优质抗原需通过参考血清作性能试验后才能确定，实验中宜使用稳定抗原来保证重复性。试验中必须使用标准抗原、血清及结合物进行测试。抗原吸附固体的能力也取决于实验时间、温度和缓冲液 pH。微量聚苯乙烯板各孔中加入底物后，孵育时间保持一致，以免人为造成结果误差。为了实验结果的准确性，需要用阳性血清及正常血清作对照。

（六）免疫酶染色试验

1. 原理　免疫酶染色试验（immunoenzyme staining test，IEST）以含有寄生虫病原的组织切片、印片或培养物涂片为固相抗原，当其与待测标本的特异性抗体结合后，可再与酶标记的二抗再结合反应形成酶标记免疫复合物，后者可与酶的相应底物作用而出现肉眼或光镜下可见的显色反应。

2. **注意事项** IEST 同免疫荧光染色法一样，需要设置阳性对照、阴性对照、空白对照及抑制试验。空白对照一般用磷酸缓冲盐溶液（phosphate buffer saline, PBS）做一抗。

（七）免疫印迹试验

1. **原理** 免疫印迹试验（immunobloting technique, ILIB）又称免疫印渍或 Western bloting，是由十二烷基硫酸钠-聚丙烯酰胺凝胶电泳（SDS-polyacrylamide gel electrophoresis, SDS－PAGE），电转印及固相酶免疫试验，三项技术合为一体的一种分析检测技术。本法集凝胶电泳的高分辨力与固相免疫测定的灵敏、特异、稳定、简便等特性于一身，可从分子水平上对待检物进行定性或定量分析，是分析蛋白抗原和鉴定抗原组分生物学活性的有效方法。近年来已用于寄生虫特异性抗原和抗体的分析，以及寄生虫病的免疫诊断。

2. **注意事项** 操作较为复杂，所需试剂较多，需要一定的设备。

（八）免疫胶体金技术

1. **原理** 免疫胶体金技术（immune colloidal gold technique）是将胶体金作为标志物，通过抗原抗体特异性反应，使具有颜色的胶体金颗粒来放大免疫反应系统，最终反应的结果在固相载体上显示出来，可检测待检物样品中的抗原或抗体。目前该技术已经应用于弓形虫病、利什曼病、血吸虫病、疟疾、旋毛虫病以及广州管圆线虫等寄生虫病的临床诊断。

2. **注意事项** 免疫胶体金技术作为一种新型的免疫学方法，其具有快速简便、稳定性好、特异性强、无须特殊试剂和设备、结果判断直观等优点。

（九）酶联免疫斑点试验

1. **原理** 酶联免疫斑点试验（enzyme-linked immunospot assay, ELISPOT）是一种体外检测特异性分泌抗体细胞和分泌细胞因子细胞的固相酶联免疫斑点技术。通过抗体捕获培养细胞分泌的细胞因子，以酶联斑点显色的方式来展示结果。

2. **注意事项** 此法不仅可获得更多的分泌细胞因子的细胞群的信息，而且能从单细胞水平评价细胞因子。ELISPOT 具有易操作、灵敏度高、特异性强等优点。

二、寄生虫学特殊免疫学诊断技术

（一）诊断弓形虫感染的染色试验

1. **操作方法** 将活的弓形虫滋养体与正常人血清混合，在 37℃ 孵育 1 h 或室温孵育数小时后，大多数弓形虫滋养体由新月形变成圆形或椭圆形，经碱性亚甲蓝染色后，细胞质呈深蓝色。相反，当活的弓形虫滋养体与免疫血清以及辅助因子混合后，由于受到特异性抗体及辅助因子的作用，弓形虫滋养体则保持原有形态，再以碱性亚甲蓝染色后，滋养体细胞质着色很浅或不着色。以活的弓形虫滋养体为抗原，采用正常人血清为致活因子，配制碱性亚甲蓝，血清经 56℃ 30 min 灭活后，冰箱保存备用。

以细胞培养的方法传代弓形虫，弓形虫在微孔板中进行染色试验。用生理盐水将待检血清倍比稀释，微孔板中每孔加入稀释血清 0.1 mL，再加活的弓形虫滋养体 0.1 mL，放入 37℃ 水浴孵育 1 h，然后每孔加碱性亚甲蓝溶液 0.02 mL，放入 37℃ 水浴中染色 15 min。每孔吸取混悬液 1 滴于载玻片上，加盖玻片，高倍镜下观察，计数 100 个滋养体，记录着色与未着色虫体的个数，计算两者的比例。计数 100 个虫体，50% 虫体着色的稀释度为终点稀释度。

2. **结果判定** 以能使 50% 虫体不着色的血清最高稀释度为该血清染色试验的阳性效价。判断指标为：阳性血清稀释度 ≤1：4 为正常值，≥1：8 为隐性感染，1：256 为活动性感染，≥1：1 024 为急性感染。重复测定，效价上升 4~8 倍则有确诊价值。如母亲和小儿的血清抗体效价均>1：256 是先天性感染的诊断依据。初生婴儿的抗体可来自母体，4 个月后复查，抗体效价仍高可确诊。

3. 注意事项 弓形虫悬液浓度为 10^9/mL，辅助因子中含 1% 枸橼酸钠时，弓形虫染色效果最好，微孔板染色试验的稳定性良好。此法适用于弓形虫病的诊断和流行病学调查。

（二）血吸虫环卵沉淀试验

血吸虫卵内毛蚴分泌的抗原性物质经卵壳微孔渗出后与血吸虫病患者血清内的特异性抗体结合，在虫卵周围形成光镜下可见的免疫复合物沉淀，即为阳性结果。血吸虫环卵沉淀试验（circumoval precipitin test，COPT）诊断血吸虫感染，具有较高的敏感性与特异性，并适用于疗效考核。

1. 操作方法 取一洁净载玻片，在载玻片中央滴加受检者血清 2 滴。用针头挑取血吸虫干卵或新鲜卵 100～150 个，或用滴管吸取已用生理盐水混悬的虫卵悬液约 50 µl，含虫卵 100～150 个，加入血清混匀。加盖玻片，在盖玻片周围用石蜡封闭。放入 37℃ 恒温箱孵育 48～72 h 后在显微镜下观察结果。低倍镜下观察计算环沉率。

2. 结果判定 "－" 无沉淀物，或泡状沉淀物直径小于 10 µm 者；"＋" 虫卵外周出现泡状沉淀物，直径大于 10 µm，累计沉淀物面积小于虫卵面积的 1/2；或呈指状的细长卷曲样沉淀物，不超过虫卵的长径。"＋＋" 虫卵外周出现泡状沉淀物的面积大于虫卵面积的 1/2；或细长卷曲样沉淀物相当于或超过虫卵的长径。"＋＋＋" 虫卵外周出现沉淀物面积于大于虫卵本身面积；或细长卷曲样沉淀物相当或超过虫卵长径的 2 倍。

环沉率（%）＝（阳性反应虫卵数/观察的虫卵总数）×100%。

COPT 为血吸虫病现场检查的重要血清学诊断方法之一，与粪检阳性符合率可达 94%～100%。在血吸虫流行区通常以 5% 环沉率作为临床治疗患者的参考依据，在基本消灭血吸虫病地区的环沉率一般 ≥3%（图 17－6）。

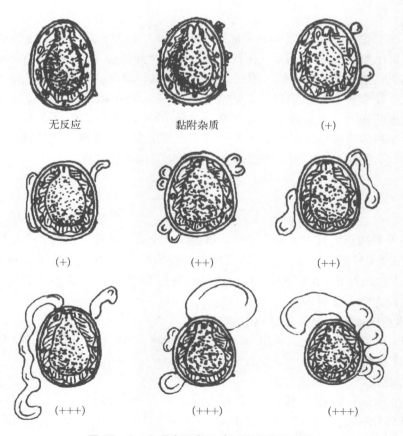

图 17－6 血吸虫环卵沉淀反应结果示意图

3. 注意事项　将虫卵加入血清后，应充分搅拌均匀，然后覆盖 24 mm×24 mm 的盖玻片。计算虫卵时不成熟卵和破壳卵均不计数，每张标本至少应观察 100 个成熟卵，然后计算阳性反应的环沉率，对于阴性反应的标本，必须看完全片。对于已观察的标本，可回收利用，用 3% 来苏尔浸泡 1~2 天，待盖玻片和载玻片分开后，再分别清洗、擦干、备用。

（三）旋毛虫环蚴沉淀试验

1. 操作方法　将旋毛虫幼虫与患者血清混匀后，在体外孵育，抗原与抗体在旋毛虫幼虫体表形成折光性的胶状膜与套膜。

2. 注意事项　旋毛虫环蚴沉淀试验（circumlarval preciptining test，CPT）作为旋毛虫所特有的血清学试验，对于诊断早期旋毛虫病非常有效，但对于慢性感染则无诊断价值。

（郑之琬　李　浇）

第三节　分子生物学诊断技术

随着分子生物学技术的发展，检测病原体遗传物质的方法与技术为寄生虫病诊断开辟了新途径。早期多采用种特异性 DNA 探针来检测，但目前已被敏感性高的 PCR 取代，而基因芯片为寄生虫病的诊断提供了新的手段。以血吸虫病为例介绍 PCR 和基因芯片（gene chip）检测技术在寄生虫感染中的应用。

一、DNA 探针技术

DNA 探针技术，即核酸分子杂交（molecular hybridization）技术，是一种敏感性高、特异性强的分子生物学研究手段。在寄生虫病诊断中，DNA 探针是寄生虫的特异核酸序列。应用特异的核酸探针鉴定寄生虫和诊断寄生虫病的研究报道已较多，包括原虫、吸虫、线虫、绦虫、昆虫的鉴定和致病的诊断。DNA 探针检测其关键环节在于获得特异的核酸探针。现有资料表明，DNA 探针检测的特异性和敏感性高；DNA 探针是直接检测寄生虫的基因，比血清学方法可靠；探针 DNA 较稳定，在合适条件下可较长期保存；在试验条件稳定时试验结果的重演性较好。DNA 探针技术在寄生虫病的诊断、现场调查、寄生虫种的鉴定及分类等方面的研究中均有使用，以及用于传播媒介体内寄生虫的鉴定。

二、PCR 技术

PCR 技术就是体外核酸扩增技术，具有特异、敏感、产率高、快速、简便、重复性好、易自动化等优点，能在数小时内使 DNA 呈指数增加，已成功地用于多种病原体的基因检测和分子流行病学调查等。其检测原理为：寻找寄生虫的特异 DNA 序列，对待测样品进行 PCR 扩增。如果检测出了相应的扩增带，则判为阳性反应。反之则为阴性反应。

1. 实验目的　熟悉检查寄生虫感染的 PCR 方法。

2. 实验材料　PCR 仪，电泳仪，PCR 扩增试剂：引物、Taq 酶、dNTP、MgCl$_2$、缓冲液等，DNA Marker、溴化乙啶、琼脂糖。

3. 实验方法　以杜氏利什曼原虫为例。

（1）引物设计和合成：根据杜氏利什曼原虫 *hsp70* 序列，设计并合成了特异性引物 F25：5' GGACGCCGGCACGATTKCT 3'；R1310：5' CCTGGTTGTTGTTCAGCCACTC 3'。经 BLAST 基因检索，与 GenBank 内的其他寄生虫 *hsp70* 基因均无显著同源性。

（2）DNA模板制备：取培养的杜氏利什曼原虫虫液10 mL，1 500 r/min离心5 min收集虫体，弃上清，再加入10 mL PBS重悬虫体，再1 500 r/min离心5 min收集虫体。加入100 μL Triton X-100裂解液，60℃水浴2 h，100℃中隔水加热10 min后，10 000 r/min离5 min，取上清即为模板DNA。

杜氏利什曼原虫感染模型金地鼠的DNA采用经典的酚-氯仿抽提法，即金地鼠肝脾标本置适量生理盐水，加蛋白酶K（终浓度为200 μg/mL）、Triton X-100，60℃水浴3 h后加氯仿、异戊醇抽提一次，然后用无水乙醇沉淀，经12 000 r/min离心5 min，80%乙醇洗涤1次，弃上清，沉淀溶于TE或ddH$_2$O中，即为模板DNA。

（3）常规PCR反应：以制备的杜氏利什曼原虫、金地鼠肝脾标本DNA模板，反应体积50 μL，包括10×Buffer 5 μL、上下游引物各1 μL、12.5 mmol/L MgCl$_2$ 4 μL、2.5 mmol/L dNTP 2 μL、Taq酶0.3 μL及模板5 μL，后补灭菌双蒸水至50 μL。反应程序为94℃预变性90 s，94℃变性30 s，57℃退火30 s，72℃延伸1 kb/min，30次循环，再72℃延伸5 min，10℃保温。

（4）取扩增产物10 μL于1.5%琼脂糖凝胶电泳分离，电压为120 V，时间为30 min左右，电泳后以溴化乙啶染色，在紫外荧光检测仪下观察、判断结果。

4. 注意事项

（1）由于PCR的敏感性很高，因此在整个检测过程中都应注意污染的控制。PCR检测实验室应设立标本处理区、PCR扩增区、产物分析区。各工作区要有一定的隔离，操作器材专用。

（2）PCR操作应戴手套并勤于更换。成套试剂，小量分装，专一保存，防止它用。配制试剂用新器具，用后作一次性处理。试剂管用前先瞬时离心10 s，使液体沉于管底，减少污染手套与加样器机会。

（3）最后加模板DNA（包括在液状石蜡后），马上盖好，混匀并应更换手套。实验设阳性、阴性对照。

（4）移液器用完之后要回归最大量程，防止弹簧失去弹性。

三、基因芯片技术

近年来发展起来的生物芯片技术是将分子生物学与微电子技术相结合的一种新型检测技术，该技术具有高通量、高集成、自动化、高敏感性、特异性强、速度快等优点，已广泛应用于生命科学的各个领域。生物芯片技术目前主要包括DNA芯片技术和蛋白质芯片技术。

DNA芯片（gene chip）又称为基因芯片，是研究较为透彻、技术比较成熟的一种生物芯片。它将电路、计算机、半导体、共聚焦扫描电镜、荧光探针标记等技术集成为一体，使寡核苷酸探针能够有规律地排列在硅片上，与带荧光标记的DNA样本进行杂交，再经过计算机分析荧光信号来获取待测DNA样本的核苷酸序列。在寄生虫学领域，DNA芯片技术主要应用于寄生虫的诊断、检测以及基因分型。

蛋白质芯片（protein chip）技术是利用不同蛋白质之间的相互作用，对样品中的特异性蛋白质进行检测。将已知的蛋白质、多肽分子、抗原、抗体以及各种酶类预先固定在尼龙膜、硝酸纤维膜、玻璃、聚丙烯酰胺凝胶等载体上形成密集的分子排列，当荧光、免疫金等标记的靶标分子与芯片上的探针分子集合后，通过激光共聚焦扫描或光耦合元件对标记信号的强度进行检测，以此来判断样品中靶标分子的数量，从而实现一次实验同时检测多种疾病或分析多种生物样本的目的。目前该项技术已成功应用于利什曼原虫、弓形虫、疟原虫、血吸虫、绦虫等寄生虫病的诊断和早期预警。

近年来，有较多关于应用特异的核酸探针鉴定血吸虫和诊断血吸虫病的研究报道。研究表明DNA探针检测，其特异性和敏感性高，并且DNA探针是直接检测血吸虫的基因，故比血清学方法可靠。又因探针DNA较稳定，在合适条件下可较长期保存，在试验条件不变的情况下，试验结果的重演性较好。而具有高敏感性和特异性的基因芯片技术适合于现场大规模应用。能高效、正确地监测血吸虫感染人群与钉螺，在血吸虫病防治工作中显得极为重要作用。

四、组学技术

随着医学生物信息学（medical bioinformatic）和系统生物学（systems biology）等新学科的出现和发展，各种组学技术（omics technology）的相继出现，其中主要有基因组学（genomic）、蛋白质组学（proteomic）、代谢组学（metabonom-ics/metabolomic）、转录组学（transcriptomic）以及蛋白质翻译后修饰（protein post-translational modification，PTM）技术等。目前这些技术已经广泛应用到疾病诊断、蛋白质功能鉴定、新药靶点筛选、药物研发等各个领域。

基因组学是研究生物体内全部基因组的组成及其功能的科学，是其他组学的基础，如今已进入后基因组时代，从结构基因组学转向功能基因组学。随着DNA测序技术的进步，加快了发现寄生虫基因的速度。迄今为止，已建立了疟原虫、血吸虫、利什曼原虫、丝虫等多种寄生虫完整的基因组数据，数据库的建立有助于阐明基因编码序列的特征，发现并鉴定新基因，提供有用的基因标记，比较基因序列的同源性，探讨表达蛋白的功能，为寄生虫种类的鉴定、寄生虫病的诊断、药物设计和疫苗研发提供了新的工具。

蛋白质组学是研究一种细胞、组织或完整生物体在特定时空上由全部基因表达的全部蛋白质及其存在方式，注重研究参与特定生理或病例状态下所表达的蛋白质类型及其同周围生物大分子之间的相互作用关系。常用的包括高分辨率的分离技术、质谱鉴定技术以及生物信息学技术。目前已应用于血吸虫、锥虫、细粒棘球绦虫、疟原虫和弓形虫等虫体与宿主的相互作用以及筛选寄生虫病诊断标记物的研究中。

转录组学是一门在整体水平上研究细胞中基因转录的情况及转录调控规律的组学分支学科，是从RNA水平研究基因表达的情况。该技术能够在整体水平上研究基因功能以及基因结构，揭示特定生物学过程以及疾病发生过程中的分子机制。目前，转录组学研究技术主要包括两种：基于杂交技术的微阵列技术（microarray）和基于测序技术的转录组测序技术，后者包括表达序列标签技术（expression sequence tags technology，EST）、基因表达系列分析技术（serial analysis of gene expression，SAGE）、大规模平行测序技术（massively parallel signature sequencing，MPSS）以及RNA测序技术（RNA sequencing，RNA-seq）。目前已对利什曼原虫、疟原虫、旋毛虫、绦虫及弓形虫等进行了相关研究，对新发现的、特异性生物标记物具有重要的意义。

代谢组学是继基因组学和蛋白质组学之后新近发展起来的一门组学分支学科，是系统生物学的重要组成部分。代谢组学研究细胞、组织或生物体受到各种刺激后，产生的所有代谢产物的变化，关注的是相对分子质量小于1 000的小分子化合物。代谢组学常用的技术包括核磁共振（nuclear magnetic resonance，NMR）、色谱、质谱、毛细管电泳、红外光谱、电化学检测等分离分析技术。目前，弓形虫感染小鼠、日本血吸虫感染小鼠的代谢组学以及肝泡型棘球蚴患者血清的代谢组学研究等都已经取得了一定的成果，为寄生虫病的临床诊断提供了新思路。

蛋白质翻译后修饰是将一些化学基团共价耦联到蛋白质特定氨基酸上的过程，包括磷酸化、甲基化、乙酰化、糖基化、泛素化、琥珀酰化、巴豆酰化修饰等。迄今为止，Uniprot数据库收录了大约有461种不同类型的PTM，在微生物、人、动植物等方面均发挥着重要作用。PTM可以在蛋白质的生命周期中的任何时间发生，并且可以通过改变目标蛋白质活性、定位、蛋白质-蛋白质相互作用以及其他功能等。即使同一种蛋白质仅发生一种类型的修饰，也可能具有多种功能；如果同一蛋白质上的相同PTM发生在不同的氨基酸上，则其功能也将不同；如果相同的蛋白质发生不同的修饰类型，那么其功能和涉及的生物学过程更加复杂。因此，PTM极大地增加了蛋白质组的多样性和复杂性。PTM以及它们之间的相互作用能够参与宿主天然免疫和炎症的调节过程，为传染性和免疫性疾病的发病机制以及潜在治疗途径提供理论基础。目前PTM已广泛应用于各种寄生虫的研究，并且已有很多学者将多组学技术进行联合分析，从而更加全面地揭示其生物学特征，为新药的研发和寄生虫病的早期诊断和预警提供了新的方法。

（郑之琬 李 浇）

第十八章

食源性寄生虫病

一、定义及分类

食源性寄生虫病（food-borne parasitosis）是食源性疾病的重要组成部分，是指因生食或半生食含有感染期寄生虫虫卵或幼虫的食品，而造成人体感染的一类寄生虫病。我国食源性寄生虫种类繁多，地区分布广泛，目前已报道的有 30 多种。从病原学分类上看，食源性寄生虫包括线虫、吸虫、绦虫、原虫及节肢动物等；从感染来源上看，食源性寄生虫主要分为两大类：植物源性寄生虫和动物源性寄生虫。植物源性寄生虫主要有布氏姜片吸虫及肝片形吸虫等，动物源性寄生虫又可分为以下 7 类：① 肉源性寄生虫（猪带绦虫、牛带绦虫、旋毛虫及弓形虫等）；② 螺源性寄生虫（广州管圆线虫等）；③ 淡水甲壳动物源性寄生虫（并殖吸虫等）；④ 鱼源性寄生虫（华支睾吸虫及异尖线虫等）；⑤ 两栖类、爬行类源性寄生虫（曼氏迭宫绦虫裂头蚴等）；⑥ 海洋贝壳动物源性寄生虫（拟裸茎吸虫等）；⑦ 非正常食品动物源性寄生虫（微小膜壳绦虫及缩小膜壳绦虫等）。2014 年联合国粮农组织（Food and Agriculture Organization of the United Nations，FAO）和 WHO 对食源性寄生虫进行了评估和分析，列举了十大对全球危害最大的食源性寄生虫。它们分别是：猪带绦虫（*Taenia solium*）、细粒棘球绦虫（*Echinococcus granulosus*）、多房棘球绦虫（*Echinococcus multilocularis*）、刚地弓形虫（*Toxoplasma gondii*）、隐孢子虫（*Cryptosporidium sp.*）、溶组织内阿米巴（*Entamoeba histolytica*）、旋毛虫（*Trichinella spiralis*）、后睾科吸虫（Opisthorchiidae）、蛔虫（*Ascaris lumbricoides*）、克氏锥虫（*Trypanosoma cruzi*）。

食源性寄生虫病与我们的食物密切相关，根据是否含有寄生虫将食物分为两大类：① 寄生性食物，即食物本身含有寄生虫的感染阶段，在加工过程中未将其中的寄生虫杀死而导致食后感染。主要包括鱼、蛙、蛇、禽及畜类等动物性食物；② 污染性食物，即食物本身不含寄生虫，但在生长、运输或加工过程中，被寄生虫的虫卵、卵囊或囊蚴等所污染，进食前未将其洗净或杀死以致食后感染。主要包括粮食、蔬菜和瓜果等植物性食物。

二、感染方式

食源性寄生虫病的感染方式主要有两种，一种是主动生食，患者多因生食各种动物肉类、内脏、血液和饮用生水而感染，如吃鱼生、生牛肉、生猪肉等；另一种是无意半生食，当吃各类烧烤、凉拌菜和涮火锅等，因烹制时间或温度不够，未能杀死食物中的寄生虫虫卵或幼虫而被患者食入感染。另外，切菜时未严格做到生熟分开，切生肉及内脏的刀或砧板被寄生虫的幼虫或虫卵污染了，再切熟肉或凉菜，也是造成感染的一个原因。

三、常见食源性寄生虫病的流行与危害

我国传统的几种重点寄生虫病如血吸虫病、丝虫病、钩虫病、疟疾和利什曼病等，目前已经被消除或得到有效的控制，近年来食源性寄生虫病越来越受到人们关注。目前我国主要的流行的食源性寄生虫包

括：华支睾吸虫、弓形虫、旋毛虫、猪带绦虫、棘球绦虫等。随着经济的发展，气候和生态环境的改变，人口的流动，以及食物来源和饮食方式的多样化等，一些食源性寄生虫病的流行呈现出新的特点，并逐步成为全球重要的食品安全问题之一，威胁着人类健康。

1. 华支睾吸虫病　华支睾吸虫病患者多因生食或半生食淡水鱼虾而感染，感染后主要引起肝脏次级胆管病变，常并发胆道感染和胆石症，并且与胆管癌的发生有一定的关系，严重感染者晚期可因肝硬化等造成患者死亡。华支睾吸虫病主要流行于东亚和东南亚地区，如中国、日本、朝鲜、韩国、越南等，估计全世界大约有 3 500 万人被感染。我国华支睾吸虫病的流行区主要集中在广东、广西、黑龙江和吉林等 27 个省（自治区、直辖市）。2005 年全国人体重要寄生虫病现状报告指出，华支睾吸虫的感染率为 0.58%，流行区感染率为 2.40%，感染率较 1990 年上升了 75%，估计全国感染人数达到 1249 万，其中广东、广西、吉林 3 省分别上升了 182%、164% 和 630%，与当地饮食习惯密切相关。随着鱼类检疫的加强，2015 年的调查显示全国华支睾吸虫加权感染率为 0.47%，推算感染人数约为 598 万，与 2005 年调查结果相比显著降低；估计城镇感染人数为 446 万，农村感染人数为 152 万，城镇高于农村。

2. 弓形虫病　弓形虫感染人体后，可寄生于几乎所有的有核细胞，但大部分为隐匿性感染，无明显的症状或体征，少数引起弓形虫病。先天性弓形虫病可导致胎儿流产、早产、畸胎或死胎等，而获得性弓形虫病合并艾滋病时，可因弓形虫脑炎、肝炎、肺炎等多器官病变而死亡。弓形虫的终宿主猫和猫科动物排出的卵囊是人和各种动物感染的主要来源之一，导致了弓形虫病在全球的流行。据估计全球约 1/3 的人口弓形虫血清抗体呈阳性，但不同国家和地区的感染率存在差异，一些国家和地区的感染率甚至在 80% 以上。2005 年第二次全国人体重要寄生虫病现状调查显示在我国各省（自治区、直辖市）中，贵州省弓形虫血清学阳性率最高为 15.09%，其次是广西壮族自治区阳性率为 12.65%，最低的是黑龙江省阳性率为 0.55%。2000~2017 年的调查显示我国普通人群弓形虫血清抗体阳性率为 8.20%，仍然较高；并且 2017 年报道了我国猫弓形虫感染率可达到 24.5%，威胁我国民众健康。此外，调查显示我国肉用动物如猪、鸡、山羊、绵羊、牛的弓形虫平均抗体阳性率分别为 29.45%、19.00%、17.04%、13.87%、7.54%，对我们的养殖业和畜牧业也造成较大危害。

3. 旋毛虫病　旋毛虫病为动物源性寄生虫病，可寄生于猪、野猪、犬、鼠等动物。人因生食或半生食含有旋毛虫幼虫囊包的猪肉或其他动物肉类而感染，可引起肌肉疼痛、发热、乏力、面部或眼睑水肿等症状，重症患者临床表现多样复杂，可因肺炎、脑炎或心肌炎等并发症死亡。旋毛虫病呈世界性分布，全球 66 个国家或地区都有该病的流行，流行严重的地区包括巴尔干地区、俄罗斯、波罗的海地区、中国及阿根廷等。目前全世界大约有 1 100 万人患有旋毛虫病。据统计，1986~2009 年间全球 41 个国家共报告旋毛虫感染病例 65 818 例、死亡 42 例，暴发病例主要来自亚洲、欧洲及北美洲。在我国旋毛虫病流行较为严重，疫区主要分布于云南、广西、西藏及东北地区，主要与居民的饮食卫生习惯以及肉类检疫欠缺相关。据 2005 年第二次全国人体重要寄生虫病现状调查显示我国人群中旋毛虫血清阳性率为 3.31%，其中云南省的血清阳性率最高为 8.26%，全国估计感染人数达 2 000 多万。1964~2011 年，我国共报道了旋毛虫病暴发疫情 600 多起，累计发病人数 38 797 例、死亡 336 例，并且大部分病例都由食用猪肉引发。近年来，我国生猪养殖趋于规范化和科学化，养殖环境、饲料及饮水等条件显著优化，检测发现猪的旋毛虫抗体血清学阳性率由 2016 年的 10.36% 下降至 2019 年的 1.97%，呈显著下降趋势。

4. 猪带绦虫病及猪囊虫病　猪带绦虫的成虫感染人体后可引起猪带绦虫病，其幼虫（囊尾蚴）感染人后可引起囊尾蚴病，幼虫对人体的危害远大于成虫，囊尾蚴可侵入人体各器官引起病变，最严重的为脑囊尾蚴病，严重者可因颅内压增高而死亡。猪带绦虫病及猪囊虫病呈世界性分布，主要流行于拉丁美洲、东亚、南亚、东南亚和非洲撒哈拉沙漠以南的地区。全世界每年估计有 250 万人感染，因脑囊虫感染而死亡的人在 5 万人以上，给全世界畜牧业和人类健康造成严重危害。我国是带绦虫病及囊虫病流行较为严重的国家之一，主要流行于西藏、新疆、云南、青海等地区，与当地居民的饮食习惯相关。例如当地居民喜欢生食或半生食猪肉，如过桥米线、火烧猪、生片火锅等，均有较高的感染风险。2005 年第二次全国人体重要寄生虫病现状调查显示带绦虫病流行于我国 29 个省（自治区、直辖市），人群感染率为 0.28%，比 1990 年上升了 52.4%，其中四川和西藏分别上升了 98% 和 97%，推算全国感染人数达 55 万。2015 年第三次全国人体重要寄生虫病现状调查显示全国 12 个省（自治区、直辖市）发现带绦虫感染，其中西藏的感染情况最严重，加权感染率为 9.83%。全国平均加权感染率为 0.06%，推算感染人数约为 37 万，与 2005 年相比呈下降趋势。

5. 棘球蚴病和泡球蚴病　细粒棘球绦虫和多房棘球绦虫的幼虫寄生于人体可引起棘球蚴病和泡球蚴病，人常因误食了被虫卵污染了的食物而感染，最常见的病变部位为肝脏。棘球蚴病主要是棘球蚴生长压迫周围组织器官引起病变，而泡球蚴病通常比棘球蚴病更严重，病死率较高。细粒棘球绦虫能寄生于多种宿主，遍布世界各大陆，流行区主要包括中国、非洲东北部、澳大利亚、南美、欧洲部分地区；多房棘球绦虫主要流行于中欧、亚欧地区中北部、北美部分地区。棘球蚴病严重危害人类健康和畜牧产业，已成为全球重要的公共卫生问题。在我国，棘球蚴病和泡球蚴病主要流行于新疆、内蒙古、青海、宁夏、甘肃、四川等省（自治区）。2005 年第二次全国人体重要寄生虫病现状调查显示棘球蚴病的血清学阳性率为 12.04%，新疆的血清阳性率最高为 21.89%，棘球蚴病的患病率为 1.08%，推算全国棘球蚴病患者数约为 38 万人。2012～2016 年中国棘球蚴病抽样调查分析推算出流行区人群患病率为 0.28%，患病人数为 166 098 例，并且有 115 个县为棘球蚴病和泡棘球蚴病混合流行。

6. 其他食源性寄生虫病　除了以上几种食源性寄生虫病外，由卫氏并殖吸虫引起的肺吸虫病，以及由布氏姜片虫引起的姜片虫病，也在我国广泛流行。近年来一些少见或罕见的食源性寄生虫病有不断增多的趋势，患者因生吃海鱼或海产软体动物感染异尖线虫病；因吃福寿螺等感染广州管圆线虫病；因吃蛙肉、蛇肉或饮生水等感染裂头蚴病；因生吃淡水鱼或吞食活泥鳅感染棘颚口线虫病和阔节裂头绦虫病等。此外，近年来发现了一些新的人体食源性寄生虫，2001 年在福建首次发现了人体自然感染东方次睾吸虫（*Metorchis orientalis*），2004 年发现了人体自然感染埃及棘口吸虫（*Echinostoma aegyptica khalil*），以及 2004 年在广西发现了人体感染扇棘单睾吸虫（*Haplorchis taichui*）等。这些少见、罕见和新发现的食源性寄生虫病给防控工作液带来了新的挑战。

食源性寄生虫病对人畜的影响十分严重，对整个国家也会造成巨大的影响。主要表现在：① 影响人畜的健康。食源性寄生虫病呈地方性、突发性、群体发病和个体散在发病同时存在的流行特点，造成人群和家畜大量患病或死亡，使之成为重要的公共卫生问题，并成为国家发展的严重障碍之一。② 影响经济发展。食源性寄生虫病影响动物生长发育与繁殖，影响畜产品的质量和数量，造成产品和饲料的浪费，带来巨大的经济损失。据统计，猪的旋毛虫病检验费每年就多达 18 亿元；动物感染棘球蚴病使我国畜产品经济损失每年 8 亿元以上；猪囊尾蚴病每年的直接经济损失达 1.21 亿美元，病例的治疗费用更是高达数百亿人民币。此外，随着国际食品贸易的增加，食源性疾病对社会发展的影响将越来越多地涉及经济、政治和社会等多个层面。

四、流行特点与影响因素

近年来，食源性寄生虫病的流行病学特点发生了许多新的变化，主要包括：① 由农村向城镇转移，例如华支睾吸虫病的患者就是城镇高于农村。② 南病北移，许多寄生虫病具有一定的地域性，但是随着我国交通运输的发展和人口流动的增加，原本的地域性被打破，流行区扩大。③ 人兽共患病例增加，城市居民饲养宠物增多，人们与野生动物或病原媒介接触机会增多，感染机会增加。④ 少见、罕见和新发食源性寄生虫病增加，人们对自然资源的开发利用、对生态环境的破坏，以及检测手段的增强等，发现了一些新型寄生虫，或是已知寄生虫的重新流行。影响食源性寄生虫病流行的因素主要包括个人因素、环境因素和社会因素等。

1. 个人因素　主要是群众科学知识的欠缺和不良的饮食习惯。目前除了医学相关专业人士系统地学习过寄生虫病外，普通大众并未受到寄生虫病知识的教育，导致相关科学知识欠缺，无法从个人层面进行有效防护。人们的不良饮食习惯如吃生肉、喝生水、生熟案板不分开、烹煮食物为追求口感未完全煮熟等，都给食源性寄生虫病可乘之机。此外，人们对新奇野味的追求造成了因食用野生动物而感染寄生虫病相关病例的增加。

2. **环境因素** 环境的变化以及寄生虫的适应性增大。随着人口增加、农村人口大量涌向城市，使城市拥挤，居住条件变差，增加了人类接触和传播病原体的机会。随着工农业的发展，造成的环境污染和气候改变使得病原生物的适应能力发生变化，也有利于食源性疾病的流行。

3. **社会因素** 人口流动增强、食物来源多样化、食品卫生监管不力以及缺乏对食源性寄生虫病的系统防治工作等。随着人口流动的增加，使食源性寄生虫病的传播更加严重，旅游者、务工人员及学生在异地感染一些本地没有流行的食源性寄生虫病现象也日益突出。食物来源的多样化也增加了食源性寄生虫病的跨省和跨国界传播的危险性。我国对寄生虫检疫条例及相关法律规定还在逐步完善中，食品卫生监管不力可能导致有问题的食物流入市场。此外，目前我国尚未建立完善的食源性寄生虫病的监测和报告机制，基础资料不足，防疫部门常常经费不足、人力不足、科研能力薄弱，也对食源性寄生虫病的流行影响较大。

五、预防措施

预防食源性寄生虫病十分重要和迫切，著名寄生虫学家罗杰斯总结一百年来防治寄生虫病的经验，指出"控制寄生虫病最有效的办法不是药物及专业的卫生服务，而是良好的社会经济状况，积极的公共卫生教育，适宜的卫生政策和必要的卫生措施"。因此，食源性寄生虫病的防治必须依靠全社会所有部门共同承担。

加强健康教育，提高群众的自我防病意识。食源性寄生虫病的发生和流行常与人们不健康的生活习惯与饮食习俗有关，利用影视、互联网、讲座及宣传手册等多种形式大力宣传卫生健康和各种医疗保健知识，提高人们的健康意识，培养良好的生活饮食习惯，不生食或半生食各种动物肉和内脏，不饮用生水，是预防食源性寄生虫病的重要措施之一。

加强食品卫生管理。业务部门应根据我国食源性寄生虫病的种类、流行情况、感染方式和影响因素，制定相关的食品安全检测条例。各级政府要大力宣传和贯彻《中华人民共和国食品卫生法》，食品卫生管理应贯穿在动物饲养、加工、贮存和出售的各个环节，把治理"餐桌污染"和建立"食品放心工程"放在议事日程。

培养食源性寄生虫病监测和防治队伍。各级政府应建立当地食源性寄生虫病检测、鉴定与救治患者的防治队伍。提高临床医生对食源性寄生虫病的诊断和治疗能力，减少误诊和漏诊的发生。此外，设立公共卫生应急快速检测诊断中心、加强国内外的交流合作，对食源性寄生虫病的控制也起到重要的作用。

构筑突发性公共卫生事件的监测、预警与报告体系。食源性寄生虫病是重要的公共卫生问题，应加强医疗、预防和卫生监督工作，从病因、病原、临床等全过程应对处置，实施科学防治。各地政府应当建立统一的突发公共卫生事件监测、预警与报告网络体系，重点加强中西部地区重点人群输入性寄生虫病和新发病例的监测。

加强食源性寄生虫基础研究。我国食源性寄生虫的基础研究较为薄弱，对许多食源性寄生虫的生物学特性以及与宿主的相互作用等缺乏深入了解和研究。因此，应加大相关研究的投入，积极开展食源性寄生虫基因组学、转录组学、蛋白质组学等的研究，开展病原体与宿主相互作用分子机制的研究，为更好地控制食源性寄生虫打下基础。

（何金蕾 陈建平）

第十九章

虫媒病与媒介控制

一、虫媒病对人类健康与军事行动的危害

虫媒病是一类以医学节肢动物（如蚊、蜱、虱、蚤和螨等）为媒介所传播的危害人类健康的疾病。目前，全球约50%人口面临感染虫媒病的危险，每年虫媒性疾病的发病人数为 5 亿~6 亿，死亡人数超过 200 万。在我国，36 种法定报告传染病中有 13 种为虫媒传染病，主要包括鼠疫、疟疾、登革热、乙型脑炎、流行性和地方性斑疹伤寒、黑热病、丝虫病等。另外，虫媒病历来还是国际上各国军队卫生勤务保障的重点。无论是第一、第二次世界大战，还是近代的海湾战争和阿富汗战争，虫媒病都是严重影响军队非战斗减员的重要因素。因此，虫媒病防治不但是严重危害人类健康的全球性公共卫生问题，而且也是军队卫勤保障的重点之一。

虫媒病的防治一直受到国际的高度关注。随着医学科学技术的迅猛发展，各国的虫媒病防控能力得到了大幅度的提高，某些媒介和虫媒病得到了有效的控制。例如，第一次世界大战时期一些重要的虫媒病，如鼠疫、黄热病和地方性流行性伤寒等，目前已经得到了有效的控制。然而，随着全球气温的升高，热带和亚热带地区范围逐渐扩大，昆虫媒介的分布出现了向周边扩散的趋势；随着贸易的国际化和全球化、旅游业的兴起以及人口流动日益频繁，病原体在国与国之间、地区与地区之间出现了交叉传播，打破了病原体的区域性分布；一些"老"的虫媒病，如疟疾和登革热，以及西尼罗脑炎和基孔肯亚热等新发虫媒病仍是影响全球公共卫生和军队卫生勤务保障的重点。主要虫媒病见表 19 - 1。

表 19 - 1　主要虫媒病一览表

传播媒介	主要虫媒病（过去）	主要虫媒病（现在）
白蛉	白蛉热、内脏利什曼原虫病、皮肤利什曼原虫病、黏膜利什曼原虫病	白蛉热、内脏利什曼原虫病、皮肤利什曼原虫病、黏膜利什曼原虫病
蚊	疟疾、淋巴丝虫病、黄热病、流行性日本脑炎（流行性乙型脑炎）、登革热、基孔肯亚热	疟疾、登革热、基孔肯亚热、西尼罗脑炎病毒、裂谷热病毒
蚤	鼠疫、鼠型斑疹伤寒（地方性斑疹伤寒）	鼠疫、鼠型斑疹伤寒（地方性斑疹伤寒）
虱	流行性伤寒、战壕热、流行性回归热（虱传回归热）	
蜱	落基山斑疹热、地中海斑点热、非洲蜱咬热、埃立克体病、Q 热、克里米亚-刚果出血热、森林脑炎	落基山斑疹热、地中海斑点热、非洲蜱咬热、埃立克体病、Q 热、克里米亚-刚果出血热、森林脑炎
恙螨	恙虫病	恙虫病
采采蝇	非洲锥虫病	非洲锥虫病
猎蝽	美洲锥虫病	美洲锥虫病

二、全球需要重点防治的虫媒病

（一）蚊虫传播的虫媒病

1. 疟疾（malaria）　疟疾是一种由按蚊传播的疾病，其病原体是疟原虫。感染人体的疟原虫主要有

间日疟原虫、恶性疟原虫、三日疟原虫和卵形疟原虫4种。疟疾患者主要表现为发热和贫血，严重时可出现惊厥、昏迷和脑水肿等脑型疟疾症状。疟疾主要分布在非洲、南美洲和东南亚等地区。目前，全球大约有40%的人口面临感染疟疾的危险，每年的发病人数为1亿~3亿，死亡人数60万左右。因此，疟疾仍然是影响我国和全球公共卫生的重要问题。

疟疾历来是影响军事行动的重要虫媒病。1809年，英国向荷兰瓦尔赫伦岛的远征中，15 000名英国士兵中有10 000人感染疟疾，导致4 000人死亡；第一次世界大战期间，在马其顿的法国军队有60 000人感染疟疾，其中20 000人不得不撤回法国；第二次世界大战期间，疟疾成了热带地区作战部队致病的主要原因。1942年，美军在菲律宾登陆后，医院每天收治的疟疾患者达到500~700人，相当于战争损伤的人数；1944年联军发动的意大利运动，在蒙特卡西诺战争开始之前，英军就有8 000名士兵感染疟疾；同样在西西里战役中，疟疾感染人数超过了战争的损伤人数。为此，美军在1941年成立了一个新的预防医学部门，进行疟疾、昆虫和啮齿类动物控制。随着抗疟药物、媒介控制和个人防护措施的发展，疟疾在二战以后对军事行动的影响大大减少，然而，在越南战争中，由于抗氯喹疟原虫的出现，疟疾仍然影响着战争的结局。最近30年来，西方军队在疟疾流行区的训练和军事行动过程中仍然有疟疾暴发流行的报道，因此，随着抗性疟原虫的出现，疟疾仍将是影响士兵健康和军事行动的主要危险。

2. 登革热（dengue fever）　病原体是登革热病毒，其传播媒介为伊蚊和亚洲虎蚊。登革热因为给患者的关节带来难以忍受的疼痛，所以又称为"断骨热"。登革热较温和的症状类似于重感冒，而严重时可以出现出血症状，包括皮肤出血、鼻出血、牙床出血、肠胃出血和便血，因为病毒主要攻击血小板，所以会引起全面出血，最后导致休克和死亡，现在尚没有任何可行的疗法和疫苗。第二次世界大战期间，美军出现了将近90 000例登革病毒病例；在塞班岛，1944年7~9月，有将近1/3的士兵感染登革热病毒。目前，登革热是各国军队在热带地区出现发热的重要因素。

3. 基孔肯亚热（chikungunya fever）　是由基孔肯亚病毒（chikungunya virus，CHIKV）引起，经伊蚊传播，以发热、皮疹及关节疼痛为主要特征的急性传染病。该病临床症状与登革热类似，容易误诊。虽然病死率很低，但在蚊媒密度较高地区易形成大规模暴发和流行。

1952年首次在坦桑尼亚证实了基孔肯亚热流行，1956年分离到病毒。本病主要流行于非洲和东南亚地区，近年在印度洋地区造成了大规模流行。2006~2007年，在卡曼隆和的法国军队出现基孔肯亚热的暴发流行。新出现的基孔肯亚病毒变种除了可以通过埃及伊蚊传播外，还可通过亚洲虎蚊传播，并已经输入到美国和温带地区，导致印度、留尼旺岛和毛里求斯的暴发流行。2005~2006年在留尼旺岛的暴发流行，导致35%的770 000居民在6个月内感染了基孔肯亚热病毒。在岛上的士兵同样有相当高的感染率，并且出现了慢性外周性关节炎等不常见的持续性病变。另外，除了已知在亚洲和非洲流行外，2007年意大利也出现了基孔肯亚热的暴发流行，提示基孔肯亚热已经扩散到了南欧。我国曾于20世纪80年代报道在云南人群中发现存在基孔肯亚病毒感染，近期检疫部门又在赴斯里兰卡务工回国人员中检出输入性病例。

（二）白蛉传播的虫媒病

白蛉主要分布于中东的沙漠地带和南美的热带雨林地区，我国也有分布。成年白蛉能传播白蛉热病毒、利什曼原虫和巴尔通体。

1. 白蛉热（sandfly fever）　不同种属的白蛉能传播白蛉热病毒。在南欧、中东和中亚，白蛉热呈点状发生。流行区无免疫力的战士的发病率很高，由于白蛉热的潜伏期很短，而且发病率高达10%~50%，因此，白蛉热严重影响部队的战斗力，是军事卫勤保障需要重点考虑的问题。在第二次世界大战期间，在中东基地的联军发生了19 000例白蛉热，成为影响军事行动的重要问题。随后，苏联军队在阿富汗、在瑞士的联合国部队，以及在塞浦路斯的希腊部队的白蛉热发病率却比较局限。对阿富汗人群的血清学调查发现，人群抗那不拉斯白蛉热病毒的阳性率为9.2%，提示白蛉热将仍然是军队卫勤保障需要考虑的问题。

2. 利什曼原虫病　病原体是利什曼原虫。根据病原体及临床表现特征，主要有内脏利什曼原虫病、皮肤利什曼原虫病和黏膜利什曼原虫病。利什曼原虫病主要流行于热带、亚热带和温带地区，全球大约有2亿人群面临感染的危险，目前全球有1 400万人感染，每年新发内脏利什曼原虫病病例50万，皮肤和皮肤黏膜利什曼原虫患者 150 万~200 万。近年来甘肃、四川、陕西、山西、新疆、内蒙古省（自治区）成为我国主要的流行区。流行区的无免疫力者易于感染利什曼原虫，也是军事行动需要重点考虑的问题。早在第二次世界大战期间，在印度、中国和地中海的美国驻军出现了 126 例内脏利什曼原虫病病例。1942~1945 年，在伊拉克的卡伦河流域，美军出现了 1 000 例皮肤利什曼原虫病病例，其中 630 患者是在单次暴发中出现的。第一次海湾战争，在伊拉克的美军出现了 40 例利什曼原虫病病例，其中 12 例为内脏利什曼原虫病。2003~2004 年，在伊拉克的美国驻军大约出现了 2 500 例皮肤利什曼原虫病病例，发病率达到 1%。在阿富汗参加国际安全援助活动的丹麦、德国和英国部队也出现 200 多例的皮肤利什曼原虫病病例。

（三）蜱传播的虫媒病

软蜱和硬蜱是脊椎动物的体外寄生虫，呈全球性分布。蜱能传播细菌、病毒和寄生虫性疾病，不但危害人类健康，而且也是影响军事行动的重要虫媒病。1997 年，对从美国驻地部队的士兵身上的蜱虫的血清学调查发现，2%~15% 的蜱虫感染埃立克次体，11%~21% 感染伯氏疏螺旋体。从瑞士军队收集的 6 071 只硬蜱的分析发现，26.5% 的蜱虫为伯氏疏螺旋体，1.18% 为埃立克次体阳性，0.32% 的蜱虫发现有欧洲蜱传脑炎病毒。在流行区的芬兰士兵的伯氏疏螺旋体阳性率达 11.9%。

1. **莱姆病（Lyme disease）**　是由伯氏疏螺旋体（*Borrelia burgdorferi*）的感染引起的，其传播媒介是硬蜱。研究发现，近 10 种蜱携带莱姆病螺旋体，其带螺旋体率以全沟硬蜱、二棘血蜱和粒形硬蜱为高，分别为 20%~45%、16%~40% 和 24%。20 世纪 70 年代，在美国康涅狄克州莱姆（lyme）镇引起第一次流行。我国 1987 年发现在黑龙江省海林市人群中有莱姆病的发生和流行，在东北林区莱姆病感染普遍，28 个省（自治区、直辖市）发现患者，18 个省（自治区、直辖市）存在自然疫源地，估计年新发病例 2 万余。北方林区全沟硬蜱是主要生物媒介，南方林区的粒形硬蜱和二棘血蜱是重要的生物媒介。

莱姆病将长期影响士兵的健康，因此是军事行动需要关注的重要问题。西方部队在执勤和训练时经常受莱姆病的困扰。

2. **蜱传回归热（tick-borne relapsing fever）**　由软蜱传播，广泛分布于美洲、非洲、亚洲和欧洲。由于蜱传回归热可导致暴发流行严重影响部队的战斗力，而且感染波斯疏螺旋体（*Borrelia persica*）还可致死，因此具有重要的军事意义。目前在中东和中亚（阿富汗）流行区执勤和在非洲训练的西方部队面临着蜱传回归热的危险。

3. **蜱传斑点热**　由不同种属的立克次体感染引起，症状可以比较温和，也可以致命。裂谷斑点热是最严重的蜱传斑点热，由立克次体感染引起，流行于美洲的北部、中部和南部。由于裂谷斑点热在美军训练地区流行，而且该病具有较高的致死率（前抗生素时代的死亡率为 30%，现在的死亡率为 4%），因此受到美军的高度重视。1989 年马里兰美军到阿肯色州和弗吉尼亚州进行为期两周的训练，血清学调查发现有 15% 和 2% 的士兵感染了立克次体和埃立克次体。

其他比较严重的蜱传立克次体疾病，如地中海斑点热，由血红扇头蜱叮咬传播。主要分布在南欧和北非。6% 的病例的症状比较严重，可导致 2.5% 的死亡率。在非洲，最常见的蜱传立克次体疾病是非洲蜱咬热（Africa tick bite fever），感染对象主要是进入灌木丛中的旅游者和士兵。1992 年，美军在非洲博茨瓦纳进行为期两周的野外生存训练，结果导致高达 30% 的士兵出现发热。另外，还存在一些尚不清楚致病性的立克次体危险军事行动。

4. **蜱传埃立克体病（ehrlichia）**　病原体主要为查菲埃立克体等。1954 年首次从日本的一例单核细胞增多症样患者中分离出病原体，在人体分别引起人单核细胞埃立克体病和人粒细胞埃立克体病。患者通常情况下表现为感冒样症状，然而，欧洲患者一般没有症状，北美患者症状比较严重，常可致患者死亡。蜱传立克次体主要见于欧洲和北美，但是亚洲也有病例报道，而非洲也发现了感染埃立克体的蜱。美国的研究发现，该病的主要传播媒介肩突硬蜱（*Ixodes scapularis*），也是莱姆病和人巴贝西虫病的主要传播媒介，因此存在这 3 种病原体的复合感染。高东旗等采用 PCR 扩增 *16S rRNA* 的方法对采自内蒙古、新疆等地的全沟硬蜱、森林革蜱、嗜群血蜱和草原革蜱进行调查发现人粒细胞埃立克体阳性率 6.25%~16.7%。

5. **蜱传病毒病**　从蜱中已经分离获得约 100 种病毒，其中只有 20 种对人致病。蜱传病毒主要引起蜱热、蜱出血热和脑炎三种症状。由于目前已有有效的抗蜱传脑炎疫苗，所以蜱传脑炎已经得到了有效的预防；而病毒性蜱热的症状相对较轻；引起严重出血热的蜱传病毒主要有克里米亚-刚果出血热病毒（Crimean-Congo haemorrhagic fever，CCHF）、开萨诺森林病（kyasanur Forest disease virus，KFD）病毒、鄂木斯克出血热（Omsk haemorrhagic fever，OHF）病毒和新布尼亚病毒病等。CCHF 是在 1944~1945 年苏联军队帮助克里米亚市民进行战后重建时首次报道的，随后 CCHF 被认为是南欧、亚洲、非洲和中东地区的一种重要的虫媒病。2008 年，在阿富汗出现了一次流行，导致至少 23 人感染了 CCHF。OHF 和 KFD 属于自然疫源性疾病，分别分布于印度北部和西伯利亚西部，主要感染进入森林的人群。

（四）蚤传播的虫媒病

鼠疫是一种典型的人兽共患病，属于甲类传播病，也是世界上最危险的烈性传染病之一，其病原体是鼠疫杆菌。啮齿类动物如鼠、兔等感染这种病原体之后，再由蚤传入人体。根据人体症状的不同，鼠疫又可以分为腺鼠疫、肺鼠疫和败血型鼠疫三种。腺鼠疫症状是患者头疼、发高烧、淋巴结肿胀，有时溃烂；肺鼠疫则表现为咳嗽，并伴有暗红色的痰；败血型鼠疫表现为呕吐、谵妄、昏迷，但体温往往不高。当有黑紫色斑点在患者皮肤上出现时往往是患者死亡的征兆，因此鼠疫又称为黑死病。

从古代到第二次世界大战期间，鼠疫一直影响着军事行动。随着防治措施的发展，第二次世界大战以后，鼠疫已不再是影响军事行动的重要危险。然而，战争可能导致鼠疫的暴发流行，第二次世界大战期间塞内加尔的首都达喀尔出现了 1 005 例鼠疫病例，越南战争导致当地居民发生了大量的鼠疫病例。

（五）恙螨传播的虫媒病

恙虫病（丛林斑疹伤寒、恙虫热斑疹伤寒）的病原体是恙虫病东方体（恙虫立克次体），人是被恙螨幼虫叮咬所感染。恙虫病是一种急性发热性人兽共患病，主要流行分布于亚太地区，包括韩国到澳大利亚以及日本到印度和阿富汗，我国存在恙虫病流行。第二次世界大战期间，军队的恙虫病的发病率相当高，死亡率在 1%~60%，超过战争引起的减员。中印边境自卫反击战期间，法国军队出现了 6 536 例恙虫病，导致 158 人死亡；越南战争期间，有 20%~30% 不明原因的病原体可能导致恙虫病。由于目前尚无有效的疫苗，恙虫病仍将是影响军事行动的重要原因。

三、国内虫媒病的现状

疟疾是危害最为严重的寄生虫性虫媒病。中华人民共和国成立前，疟疾曾经在我国呈大面积地流行，大约 75% 的区县都有疟疾的流行，全国大约有 3 000 万疟疾患者。2017 年，我国已经实现零病例的目标，且连续四年没有当地病例报告。在建党 100 周年前夕，世卫组织宣布，中国正式获得世卫组织消除疟疾认证。然而，随着我国改革开放和援非政策的推行，以及"一带一路"国家经济倡议的实施，我国相关人员将不断进入疟疾流行区，面临感染疟疾的威胁；同时还将面临境外输入性疟疾的危险。2021 年，RTS，S/AS01 疫苗成为首款获得 WHO 批准的疟疾疫苗，可在一些疟疾传播风险较高的地区给儿童接种，其主要目的是降低非洲 5 岁以下儿童因感染疟疾而导致的死亡率。然而，该疫苗并没有达到预期的预防疟疾的作用，而且随着时间的推移，该疫苗对疟疾患者的临床发病率和死亡率的保护效果呈明显的下降趋势。因此，目前世界上仍缺乏安全、高效的疟疾预防性疫苗。

我国从自然界分离出乙型脑炎病毒的蚊虫共 5 属 17 种。埃及伊蚊和白纹伊蚊是我国登革热病毒的重要传播媒介。在进行人和动物的虫媒病毒血清学调查中，曾发现多种 α 病毒和黄病毒抗体。从我国蚊虫体内除了分离到上述病毒外，记录在案有辛得毕斯病毒（sindbis virus，SIN）、新环状病毒（new orbivirus），及从新疆尖音库蚊分离的西方马脑炎病毒（west equine encephalitis virus，WEE）。另外，2004 年 7 月刊的《新英格兰医学杂志》（*the New England Journal of Medicine*）中将我国西部已经划入西尼罗热流行区，虽然未查到原始资料，但与我国西部接壤国家有该病的报道，随着旅游业和对外贸易的发展，还有可能会由迁徙的鸟类携带、扩散，西尼罗病毒传入我国的风险很大，所以很有必要对该病毒进行监测，并采取必要的预防措施。

　　2006 年，在安徽、黑龙江、内蒙古和新疆等地的全沟硬蜱中检测到嗜吞噬细胞无形体。2007~2009 年，河南、湖北、山东、安徽、江苏和辽宁等省出现了多起蜱虫叮咬事件，患者表现为发热伴血小板减少综合征。目前认为，其病原体可能为新型布尼亚病毒。

　　近年来，全球登革热、疟疾、基孔肯亚热、黄热病等虫媒传染病疫情频发，2005 年通过并于 2007 年开始正式实施的《国际卫生条例（2005）》，也更为侧重于保护人类健康和应对普遍关注的突发公共卫生事件，对媒介生物传播的疾病更为关注，扩大了媒介生物的监测范围，并对在国际航行的交通工具运营者、口岸当局均提出了明确要求。根据国家质量监督检验检疫总局对 2008 年全国各口岸发现的各类输入性传染病病例统计结果表明，各口岸共报告发现各类输入性传染病病例 136 例，其中输入性登革热病例 85 例，输入性基孔肯亚热病例 5 例，虫媒病占所有输入性传染病病例总数的 66%。

　　因此，虫媒病仍然是影响国民健康和军队卫勤保障的重点，迫切需要加强对媒介种类及其分布、媒介携带病原体情况进行调查研究，制定必要的应对和预防措施。

四、媒介的控制和防护

　　除了针对各种虫媒病病原体的药物治疗和疫苗防治外，媒介监测与防控是防治虫媒病的重要手段。制定有效的媒介防控（预防与控制）策略的前提是对作战地区的媒介的传播疾病能力、种类和分布，以及对杀虫剂和驱避剂的易感性情况有充分的了解和认识。虫媒病的防控措施主要包括个人防护措施（personal preventive measure，PPM）和综合防护措施（integrated protection measures，IPM）。个人防护措施包括在暴露的皮肤喷洒驱避剂、除虫菊酯喷洒制服和杀虫剂浸泡蚊帐的使用。综合防治措施则包括驻地的选择、周围环境和室内杀虫剂的喷洒以及蚊虫幼虫的杀灭。

　　个人防护措施已经取得了很大进展。

　　1. 驱避剂的使用　　二战期间，美军筛选出了三种驱避剂邻苯二甲酸二甲酯（dimethyl phthalate）、2－乙基己酸-1，3－二醇（Rutgers 612）、驱避酮（indalone），并已经开始装备军队。

　　2. 除虫菊酯浸泡制服使用　　自从 2001 年第一次使用以来，目前德国和法国已大批量生产除虫菊酯浸泡制服，并开始在部队使用。除虫菊酯浸泡制服联合驱避胺（N，N－diethyl－m－toluamide，DEET）皮肤驱避剂的使用已被证明能有效地预防军队感染虫媒病。

（徐文岳）

‥‥※ 第十九章课件 ‥‥‥‥‥‥‥‥‥‥‥‥‥‥‥‥‥‥‥‥‥‥‥‥‥‥‥‥‥‥‥‥‥‥‥

第二十章

机会致病性寄生虫病

一、机会致病性寄生虫的定义与分类

机会致病性寄生虫（opportunistic parasite）是寄生虫中比较特殊的一种类型。当它们感染健康的人群时，通常不表现明显的致病性，而以隐性感染或共栖状态存在，但当人体受到各种因素影响而导致机体免疫力下降或出现免疫缺陷时，这些寄生虫可以从隐性感染或共栖状态转化为临床发病、甚至会发展为严重或致死性感染，这类寄生虫统称为机会致病性寄生虫。

机会致病性寄生虫种类繁多，从病原学分类上看，机会致病性寄生虫包括原虫、蠕虫及节肢动物的一些种类，其中原虫是最为常见的一类。从它们在免疫缺陷宿主体内的寄生状态和感染特征上看，可将其分为内源性感染和外源性感染两大类。内源性感染，是指某些寄生虫感染机体免疫正常的宿主，并在该宿主体内处于潜伏状态（以隐性感染存在），一旦该宿主的免疫功能受损，这类寄生虫的繁殖力和致病力均增强，从隐形感染转变为具有临床症状的寄生虫感染，如弓形虫、人牙囊原虫、卡氏肺孢子虫等。外源性感染，是指有些寄生虫对免疫缺陷宿主的易感性和致病性的增加，或者当其感染免疫功能正常的宿主后，通常表现为致病力较弱或不致病，如果侵入免疫缺陷的宿主体内则转化为强致病性的一类寄生虫，如等孢子虫、隐孢子虫、蓝氏贾第鞭毛虫等。

目前常见的机会致病性寄生虫有卡氏肺孢子虫、刚地弓形虫、隐孢子虫、毕氏肠孢子虫、贝氏等孢球虫、环孢子虫、微孢子虫、肉孢子虫、蓝氏贾第鞭毛虫、人芽囊原虫、利什曼原虫、阿米巴原虫、巴贝斯原虫、粪类圆线虫、微小膜壳绦虫以及疥螨等。由于近年来各种免疫缺陷性疾病的增多，如艾滋病、晚期恶性肿瘤、慢性消耗性疾病以及一些免疫抑制剂治疗后引起的免疫抑制等。这类疾病的患者易伴发严重的机会致病性寄生虫感染而导致死亡。因此，这类寄生虫逐渐受到人们的广泛关注。

二、造成机会致病性寄生虫感染上升的原因

机会致病性寄生虫的感染与流行过程，同这些疾病在人类社会中的表现密切相关，因此会受到各种因素的影响。近些年来，造成机会致病性寄生虫感染不断增加的原因，主要同人体免疫功能低下或缺陷人群的扩大、不良的风俗习惯和生活方式的改变以及环境污染等因素息息相关。

（一）人体免疫功能低下或缺陷人群的扩大

机会致病性寄生虫可以感染任何群体，以免疫功能低下或缺陷的人群为主，并且预后情况较为恶劣。造成人体免疫功能低下或缺陷主要有两个方面的原因，一个方面是先天性免疫系统发育不全；另一个方面是各种继发性的因素。常见的继发性因素包括病毒感染、晚期恶性肿瘤、器官移植、慢性消耗性疾病、滥用药物、长期严重的营养不良、严重创伤、脾及胸腺切除以及机体衰老等。原发性免疫功能低下或缺陷的患者，发病率低，多见于儿童，其病因多为遗传性因素所致。免疫功能低下或缺陷患者极易遭受多种病原体的感染，主要包括细菌、病毒、真菌及寄生虫等。在寄生虫感染中，其中又以寄生性原虫的感染最为常见。

艾滋病全球性的暴发蔓延，是引起免疫功能低下或缺陷人群扩大的主要因素之一，根据 WHO 和联合国艾滋病规划署（UNAIDS）日前截至 2019 年底，全球估计有 3 800 万人（3 160 万至 4 450 万）携带 HIV，其中 180 万人（130 万至 220 万）是儿童。绝大多数 HIV 感染者生活在低收入和中等收入国家和地区，并且在 2019 年估计有 170 万人（120 万至 220 万）为新增 HIV 感染者。中国卫生部、联合国艾滋病规划署和世界卫生组织联合对 2020 年中国艾滋病疫情进行联合估计，截至 2020 年底，全国共有 105.3 万人感染 HIV，累计报告死亡 35.1 万人。新发现的 HIV 感染人数、诊断延误、主要人群的 HIV 感染风险继续上升。异性恋和同性恋传播的比例分别从 2009 年的 48.3% 和 9.1%，上升到 2020 年的 74.2% 和 23.3%。而注射吸毒者传播 HIV 的比例从 2009 年的 25.2% 大幅下降到 2020 年的 2.5% 以下。男同性行为者是感染 HIV 的最高风险群体。在过去的十年里，中国老年男性感染 HIV 的比例越来越高。据中国艾滋病/性病预防控制中心统计，60 岁及以上男性 HIV 阳性新发病例比例由 2010 年的 7.41% 上升到 2020 年的 18.21%，其中大部分是通过性接触感染的。随着中国艾滋病发病人数的不断增加，死亡人数也随着增长，2019 年中国艾滋病死亡人数达 2.10 万人，较 2018 年增加了 0.22 万人，同比增长 11.82%，2020 年较 2019 年有所下滑，2020 年中国艾滋病死亡人数为 1.88 万人，较 2019 年减少了 0.22 万人，同比减少 10.38%，2021 年上半年中国艾滋病死亡人数为 0.83 万人。目前，全球艾滋病的流行存在以下特点：部分地区的疫情仍十分严重；HIV 感染者和艾滋病患者数量继续增加；HIV 感染者陆续进入发病期，使艾滋病发病人数和死亡人数增加；感染人群多样化，各地区流行现状十分复杂，整体情况不容乐观。

因为艾滋病患者自身体液免疫和细胞免疫都遭受了严重的破坏，所以才造成机会致病性寄生虫的感染率升高。这些寄生虫感染后症状严重，病程长，治疗效果不佳，预后情况不容乐观。在美国，约 1/3 的艾滋病患者继发了弓形虫感染，弓形虫脑炎是造成艾滋病患者死亡的主要原因之一。此外，艾滋病患者也极易伴发其他机会致病性寄生虫的感染，如隐孢子虫、蓝氏贾第鞭毛虫、等孢球虫、圆孢子虫、微孢子虫、人芽囊原虫和粪类圆线虫等。感染这些寄生虫后临床症状严重、治疗效果不佳、预后恶劣，这也成为引起患者死亡的主要原因。

自 20 世纪 80 年代以来，全世界各个地区的肿瘤发病率和死亡率均显著升高，在许多国家的中大型城市，缺血性心脏病，脑卒中，慢性阻塞性肺疾病（慢阻肺）依旧是造成人类前三位的死亡原因。可是肿瘤的高发病率和死亡率越来越引起了医务界以及整个社会的关注和重视，因此，对肿瘤的研究和治疗每年都投入了巨大财力和人力。肿瘤作为人类的常见病和多发病，现阶段想要攻克它仍然是全世界所面临的一个难题。目前我国对肿瘤的治愈率为 10%~20%，其余 80% 左右的肿瘤患者最终都将面临死亡，而造成患者死亡的主要原因就是并发症。肿瘤的并发症多种多样，它们主要是由肿瘤自身的发展和肿瘤的放化疗所引起。各种感染是造成肿瘤患者死亡的重要原因之一。细菌、病毒、真菌以及寄生虫等都可能成为造成感染的感染源，它们既以单独感染也可以混合感染，但机会性寄生虫的感染最为常见。有大量文献和资料表明，充分、彻底地认识寄生虫病与肿瘤的关系，对于积极防治寄生虫病与肿瘤都十分重要。有研究曾对 409 例不同类型的恶性肿瘤进行检测后，发现弓形虫感染率为 15.89%，与正常对照组的感染率 6.63% 相比，有明显差异。腹泻和肺部感染作为恶性肿瘤进行放化疗后的主要并发症。这是由于长期大量地放化疗，加上肿瘤本身的发生发展，患者均有不同程度的粒细胞减少，免疫功能低下，这就使得患者更容易遭受包括隐孢子虫在内的各种机会致病性寄生虫感染或者使隐性感染被激活。有相关的研究对肿瘤、皮肌炎等患者进行调查，发现隐孢子虫的感染率高达 20% 左右。

在全世界范围内，每年接受各种异体器官移植及组织细胞移植的患者数不断增加，器官移植术让器官衰竭的患者获得了重生的希望。器官移植术后有比较严重的后遗症，机体的免疫排斥反应便是其中之一。患者术后需长期使用免疫抑制剂，但是免疫抑制剂的过度使用会造成患者的免疫功能低下，增加了机会致病性寄生虫感染的可能性。在肾移植中，大约有 33.3% 的患者感染弓形虫，另外有 30% 感染隐孢子虫。国外器官移植患者术后使用免疫抑制剂，有 5%~10% 的患者会继发各种机会性感染。因此，在进行器官移植术前评价、鉴定并治疗寄生虫，特别是机会致病性原虫感染的患者十分重要，因为在使用免疫抑制剂的过程中，未曾确诊的患者感染可能会进一步地恶化。在国外，随着 TMP-SMZ 常规预防性治疗的引入，在大部分的器官移植中心，肺孢子虫肺炎和弓形虫病的发生率已显著下降。

放化疗、肾上腺皮质激素和抗生素的大量长期使用，同样会造成患者医源性的免疫功能降低，这会使得机会性感染发生的概率大大增加。免疫功能低下易伴发各种机会性感染，机会性感染后会加重患者的病情，因此，这些方面也需要引起我们的重视。

（二）不良风俗与生活方式的改变

有些机会致病性寄生虫的感染和流行，与不同地区群众的风俗习惯和生活方式有着密切关系。如弓形虫病的感染与生食或半生食动物肉类有关，还与饮用生水或饲养宠物等有一定的关系。2015 年国家卫生部发布"全国人体重要寄生虫病现状调查报告"指出，我国弓形虫的人群感染率为 7.97%，其中北京 9.62%，北京地区人群的感染率高于全国平均水平的原因主要与北京地区饲养宠物的数量逐年增加有关，而我国西部地区的感染率比东部地区高 45.21%，主要与西部地区人们的饮食习惯（少数民族地区有生食或半生食动物肉类的习惯）密切相关。据一份调查报告指出，30%～63% 的孕妇急性弓形虫病主要因为食用了含有组织包囊的生肉或未煮熟的肉感染所致。

（三）环境污染

环境污染包括多种因素的污染，这里主要指病原体的污染。一些机会致病性寄生虫是通过污染水源或食物的方式来感染人的。如弓形虫、蓝氏贾第鞭毛虫、隐孢子虫等。当弓形虫和隐孢子虫的卵囊以及蓝氏贾第鞭毛虫的包囊通过宿主粪便排出体外污染水源，人们饮用了这样被污染的水源后而被感染。Aubert 等用 PCR 检测了 487 处水源，其中的 37 处（7.59%）检出弓形虫卵囊。1988～1993 年期间，美国对 347 个地表水样的检测表明，53.9% 的地表水中存在蓝氏贾第鞭毛虫或其包囊，60.2% 的地表水中存在隐孢子虫或其卵囊，并且美国约有 7% 的腹泻病症与隐孢子虫有关。由此可见，对水源进行常规检测和避免饮用生水是预防弓形虫、蓝氏贾第鞭毛虫、隐孢子虫等病原体感染的有效手段。

1993 年 4 月 5 日，在美国威斯康星州的米沃奇市出现了隐孢子虫病的暴发，大约有 40 万人几乎同时发生了腹泻，最终造成 112 人死亡。此次暴发的原因是当地水源被隐孢子虫卵囊污染所致。2009 年，澳大利亚新南威尔士州各地陆续有 201 人感染上隐孢子虫病，涉嫌导致疫情传播的源头主要是各大公共游泳池，检测发现泳池水被孢子虫卵囊污染，感染者中半数为 5 岁以下的儿童，出现了不同程度的腹部绞痛、腹泻、恶心、呕吐等症状。

在 1996 年的 5～8 月份期间有 1 400 人因感染圆孢子虫而发病，这一次圆孢子虫病的爆发涉及美国 20 个州和加拿大 2 个省，其中约有 65% 的病例经实验室确诊。引起本次暴发流行的原因是从危地马拉进口的木莓被圆孢子虫污染所致。美国 FDA 限制从危地马拉进口鲜木莓后，使得这次圆孢子虫病的暴发流行得到了有效的控制。

总之，国际之间频繁的交往、人口流动性的增加、家庭饲养宠物的盛行和生活方式的改变等因素，增加了人类与机会致病性寄生虫的接触机会。艾滋病患者、肿瘤患者、同性恋、吸毒人群的增加以及长期使用免疫抑制剂、放化疗和抗生素的滥用等因素而造成人群免疫功能下降的扩大，是引起机会致病性寄生虫感染增加的主要原因。

三、重要机会致病性寄生虫的危害与流行现状

20 世纪 80 年代以来，随着艾滋病的发现，使机会致病性寄生虫感染不断增加，并成为免疫功能低下或缺陷患者的主要死因之一。

（一）弓形虫

弓形虫是最重要的机会致病性寄生原虫，它的感染可以引起人畜共患的弓形虫病。弓形虫可以感染大多数的温血动物，其中猫及猫科动物作为其终末宿主在被感染后，每天通过粪便能够排出数以千万的卵囊，持续 10～20 天，成熟卵囊是弓形虫重要的感染阶段。人类和其他中间宿主，通过食入含有组织包囊的

生肉或半生肉，以及饮用被卵囊污染的水源而被感染。当感染者的免疫功能正常时，一般表现为无症状或轻微的流感症状。在先天性感染的儿童和机体免疫功能缺陷的人群中，弓形虫会造成比较严重的临床症状。此外，速殖子可穿过血胎屏障，造成孕妇流产、死胎、木乃伊胎、畸形胎以及新生儿先天性弓形虫病，包括神经和眼部疾病。弓形虫在人群中的感染率很高，因社会文化、风俗习惯以及生活方式等因素决定。根据血清学调查估计，全球有近三分之一人口感染弓形虫，我国感染率约为 7.97%。1995~2002 年，我国弓形虫感染人数高达 6 000 多万，感染率为 6.25%，其中育龄妇女感染人数为 1 300 万~1 500 万，孕妇感染率为 6.25%~32.9%，估计每年约有 9 万多名新生儿遭到弓形虫感染。在美国，每年大约有 11.25 万弓形虫病患者，大约 2 500 例重症患者入院治疗，其中 375 例因病情严重而导致死亡，因弓形虫感染而造成的损失接近 30 亿美金。

弓形虫感染的危害主要表现在两个方面，一方面是对人畜健康的影响，另一方面就是对优生优育的影响。90% 的成人或儿童感染弓形虫后为隐性感染，仅 10% 的感染者可表现轻微的临床症状。但在免疫功能缺陷人群中可出现弓形虫脑炎、神经性疾病以及多器官的严重损伤。根据美国疾病控制中心报告，在 14 510 例艾滋病患者中并发弓形虫脑炎者 508 人，大多在 2~8 个月内死亡。在国内报告的 267 例获得性弓形虫病中，脑型占 26.67%，淋巴结肿大型占 14.61%，眼弓形虫病占 8.24%，多器官损伤占 14.98%。先天性弓形虫病所引起的临床症状比较严重，它主要发生在孕期初次感染的孕妇。在全世界范围内，孕妇初次感染弓形虫的概率为 0.1%~1%。有的地区高达 3%~9%。孕妇感染弓形虫后，母婴传播率和受感染胎儿的危害程度与孕妇的感染时间和是否及时确诊并对症治疗是密切相关的。通常情况下，妊娠期的孕妇感染弓形虫后，胎儿被弓形虫感染的概率为 40% 左右。先天性弓形虫病的确切发病率仍不十分清楚，据估计，美国每年至少有 3 300 名的新生儿患有先天性弓形虫病；法国每年至少出生 2 400 名弓形虫患儿；在其他欧美国家，每 1 000 名初生婴儿中，也有 1~7 名弓形虫病患儿；我国台湾省每 10 000 名新生儿中，有 13 名先天性弓形虫感染者，而我国每年有 8 万~10 万名先天性弓形虫病患儿出生。视网膜脉络膜炎、脑钙化、脑积水和运动精神障碍是先天性弓形虫病的四大典型症状，危害性极大，因此对于先天性弓形虫病的预防和治疗必须引起人们的重视。家畜弓形虫的感染率可达 10%~50%，可食用的动物肉类的感染情况相当普遍，包括猪（我国各地区感染率均高于 10%）、牛（我国各地区感染率低于 15%）、羊（国外部分地区感染率高于 34%，我国较低，但仍有部分地区感染率达到 33%）。弓形虫感染会造成牛、羊等怀孕家畜流产，猪死亡，给畜牧业带来巨大的经济损失，严重影响畜牧业的发展，威胁着人类健康。对于弓形虫病的早期确诊是有效的防控手段之一，从而保障畜牧业、食品安全以及人类健康。

（二）隐孢子虫

隐孢子虫寄生于动物体内，引起人兽共患隐孢子虫病，它可通过水源、食物、空气等多种途径进行传播。隐孢子虫主要导致腹泻、脱水、腹痛和体重减轻，并且在肠黏膜无任何明显病理学损伤时，出现炎症、排泄大量包囊或卵囊，转为慢性感染。在儿童及免疫缺陷病患者中，其慢性腹泻、严重腹泻致死的比例明显增加。直到现在，也没有有效的治疗手段。因此，2015 年全球疾病负担（global burden of disease，GBD）把隐孢子虫认定为低龄儿童腹泻致死的三大原因之一。1976 年第一例人体感染隐孢子虫的病例被报道，1980 年报道第一例艾滋病患者伴发隐孢子虫病，随后所报道的病例大多与免疫缺陷患者有关。1987 年我国首次发现隐孢子虫感染患者后，在北京、安徽、云南、广西等地区陆续有病例报道。隐孢子虫在世界范围内广泛传播，在发达国家和发展中国家的感染率分别为 0.6%~20% 和 4%~20%，我国隐和孢子虫的感染率为 1.4%~13.3%。全世界每年 5 岁以下的受感染儿童大约有 5 000 万，美国艾滋病患者中的感染率为 15%~30%，而在非洲和海地的感染率高达 59%。现在许多国家的调查资料表明，隐孢子虫对免疫功能正常的人群同样易感，该虫是常见的腹泻病原，在寄生虫性腹泻发病率中占据首位。

隐孢子虫主要寄生于小肠上皮细胞的刷状缘和上皮细胞的纳虫泡内，在免疫功能缺陷患者中，隐孢子虫可扩散到整个消化道，并且还可寄生于消化道外的组织器官，如肺、扁桃体、胰腺、胆囊和胆管等。隐孢子虫引起的腹泻机制是多因素的。虫体的寄生引起的肠微绒毛损伤，肠上皮细胞内酶量减少，造成肠黏膜吸收不良，导致腹泻。另外，体内的重复感染使肠黏膜有效吸收面积减少也是腹泻的原因之一。感染者的临床症状由感染程度、营养状态和免疫功能所决定。免疫功能正常的人群感染后，多为无症状带虫者或轻微腹泻；而免疫功能低下或缺陷患者被感染后，症状明显，病情严重，以持续性霍乱样水泻最为常见，常伴有剧烈腹痛，水电解质紊乱和酸中毒。除此以外，免疫功能缺陷者也常伴有消化道外器官的感染，出现呼吸道症状、胆囊炎、肝炎和胰腺炎等症状。随着病情的发展，常导致患者死亡。许多国家现已将隐孢子虫列为艾滋病检查的必查项目，成为艾滋病的怀疑指标之一。

蓝氏贾第鞭毛虫、人芽囊原虫、圆孢子虫、贝氏等孢球虫等原虫均是引起腹泻的病原，在免疫功能低下或缺陷的人群中感染率普遍较高，临床症状比较严重。它们的感染途径和致病机理与隐孢子虫相似，病原诊断中应注意鉴别。

（三）利什曼原虫

近年来，艾滋病和内脏利什曼病（visceral leishmaniasis，VL）在农村和城郊地区流行得不断扩展，VL与艾滋病重叠机会的不断增加，从而导致合并感染的病例越来越多。至2003年，全球已有30多个国家有VL/HIV合并感染的病例报道，据WHO统计，在地中海沿岸的一些国家，有9%的HIV感染者或艾滋病患者又合并感染了VL，有30%的VL患者随后又合并感染了HIV或艾滋病。相关研究发现，HIV感染使患VL的危险性上升100~1 000倍。当感染了HIV后，免疫状态受到严重抑制，一旦感染利什曼原虫后，患者临床症状严重，而亚临床型的VL或隐性感染者在合并感染HIV后，可发展为具有典型症状的VL。由于利什曼原虫在机体内大量增殖，加速了HIV在人体内的复制，加速患者的免疫系统的恶化并最终导致死亡。因此，应将利什曼原虫列为重要的机会致病性病原，加以重视。目前，我国西部地区（新疆维吾尔自治区、甘肃省、内蒙古自治区、山西省、陕西省、四川省）黑热病呈散发态势，每年新增病例在400例左右，其中新疆维吾尔自治区、四川省、甘肃省新发病例占全国新发病例的90%以上。2008年汶川地震后，由于环境、气候、地理和生态因素的改变，四川省黑热病患者人数有所升高。

（四）棘阿米巴原虫

棘阿米巴属的阿米巴是一类小型自由生活在土壤和水体中的真核微生物，由于此类阿米巴在其生活周期的滋养体阶段可形成明显的棘状伪足，因而得名。棘阿米巴种类较多，感染人体的主要是卡氏棘阿米巴和柯氏棘阿米巴。已知它们可通过损伤皮肤、眼角膜、呼吸道或生殖道而感染。棘阿米巴主要引起肉芽肿性阿米巴脑炎，该病死亡率高，主要发生在免疫力低下的人群。随着艾滋病的全球性蔓延，该病的患者数量不断增多。棘阿米巴还可引起阿米巴角膜炎和皮肤损伤。角膜炎的发生与角膜外伤、污水接触，特别是与戴隐形眼镜有着密切的关系。迄今为止，全世界有近200例的肉芽肿性阿米巴脑炎的病例报道，环阿米巴角膜炎也有近1 000例的病例报道。棘阿米巴皮肤损害常见于艾滋病患者，出现皮肤慢性结节性肉芽肿及溃疡。随着棘阿米巴病患的不断增多，棘阿米巴原虫也逐渐受到人们的高度重视。

（五）微孢子虫

微孢子虫是单细胞真核生物，专性细胞内寄生原虫，能广泛地寄生于节肢动物、鸟、哺乳动物和人类引起微孢子虫病。微孢子虫病为人兽共患病，呈世界性分布。1857年，人们在家蚕中发现了它，当时它给蚕业生产造成了巨大的损失。现在报道的微孢子虫有150多属，1 200多种。有关感染人体的报道最早见于1959年，在随后的20多年里陆续又有十几例的报道。1985年，Desportes在法国HIV感染的患者中发现毕氏肠微孢子虫之后，全球有关艾滋病患者感染微孢子虫病的报道逐渐增多。目前已发现至少有8个属，15种微孢子虫能感染人体。它是重要的机会致病性原虫。正常人体也有感染的报道。它可侵犯人体泌尿、消化、神经、呼吸系统、角膜、结膜、肌肉等组织。人们主要通过吞食成熟孢子污染的水源和食物或性接触等途径受到感染。随着艾滋病患者的增加，微孢子虫在HIV感染者中的感染率可达7%~50%不等。据国外报道，15%~30%患慢性腹泻的艾滋病患者系由该虫引起的。有专家提出，微孢子虫是一种可以存在于正常人机体内的固有生物，只有在人体免疫功能低下时才发病。随着艾滋病的全球性流行，微孢子虫病的发病率呈上升趋势。迄今为止，已有数百例的病例报道，我国有十余例报道。毕氏肠微孢子虫是报道最多的病原体，它是艾滋病患者慢性腹泻的重要病原之一，目前，微孢子虫已被美国国立过敏和传染性疾病研究院列为人类第二类具有潜在危险的微生物名单，并作为一种新发传染病引起局部或世界范围内的重大公共卫生问题。

（六）粪类圆线虫

粪类圆线虫是一种兼性寄生虫，生活史复杂，包括了自生世代和寄生世代两种方式。在寄生世代中，成虫主要在人、犬、猫、狐狸等宿主小肠内寄生，幼虫可侵入肺、脑、肝、肾等组织器官，引起粪类圆线虫病。该病主要流行于非洲、南美洲、东南亚的热带和亚热带地区，在温带地区也有人群感染，在其他地区则多呈散发状态。巴西农村感染率高达60%，全球感染估计超过1亿，免疫缺陷患者，因反复感染造成严重的播散性粪类圆线虫病，最终可导致患者死亡，因此粪类圆线虫被人认为是一种重要的机会致病性线虫。

我国的第一例粪类圆线虫病例于1908年，在上海被Jefferys和Day发现并报道。1996年我国在第一次人体寄生虫分布与调查时，首次将粪类圆线虫列入专项调查中。据调查显示，我国有30个省（自治区、直辖市）查到粪类圆线虫感染者，总共检查到1 083例感染者，全国平均感染率为0.122%，估计当时全国的感染人群超过150万。人的感染主要方式是通过与土壤中的微丝蚴接触，气候温度、潮湿的土壤适合粪类圆线虫自生世代循环发育，增加感染的机会。感染率与生活环境和卫生习惯密切相关。自1985年以来，我国每年报道的粪类圆线虫的病例都有所增加（除1992年和1997年以外）。该病主要流行于南部地区，感染率最高的是海南省（1.709%），其次是广西壮族自治区（1.091%）。局部地区，如广西的东南地区，人群感染率可达11%~14%，在有些偏僻的山区20岁以上的人群感染率高达88.2%。正常人感染后多为隐性感染或症状较轻。当宿主的免疫功能低下时，杆状蚴可在肠道内迅速发育成具有侵袭力的丝状蚴，丝状蚴可通过肠黏膜进入血循环继续发育，或由丝状蚴通过肛周皮肤侵入，致病力增强，播散至全身各组织器官，引起播散性粪类圆线虫病，故粪类圆线虫病被认为是免疫缺陷患者经常发生的最严重的蠕虫病。曾有报道32例重度粪类圆线虫感染病例，全部死亡，其中直接死于重度粪类圆线虫的感染者24例，伴营养不良者24例，用过糖皮质激素类药物者12例。对于粪类圆线虫的防治除了加强粪便、水源管理以及做好个人防护以外，更需要大家注意避免发生自身感染。使用类固醇激素药物和免疫抑制剂前，需要对粪类圆线虫进行常规检查，如发现有感染，应及时进行驱虫治疗。此外，家中的宠物犬、猫等也应该检查和相应地治疗。

（七）微小膜壳绦虫

微小膜壳绦虫也称短膜壳绦虫，为鼠类常见的寄生虫，该虫也可寄生于人体，引起微小膜壳绦虫病。微小膜壳绦虫为世界性分布，在热带、亚热带和温带地区感染严重，感染率为0.3%~50%。我国的感染率一般低于1%，新疆的乌鲁木齐（8.7%）、伊宁（11.38%）和喀什（6.14%）的感染率较高。微小膜壳绦虫能够感染各个年龄层的人群，其中10岁以下的儿童感染率较高。由于微小膜壳绦虫的生活史可以不需要中间宿主，虫卵主要通过肛-手-口的方式直接感染人体，因此，该虫的流行与个人卫生习惯密切相关。临床上，感染微小膜壳绦虫的患者多为无症状带虫者和慢性感染者，多在粪检时发现虫卵而确诊感染。研究显示，宿主的免疫状态对该虫的感染和发病过程影响较大，大多数重度感染者都曾有过使用免疫抑制剂的病史，使用类固醇激素可引起似囊尾蚴的异常增生和播散。因此，应将微小膜壳绦虫列为机会致病性寄生虫，需引起人们的重视。

四、机会致病性寄生虫感染的致病特点与防治措施

机会致病性寄生虫在免疫缺陷患者中的致病特点，有四种。第一种是繁殖力增强。机会致病寄生虫侵入免疫功能正常的宿主后，受到宿主免疫力的影响，其繁殖能力受到抑制。只有少量虫体潜伏在宿主体内，一旦该宿主的免疫功能下降或发生缺陷，不能抑制该寄生虫的生长繁殖时，潜伏在宿主体内的这些寄

生虫开始大量繁殖，呈现活动性感染，破坏宿主组织，从而导致疾病的发生。第二种是致病力增强。有些致病力较弱或不致病的寄生虫，当其感染免疫功能低下或免疫缺陷的患者后，它的致病性会增强，造成移居性感染、全身播散性感染以及多脏器的损伤。第三种是易感性增加。有些机会致病性寄生虫对免疫缺陷患者的感染率明显高于免疫功能正常人群。第四种是反复感染与混合感染。免疫功能低下及免疫缺陷的患者，除了机会致病性寄生虫对其易感性增加及致病性增强外，还易受到这些寄生虫的反复感染或与其他病原（如细菌、真菌以及病毒等）的混合感染，感染程度和致病性都有大幅度的提升。

机会致病性寄生虫感染的预防措施包括：① 加强健康宣传教育，提高人们对机会致病性寄生虫病危害的认识，避免暴露于各种易于感染的环境或因素中；② 加强人畜粪便、水源管理及食品检疫，积极治理环境污染；③ 应该对免疫缺陷患者做好机会致病性寄生虫感染的常规监测与预防；④ 加强易感动物的预防与治疗，杜绝动物源性感染。

（郑之琬　李　浇）

第二十一章

常用抗寄生虫药物与用法

药 物	制 剂	用 途	用 法	不良反应及注意事项
氯喹 chloroquine （氯化喹啉）	磷酸氯喹 0.125 g，每片 0.25 g。 注射液： 0.155 g/5 mL， 0.2 g/5 mL	作用于各种类型疟原虫红内期裂殖体，控制疟疾的临床发作。不能阻止复发	口服：第 1 天：首剂 1.0 g，6 h 后 0.5 g；第 2 天、第 3 天各 0.5 g。 肌注：2.5 mg/kg，1/4 h。 静滴：10 mg/kg，4 h 滴完，继以 5 mg/kg，2 h 滴完，肌注和静滴日总量不超过 25 mg/kg	常规剂量仅有轻度头晕、头痛、胃肠不适和皮疹，停药后迅速消失；大剂量、长疗程可引起视力障碍，心脏抑制及对肝、肾的损害；注意抗药性
		治疗阿米巴性肝脓肿	0.5 g 每天 2 次，2 天后 0.25 g 每天 2 次，连用 2~3 周	
奎宁 quinine （金鸡纳霜）	硫酸奎宁： 每片 0.3 g。 二盐酸奎宁注射液：0.25 g/mL， 0.5 g/2 mL	作用于各种类型疟原虫红内期裂殖体，控制疟疾的临床症状	口服：0.3~0.6 g 每天 3 次×7 天。 静脉滴注：5~10 mg/kg（极量 500 mg），置于氯化钠注射液 500 mL 中 4 h 滴完，12 h 后重复一次，后改为口服	常见的不良反应为恶心、呕吐、耳鸣、头痛、视力障碍等，亦可引起皮疹、哮喘、血管性水肿及瘙痒等过敏反应。有严重心脏病患者慎用，有对本品过敏患者及孕妇禁用
甲氟喹 mefloquine	每天 0.5 g	作用于各种类型疟原虫红内期裂殖体，控制疟疾的临床发作。用于耐药恶性疟治疗	1~1.5 g，顿服。儿童用量为 15~25 mg/kg	偶有头昏、头痛、恶心、呕吐等。为防止产生抗性，宜配伍用药
咯萘啶 pyronaridine	片剂：每片 100 mg。 注射液： 80 mg/2 mL	作用于各种类型疟原虫红内期，控制疟疾的临床症状及用于治疗脑型疟等凶险型疟疾	口服：第 1 天，每次 300~400 mg，2 次，间隔 6 小时；第 2 天、第 3 天，每次 300~400 mg，1 次。 肌注：每次 3 mg/kg 体重，2 次，间隔 4~6 h。 静滴：每次 3~6 mg/kg 体重，置于 500 mL 5% 葡萄糖注射液中，2~3 h 滴完，间隔 4~6 h 重复 1 次	口服可有胃部不适，腹痛，腹泻等。注射给药时不良反应较少，少数患者可有头昏、恶心、心悸等。有严重心、肝、肾病者慎用，不可静注给药
伯氨喹 primaquine （伯喹，伯氯喹啉）	磷酸伯氨喹每片 13.2 mg	作用于疟原虫的红外期和配子体，根治间日疟复发和阻断疟疾的传播	根治：每次 13.2 mg，每天 3 次，连服 8 天。 控制传播：每天 26.4 mg，连服 3 天	毒性比其他抗疟药大，有葡萄糖-6-磷酸脱氢酶缺乏及蚕豆病的溶血性贫血患者禁用。活动性类风湿关节炎、红斑狼疮患者禁用。常见不良反应有恶心，上腹疼痛等，偶见高铁血红蛋白血症、粒细胞缺乏症和急性溶血；严重肝、肾脏患者、血液系统疾患及孕妇慎用
乙胺嘧啶 pyrimethamine （息疟定）	每片 6.25 mg	作用于疟原虫红外期，用于阻断和预防；	预防疟疾：进入疫区前 1~2 周开始，成人每次 25 mg，每周 1 次，口服。 抗复发治疗：成人每天 25 mg，连服 2 天，小儿酌减	长期大量服用可引起恶心、呕吐、头痛、头晕等不良反应，严重者可出现巨幼细胞性贫血，白细胞减少等。肾功能不全者慎服，孕妇及哺乳期妇女禁用
		作用于弓形虫速殖子，用于治疗急性弓形虫病	治疗弓形虫病：每天 50 mg，连服 30 天	

药　物	制　剂	用　途	用　法	不良反应及注意事项
青蒿素 artemisinin	0.05 g，每片 0.1 g 针剂：100 mg/mL	作用于各种类型疟原虫红内期裂殖体，控制疟疾的临床症状，特别是抢救脑型疟。用于耐药恶性疟治疗	口服：首剂 1.0 g，6~8 h 后 0.5 g，第 2 天、第 3 天：每次 0.5 g，每天 1 次。儿童 15 mg/kg，按上述方法 3 天内服完。 深部肌注：首剂 200 mg，6~8 h 后再给 100 mg，第 2 天、第 3 天各肌注 100 mg	轻，个别患者可有胃肠不适。注射部位较浅时，易引起局部疼痛和硬块
蒿甲醚 artemether	针剂：0.1 g，0.2 g/mL	同青蒿素	肌注：首剂 160 mg，第 2 天起每次 80 mg，每天 1 次×5 天。	同青蒿素
青蒿琥酯 artesunate （蒿甲酯）	片剂：50 mg 注射剂：60 mg/2 mL	同青蒿素	口服：首剂 100 mg，第 2 天起 50 mg/次，每天 2 次。 静注：每次 60 mg，用 5%碳酸氢钠注射液溶解后加 5%葡萄糖注射液稀释至 10 mg/mL，以每分钟 3~4 mL 速度注射，隔 4 h、24 h、48 h 重复注射 1 次	有明显的胚胎毒作用，孕妇慎用。注射用时应于溶解后及时注射，如出现混浊则不可使用
双碘喹啉 diiodohydroxyqui-noline （双碘喹、双碘方、双碘羟喹）	0.2 g，0.4 g	作用于阿米巴包囊，用于治疗轻型或无症状阿米巴痢疾	每次 0.4~0.6 g，每天 3 次，连服 2~3 周。 小儿：每次 5~10 mg/kg 体重	较轻，可引起胃肠不适、皮疹、头痛、甲状腺肿大；对碘过敏及肝，肾功能不良者禁用。重复治疗需隔 2~3 周，开始的 2~3 天应先用小剂量
甲硝唑 metronidazole （甲硝哒唑，甲硝基羟乙唑，灭滴灵）	片剂：200 mg，500 mg	作用于阿米巴大滋养体，用于治疗急性阿米巴痢疾和肠外阿米巴病。并用于治疗阴道滴虫、蓝氏贾第鞭毛虫、结肠小袋纤毛虫及隐孢子虫的感染	阿米巴病：400~800 mg，每天 3 次。肠道感染用药 5~10 天；肠道外感染用药 21 天。 滴虫病：每次 200~250 mg，每天 3 次，连服 1 周，4~6 周后开始第二疗程。 蓝氏贾第鞭毛虫：每次 0.4~0.8 g，每天 3 次×5 天。 结肠小袋纤毛虫：100~200 mg/次，每天 3 次×（5~10）天	常见胃肠不适、口干、厌食、头痛、瘙痒、皮疹、眩晕、运动失调，精神抑制、失眠、尿呈黑色，偶有白细胞一过性降低。孕妇、授乳妇女，血液病患者，中枢神经系统疾病忌用，服药期间应每日更换内裤，防止重复感染
葡萄糖酸锑钠 Sodium stibogluconate （斯锑黑克）	注射液：1.9 g/6 mL	治疗黑热病首选	肌注或静注：总量 90~130 mg/kg 体重，分 6 天注射，每天 1 次	可有恶心、呕吐、咳嗽、腹泻、鼻衄、脾区痛等不良反应，若出现白细胞突然减少，大出血倾向，体温突然上升或剧烈咳嗽、腹水等应暂停给药，严重心、肝、肾病患者禁用
戊烷脒 pentamidine （喷他脒）	粉针剂：200 mg，300 mg	治疗抗锑剂或对锑过敏黑热病患者	肌注（4%溶液）：每天 3~5 mg/kg 体重×（10~15）天	常见恶心、呕吐、腹痛，偶见胰、肾功能损害；肌注可引起局部疼痛，并可引起高血糖或低血糖。因可使原有肺结核病情恶化，肺结核患者、妊娠妇女、心脏病、糖尿病、肝肾功能不全者忌用
			肺孢子虫：每天 4 mg/kg 体重×14 天	
阿托喹酮 atovaquone		主要用于治疗对磺胺类药物和戊烷脒不耐受的轻、中度卡氏肺孢子虫肺炎（PCP）	每次 0.75 g，每天 3 次×21 天	较少，主要有贫血和胃肠道反应，其次为皮疹、发热、转氨酶升高、血肌酐尿素氮升高、低血糖和中性粒细胞减少等
三甲曲星 trimetrexate		主要用于治疗对 TMP-SMZ 不能耐受、无效或有禁忌的中、重度 PCP	静脉：每天 45 mg/kg 体重×21 天	主要是骨髓抑制；静脉滴注同时给予亚叶酸

续表

药　物	制　剂	用　途	用　法	不良反应及注意事项
吡喹酮 praziquantel （环吡异喹酮）	每片 200 mg，250 mg，500 mg	广谱抗吸虫和绦虫药	血吸虫： 　急性期，每次 10 mg/kg 体重，每天 3 次×4 天。 　慢性期，总量 60 mg/kg 体重，分 2 天服用。晚期：剂量酌减，疗程延长。 肺吸虫：每次 25 mg/kg 体重，每天 3 次×3 天。 肝吸虫：每次 15~25 mg/kg 体重，每天 3 次×2 天。 姜片虫：10 mg/kg 体重顿服。 带绦虫：15 mg/kg 体重顿服；3~4 h 后服泻药。 囊虫：每次 20 mg/kg，每天 3 次×3 天。 包虫：每天 30 mg/kg×5 天	较少，偶有头晕、头痛、乏力、腹痛、腰酸、关节酸痛、恶心、腹泻、失眠、多汗、肌束震颤、期前收缩等。偶见心电图改变，血清谷丙转氨酶升高，并可诱发精神失常。用药期间避免饮酒。患有急性疾病、发热、慢性心、肝、肾功能不全、癫痫及精神病患者慎用
硫双二氯酚 bithionol （硫氯酚，别丁）	每片 0.25 g	治疗吸虫病和绦虫病	肺吸虫：每次 1 g，每天 3 次×（10~15）天。 姜片虫：3 g 晚间顿服，连服 2 晚。 绦虫：3 g 空腹顿服，3~4 h 后服泻药	可有恶心、呕吐、胃肠不适、腹泻、头昏、头痛、皮疹等不良反应，也可有光敏反应。个别病人可引起中毒性肝炎。若有肠道线虫感染应先驱线虫，再用本品
甲苯达唑 menbendazole	每片 100 mg	为广谱驱肠线虫药	蛔虫、蛲虫：200 mg，顿服。 钩虫、鞭虫、粪类圆线虫：每次 100~200 mg，每天 2 次×3 天	较少，偶可有恶心、呕吐、上腹部疼痛、腹泻等，孕妇禁用
阿苯达唑 albendazole （丙硫咪唑、肠虫清）	每片 200 mg	主要用于肠道蠕虫、组织内线虫感染，亦可用于囊虫病、包虫病和肝、肺吸虫病等	蛔、蛲：400 mg 顿服。 钩、鞭：每次 400 mg，每天 2 次×3 天。 旋毛虫、肝吸虫：每次 10 mg/kg 体重每天 2 次×7 天。 囊虫：每次 10 mg/kg 体重，每天 2 次×10 天。 包虫：每次 10 mg/kg 体重，每天 2 次×30 天	较少，可有轻度头痛、恶心、呕吐、腹痛、腹泻、脱发等；并可发生骨髓抑制，影响白细胞生成。严重肝、肾功能不全者慎用。孕妇、哺乳期妇女及 2 岁以下小儿禁用
左旋咪唑 levamisole	每片 15 mg，25 mg，50 mg	可用于驱蛔虫，蛲虫次之，对钩虫较差，对丝虫及微丝蚴也有一定的抗虫作用	蛔虫：150~200 mg 睡前顿服。 钩虫：1.5~2.5 mg/kg 体重，睡前顿服×3 天。 蛲虫：0.1 g 睡前顿服×7 天。 丝虫：每次 2~2.5 mg/kg 体重，每天 2 次×5 天	可偶有眩晕，头痛、失眠、恶心呕吐、腹痛或引起轻度肝功能变化。妊娠早期和进行性肝、肾患者忌用
伊维菌素 ivermectin		目前我国主要用于治疗丝虫病。国外可用于治疗粪类圆线虫病	丝虫：0.1~0.2 mg/kg 体重顿服×2 天。 粪类圆线虫：0.15 mg/kg 体重顿服×2 天	虚弱、无力、腹痛、发热等全身反应以及胃肠道、神经系统的不良反应，孕妇禁用
乙胺嗪 Diethylcarbamazine （海群生，益群生）	每片 50 mg，100 mg	主要作用于微丝蚴，是治疗和预防丝虫病的首选药	普治：1.5 g，顿服或每次 0.75 g，每天 2 次×1 天。 重感染：每次 0.2 g，每天 2 次×7 天。 间歇疗法：每周 0.5 g×7 周	药物本身引起的不良反应较轻，可有厌食、恶心、呕吐、头痛、失眠等。但大量成虫与微丝蚴被杀死，释放出大量异体蛋白引起过敏反应，不同程度的表现为寒战、高热、皮疹、血管神经性水肿，关节肌肉酸痛等。严重肝、肾功能不全者慎用。孕妇、哺乳期妇女禁用
哌嗪 piperazine （胡椒嗪，驱蛔灵）	每片 0.5 g。 糖浆剂：20 g/100 mL	主要用于驱蛔、蛲虫	蛔虫：3~3.5 g，睡前顿服×2 天。 蛲虫：每次 1~1.2 g，每天 2 次×（7~10）天	大剂量可有恶心、呕吐、腹泻、头痛，偶有荨麻疹，停药后可消失。也可有神经症状，如嗜睡、眩晕、共济失调、眼颤、肌肉痉挛、多动等。肝、肾功能不良，癫痫患者，神经系统疾患者禁用

药　物	制　剂	用　途	用　法	不良反应及注意事项
噻嘧啶 pyrantel （双羟萘酸噻嘧、驱虫灵、抗虫灵）	每片 300 mg	为广谱驱线虫药	蛔虫：500 mg 顿服。 钩虫：500 mg，顿服×3 天。 蛲虫：5～10 mg/kg 体重，睡前顿服，连服 1 周	可有恶心、呕吐、腹泻、上腹部疼痛、头痛、发热。偶见血清转氨酶升高、皮疹和嗜睡。严重心脏病患者，肝功不良者以及发热者慎用，孕妇、严重溃疡者禁用

注：本书所列抗寄生虫药物仅供参考，临床治疗需要在医师指导下使用。

（王　昕）

主要参考文献

陈艳，叶彬，2015. 人体寄生虫学. 第 2 版. 北京：科学出版社.

沈一平，2007. 寄生虫与临床. 第 3 版. 北京：人民卫生出版社.

汤林华，许隆祺，陈颖丹，2012. 中国寄生虫病防治与研究. 北京：北京科学技术出版社.

文心田，于恩庶，徐建国，等，2010. 当代世界人兽共患寄生虫病学. 成都：四川科学技术出版社.

吴观陵，2013. 人体寄生虫学. 第 4 版. 北京：人民卫生出版社.

许隆祺，2000. 中国人体寄生虫分布与危害. 北京：人民卫生出版社.

张进顺，2006. 生物分类学进展与人体寄生虫分类——介绍一种新的寄生虫学分类系统. 中国寄生虫学与寄虫病杂志，24（6）：466－470.

周晓龙，2018. 2015 年全国重点人体寄生虫病现状调查报告. 北京：人民卫生出版社.

诸欣平，苏川，2013. 人体寄生虫学. 第 8 版. 北京：人民卫生出版社.

ELIZABETH A Z, 1997. Clinical Parasitology. Amsterdam：Elsevier Science Health Science div.

MARKELL E K, JOHN D T, KROTOSKI W A, 1999. Markell and Voge's Medical Parasitology. 8th ed. Philadelphia：Saunders.

SCHMIDT G D, ROBERTS L S, 2005. Foundations of Parasitology. 7th ed. Philadelphia：Saunders.

附 录

附录一　寄生虫学学习网站

（一）网上课程

（1）国家精品课程资源网：http：//course. jingpinke. com/

（2）人体寄生虫学资源共享课：http：//www. icourses. cn/jpk/searchCoursesbyMulti. action

（二）寄生虫学专业网站

1. 综合性网站

（1）美国 CDC 寄生虫病网站：https：//www. cdc. gov/parasites/index. html

（2）WHO 热带医学研究（TDR）：http：//www. who. int/tdr/

（3）美国疾病预防和控制中心主页：http：//www. cdc. gov/

（4）美国国家过敏和感染性疾病研究所（National Institute of Allergy and Infectious Diseases）：http：//www. niaid. nih. gov/topics/parasitic/Pages/research. aspx

（5）美国寄生虫病诊断网（Laboratory Identification of Parasites of Publich Health Concern）：http：//www. dpd. cdc. gov/DPDx/Default. htm

（6）美国寄生虫学家学会网：http：//amsocparasit. org/

（7）加拿大寄生虫学会网：http：//www. biology. ualberta. ca/parasites/ParSec/indexen/idexeni. htm

（8）澳大利亚寄生虫学会网：http：//parasite. org. au/

（9）英国寄生虫学会网：http：//www. bsp. uk. net/home/

（10）俄罗斯寄生虫学家学会网：http：//www. zin. ru/societies/parsoc/eng/index. html

（11）韩国寄生虫学会网：http：//parasitol. or. kr/

（12）瑞士寄生虫学会网：http：//www. sstmp. ch/

2. 热带医学网站

（1）美国热带医学会（The American Society of Tropical Medicine and Hygiene，ASTMH）：http：//www. astmh. org/Home htm

（2）英国利物浦热带医学院（Liverpool School of Topical Medicine）：http：//www. lstmliverpool ac. uk/

（3）英国伦敦热带医学卫生学院：http：//www. lshtm. ac. uk/

3. 疟疾专业网站

（1）RBM（Roll Back Malaria）全球抗疟：http：//www. rbm. who. int/

（2）疟疾疫苗（PATH Malaria vaccine Initiative）专业网站：http：//www. malariavaccines. org/

（3）西雅图生物医学研究疟疾临床试验中心（Malaria Clinical Trials Center，MCTC）：http：

//www. seattlebiomed. org/mctc

（4）霍普金斯疟疾研究中心（John Hopkins Malaria Research Institute）：http：//malaria. jhsph. edu/

（5）澳大利亚昆士兰医学研究（Queensland Institute of Medical Research）疟疾研究：http：//www. qimr. edu. au/page/Our_ Research/Research_ Programs/Infectious_ Diseases/Malaria/

4. 其他原虫

（1）加拿大曼尼托巴大学（University of Manitoba）利什曼原虫感染与免疫：http：//umanitoba. ca/faculties/medicine/units/medical_ microbiology/faculty/uzonna. html

（2）西雅图生物医学研究所关于利什曼原虫病研究：http：//www. seattlebiomed. org/disease/leishmaniasis

（3）澳大利亚昆士兰医学研究（Queensland Institute of Medical Research）利什曼原虫：http：//www. dimr. edu. au/page/Our_ Research/Research_ Programsy/Infectious_ Diseases/Leishmaniasis/

5. 蠕虫研究网站

（1）美国国家过敏和感染性疾病研究所骨肠道寄生虫研究：http：//www. niaid. nih. gov/LabsAndResources/labs/aboutlabs/lpd/gastrointestinalParasitesSection/Pages/nash. aspx

（2）澳大利亚昆士兰医学研究（Queensland Institute of Medical Research）血吸虫研究：http：//www. qimr. edu. au/page/Our_ Research/Research_ Programs/Infectious_ Diseases/Schistosomiasis/

6. 媒介及虫媒病研究专业网站

（1）澳大利亚昆士兰医学研究（Queensland Institute of Medical Research）蚊传病毒：http：//www. qimr. edu. au/page/Our_ Research/Research_ Programs/Infectious_ Diseases/Mosquito-borne_ viruses/

（2）范德堡大学（vanderbilt university）昆虫嗅觉研究：http：//www. vanderbilt. edu/zwiebellab/Home. html

（3）加利福尼亚公共卫生（California Department of Publich Health）虫媒病研究：http：//www. cdph. ca. gov/programs/vbds/Pages/default. aspx

（4）美国国家过敏和感染性疾病研究所媒介生物学研究：http：//www. niaid. nih. gov/topics/vector/Pages/Default. aspx

（郑之琬　李　浇）

附录二　补充阅读文献

2014~2015 年全国人体重点寄生虫病现状调查的抽样设计及解读

2015 年全国人体重点寄生虫病现状调查分析 2020 - 1 - 5

2020 年全国疟疾疫情分析

全球血吸虫病防控进展及面临的挑战

我国新发人畜共患寄生虫病的流行现状

消除疟疾药物中国经验 The role of research in China's malaria elimination

附录三　常见人体寄生虫彩图

彩图 1　常见人体寄生虫
虫卵图

彩图 2　常见人体寄生原
虫各期图

彩图 3　四种疟原虫在红
细胞内各期形态
（吉姆萨染色）

（郑之琬）

附录四　模　拟　试　题

模拟试题一

模拟试题二

模拟试题三

模拟试题四

模拟试题五

模拟试题六

模拟试题七

模拟试题八

模拟试题九

模拟试题十

（陈建平　张建辉）

索　引

（郑之琬）